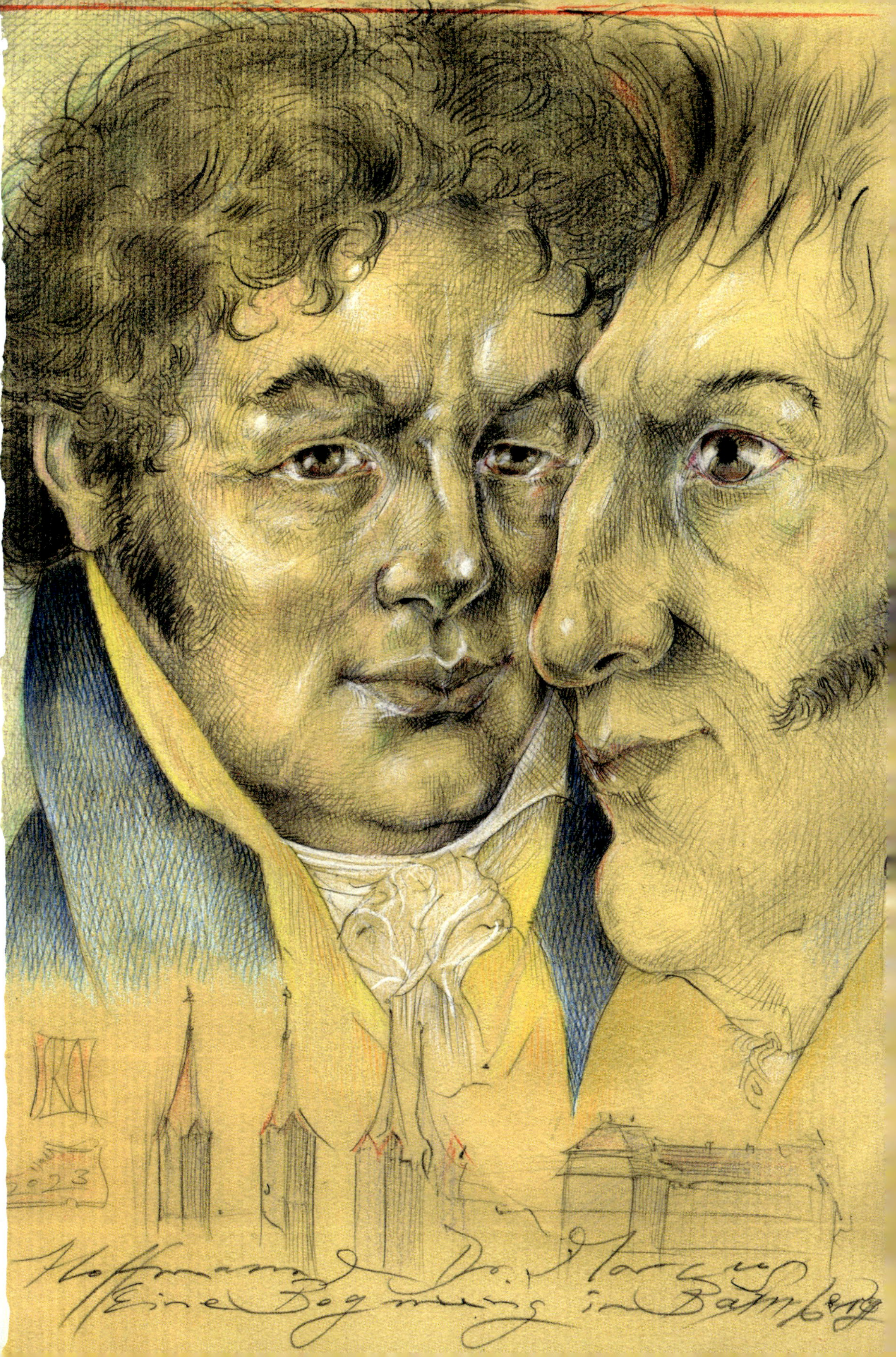
2023
Hoffmann und Dr. Marcus
Eine Begegnung in Bamberg

Neue Bamberger Medizingeschichten

Merk-Würdiges aus neun Jahrhunderten Heilkunst in Stadt und Region

Im Auftrag des Ärztlichen Kreisverbandes Bamberg
herausgegeben
von Werner Taegert
mit Georg Knoblach und Christoph Schindler

Heinrichs-Verlag gGmbH Bamberg

Impressum

1. Auflage 2024

Herstellung: ProduktionsAtelier Bamberg
Druck und Bindung: Aktiv Druck & Verlag GmbH, Ebelsbach
ISBN 978-3-89889-251-3
Printed in Germany

Inhalt

Krankenhäuser

Medizinische Ausbildung

Persönlichkeiten der Medizin vom 17. bis 20. Jahrhundert in Streiflichtern

Anhang

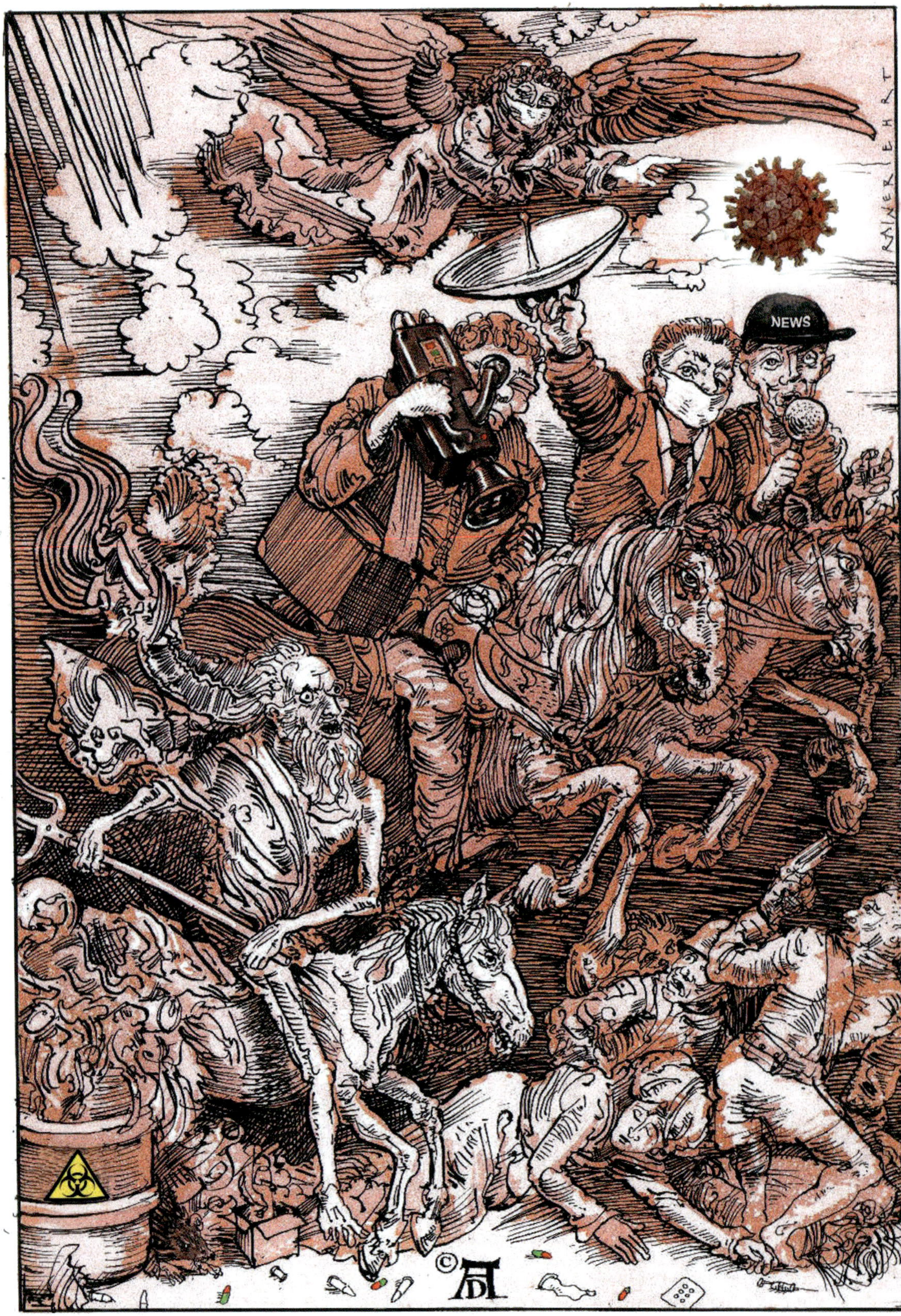
RAINER EHRT
NEWS

Vorwort

Vorbemerkung: In dem vorliegenden Buch wird, falls nicht anders gekennzeichnet, das generische Maskulinum verwendet, ohne damit andere biologische oder soziale Geschlechter auszuschließen bzw. zu diskriminieren. Im Rahmen der Darstellung historischer Sachverhalte kann das Gendern zudem missverständlich sein, weil etwa bestimmte Berufe oder gesellschaftliche Rollen nur einem bestimmten (biologischen) Geschlecht vorbehalten waren.

Im Sommer 2013 haben medizinische Kollegen den „Arbeitskreis Geschichte im Ärztlichen Kreisverband Bamberg" gegründet. Dies geschah im Hinblick auf die bevorstehenden „runden" oder „halbrunden" Todestage namhafter Bamberger Ärzte, derer man in gebührender Weise gedenken wollte: Adalbert Friedrich Marcus (1753–1816), Johann Lucas Schönlein (1793–1864), Heinrich Friedrich August Heinkelmann (1807–1866) und Wilhelm Lobenhoffer (1879–1945).

Bei vertiefter Beschäftigung mit der Bamberger Medizingeschichte gelangte die Arbeitsgruppe rasch zu der Erkenntnis, dass es hier, über die oben genannten Persönlichkeiten hinaus, sehr viele bemerkenswerte Ärzte sowie auch manche interessante Entwicklungen und Geschehnisse gibt, die dauerhafter Erinnerung unbedingt wert sind. So erschien – inspiriert vom traditionsreichen „Bamberger Krippenweg" – im Jahre 2017 ein Flyer unter dem Titel „Medizinhistorischer Rundweg Bamberg". Er ist im Anhang des vorliegenden Bandes inhaltlich unverändert reproduziert. An siebzehn Stationen eines „Medizinischen Stadtspazierganges" wurden Gebäude, Personen und Ereignisse in Erinnerung gebracht, an denen sich die facettenreiche und insgesamt durchaus bedeutsame Medizingeschichte der mehr als tausendjährigen Stadt Bamberg beispielhaft ablesen lässt.

Bereits bei der Auswahl der Stationen und der Persönlichkeiten, die in dem Flyer berücksichtigt werden sollten, zeigte sich das Dilemma, das der Kollege Dr. Norbert Ruß im Schlusssatz des Faltblattes so beschreibt: „Damit ist aber die Medizingeschichte Bambergs bei weitem nicht erschöpft, sondern allein der Umfang des Flyers."

Bald schon war der Plan gereift, vieles von dem, was im Flyer gar nicht oder nur marginal behandelt werden konnte, substantiell zu bearbeiten. So entstand der Sammelband, dessen Name noch deutlich an die Zweckbestimmung des ursprünglichen Flyers erinnert: „Bamberger Medizingeschichten. Medizingeschichtlicher Rundweg in Bamberg." In neunundzwanzig Kapiteln stellten achtzehn Autoren „Denk-Würdiges" aus der medizinhistorischen Vergangenheit der Stadt zwischen dem 11. und dem 20. Jahrhundert vor.

Der Schwerpunkt der Beiträge lag im späten 18. und frühen 19. Jahrhundert. In diesem Zeitraum war die Domstadt ein Brennpunkt für die Entwicklung der modernen Medizin in Deutschland und des öffentlichen Gesundheitswesens im heutigen Bayern. In Bamberg wurde im Jahre der Französischen Revolution 1789 das damals modernste Krankenhaus des Kontinents erbaut. Sein Hygienekonzept war wegweisend für viele Nachfolgebauten in europäischen Metropolen. Finanziert hatte den Bau der damalige Landesfürst, ein Fürstbischof. Um die laufenden Kosten decken zu können, wurde eine Krankenkasse für „Gesellen" etabliert. Geboren war damit die duale Krankenhaus Finanzierung, die es modifiziert noch heute so gibt.

Und der erste „Chefarzt“ der Klinik, Dr. Adalbert Friedrich Marcus, schuf im Fürstbistum einen öffentlichen Gesundheitsdienst, der nach dem Anschluss Bambergs an Bayern im Jahre 1803 übernommen wurde und bis in die Gegenwart fortwirkt.

Dies war auch der Grund dafür, dass dem ersten Band unserer „Medizingeschichte“ Grußworte des Bamberger Erzbischofs Prof. Dr. Ludwig Schick – gewissermaßen als Nachfolger des Fürstbischofs Franz Ludwig von Erthal – sowie auch der damaligen Bayerischen Gesundheitsministerin Melanie Huml vorangestellt waren. Beide waren bei der Buchvorstellung anwesend. Diese Präsentation war für den 11. November 2019 geplant: An jenem Tag jährte ich die Einweihung des Alten Krankenhaus in der Sandstraße zum 230. Mal. Leider vereitelten technische Probleme die Veranstaltung an diesem geschichtsträchtigen Termin. Und dann – kam Corona. Erst in einer „Lock-down-Pause“ am 2. Oktober 2020 konnte unser Buch endlich vorgestellt werden.

Doch auf den 188 Seiten dieser Publikation konnte die Bamberger Medizingeschichte nur in Ausschnitten beleuchtet werden. Auch fehlten dort überhaupt Beiträge zum Landkreis Bamberg, der ja gleichfalls vom Ärztlichen Kreisverband Bamberg repräsentiert wird.

Schon an jenem Oktoberabend kündigte ich an, dass ein zweiter Band folgen werde. Dieser Band liegt hier nun vor. Über die seinerzeit versprochenen Beiträge zum Landkreis Bamberg hinaus war es „nach Corona“ aktuell naheliegend, sich einmal danach umzuschauen, wie die Stadt Bamberg in frühen Zeiten Seuchen durchlebt und gemeistert hat. So finden sich in diesem Folgeband Beiträge zur Pest, zur Cholera, zu „Grippeepidemien“ und natürlich zu Covid-19. Es gibt des Weiteren Beiträge zur Heilkunde im Hoch- und Spätmittelalter, zur nicht akademischen Medizinerausbildung im frühen 19. Jahrhundert, zu Krankenhäusern in Stadt und Region Bamberg und zu einer Fülle von Arztpersönlichkeiten.

Auch im vorliegenden Buch ist die Bamberger Medizingeschichte natürlich nicht erschöpfend vorgestellt. Je mehr man zu diesem weiten Themenfeld forscht, desto zahlreicher rücken weitere denkwürdige Ereignisse und Persönlichkeiten ins Blickfeld. Das bedeutet freilich nicht, dass ich hier und heute schon einen dritten Band unserer Medizingeschichte(n) anzukündigen wage. Ob es eine solche weitere „Fortsetzung“ geben kann, das wird die Zukunft zeigen.

Unser erstes Buch von 2020 wurde durch das außergewöhnliche Design des Einbandes und durch die einmaligen künstlerischen Fotografien der „Photographischen Gesellschaft Bamberg“ nicht nur bereichert – es wurde zu etwas Außergewöhnlichem.

Für das aktuelle zweite Buch konnten wir namhafte Künstler gewinnen, deren Bildwerke unserem Buch – neben dem textlich-informativen Gehalt – auch eine weitere, eine ästhetische Dimension eröffnen. Zugleich war es unser Anliegen, beachtliche Zeugnisse der Bildkunst früherer Zeiten mit einzubeziehen. Alles in allem ist uns, wie wir uns erhoffen, wieder etwas „Einmaliges“ gelungen. Dafür bedanke ich mich bei „unseren“ Künstlern – Rainer Ehrt, Stephan Klenner-Otto und Thilo Pustlauk –, die unser Anliegen hervorragend unterstützt haben! Mein Dank gebührt natürlich ebenso den Textbeiträgern: Sie haben unseren „Call for papers“ mit ihrer spontanen Zusage beantwortet und ihre Beträge vielfach neben ihrer beruflichen Tätigkeit erarbeitet.

Mein Dank geht auch an meine beiden Mitherausgeber Dr. Christoph Schindler, der einst die Bamberger Ärzteschaft mit dem Keim zur historischen Forschung infizierte, und Prof. Dr. Werner Taegert, die beide viel Zeit, Arbeit und Herzblut in unser Projekt gelegt haben. Zusätzlicher Respekt gebührt Herrn Taegert, der als Lektor die aufreibende, zeitintensive, aber so wesentliche Aufgabe hatte, das Buch in eine einheitliche und durchweg gut lesbare Form zu bringen sowie auch die Bebilderung im Ganzen abzustimmen und abzurunden – Respekt für die Mühen und das Ergebnis!

Ich bedanke mich bei unserer großartigen Fotografin und Designerin Sophie Krackhardt, in deren Händen die Bildredaktion lag, sowie bei Frau Birgit Erhardt vom Heinrichs-Verlag und Herrn Markus Beßler vom Produktions-Atelier.

Viele Recherchen und viele zutage geförderte neue Erkenntnisse wären nicht möglich gewesen ohne die tatkräftige Unterstützung der Bamberger Bibliotheken und Archive. Hier gilt unser Dank Frau Bibliotheksdirektorin Prof. Dr. Bettina Wagner und ihren Mitarbeitern in der Staatsbibliothek Bamberg, insbesondere Herrn Gerald Raab; Herrn Archivdirektor Dr. Klaus Rupprecht und seinem Team im Staatsarchiv Bamberg; Herrn Archivdirektor Horst Gehringer und seinen Mitarbeitern im Stadtarchiv Bamberg: hier seien besonders Dr. Gerald Dütsch, Barbara Eckstein und Jürgen Schraudner genannt. Herr Raab und Herr Schraudner haben insbesondere auch durch findige Ratschläge die Bildauswahl signifikant ergänzt. Die reiche illustrative Ausstattung dieses Bandes kann mit einer Fülle von Dokumenten aufwarten, die hier zu einem guten Teil erstmals publiziert werden.

Wir bedanken uns ebenso bei allen, die uns aus ihrem Privatbesitz Fotos und Gemälde zur Ausgestaltung unseres Buches zur Verfügung gestellt haben. Stellvertretend seien hier genannt Herr Thomas Herzog von Senger Bamberg Kunsthandel sowie Herr Peter Graupner vom Café Graupner.

Förderlichen Rat erhielten wir auch von Herrn Prof. Dr. Günter Dippold, Herrn Prof. Dr. Wilfried Krings und Frau Dr. Monika Riemer-Maciejonczyk.

Es gäbe noch viele, bei denen wir uns für ihre Unterstützung und Mitwirkung, aber auch für ihre Geduld mit uns bedanken müssten. Stellvertretend seien genannt mein Nachfolger im Amt, der Vorsitzende des Ärztlichen Kreisverbandes, Dr. Martin Diruf, unser Mitkorrektor Herr Dr. Bernd Dietzel sowie Jonas Knoblach und Ursula Behrendt.

Im April 2024

Dr. Georg Knoblach
Ehemaliger Vorsitzender
des Ärztlichen Kreisverbandes Bamberg

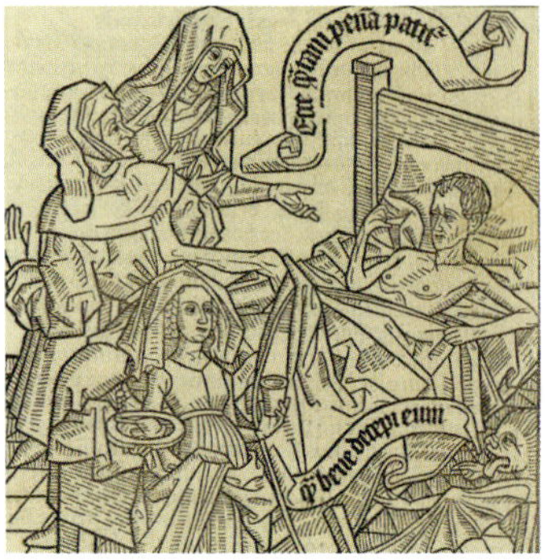

Überlieferungen des Mittelalters zur Heilkunde und Krankenfürsorge

⁊ apollonio ⁊ cetis anathomicis incisorib⁹ placuit
mortuorum uiscera pscrutari ut scirent q̄ collocatione · que distributione · scema humanum in utro
matris plasmaretur · et quo ordine mbrorum · et quo numero uenarum · et quo intensione neruorum · et ossium et iuncturarum incor
paretur · ut uisis ⁊ sensibiliter pscrutatis · a capite in
choantes ita depinxerunt.

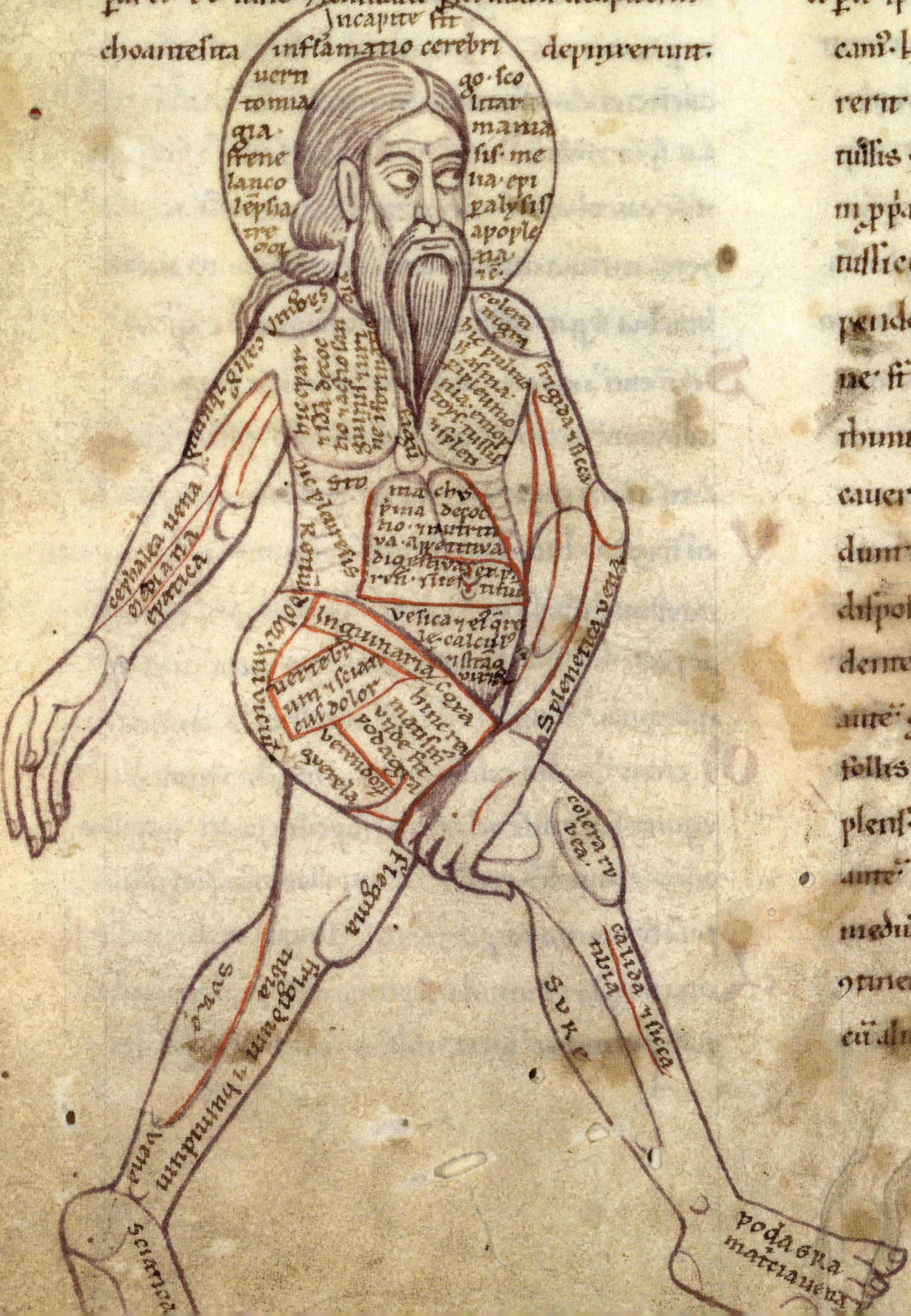

ac ... mulieres ...
las · sunt radices · q̄d ...

Palato lingua sub iace...
ritate · qui in ge...
cib⁹ descendit · s; ...
a ptē spiritalis ...
canal · h' a du fonte ...
rerit ⁊ spiritalis can...
tussis ⁊ sequit' done...
in ppa tm̄ reuocet
tussicule · sunt sul...
pendet lingue · ...
ne · s̄t due · p quas
thimasin uocant ·
cauernis inserte ...
dunt · aures eni ...
dispositi · que usq...
dentes · faciunt ...
ante gula pulmoni
follis ē · cōtinuit ...
plens · pectoris are
ante uentri ...
mediū locū possider...
cōtinent spiritū pulm...
cū aliis duab⁹ sit ...

„Bamberger Blutsegen“ und anatomische Federzeichnung eines „Krankheitsmannes“ aus dem Hochmittelalter

Werner Taegert

Der berühmte „Bamberger Blutsegen“ ist in einer medizinischen Sammelhandschrift überliefert, die im Zuge der Säkularisation 1803 aus der Bibliothek des Bamberger Domkapitels in die (heutige) Staatsbibliothek Bamberg gelangte (Signatur: Msc.Med.6).

Entstanden ist der Kodex im letzten Viertel des 12. Jahrhunderts im ostfränkischen Raum, möglicherweise in Bamberg. Auf 143 Blättern sind darin verschiedenartige medizinische Traktate, Exzerpte und Rezeptsammlungen vereint.

Eröffnet wird die Handschrift durch die „Practica“ des Constantinus Africanus (Bl. 1r–29r), eines aus dem heutigen Tunesien stammenden medizinischen Forschers, Fachautors und Übersetzers medizinischer Texte aus dem Arabischen ins Lateinische, der 1078 als Laienbruder in der Benediktinerabtei Montecassino aufgenommen wurde. An diesen Text schließt sich ein alphabetisches Kräuterglossar von nahezu 1000 Artikeln an, das dem Autor Northungus zugeschrieben wird (Bl. 29v–36r). Im 12./13. Jahrhundert wurden in den Kodex 27 althochdeutsche Glossen eingetragen, davon 21 Worterklärungen in dem Kräuterglossar.

Der „Bamberger Blutsegen“, ein frühes volkssprachiges Schriftdenkmal, ist in eine Reihe von Rezepten und Heilformeln zur Blutstillung eingeschaltet (Bl. 139r). Zusammengefügt ist er aus zwei voneinander gesonderten Teilen: Ein Segen in Prosa beruft eine Verletzung, die sich Christus an seiner Seite zugezogen habe, als er und Judas mit Spießen wetteiferten: „Crist unte iudas spiliten mit spieza [...]“. Die Blutung der Wunde sei von

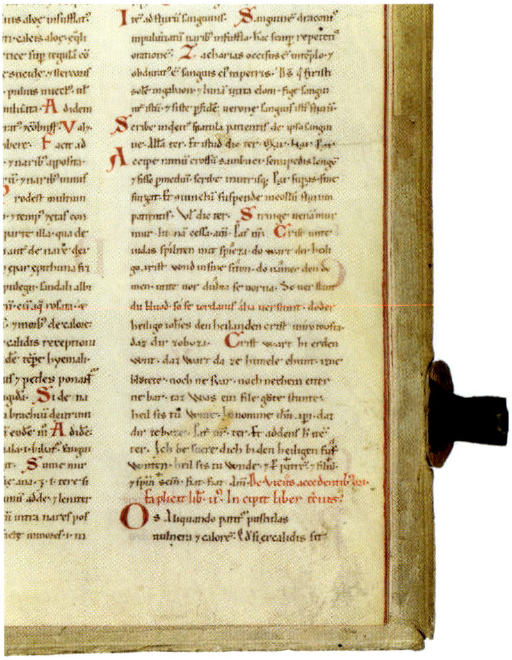

Abb. 1: Der „Bamberger Blutsegen“ (Staatsbibliothek Bamberg, Msc.Med.6, Bl. 139r (Ausschnitt) | Gerald Raab).

ihm durch Auflegen seines Daumens sogleich gestillt worden. Zugrunde liegt hier wohl apokryphe Legendenbildung um die Kindheit Jesu oder – mit vertauschten Personen – um seinen Tod am Kreuz, bei dem ihm der römische Hauptmann Longinus mit der Lanze in die Seite gestochen habe. Als Vergleich wird die Taufe des Heilands durch Johannes den Täufer assoziiert. Seinerzeit sei in ähnlicher Weise die Strömung des Jordan zum Stillstand gekommen.

Der aus zwei Reimpaaren bestehende zweite Segen ruft eine nicht näher erläuterte Verwundung Christi wach, die weder eine Blutung, noch Schmerzen, noch Eiterbildung zur Folge gehabt habe. In prosaischen Worten schließt sich die Anweisung an, den Heilspruch durch dreimalige Wiederholung des Vaterunsers und einer Beschwörungsformel im Namen der Dreifaltigkeit wirksam zu verstärken.

Bemerkenswert ist dieser Kodex zudem durch die Federzeichnung eines „Krankheitsmannes" (Bl. 142v)[1], der den „Tractatus de scemate humano" (Abhandlung über die Gestalt des Menschen) illustriert (Bl. 142v–143r). Die Demonstrationsfigur zeigt in violettem Umriss mit teilweise rot nachgezogenen Innenlinien eine unbekleidete männliche Gestalt mit langem Haupthaar und wallendem Bart.

Eingeschriebene Bezeichnungen stammen von Kopisten des zugehörigen Textes. Es werden einzelne Körperteile benannt, Krankheitssymptome lokalisiert und Bezüge zur Humoralpathologie (Viersäftelehre) hergestellt. Das Haupt umfasst eine Kreisscheibe nach Art eines Nimbus, in der dem Kopf zugeordnete Beschwerden aufgelistet sind. Vermutlich wurde die schematisierte Zeichnung nach einer italienischen Vorlage gestaltet.

Internetquellen:

Digitale Sammlungen der Staatsbibliothek Bamberg: Digitalisat, wissenschaftliche Beschreibung, Forschungsdokumentation (https://nbn-resolving.org/urn:nbn:de:bvb:22-dtl-0000003840).

BStK Online. Datenbank der althochdeutschen und altsächsischen Glossenhandschriften (https://glossen.germ-ling.uni-bamberg.de/manuscripts/12048.html).

Handschriftencensus. Eine Bestandsaufnahme der handschriftlichen Überlieferung deutschsprachiger Texte des Mittelalters (https://handschriftencensus.de/6838).

Literatur:

Bergmann, Rolf / Stricker, Stefanie: Katalog der althochdeutschen und altsächsischen Glossenhandschriften, Bd. 1, Berlin / New York 2005, S. 169f.

Fichtel, Folker: Die anatomische Illustration in der frühen Neuzeit, Frankfurt 2006, S. 62f.; dazu S. 81, Abb. 20.

Keil, Gundolf: Blutsegen, in: Lexikon des Mittelalters, Bd. 2, München / Zürich 1983, Sp. 291f.

Steinhoff, Hans Hugo: Bamberger Blutsegen *Crist unte iudas spiliten mit spieza*, in: Die deutsche Literatur des Mittelalters. Verfasserlexikon, 2. Aufl., Bd. 1, Berlin / New York 1978, S. 593.

Suckale-Redlefsen, Gude: Die Handschriften des 12. Jahrhunderts der Staatsbibliothek Bamberg (Katalog der illuminierten Handschriften der Staatsbibliothek Bamberg 2), Wiesbaden 1995, S. 103, Kat.-Nr. 96; dazu S. 175, Abb. 233.

Taegert, Werner: Mittelalterliche Handschrift. Blutsegen und anatomische Federzeichnung in einer medizinischen Sammelhandschrift, in: Uta Wallenstein (Katalogkonzeption): Anatomie – Gotha geht unter die Haut. Katalog zur Ausstellung im Schlossmuseum Gotha 2010. Hrsg. von der Stiftung Schloss Friedenstein Gotha, Berlin 2010, S. 74f., Kat.-Nr. 7; dazu S. 17, Abb. 8.

1 Abbildung als Auftaktbild zu diesem ersten Kapitel des vorliegenden Bandes (S. 13).

Chirurgische Instrumente eines andalusischen Arztes arabischer Herkunft – Eine Handschrift des Abulkasim (um 936 – um 1013) aus dem Spätmittelalter

Werner Taegert

Abū l-Qāsim Ḫalaf ibn ʿAbbās az-Zahrāwī gilt als einer der bedeutendsten und einflussreichsten arabischsprachigen Ärzte des hohen Mittelalters. Dem lateinischen Abendland war der „Spitzenmediziner" als Abulkasim oder Abulcasis bekannt (auch in anderen Schreibungen). Der arabische Name verweist auf die Herkunft aus Madīnat az-Zahrāʾ (spanisch: Medina Azahara). Diese Palaststadt westlich von Córdoba wurde im Jahre 936 gegründet.

Die Lebensdaten von Abulkasim können nur näherungsweise bestimmt werden (um 936 – um 1013). Ungewissheit besteht auch über seine Ausbildung, seinen Lebensgang und seinen Wohnsitz. Die vielfach vertretene Ansicht, dass er als Arzt am Hof der Kalifen von Córdoba gewirkt habe, dürfte unzutreffend sein. Eher vertrauenswürdig erscheint die (allerdings nur mittelbar im Jahr 1271 überlieferte) Nachricht, dass er seinem Beruf in bescheidener Zurückgezogenheit nachgegangen sei.

Bleibende Berühmtheit erlangte Abulkasim durch sein monumentales medizinisches Handbuch „Kitāb at-Taṣrīf" (sinngemäß etwa: Anordnung der Medizin). Das enzyklopädische Themenspektrum ist in 30 Abhandlungen aufgefächert. Die Darlegungen basieren auf tradiertem Fachwissen – griechisch-römische und arabische Überlieferungen sind hierbei zusammengeführt – sowie auf eigenen praktischen Erfahrungen des Autors.

Dem lateinsprachigen Europa war die letzte und bei Weitem umfangreichste Abhandlung dieses Kompendiums durch die Übersetzung des Gerhard von Cremona (um 1114–1187) zugänglich: „De chirurgia libri tres" (Drei Bücher über die Chirurgie). Von der weiten Verbreitung und intensiven Rezeption dieses Textauszuges bis in die Frühe Neuzeit hinein zeugen zahlreich erhaltene Handschriften, auch etliche Ausgaben im frühen Buchdruck. Auf diese Weise wurden der Medizin des Abendlandes neuartiges Wissen und innovative Methoden aus dem islamischen Kulturkreis nachweislich wirksam vermittelt.

Die Abhandlung über die Chirurgie ist medizingeschichtlich von erheblicher Bedeutung. Handgreifliche Anschaulichkeit gewinnt sie durch eine Fülle von Zeichnungen chirurgischer Instrumente, denen anwendungsorientierte Beschreibungen beigegeben sind. Abulkasim vergisst dabei nicht den mahnenden Fingerzeig, dass ein fähiger Arzt in der Lage sein müsse, nötigenfalls eigene zweckdienliche Instrumente zu entwickeln.[1]

1 Vgl. hierzu Abulcasis (Spink / Lewis) 1973, S. ix: „The thirtieth treatise, the ‚Surgery', is the first rational, complete, and illustrated treatment of its subject. The autor's declared purpose was to revive the art of surgery as taught by ‚the Ancients', the content of which term ranges from Hippocrates to Paulus Aegineta, whose lifetimes were separated by some eleven hundred years [...]. From the numerous case-records and other personal observations interspersed throughout the work it is evident that the author was a working doctor, a practical surgeon."

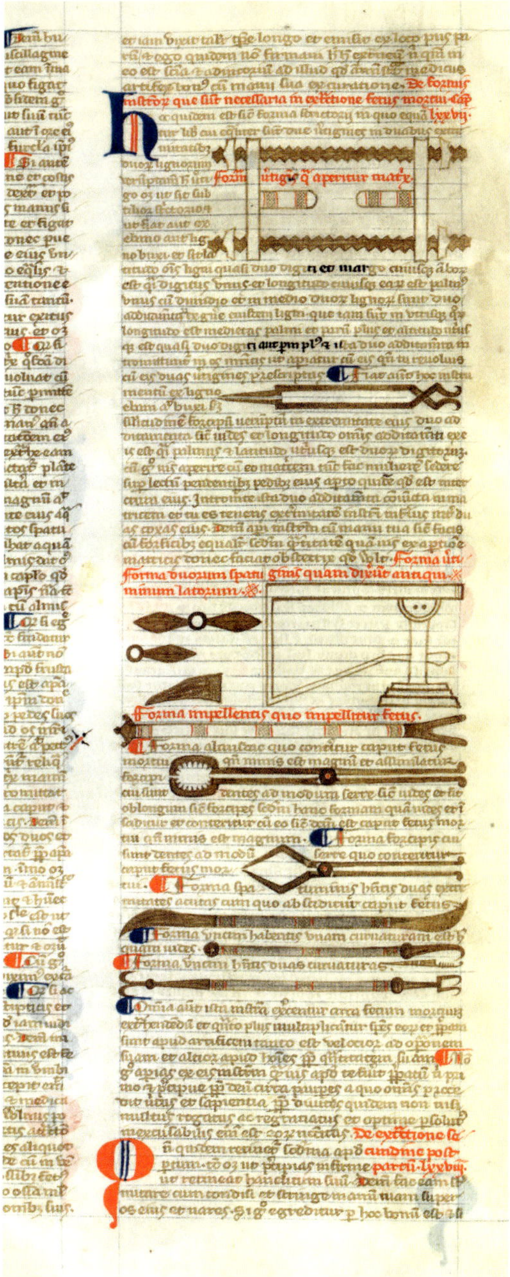

Abb. 1: Gynäkologische und geburtshilfliche Instrumente in der „Chirurgia" des Abulkasim. Medizinische Sammelhandschrift aus Südfrankreich (?), um bzw. kurz nach 1300 (Staatsbibliothek Bamberg, Msc.Med.8, Bl. 14v (Ausschnitt) | Staatsbibliothek Bamberg, Gerald Raab).

Die in der Staatsbibliothek Bamberg verwahrte Abschrift der lateinischen Textfassung wurde bei der Säkularisation mit den Buchbeständen des Bamberger Jesuitenkollegiums übernommen (Signatur: Msc.Med.8).[2] Der Kunsthistoriker Karl-Georg Pfändtner vermutet auf Grund stilistischer Kriterien eine Entstehung dieses Kodex in Südfrankreich um bzw. kurz nach 1300. „Die Darstellungen des medizinischen Bestecks sind sehr präzise angelegt und zeugen von professioneller Zeichenkunst."[3]

Internetquelle:

Digitale Sammlungen der Staatsbibliothek Bamberg: Digitalisat, wissenschaftliche Beschreibung, Forschungsdokumentation (https://nbn-resolving.org/urn:nbn:de:bvb:22-dtl-0000004967).

Literatur:

Albucasis: On surgery and instruments. A definitive edition of the Arabic text with English translation and commentary by M[artin] S. Spink / G[eoffrey] L. Lewis (Publications of the Wellcome Institute of the History of Medicine. N. S., Vol. 12), London 1973.

Demeisi, Usamah: Zur Geschichte der Erforschung von Leben und Werk des Abu l-Qāsim az-Zahrāwī (um 936 – um 1013). Unter besonderer Berücksichtigung der Zahnheilkunde, Diss. Freie Universität Berlin 1999.

Jankrift, Kay Peter: Medizinische Wissensschätze aus dem Orient und ihr Weg ins mittelalterliche Europa, in: Alexander

2 Medizinische Sammelhandschrift, 44 Pergamentblätter. Der Text der „Chirurgia" des Abulkasim auf Bl. 1r–28v.

3 Pfändtner / Westphal 2015. – Zu Abb. 1 im vorliegenden Beitrag vgl. Abulcasis (Spink / Lewis) 1973, S. 484–495 (Buch 2, Kapitel 77); Sezgin / Neubauer 2003, S. 74–80. – Zu Abb. 2 vgl. Abulcasis (Spink / Lewis) 1973, S. 552–575 (Buch 2, Kapitel 86); Sezgin / Neubauer 2003, S. 86–91.

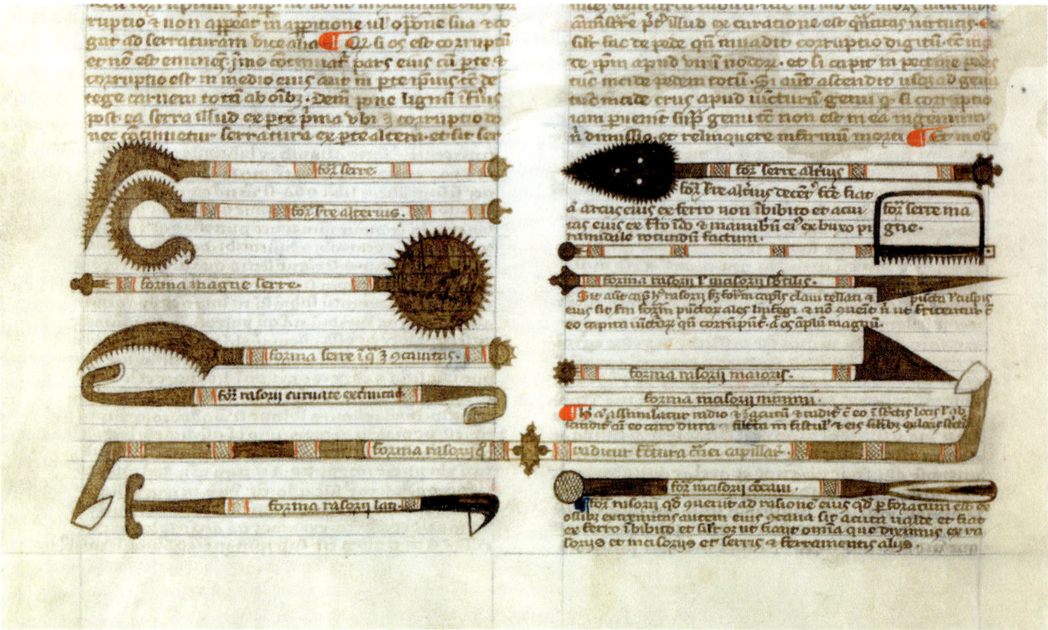

Abb. 2: Unfallchirurgische Instrumente in der „Chirurgia" des Abulkasim (Staatsbibliothek Bamberg, Msc.Med.8, Bl. 17v (Ausschnitt) | Staatsbibliothek Bamberg, Gerald Raab).

Schubert / Wolfgang Leitmeyer / Sebastian Zanke (Hrsg.): Medicus. Die Macht des Wissens. Publikation anlässlich der Sonderausstellung im Historischen Museum der Pfalz Speyer 2019/2020, Darmstadt 2019, S. 155–159.

Pfändtner, Karl-Georg / Westphal, Stefanie: Die Handschriften des 13. und 14. Jahrhunderts der Staatsbibliothek Bamberg [...], 2 Bde. (Katalog der illuminierten Handschriften der Staatsbibliothek Bamberg 3,1/2), Wiesbaden 2015, hier Bd. 1, S. XXIII; S. 217–219, Kat.-Nr. 148; Bd. 2, Abb. 443–448, 697.

Quintern, Detlev: Lateinische Handschrift der Chirurgie von az-Zahrāwī, in: Mamoun Fansa (Hrsg.): Ex Oriente lux? Wege zur neuzeitlichen Wissenschaft. Begleitband zur Sonderausstellung im Augusteum, Oldenburg, 2009/2010 (Schriftenreihe des Landesmuseums für Natur und Mensch 70), Mainz 2009, S. 432f., Kat.-Nr. X.5.

Sezgin, Fuat / mit Eckhard Neubauer: Katalog der Instrumentensammlung des Institutes für Geschichte der Arabisch-Islamischen Wissenschaften an der Johann-Wolfgang-Goethe-Universität Frankfurt am Main (Wissenschaft und Technik im Islam 4), Frankfurt am Main 2003, S. 3–5, 36–94; bes. S. 54–92 (mit Abbildungen aus Handschriften, nachgebauten Modellen und Beschreibungen).

„Die Kunst des guten Sterbens“ – Über ein rares Blockbuch der Zeit um 1470/1475

Werner Taegert

Das Massensterben war den Menschen in spätmittelalterlicher Zeit durch die Erfahrung wiederholter Pestwellen erschreckend nahe. Das Nachdenken über das Sterben, das sich als selbstverständlich aufdrängte, gab den Nährgrund für die weite Verbreitung anschaulicher Vergegenwärtigungen des Todesthemas in Text und Bild.

Aus der geistlichen Seelsorge erwuchsen Anleitungen zur „Kunst des Sterbens“, der „Ars moriendi“. Als Ratgeber boten diese Erbauungsbücher Orientierung, gaben Trost und vermittelten Handlungsanweisungen, um den sündhaften Menschen zu innerer Umkehr und zu glaubensfester Standhaftigkeit zu ermutigen. Sie dienten der christlichen Einübung in einen das Leben gut abschließenden, heilsamen Tod, solange noch Zeit dazu war. Gefürchtet war insbesondere der unerwartete Tod ohne die rechte Vorbereitung. In dieser geistlichen Tradition standen schmale gedruckte Blockbücher, die – Text und Bild symbiotisch verbindend – seit etwa der Mitte des 15. Jahrhunderts bis in die 1490er Jahre hinein verbreitet wurden.

Blockbücher (Holzschnittbücher) waren eine experimentelle, mit wenig Aufwand herstellbare und daher kostengünstige Sonderform des frühen Buchdrucks, bei der die Druckform jeweils für eine ganze Seite mit Bild oder Text aus einer Holztafel geschnitten wurde. Die Vervielfältigung erfolgte mit der Technik des Reiberdrucks, nicht mit der Druckerpresse, die dem Druck mit beweglichen Lettern diente. Es handelt sich zumeist um illustrierte Bücher relativ geringen Umfangs. Der Inhalt war überwiegend religiöser oder moralisch-didaktischer Natur.

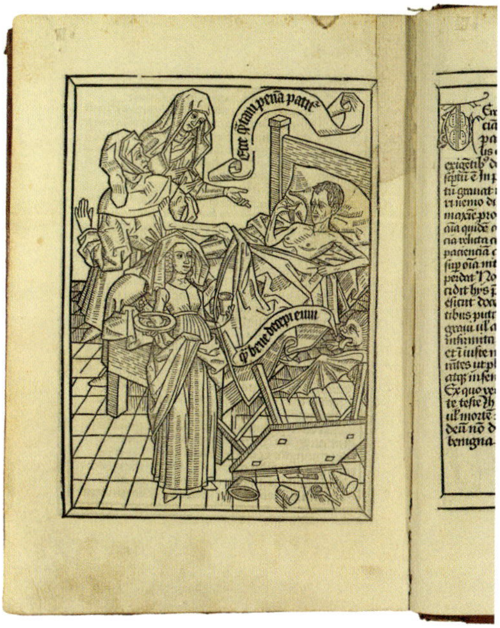

Abb. 1: Der ungeduldige Kranke. Holzschnitt in dem Bamberger Exemplar eines Ars-moriendi-Blockbuches, um 1470/1475 (Staatsbibliothek Bamberg, Inc.typ.Ic.IV.16#3, Bl. 6v | Gerald Raab).
Der Mann auf dem Sterbebett verschreckt und verstößt in aggressiver Verzweiflung Pflegekräfte, die ihm Beistand leisten wollen. Einen Tisch mitsamt Geschirr und Besteck hat er in einem Wutanfall bereits umgeworfen. Mit einem Fußtritt setzt er soeben einer bestürzten Helferin zu. Die Frau im Vordergrund, die ihm Speis und Trank auftischen wollte, wendet sich ratlos ab. Die Frau am Kopfende des Bettes gibt sich indessen unerschütterlich: Sie zeigt unbeirrt ihr Mitleid und wirbt um Verständnis. Dazu ihre Worte im Spruchband: *Ecce quantam penam patitur* (Seht nur, welch enorme Pein er durchleidet). Der Teufel frohlockt derweil mit herausgestreckter Zunge über den Erfolg seiner Mission: Er hatte ja dem Sterbenskranken die zornige Ungeduld eingegeben. Eine Textbanderole hält seine triumphierenden Worte fest: *Bene decepi eum* (Gar trefflich habe ich ihn irregeleitet).

Einst in großen Stückzahlen verbreitet, zählen Blockbücher heute zu den extremen Seltenheiten des historischen Buchdrucks und

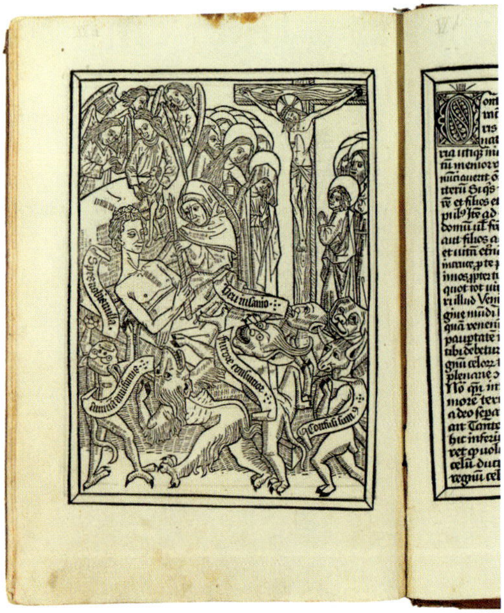

Abb. 2: Erlösung in der Todesstunde durch den gekreuzigten Christus (Staatsbibliothek Bamberg, Inc.typ. Ic.IV.16#3, Bl. 10v | Gerald Raab).
Der innere Kampf des Sterbenden findet in der Dramaturgie der Ars moriendi zu einem guten christlichen Ende. Die teuflischen Dämonen, am Fuß des Sterbebettes zusammengerottet, müssen sich angesichts des Todes geschlagen geben. Ein Gewirr von Spruchbändern kündet von ihrer zähneknirschend eingestandenen Ohnmacht: *Animam amisimus* (Wir haben diese Seele verloren), *Furore consumor* (Ich werde von Wut zerfressen), *Heu insanio* (O weh, ich rase), *Confusi sumus* (Wir sind völlig aus der Fassung gebracht), *Spes nobis nulla* (Uns bleibt keinerlei Hoffnung). Mit letzter Kraftanstrengung versuchen diese Widersacher, die Seele des Verstorbenen doch noch an sich zu bringen: Doch die Seele, in Kindesgestalt versinnbildlicht, steigt ungehindert empor. Sie wird von einer Engelschar in Obhut genommen. Ein Mönch steckt dem Toten die Sterbekerze in die Hände. Dessen Erlösung wird bestätigt durch den im Hintergrund erscheinenden Gekreuzigten. In der Art eines Andachtsbildes sind am Fuß des Kreuzes Maria, Maria Magdalena mit dem Salbgefäß, der Apostel Johannes und weitere Jünger versammelt.

damit zum wertvollsten Sammlungsgut von Bibliotheken. Weltweit sind nur rund 100 Ausgaben von 33 verschiedenen Werken in etwa 600 Exemplaren nachgewiesen. In der Staatsbibliothek Bamberg werden immerhin fünf Blockbücher verwahrt. Der hiesige Sammlungsbestand ist somit im Vergleich als durchaus umfangreich zu bezeichnen.[1]

Das Bamberger Exemplar einer bebilderten „Ars moriendi“ stammt aus der Zisterzienserabtei Langheim (Signatur: Inc.typ.Ic.IV.16#3). Die 26 Holzstöcke dieser Ausgabe dürften um 1470/1475 wohl in Süddeutschland angefertigt worden sein. Abzüge sind bis in die Zeit um 1490 denkbar.[2] Von der sog. „Bilder-Ars“ sind elf lateinische und zwei deutsche Blockbuch-Ausgaben überliefert.

Text- und Bildseiten sind in diesem Werk jeweils aufeinander bezogen. Veranschaulicht werden in fünf motivisch zugespitzten Szenenpaaren die letzten dramatischen Stunden des auf den Tod Erkrankten: Teuflische und himmlische Mächte ringen um die Seele des Menschen, die sie für sich zu gewinnen trachten. Den diabolischen, sündhaften Versuchungen stehen jeweils die Eingebungen von Engeln gegenüber, die den Sterbenden hilfreich auf den rechten Weg leiten wollen. Krönendes Schlussmotiv ist der Moment des Todes: Die Seele wird in den Himmel aufgenommen, während die teuflischen Dämonen sich widerwillig geschlagen geben müssen.

Internetquelle:

Digitale Sammlungen der Staatsbibliothek Bamberg: Digitalisat, wissenschaftliche Beschreibung, Forschungsdokumentation (https://nbn-resolving.org/urn:nbn:de:bvb:22-dtl-0000001378).

---

1 Diese Exemplare sind über die „Bamberger Schätze“ als Teil des Projekts „Blockbücher in bayerischen Sammlungen“ online zugänglich.

2 In dem Bamberger Specimen fehlen zwei der einseitig bedruckten Blätter. – Maße des Druckbereichs: 21,0 × 15,2 cm.

Literatur:

Illhardt, Franz Joseph: Ars moriendi – Hilfe beim Sterben. Ein historisches Modell, in: Erich Matouschek (Hrsg.): Arzt und Tod. Verantwortung, Freiheiten und Zwänge, Stuttgart / New York 1989, S. 89–103.

Merk, Angelika: Blockbücher des 15. Jahrhunderts. Artefakte des frühen Buchdrucks, Berlin / Boston, Mass. 2018, S. 23–74.

Neher, Peter: Ars moriendi – Sterbebeistand durch Laien. Eine historisch-pastoraltheologische Analyse (Dissertationen. Theologische Reihe 34), St. Ottilien 1989.

Palmer, Nigel: Ars moriendi und Totentanz. Zur Verbildlichung des Todes im Spätmittelalter. Mit einer Bibliographie zur Ars moriendi, in: Arno Borst (Hrsg.): Tod im Mittelalter (Konstanzer Bibliothek 20), Konstanz 1993, S. 313–334.

Rudolf, Rainer / Briesemeister, Dieter / Gerritsen, Willem P. / Plotzek-Wederhake, Gisela: Ars moriendi, in: Lexikon des Mittelalters, Bd. 1, München / Zürich 1980, Sp. 1039–1044.

Sahm, Heike: Vom Sterben berichten. Aufzeichnungen Albrecht Dürers im Kontext der spätmittelalterlichen Autobiographie und der *ars moriendi*, in: Michael Roth (Hrsg.): Dürers Mutter. Schönheit, Alter und Tod im Bild der Renaissance. Publikation zur Ausstellung im Kupferstichkabinett – Staatliche Museen zu Berlin, Berlin 2006, S. 45–50; dazu Beiträge von Uta Barbara Ullrich im Katalogteil S. 58–63, Kat.-Nr. 16–27.

Schemmel, Bernhard: Staatsbibliothek Bamberg. Handschriften, Buchdruck um 1500 in Bamberg, E. T. A. Hoffmann, Bamberg 1990, S. 102, Kat.-Nr. 48.

Schreiber, Wilhelm Ludwig / Zimmermann, Hildegard: Ars moriendi, in: Reallexikon zur Deutschen Kunstgeschichte, Bd. 1, Stuttgart 1937, Sp. 1121–1127; in: RDK Labor, Version 05.02.2015, https://www.rdklabor.de/w/?oldid=89539 [06.04.2024].

Wagner, Bettina (Hrsg.): Xylographa Bavarica. Blockbücher in bayerischen Sammlungen (Xylo-Bav). Beschreibungen von Rahel Bacher (u. a.) (Bayerische Staatsbibliothek. Schriftenreihe 6), Wiesbaden 2016, S. 72–74, 80–82.

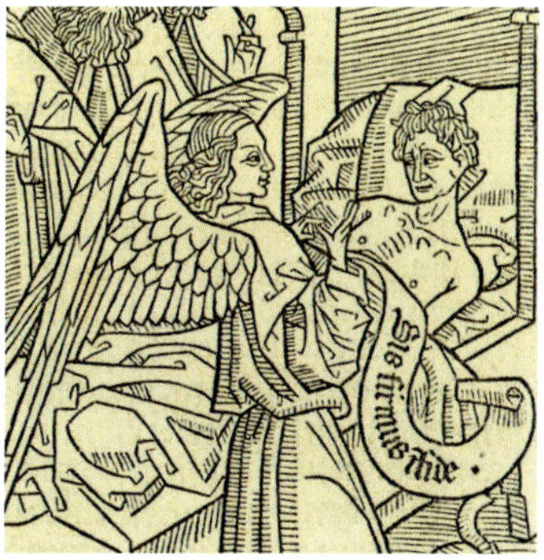

Abb. 3: Ein Engel ermutigt den Sterbenskranken gegen die teuflische Versuchung zum Unglauben (Staatsbibliothek Bamberg, Inc.typ.Ic.IV.16#3, Bl. 3v (Ausschnitt) | Gerald Raab).

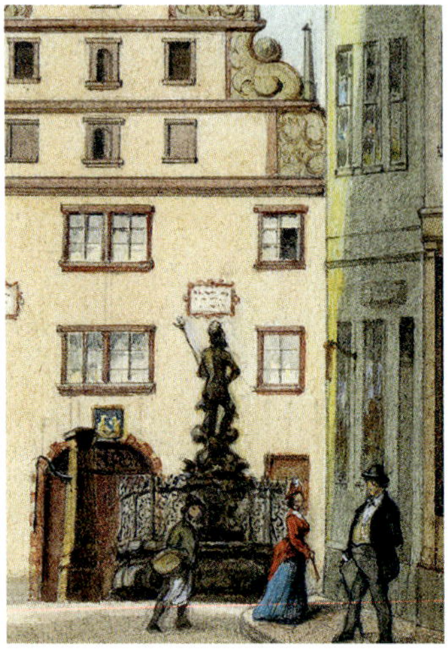

Epidemien und Hygiene

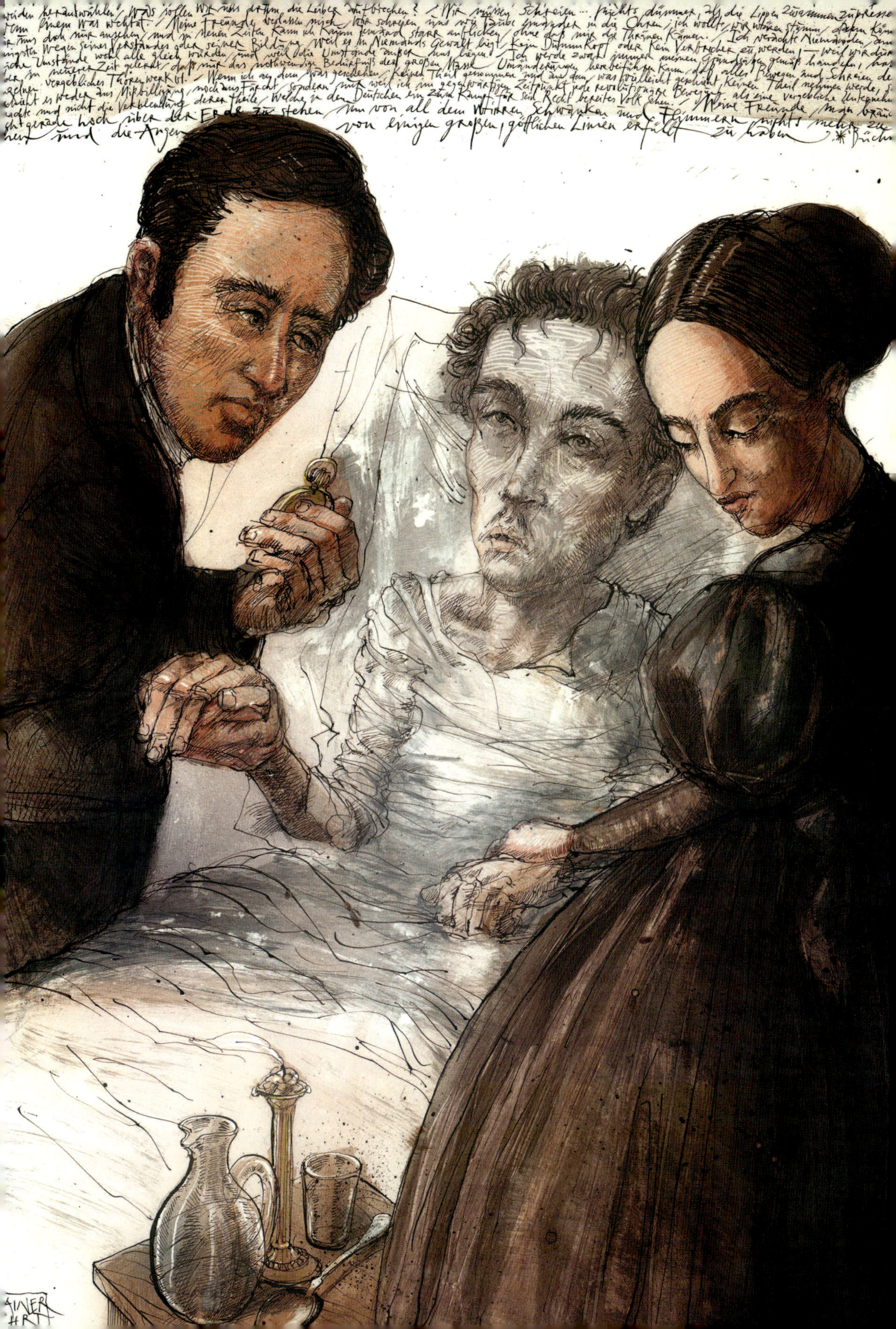
weiden herauswühlen / Was sollen wir uns dafür die Leiber aufbrechen? / Wir müssen schreien ... nichts dümmer, als die Lippen zusammenzupresse
wenn einem was wehtut. / Meine Freunde verlassen mich, wir schreien uns wie Taube einander in die Ohren; ich wollte, wir wären stumm, dann kön
uns doch nur ansehen, und in neuen Zeiten kann ich kaum jemand starr anblicken, ohne daß mir die Thränen kämen. / Ich verachte Niemanden, am
wenigsten wegen seines Verstandes oder seiner Bildung, weil es in Niemands Gewalt liegt, kein Dummkopf oder kein Verbrecher zu werden! — weil wir dur
che Umstände wohl alle gleich würden, und weil die Umstände außer uns liegen. / Ich werde zwar immer meinen Grundsätzen gemäß handeln, hab
in neuerer Zeit gelernt, daß nur das nothwendige Bedürfniß der großen Masse Umänderungen herbeiführen kann, daß alles Bewegen und Schreien de
zelnen vergebliches Thorenwerk ist. / Wenn ich an dem, was geschehen, keinen Theil genommen und an dem, was vielleicht geschieht, keinen Theil nehmen werde, s
geschieht es weder aus Mißbilligung, noch aus Furcht, sondern nur weil ich im gegenwärtigen Zeitpunkt jede revolutionäre Bewegung als eine vergebliche Unternehm
achte und nicht die Verblendung derer theile, welche in den Deutschen ein zum Kampf für sein Recht bereites Volk sehen. / Meine Freunde, man bräu
cht gerade hoch über der Erde zu stehen, um von all dem wirren Schwanken und Flimmern nichts mehr zu
hen und die Augen von einigen großen, göttlichen Linien erfüllt zu haben * Büchn
RAINER EHRT

Dieweil aber wir Menschen der lufft nicht entrathen können/
Sondern derselben tag und nacht gebrauchen müssen/
ist von nöten/ daß sich ein jeder inn guter gesunder lufft erhalte/
dieselbige auch inn seinem Gemach unnd Hauß/
durch wolriechende ding/ unnd allerley reuchwerk/
corrigire und erhalte./ [1]

Im Zeichen der „Pestilenz" – Seuchen im 16. und 17. Jahrhundert in Bamberg

Mark Häberlein

Ein wiederkehrendes Phänomen

Seuchen waren in frühneuzeitlichen Städten „ein Element des Alltagslebens, mit dem in regelmäßigen Abständen zu rechnen war."[2] Diese Aussage des Historikers Franz Mauelshagen trifft auch auf die Bischofsstadt Bamberg zu, die zwischen 1500 und 1700 alle zehn bis zwanzig Jahre von einer „Pestilenz" heimgesucht wurde. 1520 erließ das Bamberger Domkapitel ein „Mandat Pestis halben", das einen Katalog an Verhaltensvorschriften zur Eindämmung einer ansteckenden Krankheit umfasste.[3] Aus dem Jahr 1543 stammt ein Mandat Bischofs Weigand von Redwitz „der erschrocklichen kranckheidt der Bestilentz halber".[4] Einschlägige Erlasse von Weigands Nachfolgern sowie von Bamberger Ärzten publizierte Ratgeber weisen auf weitere Seuchenausbrüche in den Jahren 1562, 1575, 1582 und 1591 hin. Während der Regierungszeit Bischofs Johann Philipp von Gebsattel (1599–1609) wurde die Stadt mindestens zweimal von Epidemien heimgesucht.[5]

Damit war Bamberg freilich kein Einzelfall: Zwischen 1562 und 1612 hat man in ganz Mitteleuropa eine „Verdichtung" von Seuchenzügen konstatiert.[6] Während des Dreißigjährigen

1 Adam Schilling: Regiment, wie man sich inn der grausamen unnd erschröcklichen Plage der Pestilentz bewaren, auch so jemand damit behafftet mit göttlicher Verleihung und Gnaden demselben soll gerathen werden, Nürnberg 1575, S. 9.

2 Franz Mauelshagen: Pestepidemien im Europa der Frühen Neuzeit (1500–1800), in: Mischa Meier (Hrsg.): Pest. Die Geschichte eines Menschheitstraumas, Stuttgart 2005, S. 237–265, hier S. 238.

3 Staatsarchiv Bamberg, Rep. B 86, Nr. 219, fol. 204v–205r.

4 Staatsarchiv Bamberg, B 26c, Nr. 128a, Bamberger Verordnungen über ansteckende Krankheiten 1543–1805.

5 Für Einzelnachweise vgl. Mark Häberlein (Hrsg.): Pest und Cholera. Seuchenbewältigung und Medizinalwesen in Bamberg in der Frühen Neuzeit. Begleitband zur Ausstellung in der Staatsbibliothek Bamberg 2023 (Bamberger historische Studien 20 / Bamberger Buch-Geschichten 2), Bamberg 2023.

6 Patrick Sturm: Leben mit dem Tod in den Reichsstädten Esslingen, Nördlingen und Schwäbisch Hall. Epidemien und deren Auswirkungen vom frühen 15. bis zum frühen 17. Jahrhundert (Esslinger Studien. Schriftenreihe 23), Ostfildern 2014, S. 38. Vgl. auch Ulrich Knefelkamp: Das Verhalten von Ärzten in Zeiten der Pest (14.–18. Jh.), in: Jan C. Joerden (Hrsg.): Der Mensch und seine Behandlung in der Medizin. Bloß ein Mittel zum Zweck? (Schriftenreihe des Interdisziplinären Zentrums für Ethik an der Europa-Universität Viadrina), Berlin 1998, S. 13–40, bes. S. 28–31; Carolin Porzelt: Die Pest in Nürnberg. Leben und Herrschen in Pestzeiten in der Reichsstadt Nürnberg (1562–1713) (Forschungen zur Landes- und Regionalgeschichte 7), St. Ottilien 2000, S. 38–42.

Kriegs (1618–1648) kam es infolge von Truppenbewegungen und einer Verschlechterung der Versorgungslage zu weiteren Seuchenausbrüchen. Johannes Hasselbecks Untersuchung weist für die Kriegsjahre 1628/29, 1632 und 1634/35 Epidemien nach und gibt außerdem Hinweise auf Ausbrüche in den Jahren 1665–1668, 1674/75, 1683/84, 1693 und 1697/98.[7]

Doch um welche ansteckenden Krankheiten handelte es sich hierbei? In den Quellen ist 1543 beispielsweise von „der erschrocklichen kranckheidt der Bestilentz“[8], 1591 „von der Pestilenz vnnd Engelischem Schweiß“[9] die Rede. Diese Bezeichnungen sind zu vage, um sie eindeutig mit modernen Krankheitsbegriffen zu identifizieren. „Pestilenz“ wurde im 16. und 17. Jahrhundert als Oberbegriff für ansteckende Krankheiten aller Art gebraucht und keineswegs nur für die besonders gefürchtete Pest. Allenfalls konnten damalige Mediziner Krankheiten aufgrund von Symptomen wie Beulen, Blattern, Fieber und Kopfschmerzen sowie ihres gehäuften Auftretens als „Pestilenz“ klassifizieren.[10] So muss in den meisten Fällen offenbleiben, ob es sich tatsächlich um die Beulen- oder Lungenpest oder um eine andere infektiöse Krankheit handelte.

Erklärungsansätze

Wie erklärten sich die Menschen das Auftreten ansteckender Krankheiten in einer Zeit, in der man noch nichts von Bakterien und Viren wusste? Wie andernorts dominierten in Bamberg drei Erklärungsansätze. Als erste Ursache von Epidemien wird stets der Zorn Gottes genannt. Dabei handelt es sich um die auf das Alte Testament gestützte Vorstellung, dass Gott die Sünden der Menschen straft, indem er ihnen Kriege, Hungersnöte oder eben Epidemien schickt. Die oberste Pflicht der Menschen bestand folglich darin, ihre Sünden zu bereuen, Buße zu tun und Gott wieder gnädig zu stimmen.[11] Der Bamberger Arzt Adam Schilling schrieb 1575, es sei „von nöten/ sich vor solcher erschrecklichen plage zu bewaren/

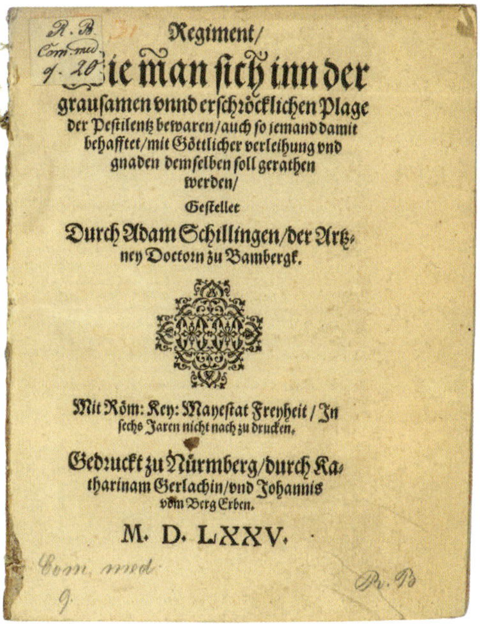
Abb. 1: Pestschrift mit Empfehlungen zur Prävention und Therapie „inn der grausamen unnd erschröcklichen Plage der Pestilentz“ von Adam Schilling (gest. 1588), „der Artzney Doctorn zu Bambergk“, gedruckt in Nürnberg 1575 (Staatsbibliothek Bamberg, RB.Com.med.q.20 | Gerald Raab). – Adam Schilling wurde 1586 unter Bischof Ernst von Mengersdorf (reg. 1583–1591) als Hofmedicus bestallt.

7 Vgl. Johannes Hasselbeck: „dan der krig ist ein wüdtentes tihr“. Der Dreißigjährige Krieg und die Bewältigung seiner Folgen in Bamberg 1632–1693 (Stadt und Region in der Vormoderne 9), Baden-Baden 2021, S. 472–475, 839–842.

8 Staatsarchiv Bamberg, B 26c, Nr. 128a, Mandat Weigands von Redwitz, 1543.

9 Johannes Puollamer: Ein New Consilium von der Pestilentz vnnd Engelischem Schweiß. Gezogen auss dem Hochgelaerten vnnd weitberuembten Petro Droeto Medico Parisiensi, vnnd andern Hochgelaerten Physicis mit vielen vnnd herrlichen Experimentis gezieret [...], Bamberg 1591.

10 Vgl. Sturm 2014 (wie Anm. 6), S. 73–82, 134f.

11 Vgl. Knefelkamp 1998 (wie Anm. 6), S. 17f.; Porzelt 2000 (wie Anm. 6), S. 29, 104; Mauelshagen 2005 (wie Anm. 2), S. 245–252; Sturm 2014 (wie Anm. 6), S. 82–84, 92, 119f., 129–133, 135, 145, 225; Katharina Wolff: Die Theorie der Seuche. Krankheitskonzepte und Pestbewältigung im Mittelalter, Stuttgart 2021, S. 54–67.

daß sich ein jeder Christ selbst erinnere/ seine sünde bekenne und beweine/ sich zu Gott dem rechten Arzt kere/ inn rechtem glaube anruffe/ unnd mit guter hoffnung zu ihme trette/ sicherheit und sünde so viel möglich vermeide."[12] Die Anrufung von Pestheiligen wie dem von den Bamberger Gärtnern besonders verehrten Sebastian, dem unter anderem die Kapelle des Liebfrauen-Siechhofs an der heutigen Siechenstraße geweiht war, zeugt ebenfalls von der Einordnung von Epidemien in ein religiöses Weltbild.[13]

Dies hielt Obrigkeiten und Untertanen jedoch nicht davon ab, auch präventive und therapeutische Maßnahmen zu ergreifen.[14] Davon zeugen vor allem die zahlreichen Anordnungen und Empfehlungen zur Reinhaltung bzw. Reinigung der Luft. Darin spiegelt sich der Einfluss der auf den antiken Arzt Hippokrates zurückgehenden Miasmatheorie, der zufolge „die giftigen Ausdünstungen des Bodens, die mit der Luft fortgetragen werden, zur Entstehung und Weiterverbreitung von Krankheiten beitragen."[15] Als Mittel zur Bekämpfung schädlicher Miasmen galten das Ausräuchern von Gebäuden, das Verbot, Blut, Urin, Kot oder Schlachtabfälle auf die Straßen zu kippen, die Reinigung öffentlicher Brunnen, die Entfernung von Misthaufen oder die Anordnung, frei herumlaufende Nutztiere in Ställe zu sperren. Da Miasmen sich gemäß der antiken Krankheitslehre zudem ungünstig auf das Gleichgewicht der Körpersäfte (Blut, Schleim, gelbe und schwarze Galle) auswirkten, wurden Aderlässe, Diäten und eine ausgeglichene Lebensweise empfohlen, um dieses Gleichgewicht wiederherzustellen.[16]

Seit dem Auftreten des ‚Schwarzen Todes' um die Mitte des 14. Jahrhunderts hatten sich unter europäischen Medizinern auch kontagionistische Auffassungen verbreitet. Diese gingen davon aus, dass eine ansteckende Materie (contagium) von Mensch zu Mensch, aber auch durch Gegenstände oder Handelswaren weitergegeben werden konnte.[17] Die Maßnahmen, die gegen die Verbreitung dieses Ansteckungsstoffs ergriffen wurden, standen auch am Beginn der jüngsten Covid-19-Pandemie wieder hoch im Kurs: Einreiseverbote für Fremde, die Isolation von Kranken und die Einhaltung von Quarantänebestimmungen.[18]

Mandate und Verordnungen der Bamberger Bischöfe richteten sich besonders häufig gegen Fremde, die in die Stadt einreisen wollten. Bischof Martin von Eyb etwa verfügte 1582, an den Stadttoren solle darauf geachtet werden, dass „nicht allerley frembdes gesindts so hin vnnd her von den Jnuicirten ortten leüfft, vnnd sonderlich die frembden bettler nit eingelassen werden." Wurden Fremde angetroffen, sollte man diese umgehend wieder „austreiben". Zudem sollte „Niemandt von dergleichen leüten Klayder, hausrath oder anders, jn verwahrung einnemen." Infizierte Einwohner sollten in das „Bestilentz haus" – ein auch als „äußeres Kurhaus" oder „Lazaretthaus" bezeichnetes, mit 32 Plätzen im frühen 17. Jahr-

12 Adam Schilling 1575 (wie Anm. 1), S. 6.
13 Vgl. Matthias Exner / Peter Ruderich (Hrsg.): Stadt Bamberg 7. Theuerstadt und nordöstliche Stadtweiterung. Teilband I.1 (Die Kunstdenkmäler von Bayern, Regierungsbezirk Oberfranken 9), Bamberg / Berlin / München 2019, S. 292, 304f.
14 Vgl. Mary Lindemann: Medicine and society in early modern Europe, 2. Aufl., Cambridge 2013, S. 61.
15 Vgl. Robert Jütte: Krankheit und Gesundheit in der Frühen Neuzeit, Stuttgart 2013, S. 27.
16 Vgl. Porzelt 2000 (wie Anm. 6), S. 29–33, 72–75; Karl-Heinz Leven: Von Ratten und Menschen. Pest, Geschichte und das Problem der retrospektiven Diagnose, in: Mischa Meier (Hrsg.), Pest. Die Geschichte eines Menschheitstraumas, Stuttgart 2005, S. 11–32, hier S. 18f.; Jütte 2013 (wie Anm. 15), S. 27f.; Lindemann 2013 (wie Anm. 14), S. 199f.; Wolff 2021 (wie Anm. 11), S. 75–85.
17 Leven 2005 (wie Anm. 16), S. 21f.; Lindemann 2013 (wie Anm. 14), S. 51f.; Vivian Nutton: Renaissance medicine. A short history of European medicine in the sixteenth century, London / New York 2022, S. 223–230.
18 Vgl. Knefelkamp 1998 (wie Anm. 6), S. 19f.; Porzelt 2000 (wie Anm. 6), S. 115–123, 131–134; Leven 2005 (wie Anm. 16), S. 22; Jütte 2013 (wie Anm. 15), S. 163–170; Lindemann 2013 (wie Anm. 14), S. 199–201.

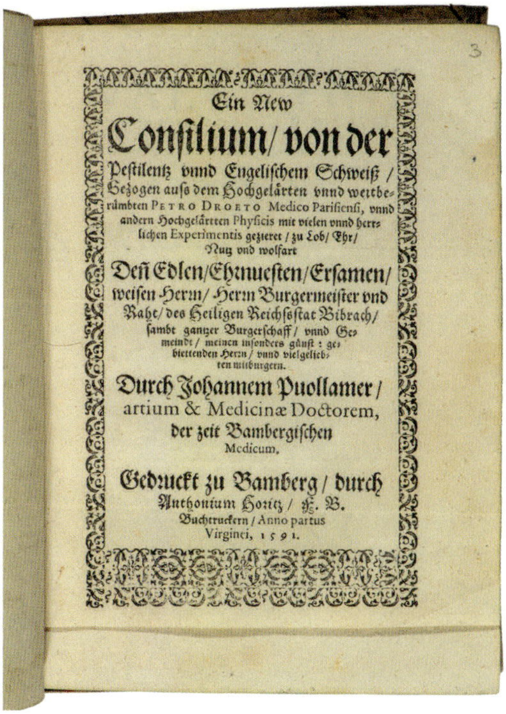
Ein New
Consilium/ von der
Pestilentz vnnd Engelischem Schweiß /
Gezogen auß dem Hochgelärten vnnd weitberümbten PETRO DROETO Medico Parisiensi, vnnd andern Hochgelärten Physicis mit vielen vnnd herrlichen Experimentis gezieret / zu Lob/ Ehr/ Nutz vnd wolfart
Deñ Edlen/Ehrnuesten/Ersamen/ weisen Herrn/ Herrn Burgermeister vnd Raht/ des Heiligen Reichsstat Bibrach/ sambt gantzer Burgerschafft/ vnnd Gemeindt/ meinen insonders günst: gebietenden Herrn/ vnnd vielgeliebten mitburgern.
Durch Johannem Puollamer/ artium & Medicinæ Doctorem, der zeit Bambergischen Medicum.
Gedruckt zu Bamberg/ durch Anthonium Horitz/ F. B. Buchtruckern/ Anno partus Virginei, 1591.

Abb. 2: Pestschrift von Johannes Puollamer (gest. 1594/1595), gedruckt in Bamberg 1591. Der Autor gibt sich in dieser Weise zu erkennen: „[...] Durch Johannem Puollamer/ artium & Medicinae Doctorem [d. h. Doktor der Freien Künste und der Medizin], der zeit Bambergischen Medicum“ (Staatsbibliothek Bamberg, RB.Pharm.q.1 | Gerald Raab). – Johann Puollamer wurde 1590 zum Leib- und Hofarzt des Fürstbischofs Ernst von Mengersdorf (reg. 1583–1591) ernannt.

hundert allerdings recht kleines Seuchenspital an der heutigen Siechenstraße[19] – gebracht werden, und jeder frisch Genesene sollte drei bis vier Wochen lang die Kirchen, die fürstbischöfliche Hofhaltung, das Rathaus sowie die Märkte meiden. Krankenwärterinnen und -wärter hatten sich von größeren Menschenansammlungen fernzuhalten; Leinwand und Bettzeug von Kranken sowie Gegenstände, die sie berührt hatten, durften „weder heimblich oder öffentlich [...] verkaufft werden, [...] dieweil dardurch nicht allein vil leüth, Sonder vil heüser konnen vergifftet werden.“[20]

Akteure der Seuchenbekämpfung

Als Stadtherren von Bamberg und Herrscher über das umliegende Territorium waren die Bischöfe auch wichtige Akteure der Seuchenbekämpfung. Wie andere frühneuzeitliche Fürsten fühlten sie sich dem Leitbegriff der „guten Policey“ im Sinne der Schaffung eines wohlgeordneten Gemeinwesens und der Fürsorge für ihre Untertanen verpflichtet. Dazu erließen sie eine Vielzahl von Gesetzen, Verordnungen und Mandaten, die unterschiedlichste Materien und Lebensbereiche regelten – nicht zuletzt das Gesundheitswesen.[21] Außerdem stellten sie seit dem frühen 16. Jahrhundert akademisch ausgebildete Mediziner als Hof- und Leibärzte an.[22] Bischof Veit II. von Würtzburg (reg. 1561–1577) stellte in seinem Testament 1.000 Gulden für den Unterhalt eines Arztes zur Verfügung.[23] Daneben erließ auch das Domkapitel, das den Bischof wählte und sich als Mitregenten des Hochstifts Bamberg verstand, eigene Seuchenmandate und beschäftigte einen Kapitelsarzt.[24]

---

19 Vgl. Exner / Ruderich 2019 (wie Anm. 13), S. 288–318. Allgemein zu Pestspitälern: Otto Ulbricht: Pesthospitäler in deutschsprachigen Gebieten in der Frühen Neuzeit. Gründung, Wirkung und Wahrnehmung, in: Ders. (Hrsg.): Die leidige Seuche. Pest-Fälle in der frühen Neuzeit, Köln / Weimar / Wien 2004, S. 96–132.

20 Staatsarchiv Bamberg, B 26c, Nr. 128a, Anordnungen Martins von Eyb, 19. November 1582.

21 Dazu ausführlich: Johannes Staudenmaier: Gute Policey in Hochstift und Stadt Bamberg. Normgebung, Herrschaftspraxis und Machtbeziehungen vor dem Dreißigjährigen Krieg (Studien zu Policey und Policeywissenschaft), Frankfurt am Main 2012.

22 Vgl. Karl Ludwig Sailer: Die Gesundheitsfürsorge im alten Bamberg, Diss. med. Erlangen-Nürnberg 1970, S. 66–85; Dieter J. Weiß: Das exemte Bistum Bamberg. Die Bischofsreihe von 1522 bis 1693 (Germania sacra. N.F. 38,1, Bd. 3), Berlin / New York 2000, S. 133, 154, 253, 297, 337.

23 Weiß 2000 (wie Anm. 22), S. 199.

24 Oliver Kruk: Das Domkapitel als Akteur im Bamberger Medizinalwesen vor dem Dreißigjährigen Krieg, in: Häberlein (Hrsg.): Pest und Cholera (wie Anm. 5), S. 27–30.

Die beiden seit dem 15. Jahrhundert bestehenden Bamberger Apotheken wurden in den bischöflichen Seuchenmandaten regelmäßig dazu angehalten, frische und wirksame Arzneien in ausreichender Menge zu bezahlbaren Preisen vorzuhalten. Regelmäßige Inspektionen und Kontrollen unterstreichen, dass man eine strenge Beaufsichtigung der Apotheken für notwendig hielt.[25]

Die Hof- und Leibärzte hatten sich laut ihren Anstellungsverträgen vorwiegend um den Bischof selbst, seinen Hofstaat und die Beamten des Hochstifts zu kümmern, Damit sich ihre Patienten nicht infizierten, war es ihnen sogar untersagt, ohne ausdrückliche Genehmigung des Bischofs Personen zu besuchen, die an ansteckenden Krankheiten litten. Sie wirkten daher vor allem als Berater der Fürstbischöfe in Fragen der Gesundheitspolitik sowie als Verfasser von Seuchenratgebern, die auch im Druck erschienen.[26]

Für eine Stadt mit schätzungsweise 12.000 Einwohnern um 1600 gab es in Bamberg zudem nur wenige Ärzte. Große Bedeutung kam vor diesen Hintergrund den handwerklich ausgebildeten Wundärzten, Barbieren und Chirurgen zu: Sie waren es, die in Seuchenzeiten an vorderster Front standen.[27] Mehrere bischöfliche Mandate verfügten, dass eigene Wundärzte angestellt werden sollten, um an der „Pestilenz" Erkrankte zu untersuchen und zu behandeln.[28] Angesichts der gerade in Seuchenzeiten sehr hohen Nachfrage nach medizinischen Dienstleistungen waren viele Menschen freilich auch auf Selbsthilfe angewiesen.

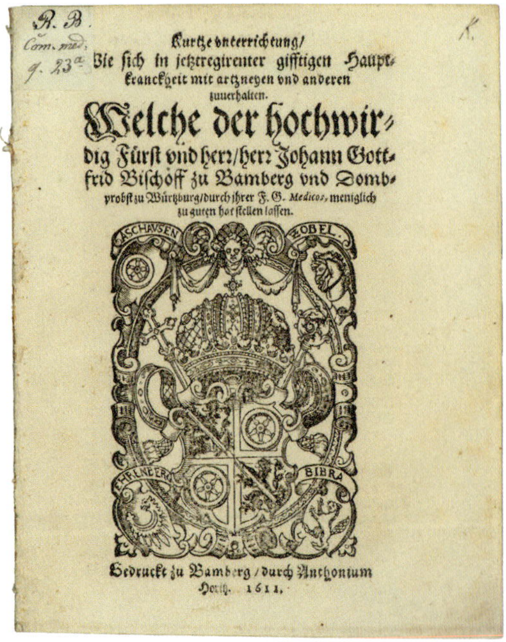

Kurtze unterrichtung/ Wie sich in jetztregirenter gifftigen Hauptkranckheit mit artzneyen und anderen zuuerhalten.
Welche der hochwirdig Fürst und herr/ herr Johann Gottfrid Bischoff zu Bamberg und Dombprobst zu Würtzburg/ durch ihrer F. G. Medicos, meniglich zu guten hat stellen lassen.

Gedruckt zu Bamberg / durch Anthonium Horitz. 1611.

Abb. 3: „Kurtze unterrichtung/ Wie sich in jetztregirenter gifftigen Hauptkranckheit mit artzneyen und anderen zuverhalten." Der auf Anweisung des Fürstbischofs Johann Gottfried von Aschhausen (reg. 1609–1622) von seinen Hof- und Leibärzten gemeinsam erarbeitete Traktat zur aktuellen Pestepidemie wurde in Bamberg 1611 gedruckt (Staatsbibliothek Bamberg, RB.Com.med.q.23-a | Gerald Raab).

Sie konnten einerseits auf eine Vielzahl an Traktaten, Broschüren und Ratgebern zurückgreifen, die in deutscher Sprache auf verständliche Weise zu vermitteln suchten, an welchen Symptomen epidemische Krankheiten zu erkennen, wie sie zu vermeiden und wie sie am besten zu behandeln waren.[29]

Derartige Schriften waren freilich keineswegs originell, sondern bereiteten tradiertes

---

25 Vgl. Sailer 1970 (wie Anm. 22), S. 110–121.

26 Vgl. exemplarisch Mark Häberlein / Tilmann Walter: Sigismund Schnitzer (ca. 1560/65–1622). Ärztliche Praxis, Wissenschaft und Gartenkultur in einer süddeutschen Bischofsstadt, in: Sudhoffs Archiv. Zeitschrift für Wissenschaftsgeschichte 106 (2022), H. 1, S. 2–46.

27 Vgl. zu ihnen Susanne Stolz: Die Handwerke des Körpers. Bader, Barbier, Perückenmacher, Friseur. Folge und Ausdruck historischen Körperverständnisses, Marburg 1992; Nutton 2022 (wie Anm. 17), S. 151–160.

28 Staatsarchiv Bamberg, B 26c, Nr. 128a, Bamberger Verordnungen über ansteckende Krankheiten 1543–1805. Vgl. Sailer 1970 (wie Anm. 22), S. 28–32.

29 Vgl. Porzelt 2000 (wie Anm. 6), S. 57, 64, 158, 161; Jütte 2013 (wie Anm. 15), S. 109; Marco Neumaier: „In disen sterbenden leuffen". Deutsche und englische Ratgeberliteratur zur Seuchenbekämpfung im 16. Jahrhundert, in: Jörg Vögele (Hrsg.): Epidemien und Pandemien in historischer Perspektive, Freiburg i. Br. 2013, S. 305–324; Sturm 2014 (wie Anm. 6), S. 113–118.

Wissen auf und gaben Amtleuten, Pfarrern und Untertanen Leitlinien zur Vermeidung von Ansteckungen, zur Herstellung von Arzneien sowie zum ‚richtigen' Umgang mit Erkrankungen an die Hand. Zu diesem Zweck wurden ältere Publikationen häufig nachgedruckt oder allenfalls leicht modifiziert.[30] Wichtiger dürften daher letztlich Personen gewesen sein, deren heilkundliches Wissen in erster Linie auf praktischer Erfahrung beruhte. In frühneuzeitlichen Städten gab es einen hart umkämpften medizinischen Markt, auf dem Anbieter unterschiedlicher Heilmittel und Dienstleistungen konkurrierten.[31]

Alles vergebens?

Aus heutiger Sicht erscheinen die meisten von frühneuzeitlichen Obrigkeiten angeordneten bzw. von Ärzten empfohlenen Maßnahmen schlicht wirkungslos; man kannte weder die Ursachen noch die Übertragungswege ansteckender Krankheiten, und zu effektiven Therapien, wirksamen Arzneien oder gar Impfstoffen war es noch ein weiter Weg. Waren also die Bemühungen von Fürstbischöfen, Ärzten und Chirurgen gänzlich vergebens? Hier ist zunächst zu bedenken, dass auch in der jüngsten Covid-19-Pandemie Hygiene und ‚Social Distancing' wieder großgeschrieben wurden. Die im 16. und 17. Jahrhundert verhängten Reinhaltungs-, Isolations- und Quarantänemaßnahmen zielten also auch aus heutiger medizinischer Sicht zumindest in die richtige Richtung.

Zudem warnt die Medizingeschichte davor, den Umgang mit Seuchen in früheren Zeiten einfach als defizitär abzutun. „Ohne das Verständnis der Strukturen, in denen die Zeitgenossen dachten und handelten", so Patrick Sturm, „muss eine Interpretation ihrer Maßnahmen und Handlungsweisen scheitern." Seuchenkonzepte, welche die Krankheit als Strafe Gottes, als Folge von Miasmen oder als Resultat der Verbreitung von Ansteckungsstoffen deuteten, bildeten „ein anerkanntes theoretisches System, wodurch den Menschen vermeintliche Hilfsmittel gegen die Pest zur Verfügung standen."[32] Damit verfügten die Menschen über Orientierungswissen und über Angebote zur Bewältigung von Extremsituationen: Man vertraute darauf, dass Gottes Zorn am Ende wieder besänftigt würde, und man versuchte sich einstweilen bestmöglich gegen die Seuche zu schützen.

---

30 Vgl. Porzelt 2000 (wie Anm. 6), S. 55f., 157, 161f.
31 Vgl. Jütte 2013 (wie Anm. 15), S. 136–144, 205f.; Nutton 2022 (wie Anm. 17), S. 163–172.
32 Sturm 2014 (wie Anm. 6), S. 122.

Der Sebastiansaltar in der Pfarrkirche St. Martin in Bamberg

Christine Freise-Wonka

In der der ehemaligen Bamberger Jesuitenkirche, heute Pfarrkirche St. Martin, befindet sich ein Barockaltar aus dem frühen 18. Jahrhundert, der St. Sebastian geweiht ist. Auf dem Altarbild thront der jugendliche Heilige in athletischer Nacktheit auf einem Wolkenballen, umschmeichelt von zahllosen Engeln. In der linken Hand hält er graziös drei Pfeile: Attribute seines Martyriums und sein Erkennungsmerkmal als Schutzheiliger der Pest. Den unteren, irdischen Bereich des Bildes füllen tote, sterbende und leidende Menschen, die notdürftig von einem Arzt und seinem Gehilfen versorgt werden. Es ist dies nicht die einzige Darstellung des Hl. Sebastian im Umgriff der Kirche. Eine große Sandsteinstatue an der zum Markt gerichteten Außenfassade von St. Martin zeigt den Pestheiligen, für jeden Passanten sichtbar, an einen Baumstumpf gefesselt und von Pfeilen durchbohrt. Seine zweifache Präsenz dokumentiert augenfällig die damalige Furcht vor einer heimtückischen und hochgefährlichen Krankheit, der die Menschen machtlos gegenüberstanden.

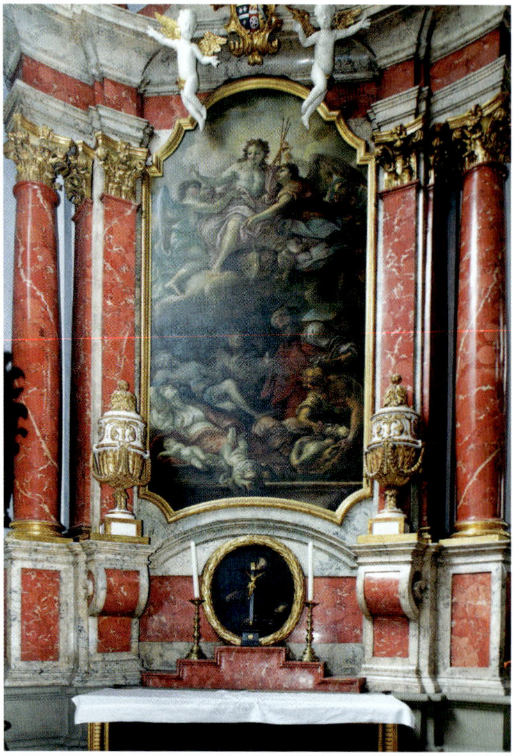

Abb. 1: Melchior Steidl (1657–1727): Der verklärte hl. Sebastian als Helfer der Pestkranken. Altarblatt in der Bamberger Pfarrkirche St. Martin, 1708. Foto Sophie Krackhardt, 2023.

Unbekannte Übertragungswege der Seuchen und die Suche nach Schuldigen

Lepra, Cholera, Milzbrand und andere Seuchen plagten die Bevölkerung seit Menschengedenken, aber keine prägte die kollektive Angst vor Machtlosigkeit, Tod und Verderben so sehr, wie die Pest. Das tägliche Leben, aber auch Kunst, Literatur und religiöse Gewohnheiten wurden durch Pestepidemien maßgeblich beeinflusst. Furchteinflößend und unabwendbar war die rasante Verbreitung dieser meist todbringenden Krankheit, der die Menschen nichts entgegensetzen konnten.

Bis um die Mitte des 19. Jahrhunderts kannte man den Ansteckungsweg durch den Floh über die Ratte als Wirt nicht. Eine Möglichkeit der Infizierung sah man schlicht und einfach durch die Luft, die „verpestet“ war. Zum Schutz trugen Pestärzte, aber auch so mancher reiche Bürger, Schnabelmasken, in die man Kräuter steckte, um die Luft zu reinigen. Es waren Masken, wie man sie heute noch als Relikte des Schreckens im venezianischen Karneval sieht.

Gerade Venedig wurde immer wieder von der Pest heimgesucht. Man ahnte, dass die Seuche übers Meer kam. So mussten die Mannschaften der ankommenden Schiffe vierzig Tage auf einer Insel vor der Stadt ausharren. Die Bezeichnung „Quarantäne" erinnert an die „quaranta giorni" dieser befristeten Isolation. Die Ware wurde nach der Entladung in einer riesigen offenen Halle ausgeräuchert und gelüftet. Wer jemals die Kähne gesehen hat, mit denen Pestkranke aus der Stadt auf diese Insel verbracht wurden, ahnt die Ängste, die umgingen: ein Boot in Körpergröße wie ein schwimmender Sarg mit einem Deckel, in den Luftlöcher gebohrt waren, hängte man an einem langen Seil an einen Schleppkahn. Wie einsam, verlassen, dem Tode geweiht, mag man sich darin gefühlt haben. „Ich wünsch' dir die Pest an den Hals": das war wohl der schlimmste Fluch, den man aussprechen konnte.

Millionen von Menschen waren dem Leiden und dem Tod hilflos ausgeliefert. Trotz aller Maßnahmen – wie Isolation und völliges Ausschalten gesellschaftlicher Zusammenkünfte – ging das massenhafte Sterben weiter. Schuldige waren schnell gefunden: angebliche Hexen mit ihrem Schadenszauber, Juden, die die Brunnen vergiftet hätten, Dämonen und der „Leibhaftige" selbst. Seit alters her war neben der Übertragung durch die Luft eine zweite Theorie über die Infizierung im Umlauf: Sogenannte „Pestengel" schleuderten als göttliche Strafe für menschliche Verfehlung ihre todbringenden Pfeile auf die Menschen. Der unbemerkte, Krankheit bringende Pfeilschuß aus der Ferne und dessen Auswirkung ist heute noch im „Hexenschuss" sprachlich greifbar.

Hilfe durch Anrufung des Hl. Sebastian

Um sich gegen solche Attacken zu schützen, konnte vermeintlich die Anrufung eines Heiligen helfen, der selbst einen eigentlich tödlichen Pfeilbeschuss überlebt hat. Und damit kommt Sebastian ins Spiel.

Der jugendliche Offizier aus der Garde Diokletians (römischer Kaiser von 284 bis 305 n. Chr.) rettete Christen vor der Verfolgung durch kaiserliche Soldaten. Nach einem Verhör vor seinem Dienstherrn, in dem er sich selbst zum Christentum bekannte, wurde er zum Tode verurteilt, an einen Baum gefesselt und von mauretanischen Bogenschützen mit zahllosen Pfeilen durchbohrt. In der irrigen Annahme, er sei tot, ließen sie ihn am Richtplatz zurück. Die fromme Witwe Irene, die eigentlich für die Bestattung sorgen wollte, pflegte ihn gesund. Kaum genesen, setzte sich Sebastian erneut für den christlichen Glauben ein. Er wurde wiederum verhaftet und der Legende nach zu Tode geprügelt. Seinen Leichnam warf man in die Cloaca Maxima, den größten Abwasserkanal Roms. Glaubensgefährten setzten ihn in den Katakomben bei.

Als im Jahre 680 in Rom eine verheerende Pest ausbrach, wurde Sebastian zum Patron gegen die Epidemie erhoben. Damit begann er seinen „Siegeszug" als hochverehrter Pestheiliger, immer wieder belebt durch neue Seuchenausbrüche. So fand er auch seinen Weg in den Kreis der Vierzehn Nothelfer, die besonders im oberfränkischen Raum frühzeitig einen großen Bekanntheitsgrad erreichten.

Zur Entwicklung der Sebastiansdarstellungen

In der Bildkunst zeigte man Sebastian zunächst als vornehmen jungen Mann in zeitgenössischer Kleidung, der als Attribut einen oder mehrere Pfeile in der Hand hielt.

Die italienische Renaissance mit ihrem Hang zur klassischen Antike machte aus Sebastian ein Abbild des jungen, muskulösen Gottes Apollon. Bilddarstellungen zeigten ihn seinerzeit häufig an einen Baumstumpf gefesselt, nahezu nackt und von zahllosen Pfeilen durchbohrt. Das kommt nicht von ungefähr.

Hierzu ist an den Kampf um Troja in der griechischen Heldensage zu erinnern: Über Apollon wird in Homers „Ilias“ berichtet, er habe als Sühnegott pestverseuchte Pfeile ins Lager der Griechen vor Troja geschickt. Den tödlichen Geschossen fielen zunächst die Tiere und dann die Menschen zum Opfer. Noch aufschlussreicher ist die Tatsache, dass an Apollon in seiner zweiten Funktion als Heilgott feierliche Gesänge („Paiane“) gerichtet wurden, in denen die Befreiung von Krankheiten erfleht wurde. Diese Funktion als medizinischer Retter übernahm später Apollons Sohn Asklepios, der göttliche Schutzpatron der Ärzte.

Das Altarbild
in der Bamberger Pfarrkirche St. Martin

Schauen wir uns nun das Bild von St. Martin genauer an: Sebastian thront im überirdischen Bereich, der fast die Hälfte des Gemäldes einnimmt, auf einem Wolkenballen. Der athletische Leib ist unversehrt und seine Nacktheit wird teilweise durch ein großes Tuch bedeckt, das geschickt von mehreren Engeln drapiert wird. Der rechte Arm ist leicht erhoben, die Finger der Hand grazil gespreizt. In seiner Linken hält er zwischen Daumen und Zeigefinger demonstrativ drei filigrane Pfeile in die Höhe. Von diesen Pfeilen geht sichtbar keine Gefahr aus, denn ihre Spitzen zeigen gen Himmel und ein Bogen ist nirgends zu sehen. Doch wer genau hinschaut, entdeckt im Hintergrund einen kleinen Putto, der ein ganzes Bündel von Pfeilen im Arm hält. Schafft er sie als neue Bedrohung herbei? Oder hält er sie fest, damit sie keinen Schaden anrichten?

Sebastians Haupt ist von einem Strahlenkranz umgeben, der den oberen Bereich des Bildes in leuchtendes Hell versetzt. Er senkt die Augen zum irdischen Teil des Bildes, der im Gegensatz dazu in bedrohliches Dunkel getaucht ist. Ein übereinandergeworfener Haufen von blutleeren, grauen Menschenleibern zeigt das ganze Elend. Es sind Kinder, Frauen, Männer, manche schon gestorben, andere halbtot oder flehentlich bittend.

Ein morgenländisch anmutender Arzt mit Turban müht sich mit einem kräftigen Gesellen, dessen vitale Gesundheit sich in seiner Hautfarbe zeigt, um Linderung des Leidens. Über dem linken Unterarm hängt ein flacher Korb mit allerlei medizinischen Utensilien. In der rechten Hand hält er eine Glasviole mit einer flüssigen Medizin, die sein Helfer einem Kranken mit einem Löffel einflößt. Über der linken Schulter des Arztes wird ein Stück blauen Himmels sichtbar. Ein jugendlicher Lockenkopf schaut von dort neugierig auf die Geschehnisse.

Der Maler und seine Darstellungsabsicht

Das Gemälde ist von Melchior Steidl (1657–1727) signiert. Das bedeutendste und umfangreichste Werk dieses Malers in Bamberg ist die Ausgestaltung des Kaisersaals der Residenz im Auftrag des Fürstbischofs Lothar Franz von Schönborn (reg. 1693–1729). Angeblich wurde das Sebastiansbild von Melchior Steidl im Jahre 1708 den Jesuiten für ihre Kirche geschenkt. Ein Jahr später entstand der zugehörige Altar, der dem Bild einen würdigen Rahmen gab; geweiht wurde er 1710. Es ist nicht ungewöhnlich, dass Künstler ihre Bilder unentgeltlich an Kirchen oder Kapellen stifteten. Man erhoffte sich durch eine solche großzügige Tat besonderen göttlichen Schutz oder persönliche Sicherheit im Wirkungsbereich des dargestellten Heiligen. Das konnte in weiser Voraussicht geschehen oder als nachträglicher Dank, wie z. B. viele Jahrzehnte später durch den Bamberger Bildhauer Bonaventura Joseph Mutschele (1728–1778). Dieser war 1770 nach Moskau ausgewandert, wo er nach eigenen Angaben im Jahr 1771 eine Pestepidemie überlebte. Aus Dankbarkeit ließ er in Bamberg durch seinen Bruder Franz Martin Mutschele (1733–1804) im Jahre 1780 eine aufwändige Skulptur des hl. Sebastian aus Sandstein errichten, begleitet von zwei Putten. Sie steht in unmittelbarer

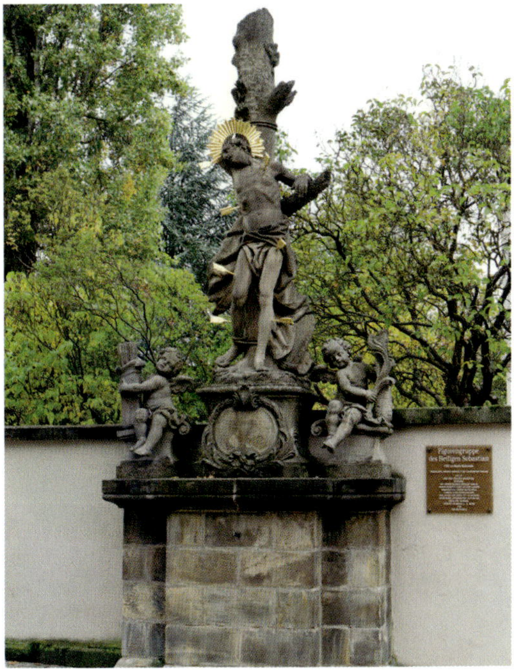

Abb. 2: Martin Mutschele (1733–1804): Sebastian-Gruppe bei der Bamberger Pfarrkirche St. Gangolf, 1780. Foto Tilman2007, 2015 (Lizenz CC BY-SA 3.0).

Nähe der eigenen Werkstatt sowie der „Hauskirche" der Familie, St. Gangolf. Eine ausführliche Inschrift am Sockel erzählt die erlebten Geschehnisse sowie auch die Intentionen des Stifters. Dieses Kunstwerk ist ein beeindruckendes Zeugnis des Dankes für die Rettung und drückt zugleich die abgrundtiefe Angst vor dieser Seuche aus, die in dem Altarbild von Melchior Steidl noch anschaulicher greifbar ist.

Literatur:

Braunfels, Wolfgang (Hrsg.): Lexikon der christlichen Ikonographie, Bd. 8, Rom / Freiburg / Basel / Wien 1994, Sp. 318–324 (Sebastian).

Breuer, Tilmann / Gutbier, Reinhard: Stadt Bamberg 5 Innere Inselstadt. Halbband 1 (Die Kunstdenkmäler von Oberfranken VI), München 1990, S. 109f. mit Abb. 59 (Sebastiansaltar in St. Martin).

Gebert, Heribert (Red.): Sebastianikapelle Bamberg. Gedenkschrift zum Abschluß der Renovierung September 1984. Hrsg. vom Verein Gärtner- und Häckermuseum Bamberg e.V., Bamberg 1984.

Höllinger, Stephanie / Goertz, Stephan: Sebastian. Märtyrer, Pestheiliger, queere Ikone, Freiburg / Basel / Wien 2023.

Hunger, Herbert: Lexikon der griechischen und römischen Mythologie. Mit Hinweisen auf das Fortwirken antiker Stoffe und Motive in der bildenden Kunst, Literatur und Musik des Abendlandes bis zur Gegenwart, 8., erw. Aufl., Wien 1988, S. 55–61 (Apollon).

Pechmann, Gertrud: Ein vielseitiger Heiliger. Die Verehrung des heiligen Sebastian im Erzbistum Bamberg, in: Heinrichskalender 83 (2008), S. 44–51.

Reddig, Wolfgang F.: Bader, Medicus und Weise Frau. Wege und Erfolge der mittelalterlichen Heilkunst, München 2000, S. 86 („Sebastian anstelle von Apollo").

Roemer, Werner: Sankt Sebastian. Patron der Schützen und Fürsprecher in Pestnot, Grevenbroich 2003.

Suckale, Robert / Hörsch, Markus / Schmidt, Peter / Ruderich, Peter: Bamberg. Ein Führer zur Kunstgeschichte der Stadt für Bamberger und Zugereiste, 4., überarb. u. verb. Aufl., Bamberg 2002, S. 229–249 (Robert Suckale: Ausstattungskünste, Malerei und Skulptur des 18. Jahrhunderts), hier S. 247f. (Sebastian-Gruppe bei St. Gangolf).

Trost, Beatrice: Die Bildhauerfamilie Mutschele. Studien zur Bamberger Dekoration und Skulptur im 18. Jahrhundert (Veröffentlichungen der Gesellschaft für Fränkische Geschichte. Reihe VIII: Quellen und Darstellungen zur Fränkischen Kunstgeschichte, Bd. 8), Neustadt/Aisch 1987, S. 143–145; S. 328f., Kat.-Nr. 115; dazu Abb. 104 (Sebastian-Gruppe bei St. Gangolf).

Auf der Welt ist kein Bestand,
Wir müssen alle sterben,
Das ist uns wohlbekannt![1]

Johann Lucas Schönlein und die großen Seuchen des 19. Jahrhunderts

Bernhard Manger

Die Biographie Johann Lucas Schönleins, des auf medizinisch-naturwissenschaftlichem Gebiet wohl berühmtesten Sohnes der Stadt, wurde bereits im ersten Band der „Bamberger Medizingeschichten" detailliert dargestellt.[2] Er gilt als derjenige, der im 19. Jahrhundert „der klinischen Medizin in Deutschland zum Durchbruch verhalf".[3]

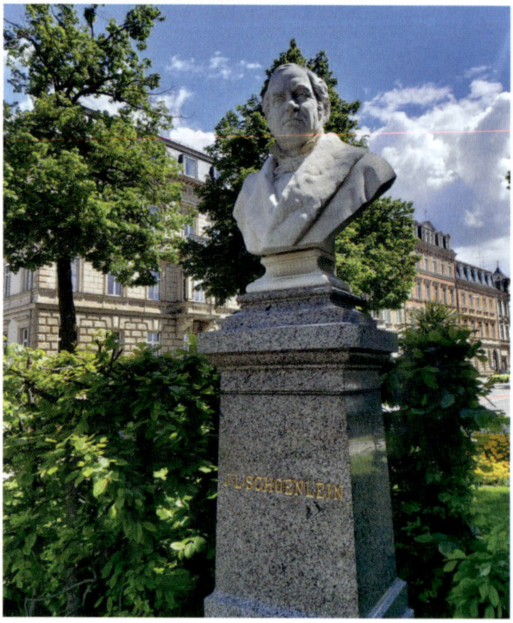

Abb. 1: Büste von Johann Lucas Schönlein (1793–1864) am Bamberger Schönleinsplatz, geschaffen von Caspar von Zumbusch (1830–1915) im Jahre 1874. Foto Bernhard Manger, 2021.

Geboren in Bamberg am 30. November 1793 als Sohn eines Seilermeisters, lehrte er im Laufe seines Lebens als Professor für Pathologie und Therapie an den Universitäten in Würzburg, Zürich und Berlin. Da von ihm nur wenig gedruckte Arbeiten existieren und große Teile seiner handschriftlichen Korrespondenz als im Zweiten Weltkrieg verloren galten, konnten viele Aspekte seines Lebens bislang nur unvollständig rekonstruiert werden. Mit der Erschließung eines im Sommer 2017 auf einem Erlanger Dachboden entdeckten Briefnachlasses des Mediziners können jedoch heute zahlreiche

1 Georg Büchner: Sämtliche Werke, Wiesbaden 1972, S. 157.

2 Christoph Schindler: Johann Lukas Schönlein (1793–1864), in: Bamberger Medizingeschichten. Medizingeschichtlicher Rundweg durch Bamberg, hrsg. vom Ärztlichen Kreisverband Bamberg, Bamberg 2020, S. 83f. – In ausführlicherer Form: Gerhard Aumüller / Christoph Schindler: Adalbert Friedrich Marcus – Johann Lucas Schönlein, Regensburg 2016, S. 114–179. – Hierzu auch Bernhard Schemmel: „... und ewig erklingen wird sein Ruhm ...". Johann Lukas Schönlein (1793–1864), Arzt und Mäzen. Ausstellung der Staatsbibliothek Bamberg 1993, Bamberg 1993. – Grundlegend jetzt: Bernhard Manger: Johann Lucas Schönlein und die Geburt der modernen Medizin, Berlin 2023.

3 Johanna Bleker / Eva Brinkschulte: Windpocken, Varioloiden oder echte Menschenpocken? Zu den Fallstricken der retrospektiven Diagnostik, in: Internationale Zeitschrift für Geschichte und Ethik der Naturwissenschaften, Technik und Medizin 3 (1995), S. 97–116.

Details seiner Biographie neu beleuchtet werden.[4] Über eintausend Briefe und fast achtzig Schönlein-Autographen erlauben unerwartete Einblicke in das Leben des großen Bamberger Arztes, der einen Schwerpunkt seines Wirkens der Behandlung und Erforschung von Infektionskrankheiten und Epidemien widmete.[5]

Die Pocken

Die Pocken (lat. Variola, umgangssprachlich auch Blattern) waren nach der Pest die am meisten gefürchtete Infektionskrankheit im Europa des Mittelalters und der frühen Neuzeit. Doch zu Beginn von Johann Lucas Schönleins Tätigkeit am Juliusspital in Würzburg hatten sie ihren Schrecken bereits weitgehend verloren. Seit der von Edward Jenner (1749–1823) in England eingeführten Impfung mit den harmlosen Kuhpocken (lat. Vaccinia) war die Zahl der Pockeninfektionen vor allem in den Staaten mit intensiven Vakzinierungsprogrammen – wie Bayern – deutlich rückläufig.

Doch dann trat im Jahr 1825 in Randersacker, vor den Toren Würzburgs, ein Fall einer neuen Krankheit auf: ein pockenähnlicher Ausschlag mit Fieber bei einem nachweislich geimpften Kind. Die Erkrankung nahm einen milden Verlauf, breitete sich aber in der Bevölkerung aus, und innerhalb eines Vierteljahres mussten fast siebzig Patienten mit ähnlichen Symptomen im Juliusspital behandelt werden. Die Krankheit wurde als Varioloiden (lat. für „pockenähnlich") bezeichnet. Aus jener Zeit stammen zwei kürzlich wiederentdeckte handschriftliche Manuskripte Schönleins, in denen er sich mit diesem Phänomen auseinandersetzte.[6] Er beschrieb es so: „Im Königreiche Bayern, wo wie in keinem andern Lande die Vaccination strenge und unter dem Schutze der Gesetze geübt wurde, zeigten sich gleichfalls seit d. Jahre 1811 an einzelnen Punkten Exemplare dieses Exanthems, die als spontan entstanden [...] betrachtet werden mußten."[7]

Was steckte nun aber hinter dieser neuen Erkrankung? Eigentlich gab es nur zwei Erklärungsmöglichkeiten. Entweder handelte es sich um echte Menschenpocken, die nur bei mit Kuhpocken geimpften Patienten weniger schwer verliefen, oder es war tatsächlich eine neue ansteckende Krankheit, die zu jener Zeit gehäuft beobachtet wurde. Hinzu kam, dass auch immer wieder Verwechslungen mit den harmloseren Windpocken (lat. Varicella) auftraten. Darüber entzündete sich ein heftiger Streit in der Fachliteratur, der für mehrere Jahre anhielt.

Schönlein selbst war ein entschiedener Verfechter der zweiten These und argumentierte, dass es auch schon vor der Verfügbarkeit einer Vakzinierung Ausbrüche von Varioloiden gegeben hätte. Außerdem befürchtete er, dass ein Eingeständnis, es könne trotz Impfung zu einem echten – wenn auch milderen – Pockenausbruch kommen, Wasser auf die Mühlen von Impfgegnern wäre, die es auch damals schon gab. Durch das Eingeständnis einer nur relativen Schutzwirkung der Vakzinierung würde diese „in ihren innersten Tiefen erschüttert; denn sie hat die mühevoll errungene Volksmeinung verloren, diesen Boden, auf

4 Fritz Dross / Bernhard Manger / Philipp Teichfischer: „Der Schatz auf dem Dachboden". Johann Lukas Schönleins Korrespondenznachlass, in: Medizinhistorisches Journal 56 (2021), S. 326–341.

5 Alle Literaturverweise, die mit dem Kürzel „ER" und einer achtstelligen Nummer bezeichnet sind, beziehen sich auf diesen Nachlass, der im Institut für Geschichte und Ethik der Medizin der Universität Erlangen-Nürnberg digitalisiert vorliegt und derzeit erschlossen wird.

6 Eva Brinkschulte / Philipp Teichfischer: „Nachlassgeschichten". Über den Schönlein-Biographen Erich Ebstein (1880–1931) und die Wiederentdeckung eines Teils des Schönlein-Nachlasses, in: Medizinhistorisches Journal 47 (2012), S. 1–30.

7 Staatsbibliothek zu Berlin, NL Ebstein, Kasten 7, Nr. 127 (handschriftliches Manuskript Schönleins).

dem sie einzig u. allein ihre heilsamen Früchte tragen konnte."[8]

Schönlein galt weithin als Experte für diese Art von Krankheiten und eine Gruppe seiner Schüler, die in Norddeutschland praktizierten, drängte darauf, dass seine gesammelten Erkenntnisse endlich „dem Druck übergeben werden sollten, bis itzt ist aber noch nichts erschienen, wir alle vereinigen daher unsere Bitte, das Werk uns nicht länger vorzuenthalten, worauf wir sehnsüchtig schon lange warten."[9] Trotz aller Bitten war Schönlein im Hinblick auf eine Veröffentlichung sehr zurückhaltend, und seine Manuskripte erschienen nie in gedruckter Form. Dennoch wurde er in der medizinischen Literatur wegen seiner Auffassung heftig angegriffen, und die Varioloiden wurden auch spöttisch als „Schönlein'sche Blattern" bezeichnet.[10]

Doch was war nun die wirkliche Ursache der Varioloiden? Letztendlich lässt sich diese Frage rückblickend auch mit Mitteln der modernen Medizin nicht mit Sicherheit klären. Fest steht jedoch, dass die Varioloiden nach der Einführung von Auffrischimpfungen allmählich verschwanden. Doch es näherte sich bereits die nächste Geisel der Menschheit aus dem Osten.

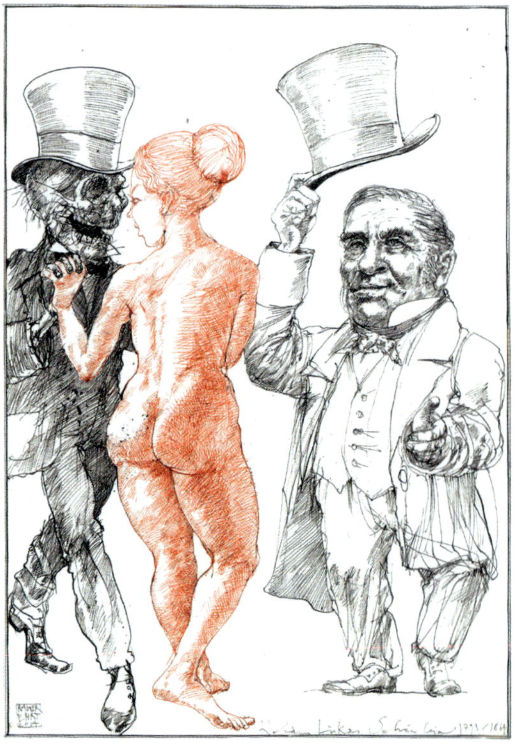

Abb. 2: Rainer Ehrt (geb. 1960): Der Tod und das Mädchen – wozu Johann Lucas Schönlein achtsam den Zylinder lüpft. Tusche/Acryl auf Zeichenkarton, 52 × 42 cm, 2014.
Der große Arzt Schönlein steht hier stellvertretend für seine Zunft als Vermittler, Diagnostiker und Therapeut zwischen dem unvermeidlichen Tod und dem Wunder des sich dennoch immer wieder erneuernden Lebens (Rainer Ehrt, 2023).

Die Cholera

Die Cholera war damals für die Europäer eine neue Krankheit. Sie war 1817 in Bengalen beobachtet worden und hatte sich innerhalb einiger Jahre nach Westen vorgearbeitet. Im Sommer 1831 waren die ersten Fälle in Russland aufgetreten, und von dort griff die Seuche auf Preußen und Österreich über. Sie verbreitete Angst und Schrecken vor allem durch die Heftigkeit der Symptome, die ganz plötzlich kerngesunde Menschen befielen. Ganz akut traten Durchfälle und Erbrechen in bis dahin unbekannter Heftigkeit auf, so dass ein Flüssigkeitsverlust von mehreren Litern am Tag nicht ungewöhnlich war. Hierdurch kam es zum Kreislaufschock, der bei vielen Erkrankten innerhalb kurzer Zeit zum Tode führte. Die Entstehung der Krankheit blieb völlig unklar, zumal bei Sektionen an den Organen des Magen-Darm-Traktes allenfalls minimale Veränderungen gefunden wurden. Man hielt Bauch- und Muskelkrämpfe, die Folgen des Wasser- und Elektrolytverlustes, für die eigentliche Ursache: Die Cholera galt als Krankheit der Nerven.

8 Staatsbibliothek zu Berlin, NL Ebstein, Kasten 7, Nr. 126 (handschriftliches Manuskript Schönleins).
9 Adolph Friedrich Ludwig Funk an Schönlein, 03.08.1827 (ER 26083102).
10 Gottfried Eisenmann: Bemerkungen über die Varioloiden, veranlaßt durch eine Abhandlung des Herrn Hofrath Conradi in Göttingen, in: Archiv für die gesammte Medicin 5 (1843), S. 59–86.

Völliges Rätselraten herrschte auch über die Ausbreitungsweise der neuen Seuche. Heute ist bekannt, dass die Cholerabakterien über die Ausscheidungen infizierter Personen ins Trinkwasser gelangen können und so zu Neuinfektionen führen. Im 19. Jahrhundert vermuteten manche ein „Kontagium", das heißt ein unsichtbares Gift, das Menschen und Dingen anhaftet und das sich durch wie Abwaschen oder Ausräuchern entfernen lässt. Allerdings musste man bald erkennen, dass alle Quarantäne- und Absperrungsmaßnahmen die Seuche nicht eindämmen konnten.

Andere Ärzte vertraten die Theorie von „Miasmen", das heißt von krankmachenden atmosphärischen Verunreinigungen.[11] Dazu zählte auch ein Wiener Kollege Schönleins, der Pathologe Julius Czermak (1799–1851), der schrieb, er halte die Cholera für einen Luftgeist, „denn 1. die Krankheit brach plötzlich an den entferntesten Orten der Stadt zugleich aus, obwohl man durch drey Tage vorher weder einen verdächtigen Fall beobachtet hat. 2. Der Ausbruch geschah nach einem zwey Tage anhaltenden Regen und darauf erfolgter schwüler Witterung. 3. Die Zahl der Erkrankten nahm alsogleich nach einem Donnerwetter ab."[12] Wieder andere glaubten überhaupt nicht an eine Infektiosität und machten andere Faktoren wie Erkältungen, schlechtes Bier oder den Genuss von unreifem Obst für die Krankheit verantwortlich.

Im Herbst 1831 delegierte die Regierung des Königreichs Bayern eine Reihe von Ärzten nach Preußen, Österreich, Polen und Russland, um in Spitälern vor Ort Informationen über die Cholera zu sammeln, bevor diese die Heimat erreichen würde.[13] Hierzu gehörten auch mehrere von Schönleins Schülern, allen voran sein Assistenzarzt und Vertrauter im Juliusspital, Karl Sebastian Pfeufer. Er war der Sohn von Christian Pfeifer, der zu jener Zeit das Allgemeine Krankenhaus in Bamberg leitete. In mehreren Briefen informierte der Assistent seinen Professor über die aktuellsten Erkenntnisse zur Epidemie. Er glaubte nicht an die Übertragbarkeit der neuen Krankheit, zumindest nicht direkt von Mensch zu Mensch. Pfeufer hielt sich gerade in Berlin auf, als der große Philosoph Gottfried Wilhelm Friedrich Hegel an der Seuche verstarb, und notierte dazu nur: „Hegel hat sich die Cholera durch ein Abendessen von Pfannenkuchen und Krautsalat zugezogen."[14]

Pfeufer schaffte es auch, bei Sektionen von Choleraopfern einige Proben von Darmschleimhaut heimlich auf die Seite zu schaffen und bot sie seinem Mentor für dessen Sammlung an: „Ich besize ohngefähr ein Duzend der schönsten Schleimhautformen in natura, welche ich mir in dem Fall, daß Sie sie wünschten, auf Glas zog und einkorkte, wodurch sich namentlich auch die Gefäßbildung gut erhalten hat. Wenn Sie nun dieselben wünschen, so schreiben Sie mir ein Paar Zeilen unter der Adresse meines Vaters nach Bamberg, von wo ich bei meiner Durchreise sie Ihnen zuschicken werde. Mit dem besten Gewissen kann ich versichern, daß nicht die geringste Gefahr dabei ist, troz dem wissen Sie, dass es für mich kein Spas wäre, wenn auch nur ein Mensch ausser Ihnen etwas davon erführe. Die bestimmtesten Erfahrungen haben mich überzeugt, daß Leichen gar nie und Kranke nur höchst selten anstecken".[15] Schönlein antwortete Pfeufer, auch er „glaube nun freylich nicht an die

11 Dietlinde Goltz: „Das ist eine fatale Geschichte für unsern medizinischen Verstand". Pathogenese und Therapie der Cholera um 1830, in: Medizinhistorisches Journal 33 (1998), S. 211–244.

12 Joseph Julius Czermak an Schönlein, 28.09.1831 (ER 31092801). Dieser Brief Czermaks wurde zum Zweck der Ausräucherung mit zahlreichen Nadelstichen perforiert.

13 Bernard Röser / Aloys Urban: Berichte bayerischer Ärzte über Cholera Morbus. Erste und zweyte Abtheilung, München, 1832–1833.

14 Karl Sebastian Pfeufer an Johann Lucas Schönlein, 21.11.1831 (ER 31093002).

15 Ebd. Dieser Brief Pfeufers wurde zum Zweck der Ausräucherung mit zahlreichen Nadelstichen perforiert.

Uebertragung von Menschen zu Menschen." Er sah die Schwierigkeit darin, „daß von den Schulbegriffen der Contagien und des Miasmas ausgegangen wird und die Phänomene der Choleraverbreitung weder dem einen noch dem anderen sich anpassen wollen. Um so begieriger bin ich, zu sehen, wie Sie die Schwierigkeiten lösen wollen."[16]

Ob die bayerische Regierung aus den Ergebnissen der Forschungsreisen ihrer Ärzte die richtigen Schlüsse zog, oder ob es sich um reines Glück handelte, die Bistümer Bamberg und Würzburg blieben jedenfalls von größeren Choleraausbrüchen verschont.

Der Typhus

Etwa drei Jahre später – Schönlein hatte mittlerweile seinen Tätigkeitsbereich in die Schweiz verlegt und einen Lehrstuhl in Zürich übernommen – sah er sich schon mit der nächsten Epidemie konfrontiert. In Zürich grassierte der Typhus. Der Professor behandelte das Thema ausführlich in seinen Vorlesungen, wie aus einer anonym herausgegebenen Mitschrift hervorgeht.[17] Unter dem Begriff „Typhus" wurde damals eine Gruppe fieberhafter Erkrankungen mit unterschiedlichen Verläufen zusammengefasst. Hiervon entsprach der Bauch- oder Abdominaltyphus am ehestem dem, was wir heute unter diesem Krankheitsbild verstehen. Der Typhus wird, wie die Cholera, durch bakteriell kontaminierte Speisen oder Getränke übertragen, verläuft aber bei weitem nicht so akut. Auch können hier gesunde Bakterienträger durch die kontinuierliche Ausscheidung von Keimen ein wiederholtes Aufflammen von Krankheitsherden in der Bevölkerung auslösen. Im Verlauf eines Typhus ist das Auftreten von lebensbedrohlichen Komplikationen wie Darmblutungen oder Darmperforationen möglich, was damals auch als „Faulfieber" bezeichnet wurde.

In einer Doktorarbeit ließ Schönlein einen seiner Studenten die Daten zu allen verfügbaren Typhusfällen in Zürich auswerten, die sich innerhalb von zwei Jahren ereigneten.[18] Er fand eine Sterblichkeitsrate von 25 Prozent, bei Frauen etwas höher als bei Männern. Der älteste Kranke war ein 46-jähriger Mann, der jüngste ein knapp 13-jähriger Knabe. Außerdem bemerkte er, daß die Jahreszeit offenbar keinen Einfluss auf die Mortalität hatte. Die medizinhistorische Bedeutung dieser Arbeit liegt darin, dass diese einfache Auswertung zu den ersten Versuchen in der deutschen Medizin zählt, die Prognose einer Erkrankung statistisch zu erfassen.[19]

Die Typhusepidemie begann in Zürich 1834 und grassierte über drei Jahre in der Stadt, wie aus dem Bericht eines Assistenten in Schönleins Klinik hervorgeht.[20] Ausgerechnet im Herbst 1836 beschloss ein anderer berühmter Deutscher, in die Schweiz überzusiedeln. Der Schriftsteller und Dramatiker Georg Büchner (1813–1837) hatte auch Medizin und Naturwissenschaften studiert, bevor er wegen seiner Flugschrift mit dem Aufruf „Friede den Hütten! Krieg den Palästen!"[21] nach Straßburg emigrieren musste. Dort hatte er eine Arbeit über das die Meerbarbe[22] verfasst, die an der

16 Johann Lucas Schönlein an Karl Sebastian Pfeufer, 02.12.1831, in: Philipp Teichfischer / Eva Brinkschulte (Hrsg.): Johann Lukas Schönlein (1793–1864). Unveröffentlichte Briefe. Zum 150. Todestag, Stuttgart 2014, S. 64f.

17 [N.N.]: Dr. J. L. Schönlein's, Professors in Berlin, Krankheitsfamilie der Typhen. Nach dessen neuesten Vorlesungen niedergeschrieben und herausgegeben von einem seiner Zuhörer, Zürich 1840.

18 Eduard Adolph von Welz: De typho abdominali epidemico, qui Turici et in agro circumiacente grassatus est anno MDCCCXXXV et VI, Diss. Zürich 1836.

19 Johanna Bleker: Der Wandel der medizinischen Prognostik unter dem Einfluß der naturhistorischen Methode im 19. Jahrhundert, in: Berichte zur Wissenschaftsgeschichte 2 (1979), S. 79–86.

20 Johann Jakob Schrämli an Johann Lucas Schönlein, 03.05.1838 (ER 38050301).

21 Georg Büchner: Sämtliche Werke. Sonderausgabe, Wiesbaden 1972, S. 211.

22 Georg Büchner: Mémoire sur le système nerveux du barbeau (Cyprinus barbus L.), Diss. Zürich 1836.

Hochschule Zürich als Promotion anerkannt wurde. Dort erhielt er auch eine Lehrerlaubnis für das Wintersemester 1836.

Seine Vorlesungen über das Nervensystem bei Fischen und Amphibien musste Georg Büchner jedoch bald abbrechen, da ihn eine fieberhafte Erkrankung ans Bett fesselte. Als die Beschwerden immer weiter zunahmen, bat er Professor Schönlein um einen Krankenbesuch. Noch in Anwesenheit Schönleins kam es erneut zu einem starken Fieberschub, und schon am nächsten Tag zu einer weiteren Verschlechterung: „Schon als Schönlein eintrat, sagte er: „,Welch ein Geruch!'', ließ sich den Stuhlgang zeigen, der ganz schwarz war und aus dickem Blut bestand, betrachtete den Kranken und sagte zu mir: ‚Alles passt zusammen, es ist das Faulfieber, und die Gefahr ist sehr groß.'"[23] Der erfahrene Kliniker hatte an der pechschwarzen Farbe des Stuhls und dem unverwechselbaren, üblen Geruch sofort die Symptome einer Magen-Darm-Blutung als Typhuskomplikation erkannt. Büchner hatte nur noch wenige Tage zu leben. Er entwickelte heftige Fieberphantasien und Wahnvorstellungen, und Schönlein suchte ihn zweimal täglich an seinem Krankenbett auf. Eine wirksame Therapie konnte aber auch der berühmte Professor nicht anbieten, denn bis zur Entdeckung der Antibiotika sollten noch etwa einhundert Jahre vergehen.

Drei Jahre später wurde Schönlein eine Professur an der Berliner Universität und die Leitung des Charité-Krankenhauses angeboten. Seine Frau Therese war darüber überhaupt nicht glücklich, wie sie ihrer Schwiegermutter schrieb: „Sie begreifen nicht, warum ich so lange warte ehe ich Ihnen von Berlin rede? aber ich möchte lieber gar nicht davon reden. Sie wißen ja wie gerne ich hier bin u. folglich wie ungerne ich hinginge."[24] Der Abschied aus der Schweiz und der Umzug vom beschaulichen Zürich in das mehr als zehnmal so große Berlin fiel ihr sehr schwer. In Preußen angekommen, fehlte ihr am meisten „eine reine Luft in diesem cloakenreichen Berlin!"[25] Sie appellierte an ihren Mann, in seiner leitenden Position etwas zur Verbesserung der sanitären Situation in der Stadt zu unternehmen: „Wenn du dazu beitragen kannst, um dies abzuändern, dann erfüllst du wahrlich eine heilige Mißion u. wirst ein Wohlthäter Berlin's genannt werden, denn seit ich öfter mit den Kindern Abends ausgehe u. jetzt seit wir heiße Tage haben, begreife ich erst die Entrüstung, mit der du einigemale des Abends heimkamst über den fürchterlichen Gestank in den Straßen."[26]

Im Nachhinein wirkt es so, als ob Therese damals schon eine böse Vorahnung gehabt hätte. Einige Jahre später erkrankte nämlich auch sie an Typhus und verstarb in Berlin am 13. September 1846. Zu allem Unglück war ihr Mann gerade zu jener Zeit nicht in der Stadt, da er sich zu Besuch bei seiner Mutter in Bamberg aufhielt. So erfuhr er erst mit Verzögerung von diesem Schicksalsschlag, der sein Leben so grundlegend veränderte. Von da an beschränkte er seine öffentlichen Auftritte auf das Nötigste und führte ein eher zurückgezogenes Privatleben. Seinem wohl berühmtesten Schüler Rudolf Virchow blieb es vorbehalten, mehr als zwanzig Jahre später durch die Sanierung der Berliner Kanalisation den Typhus und die Cholera endgültig zu besiegen.[27]

Der Forscher

Schönlein setzte sich nicht nur als Arzt unentwegt für die Bekämpfung der großen Epi-

23 Tagebuchaufzeichnungen von Caroline Schulz, 14.02.1837, in: Büchner 1972 (wie Anm. 21), S. 487.
24 Therese Schönlein an Margaretha Schönlein, 11.05.1839 (ER 33000053).
25 Therese Schönlein an Johann Lucas Schönlein, 03.09.1840 (ER 33010087).
26 Ebd.
27 Rudolf Virchow: Ueber die Kanalisation von Berlin, Berlin 1868.

demien ein, auch als Wissenschaftler war er mit der Entschlüsselung der Geheimnisse ansteckender Krankheiten beschäftigt. Er war auf diesem Gebiet äußerst belesen und hatte im Laufe seines Lebens eine umfangreiche und wertvolle Sammlung von Büchern über Seuchen in der ganzen Welt erworben. Im höheren Alter schenkte er diese fast 3500 Bände der Bibliothek seiner Alma mater in Würzburg, wo sie als „Bibliotheca Schoenleiniana" heute aufbewahrt werden.[28]

Als Forscher hinterließ Schönlein bleibende Spuren in der Geschichte der Infektionskrankheiten. In einer nur halbseitigen Publikation beschrieb er seine Entdeckungen bei einer ansteckenden Hautkrankheit, dem Favus oder Erbgrind. Er erkannte als Auslöser der Hautveränderungen im Mikroskop die Fäden eines Pilzes, der heute nach ihm benannt ist – Trichophyton schoenleinii.[29] Damit legte er das Fundament für die gesamte medizinische Mikrobiologie und schuf die Voraussetzungen für den unaufhaltsamen Aufstieg der „Berliner Medizinischen Schule" in der zweiten Hälfte des 19. Jahrhunderts, aus der so große Persönlichkeiten wie Rudolf Virchow (1821–1902), Robert Koch (1843–1910), Paul Ehrlich (1854–1915) oder Emil von Behring (1854–1917) hervorgingen.

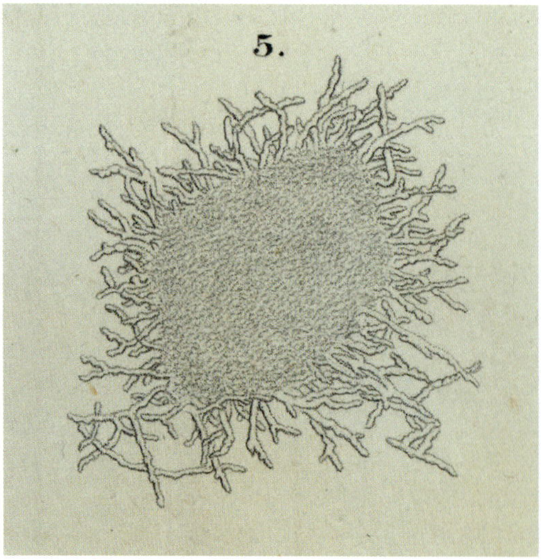

Abb. 3: Geflecht aus Pilzfäden von einem Favus-Schorf (Trichophyton schoenleinii). Abbildung zu Johann Lucas Schönlein: Zur Pathogenie der Impetigines, in: Archiv für Anatomie, Physiologie und wissenschaftliche Medizin 1839, S. 82 mit Taf. III, Fig. 5 (Universitätsbibliothek Erlangen-Nürnberg, LS/MA85/N.Med-I 1077 [1839] | Foto Gerald Raab).

28 Gottfried Mälzer: Johann Lukas Schönlein (1793–1864) und die Bibliotheca Schoenleiniana. Ausstellung in der Universitätsbibliothek Würzburg (Kleine Drucke der Universitätsbibliothek Würzburg 15), Würzburg 1994.

29 Johann Lucas Schönlein: Zur Pathogenie der Impetigines. Auszug aus einer brieflichen Mittheilung an den Herausgeber, in: Archiv für Anatomie, Physiologie und wissenschaftliche Medizin 1839, S. 82 mit Taf. III, Fig. 5.

Gräßlich preisen Gottes Kraft
Pestilenzen, würgende Seuchen,
die mit der grausen Brüderschaft
durchs öde Tal der Grabnacht schleichen.[1]

Von der Cholera bis zur Russischen Grippe – Seuchen und Epidemien im 19. Jahrhundert in Bamberg

Georg Knoblach

Die unsichtbaren Killer – Viren, Bakterien und pathogene Pilze

Erst im 19. Jahrhundert wurden Mikroben als Auslöser von Infektionskrankheiten überführt und erst im späten 20. Jahrhundert war es möglich, alle diese Erreger auch nachzuweisen. Wenn geschichtliche Quellen von Cholera, Typhus oder Influenza sprechen, können wir heute nicht sicher sein, ob es sich tatsächlich um diese Erkrankungen handelte. So lieferten sich im Jahr 1813 die Bamberger Ärzte Adalbert Friedrich Marcus (1753–1816)[2] und Anton Dorn (1759–1830)[3] einen heftigen Streit über eine grassierende Cholera-Epidemie. Heute wissen wir, es war gar nicht die Cholera, sondern Fleckfieber, das die Heere Napoleons aus Russland mitgebracht hatten.[4]

In den „Gerichtsarztberichten“[5] werden detailgetreu epidemische Krankheitsausbrüche in der Stadt Bamberg und im Umland beschrieben. Oft wird dabei ein „Nervenfieber“ genannt, das man der „Cholera“ zurechnete.[6] Von der beschriebenen Symptomatik her dürfte es aber eher eine bakterielle Gehirnhautentzündung oder die Kinderlähmung gewesen sein. Auch die Bezeichnung „Freißel“ findet sich häufig, ein Hautausschlag mit Fieber. Damit könnten die unterschiedlichsten Krankheiten wie Scharlach, Röteln, Ringelröteln, Masern, aber auch nur Hitzebläschen beschrieben sein. Regelmäßig grassiert auch das „Wechselfieber“[7]. Am wahrscheinlichsten ist damit die Malaria gemeint, die selbst in Deutschland verbreitet war und letztlich erst Anfang der 1950er Jahre komplett ausgerottet werden konnte.[8]

Die „normale“ Sterblichkeit durch Infektionen war hoch, und nur, wenn sie sprunghaft anstieg, wurde von einer Seuche gesprochen.

1 Friedrich Schiller: „Die Pest“ (Anfangsstrophe). Nach Schiller 1962, S. 97.
2 Marcus 1813.
3 Dorn 1813.
4 Hempel 2021, S. 145.
5 Medizinische, topografische und ethnografische Beschreibungen, die im Auftrag des Bayerischen Ministerium des Innern von den beamteten Landgerichtsärzten regelmäßig erstellt werden mussten.
6 Siehe z. B. Hertrich 1993, S. 130–132.
7 Gute Beschreibung bei Dohrn 1827.
8 Zur Malaria in Deutschland siehe Dalitz 2005.

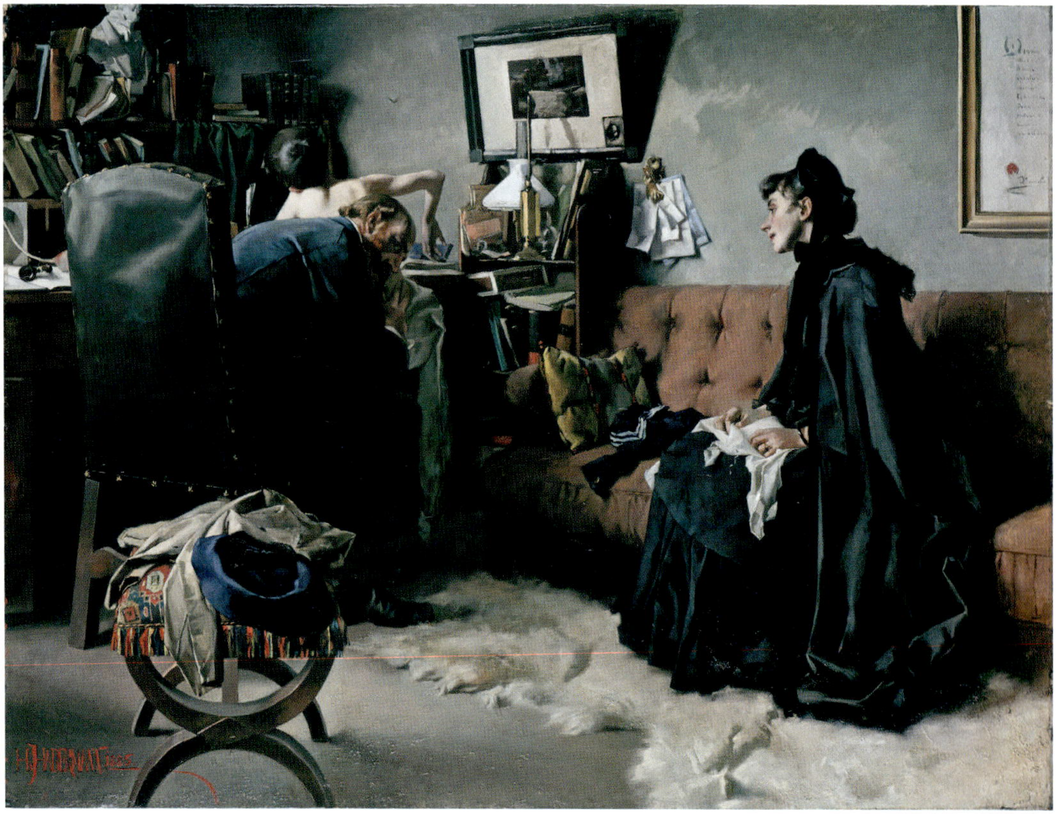

Abb. 1: Hugo von Habermann (1849–1929): „Konsultation. Ein Sorgenkind". Öl auf Leinwand, 178 × 238 cm, 1886. Staatliche Museen zu Berlin, Nationalgalerie, Inv.-Nr. A I 634. Fotograf: Jörg P. Anders. – Bakterielle und virale Erkrankungen sorgten bis weit in die 1940er Jahre für eine hohe Kindersterblichkeit.

So sind vor der flächendeckenden Einführung der Antibiotika – also letztlich erst nach dem Zweiten Weltkrieg – durch bakterielle Erkrankungen sicherlich mehr Menschen gestorben, als in den großen Epidemien.[9] Eine hohe Kindersterblichkeit war „normal", wie folgende Zitate beweisen: „Gegen Kinderkrankheiten wird selten etwas gebraucht [...]. Sämtliche Kinder waren übrigens ohne ärztliche Hilfe geblieben [...]. Für kranke Kinder findet ärztliche Konsultation fast gar nicht statt."[10]

Noch im Jahr 1914 betrug die Säuglingssterblichkeit in Bamberg heute unfassbare 13 %.[11] Sie war damit höher als die gegenwärtige im „failed state" Afghanistan![12] Neben den bakteriellen Erkrankungen waren es Viruserkrankungen, die unter dem falschen Begriff „Kinderkrankheiten"[13] die Bevölkerung dezimierten. Vor Infektionskrankheiten war niemand gefeit, ob reich ob arm. So wurde Prinz Luitpold von Bayern, der 13-jährige Sohn des bayerischen Kronprinzen Rupprecht, im Au-

9 Hager 2006, S. 1–5.
10 Hertrich 1993, S. 141.
11 Stadtarchiv Bamberg, D 2072 + 39/18, S. 249.
12 Die Angaben der Hilfsorganisationen hierzu schwanken stark. Die pessimistischste Annahme geht von 5,5 % aus.
13 Es erkranken nur Kinder, denn derjenige, der diese Krankheit in der Kindheit überlebte, ist für den Rest seines Lebens immun.

gust 1914 ein Opfer der Kinderlähmung. Von seinen fünf Geschwistern erreichte nur eines das Erwachsenenalter. Auch seine Mutter war schon vor ihm 34-jährig verstorben.[14]

Einen ständigen Tribut an Menschenleben forderte schließlich die Tuberkulose, deren Verbreitung in allen Bevölkerungsschichten schicksalhaft ertragen werden musste. Eine Statistik der Ortskrankenkasse, im Juli 1901 in der Tagespresse veröffentlicht, zeigt, dass mehr als 50 % der Verstorbenen Opfer der Tbc waren.[15]

Mehr als nur Gebete – Nützliches im Kampf gegen Seuchen

Trotz allem war man nicht absolut wehrlos. Die Infektiosität epidemischer Krankheiten wurde bereits sehr früh erkannt: also ihre Möglichkeit, einen Wirt über unterschiedliche Pforten zu infizieren. Ebenso die Kontagiosität, also die Möglichkeit von Keimen, sich von Mensch zu Mensch weiter zu verbreiten.[16] Ersterem versuchte man mit „hygienischen Maßnahmen“ zu begegnen, letzterem mit Absonderung der Erkrankten, mit Quarantäne. Auch wenn die Theorien von Ansteckungsfähigkeit und Übertragungsfähigkeit völlig abstrus waren und manche der empfohlenen Maßnahmen nicht unbedingt zielführend, konnte man hierdurch Seuchen durchaus einschränken.

Das Wissen über solche Hygienemaßnahmen wurde durch Schriften unter der Bevölkerung verbreitet. Im 19. Jahrhundert stand die Cholera[17] im Fokus. Die empfohlenen Hygienemaßnahmen waren aber natürlich auch bei anderen Infektionskrankheiten wirksam, wie etwa bei der Influenza. Solche Flugschriften gab es zuhauf.[18] Es existiert eine Akte des Stadtmagistrats Bamberg: „Betreff: Maßregeln gegen die Verbreitung der asiatischen Cholera.“[19] Die Akte wurde von 1892 bis 1914 fortgeschrieben. Es finden sich darin Informationen über das Wesen der Erkrankungen, zu Quarantäne, Hygiene und Desinfektion (einschließlich anfallender Gebühren). Es werden Ratschläge zur Verbesserung der sanitären Anlagen erteilt

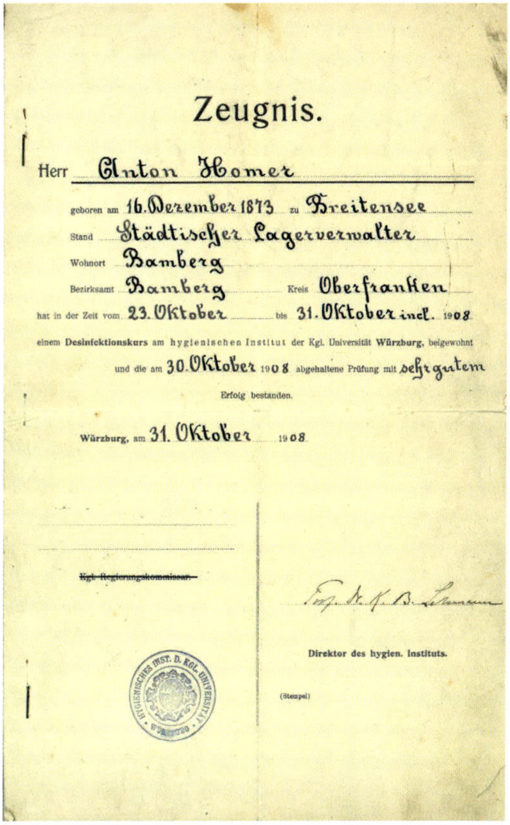

Zeugnis.

Herr Anton Homer

geboren am 16. Dezember 1873 zu Breitensee

Stand Städtischer Lagerverwalter

Wohnort Bamberg

Bezirksamt Bamberg Kreis Oberfranken

hat in der Zeit vom 23. Oktober bis 31. Oktober incl. 1908

einem Desinfektionskurs am hygienischen Institut der Kgl. Universität Würzburg, beigewohnt

und die am 30. Oktober 1908 abgehaltene Prüfung mit sehr gutem

Erfolg bestanden.

Würzburg, am 31. Oktober 1908.

~~Kgl. Regierungskommissar.~~

Direktor des hygien. Instituts.

(Stempel)

Abb. 2: Der Magistrat Bamberg schickte 1908 den 35-jährigen städtischen Lagerverwalter Anton Homer zu einem Desinfektionslehrgang an der Universität Würzburg. Er war dann bis in die 1930er Jahre verantwortlicher Desinfektor der Stadt Bamberg. Privatbesitz | Repro Sophie Krackhardt.

14 Stadtarchiv Bamberg, D 2072 + 39/1, S. 141.
15 Bamberger Neueste Nachrichten 17.07.1901 (Nr. 154), S. 2.
16 Hierzu siehe die Beiträge von Mark Häberlein und von Bernhard Manger in diesem Band.
17 Zur Cholera siehe Hempel 2021, S. 92–101.
18 Siehe z. B. Bettenhofer 1873.
19 Stadtarchiv Bamberg, C 2 + 10938.

(Begehung der Aborte und Dunggruben, tägliche Spülung der Kanäle). Und es gab Plakate und Handzettel zur Information der Bevölkerung. Der Durchbruch zum Sieg über diese Seuche waren die Erkenntnis, dass der Keim über das Trinkwasser verbreitet wird, und die darauffolgende Sanierung der Trinkwasserversorgung und Kanalisation der Städte.[20]

Neben den alten Siechenhäusern außerhalb der Stadt wurden modernere Quarantäne-Hospitale eingerichtet. So lässt der Bezirksarzt Josef Anton Rapp das leerstehende Gebäude der Baderschule beim Krankenhaus 1865 zu einem Epidemiehaus umbauen.[21] Um aus aktuellen Seuchenausbrüchen Lehren zu ziehen, schickte der Magistrat auf seine Kosten Bamberger Ärzte in Städte mit aktuellen Choleraausbrüchen. So entsandte man im Jahr 1854 den Arzt und 1848er Revolutionär Dr. Heinrich Friedrich August Heinkelmann[22] nach München.

Die effektivste Waffe im Kampf gegen die Epidemien war eine gut organisierte Gesundheitsbehörde (heute: Gesundheitsämter). Sie stellte Material und Einrichtungen für die Seuchen bereit. Darüber hinaus ordnete sie – basierend auf der Meldepflicht für Infektionskrankheiten – Quarantänemaßnahmen an, die sie überwachte; sie organisierte auch das Impfwesen. Die Meldestatistiken dieser Ämter wurden regelmäßig in der regionalen Tagespresse veröffentlicht. So ist in den Bamberger Neuesten Nachrichten vom 13. Februar 1901 dies zu lesen: „Brechdurchfall: zwei Erkrankungen, Diphtherie: sieben, Erysipelus: zwei, Influenza: dreiundzwanzig, Morbili: zwei, Scarlatina: drei, Tussis convulsiva: zwölf, Varicellen: eine.“[23]

Seit dem späten 18. Jahrhundert gibt es eine Impfung gegen Pocken. Diese wurde verpflichtend im Königreich Bayern eingeführt, mit einer Ersten Impfung in früher Kindheit und einer zweiten nach der Einschulung. Die Bamberger Impfbücher sind im Stadtarchiv vorhanden, geordnet nach Jahrgängen.[24] Seit dem 19. Jahrhundert gibt es auch eine Impfung gegen Typhus, die jedoch meist nur bei Krankheitsausbrüchen oder im Heer zum Einsatz kam. Eine Impfpflicht bestand nicht.[25]

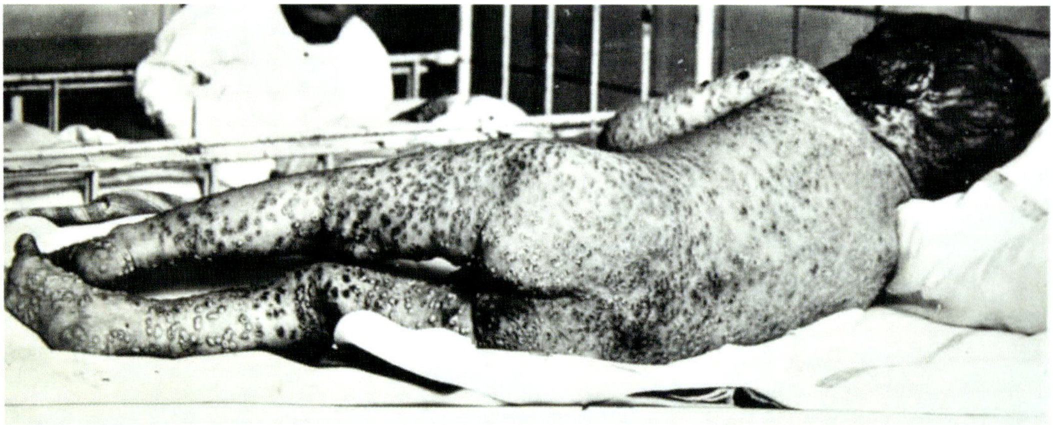

Abb. 3: An Pocken erkranktes Kind, um 1910 (Deutsches Medizinhistorisches Museum, Ingolstadt).

20 Hierzu siehe den Beitrag von Wilfried Krings in diesem Band.
21 Stollberg / Stamm 2001, S. 158f.
22 Zu Heinkelmann siehe Dippold 2020.
23 Bamberger Neueste Nachrichten 13.02.1901 (Nr. 37), S. 2. – Erysipelus = Rotlauf; Morbili = Masern; Scarlatina = Scharlach; Tussis convulsiva = Keuchhusten; Varicellen = Windpocken.
24 Stadtarchiv Bamberg, C 2 + 61862.
25 Stadtarchiv Bamberg, C 2 + 10595.

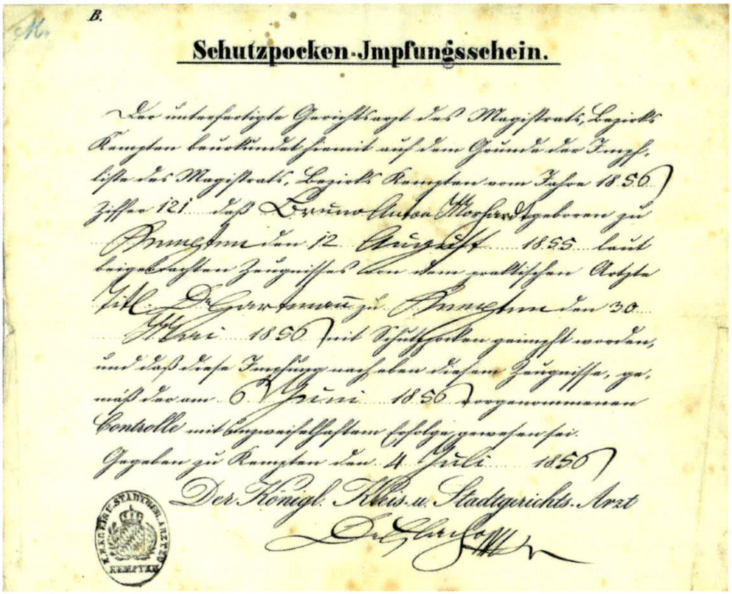
B.

Schutzpocken-Impfungsschein.

Der Königl. Kreis- u. Stadtgerichts-Arzt

Abb. 4: Die Pockenbescheinigung war ein wichtiges Dokument. Ohne diesen Nachweis war eine Einschulung nicht möglich, zeitweise auch keine Heirat oder der Umzug in eine andere Stadt. Hier ein „Schutzpocken-Impfungsschein" aus Kempten von 1856. Privatbesitz | Repro Sophie Krackhardt.

Die Russische Grippe in der Region Bamberg

Die so genannte „Russische Grippe" verbreitete sich ab Sommer 1889 von Zentralasien ausgehend in vier Wellen bis 1895 über die ganze Welt. Es starben nach konservativen Schätzungen eine Million Menschen. Charakteristisch war ein kurzer Krankheitsverlauf von wenigen Tagen mit hohem Fieber, Kopf- und Gliederschmerzen. Im Volksmund wurde sie deswegen auch „Blitz-Katarrh" genannt. Die Diagnose wurde nach der Symptomatik gestellt, da ein Erregernachweis damals nicht möglich war. Deswegen weiß man nicht, welcher Keim wütete. Lange vermutete man, dass es sich um einen Influenza-Subtyp handelte. Seit der Covid 19-Pandemie wird aber auch SARS-CoV als Auslöser diskutiert.[26] In der regionalen Tagespresse wurde kaum über die Krankheit berichtet. Auffällig vermehrte Todesfälle lassen sich nicht nachweisen. Lediglich im Jahr 1890 liegt die Zahl der Verstorbenen knapp 17 % über dem Fünfjahresmittel. Allerdings ist in den Leichenschauscheinen keine Häufung infektionsbedingter Diagnosen festzustellen.[27]

Diese Beobachtung stellt keine regionale Ausnahme dar. Die gut geführte Krankenstatistik des Gefängnisses der Plassenburg[28] zeigt für die betreffende Zeit ebenfalls keine auffälligen Sterbezahlen. Auch hier fehlen bei den Verstorbenen die grippetypischen Diagnosen (z. B. Lungenentzündung). In einer in der Tagespresse abgedruckten Statistik über die Krankenzahlen der Bayerischen Armee zwischen 1883 und 1902[29] werden während der Epidemie zwar relativ hohe Krankenzahlen genannt (z. B. 519 pro tausend), jedoch keine auffälligen Sterbezahlen.

Es gibt einen weiteren Hinweis auf den harmlosen Verlauf dieser Seuche in Bamberg. Im Stadtarchiv findet sich ein Bericht mit ausführlicher Statistik vom Arzt Dr. Heinrich

26 Zur Russischen Grippe siehe Hempel 2021, S. 28.
27 Stadtarchiv Bamberg, C 2 + 10595.
28 Kolling 2016, S. 190–224.
29 Bamberger Neueste Nachrichten 17.07.01 (Nr. 96), S. 1f.

Sippel.[30] Ausgewertet wurde darin, geordnet nach Stadtbezirken, in welchem Monat wie viele Patienten erkrankt waren und welchen Berufs- und Altersgruppen sie angehörten. Betroffen waren nach dieser Statistik hauptsächlich Kaufleute und Handwerker im dritten und vierten Lebensjahrzehnt. Insgesamt verstarben vier Personen an einer Pneumonie. Fünfzehn Fälle von schwereren Komplikationen werden aufgelistet. Abschließend kommt Sippel zu dem Ergebnis, die „Russische Grippe" sei weniger streng gewesen als die Grippewelle des Jahres 1887, allerdings habe die Epidemie diesmal länger gedauert. Es gibt keinerlei Hinweise auf Schulschließungen oder gar weitergehende Maßnahmen.

Archivalische Quellen / Stadtarchiv Bamberg:

C 2 + 10595 (Typhuskrankheit. Beiakte: Bekämpfung des Typhus, hier: Schutzimpfung).
C 2 + 10622 (Bekämpfung übertragbarer Krankheiten).
C 2 + 10926 (Maßregeln gegen die Cholera).
C 2 + 10938 (Maßregeln gegen die Verbreitung der asiatischen Cholera).
C 2 + 10938a (Maßregeln gegen die Verbreitung der asiatischen Cholera. Beiakte).
C 12 + 161 (Totenregister, 1886–1890).
D 2072 + 39/1 bis 39/27 (Christian Pfau: Chronik der Stadt Bamberg, 1914–1924).

Literatur:

[N.N.]: Dr. Heinkelmann. Eine biographische Skizze von befreundeter Hand, Bamberg 1866.

Bettenhofer, Max von: Was man gegen Cholera thun kann, Ansprache an das Publikum. Im Auftrag des Gesundheitsrathes der Königlichen Haupt- und Residenzstadt München, München 1873.

Dalitz, Margot Kathrin: Autochthone Malaria im mitteldeutschen Raum, Diss. Halle-Wittenberg, Halle an der Saale 2005.

Dippold, Günter: Heinrich Heinkelmann, Arzt und Vorkämpfer von Demokratie und Republik, in: Bamberger Medizingeschichten. Medizingeschichtlicher Rundweg durch Bamberg. Hrsg. vom Ärztlichen Kreisverband Bamberg, Bamberg 2020, S. 108–111.

Dohrn, Nikolaus: Die Küstenepidemie von 1826 insbesondere in Norderditmarschen, Altona 1827.

Dorn, Anton: Bemerkungen über die Schrift des Dr. Marcus, Vorstand des K. B. Medicinal-Komités und Director an der Schule für Landärzte dahier, den contagiösen Typhus betreffend. Nach den Grundsätzen der Wissenschaft und der Erfahrung abgefasst und mit einigen Krankheitsgeschichten bestätigt [...], Bamberg 1813.

Häberlein, Mark (Hrsg.): Pest und Cholera. Seuchenbewältigung und Medizinalwesen in Bamberg in der Frühen Neuzeit. Begleitband zur Ausstellung in der Staatsbibliothek Bamberg, 2023 (Bamberger historische Studien 20 / Bamberger Buch-Geschichten 2), Bamberg 2023.

Hager, Thomas: The demon under the microscope. From battlefield hospitals to Nazi labs, one doctor's heroic search for the world's first miracle drug, New York/NY 2007.

Hempel, Sandra / Johns, Lovell: Atlas der Seuchen. Epidemien der Weltgeschichte. Vom Aussatz bis zum Coronavirus, Kerkdriel 2021.

30 Stadtarchiv Bamberg, C 2 + 10922.

Hertrich, Christoph: Medizin im ländlichen Oberfranken der ersten Hälfte des 19. Jahrhunderts im Spiegel der Gerichtsarztberichte von Hollfeld und Ebermannstadt in den Jahren von 1830–1843, Diss. Erlangen-Nürnberg 1993.

Kolling, Hubert: „Ein Behälter des Elends“. Die Plassenburg als Strafanstalt (1817–1928), Weißenstadt 2016.

Marcus, Adalbert Friedrich: Ueber den jetzt herrschenden ansteckenden Typhus. Nebst biographischen Notizen über den am 27. März an dieser Krankheit verstorbenen Dr. Johann Philipp Ritter, nebst Krankheitsgeschichte u. Leichenöffnung, Bamberg 1813.

Pechmann, Wilhelm Frhr. von: Wirkungskreis der Bayer. Distrikts-Verwaltungsbehörden, zunächst der Bezirksämter, 2. Aufl., Bamberg 1865.

Rengeling, David: Vom geduldigen Ausharren zur allumfassenden Prävention. Grippe-Pandemien im Spiegel von Wissenschaft, Politik und Öffentlichkeit (Gesundheitssoziologie 1), Baden-Baden 2017.

Schiller, Friedrich: Sämtliche Werke, Bd. 1, München ^{3}1962.

Stollberg, Gunnar / Stamm, Ingo: Die Binnendifferenzierung in deutschen Krankenhäusern bis zum Ersten Weltkrieg (Medizin, Gesellschaft und Geschichte. Beiheft 17), Stuttgart 2001.

Trüb, Hans-Detlef: Ein Beitrag zur Geschichte der Hepatitis-Infectiosa-Epidemien in Europa in der zweiten Hälfte des 19. Jahrhunderts (Düsseldorfer Arbeiten zur Geschichte der Medizin 52), Düsseldorf 1979.

Was schleicht durch alle kriegführenden Länder?
Welches Ding schleift die infizierten Gewänder
vom Schützengraben zur Residenz?
Wer hat es gesehn? Wer nennts? Wer erkennts?
Schmerzen im Hals, Schmerzen im Ohr –
die Sache kommt mir spanisch vor.[1]

Kriegszeiten, Hunger, Inflationen – Seuchen und Epidemien zwischen 1914 und 1948 in Bamberg

Georg Knoblach

Der Erste Weltkrieg – Keine Rückkehr der Kriegsseuchen

Die Impfungen

Zu Beginn des Ersten Weltkrieges lag das Hauptaugenmerk des kaiserlichen Militärsanitätsdienstes und der zivilen Gesundheitsbehörden auf Cholera, Typhus und Pocken. Da hier Impfstoffe zur Verfügung standen, wurden Ärzte, Apotheker, Pflegepersonal, Angehörige des „Roten Kreuzes", aber auch städtische Beamte dazu aufgerufen, sich impfen zu lassen.[2]

Schon in Friedenszeiten hatte das Bayerische Innenministerium empfohlen, medizinisches Personal gegen Typhus zu impfen. Dabei solle aber „kein Zwang"[3] ausgeübt werden. Ein solches Verfahren werde voraussichtlich auf Widerstand stoßen und daher die bisherigen Erfolge der Typhusbekämpfung ernstlich gefährden. Impfverweigerer konnten auch in Kriegszeiten weiterhin mit der Toleranz der Behörden rechnen. Impfskeptiker gab es auch unter Ärzten; der Impf-Appell vom Sommer 1914 hatte nur mäßigen Erfolg. Im Bamberger Krankenhaus wurden einige wenige Ärzte geimpft, in St. Getreu war es kein einziger.[4]

Militante Impfgegner wurden verfolgt. Im Juni 1917 wurde von der Strafkammer Wiesbaden ein Oberlehrer wegen „Aufheizung zum Ungehorsam" zu einer Gefängnisstrafe verurteilt. Er hatte Postkarten an Soldaten verschickt mit dem Aufruf: „Widersetzt Euch der Zwangsimpfung."[5] Im ersten Kriegsjahr 1914 in Bamberg immerhin 6853 Personen geimpft: Kinder und medizinisches Personal.[6] Im letzten Kriegsjahr 1918 wurden 2783 Kinder gegen Pocken geimpft.[7]

1 Kurt Tucholsky: „Spanische Krankheit?" (Zitat der Anfangsverse des Gedichtes, das 1918 in der „Weltbühne" erstmals publiziert wurde). Nach Tucholsky 1975, S. 313.
2 Stadtarchiv Bamberg, C 2 + 1059.
3 Rot unterstrichen im Exemplar dieser Anweisung, das der hier zitierten Akte im Stadtarchiv Bamberg beigefügt ist.
4 Stadtarchiv Bamberg, C 56 + 686, 27.08.1914; 28.08.1914; 04.11.1914.
5 Bamberger Tagblatt 08.06.1917 (Nr. 154).
6 Stadtarchiv Bamberg, C 2 + 61862 (1914).
7 Ebd., C 2 + 61862 (1918).

Umfangreiches Informationsmaterial zu Infektionskrankheiten wurde großzügig verteilt. So etwa diese Broschüre: „Wie schützt man sich vor Kriegsseuchen. Eine allgemeinverständliche Abhandlung von Dr. med. Artur Strauss in Bremen."[8] Mehrere Krankheiten (Influenza ist nicht darunter) werden darin beschrieben, mit der Beigabe von Empfehlungen zur Behandlung, vor allem aber zur Hygiene. Letztere halfen dann sicherlich auch bei der Bekämpfung der Spanischen Grippe.

Im Bamberger Kasernenareal errichtete man ein Baracken-Lazarett, in dem alle aus dem Osten kommenden Verletzten und Kriegsgefangenen – nach entsprechenden Desinfektionsmaßnahmen – fünf Tage in Quarantäne blieben.[9] Diese Prophylaxe hatte Erfolg. Trotz der alliierten Hungerblockade und der daraus resultierenden Teuerung mit schlechtem Ernährungszustand der Bevölkerung, trotz Überbelegung der Stadt mit zahlreichen Soldaten und auch mit Kriegsgefangenen und trotz der zahlreichen Lazarette blieb die Gesundheitslage am Ort stabil. Während der Kriegsjahre gab es nur vereinzelte Krankheits- und Todesfälle an Typhus, Cholera oder Fleckfieber.

Zu einem Krankheitsausbruch kam es erst nach Kriegsende. Am 9. Februar 1919 kehrte unter dem Jubel der Bevölkerung das 1. Ulanen-Regiment in seine Garnisonsstadt zurück.[10] Eigentlich hätten die von der Ostfront heimkehrenden Soldaten in Quarantäne nach Hammelburg verbracht werden sollen. Das war wegen der revolutionären Gegebenheiten jedoch nicht durchsetzbar. Eine Abteilung der Ulanen benutzte dann auch noch ohne Ge-

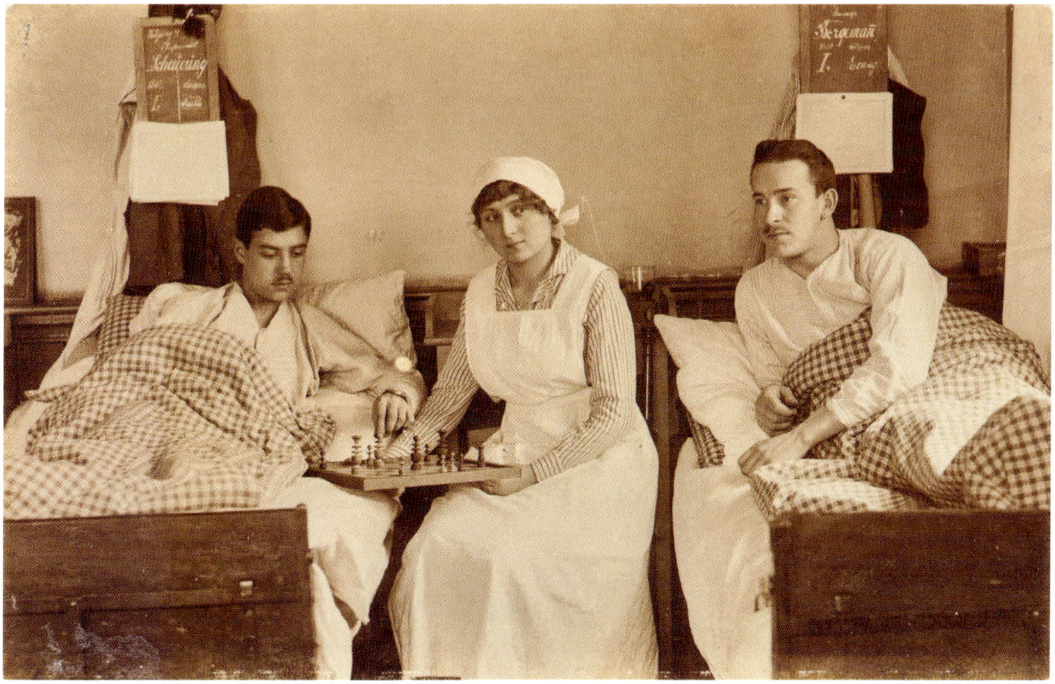

Abb. 1: Schachspiel im Krankensaal. Foto Karl Hoock (Stadtarchiv Bamberg, D 1090 + 1355 | Jürgen Schraudner). – Es waren nicht nur Verletzte, die in den Bamberger Lazaretten betreut wurden. Viele Soldaten litten auch an internistischen Erkrankungen und Infektionskrankheiten.

8 Das 14-seitige Heft ist eingeklebt in: Stadtarchiv Bamberg, D 2072 + 39/2, S. 248.
9 Stadtarchiv Bamberg, D 2072 + 39/1, Eintrag vom 06.12.1914.
10 Zum gesamten Vorgang: Stadtarchiv Bamberg, C 56 + 688.

nehmigung die Badeanstalt der Wunderburgschule und ließ dort ihre nicht desinfizierten Uniformen zurück, die unversehens gestohlen wurden. Schon am nächsten Tag erkrankten zwei Soldaten am Fleckfieber. Sie kamen in das „Ordenslazarett des Kgl. Bayerischen Hausritterordens vom Heiligen Georg", das in der Neuen Residenz eingerichtet war.[11]

Schließlich waren 21 erkrankte Ulanen in diesem Hospital isoliert. Auch eine der dortigen Pflegerinnen, die Niederbronner Schwester Mater Fernanda Frank, steckte sich an und starb am 6. März 1919. Sie hatte seit vier Jahren im Ordenslazarett gearbeitet und war bereits zweimal an dort erworbenen Infektionskrankheiten erkrankt gewesen. Sie erhielt ein militärisches Begräbnis im Beisein ziviler und militärischer Honoratioren.[12]

In der Stadt trat unter der Leitung des Oberbürgermeisters am 28.02.1919 um 5 Uhr nachmittags ein „Krisenstab" zusammen, dem alle wichtigen Ärzte der Zivil- und Militärverwaltung angehörten.[13] Der Oberstabsarzt Dr. Boys kritisierte scharf die Entscheidung, die „hoch infektiösen" Soldaten quer durch die belebte Stadt in die Residenz geschafft zu haben. Natürlich ließ man sie jetzt an Ort und Stelle. Fleckfieber wird durch Kleiderläuse

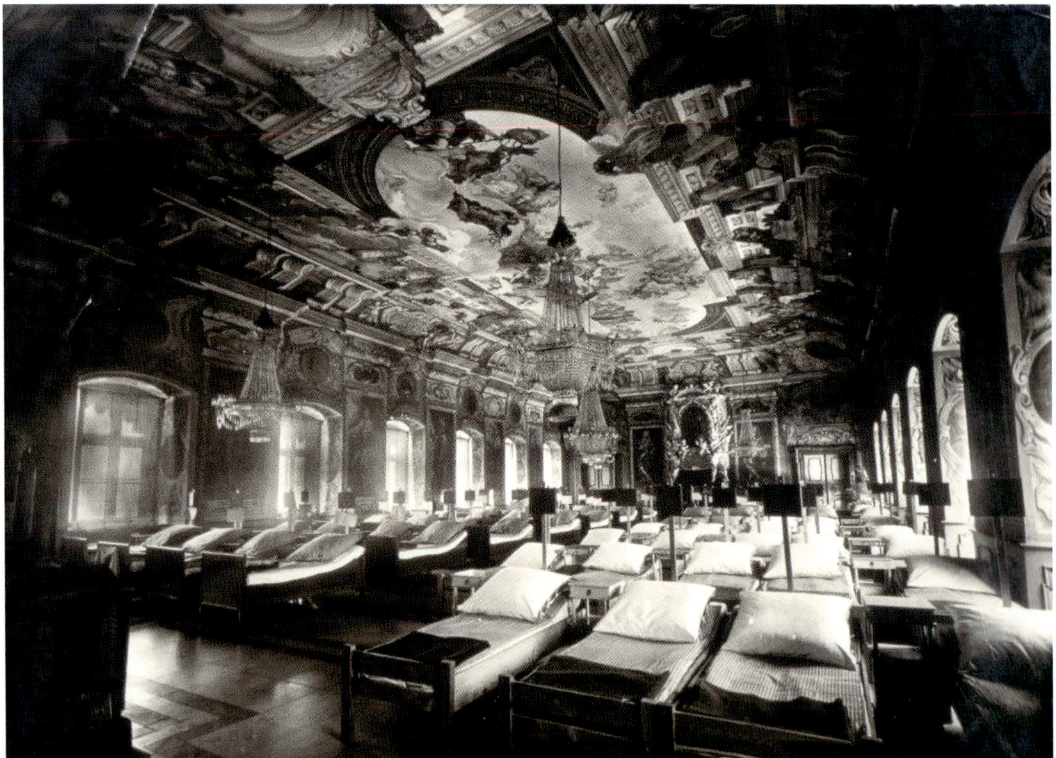

Abb. 2: Das in der Bamberger Neuen Residenz eingerichtete (hier abgedunkelte) „Ordenslazarett" war ausgelegt für etwa 100 Patienten. Privatbesitz | Repro Gerald Raab.

11 Das Bayerische Königshaus nahm öffentlichkeitswirksam Anteil am Schicksal der dort Betreuten: König Ludwig III. (1845–1921, reg. 1913–1913) stattete dem Ordenslazarett 1917 seinen Besuch ab. Seine Gemahlin, Königin Marie Therese (1849–1919), hatte dies bereits 1915 absolviert. – Weiteres bei Wartena 2007; Brandner 2013; Ders. 2020.

12 Stadtarchiv Bamberg, D 2072 + 39/19, S. 212.

13 Protokoll in Stadtarchiv Bamberg, C 56 + 688 (unter falschem Datum: 28.01.1919).

verbreitet; die „verschwundenen" ca. sechzig Uniformen stellten also eine erhebliche Gefahr dar. Die Bevölkerung wurde mit Plakaten und durch die Tagespresse gewarnt. Häuser in der Wunderburg wurden gezielt „durchsucht". Die Wunderburgschule wurde mit Blausäure begast, da die Läuse gegen die üblichen Desinfektionsmittel resistent waren. Es starb noch ein Soldat, doch konnte man die Seuche trotz der chaotischen Zeit erfolgreich eindämmen.

Die Spanische Grippe – Die Pandemie mit dem falschen Namen

Die größte und verheerendste Pandemie des 20. Jahrhunderts war die Influenza der Jahre 1918/1920.[14] Durch den heftig tobenden Weltkrieg wurde der Beginn der Erkrankungswelle zunächst nicht erkannt. Die Gegenmaßnahmen waren kriegsbedingt eingeschränkt und die Zahl der Verstorbenen wurde angesichts von letzten Entscheidungsschlachten, revolutionären Umwälzungen und Folgen des Waffenstillstandes nicht wahrgenommen. Genaue Opferzahlen sind selbst heute noch unklar. Eines ist sicher: sie lagen deutlich über den direkten Opfern des Weltkrieges. Im Jahre 2014 schätzte die WHO die Zahl der seinerzeit Verstorbenen auf 20 bis 50 Millionen, also zwei- bis fünfmal so viel wie Kriegstote.[15]

Über die Herkunft der Erkrankung wurde viel diskutiert. Aktuell geht man davon aus, dass der „Todeskeim" durch Kreuzung eines Vogelgrippe-Virus mit einem menschlichen Influenzavirus entstand.[16] Diese Kreuzung kam nicht aus Asien, sondern entstand im US-Bundesstaat Kansas. Ein Infizierter schleppte den Keim mit in eines der Militärcamps, in denen damals überall in den Vereinigten Staaten Freiwillige für den Einsatz in Europa versammelt und ausgebildet wurden.

Eine Analyse der Universität Cambridge in Massachusetts aus dem Jahre 2013 beschreibt dies beispielhaft für das Camp Devens in der Nähe von Boston. Das Lager hatte eine Aufnahmekapazität für 45.000 Soldaten. Das dazugehörige Feldlazarett verfügte über 2000 Betten. Mitte Mai 1918 wurde der erste „Grippepatient" unter dem Verdacht einer Meningitis behandelt. Schon am nächsten Tag waren es mehrere hundert Neuerkrankte und bald über fünfhundert pro Tag. Das Lazarett war schließlich mit mehr als 6000 Patienten völlig überbelegt. Bis Ende September waren ca. 14.000 Soldaten in stationärer Behandlung, das waren 28 % der Camp-Insassen; 757 von ihnen verstarben.[17]

Mit den Truppentransportschiffen gelangte die Krankheit zunächst auf die europäischen Schlachtfelder und später – bis auf wenige Ausnahmen – in die gesamte Welt. Die erste Welle war zwar heftig: man erkrankte schnell und schwer. Es gab aber wie bei früheren Influenza-Epidemien keine auffällige Todesrate. Diese zwischen Mai und Juni 1918 grassierende Welle behinderte sowohl die alliierten Aktivitäten an der Front wie auch die der Mittelmächte.[18] Ob die Epidemie kriegsentscheidend war, wird immer noch heftig diskutiert. Die Häufung der Erkrankung unterlag der Militärzensur. Im Mai 1918 erkrankte in Madrid der spanische König Alfons XIII. (1886–1941, König 1886–1931).[19] In Spanien herrschte keine Zensur: Die Erkrankung des Königs und damit auch die neue Influenza wurde weltweit publik und sie hatte ihren Namen weg: „Spanische Grippe".

---

14 Ein Überblick über den Verlauf der Pandemie bei Spinney 2018, S. 47–72.
15 Salfellner 2020, S. 154.
16 Ebd., S. 158–164.
17 Winter 2014, S. 346f.
18 Hierzu beispielhaft Jünger 1981, S. 249.
19 Spinney 2018, S. 50.

Im Herbst und Winter grassierte eine zweite Welle, die im Gegensatz zur ersten viele Todesopfer forderte. Überraschend starben besonders viele junge Erwachsene. Es waren auch nicht primär die Schwachen, die durch die Hungerblockade Unterernährten, sondern die Kräftigen und Wohlgenährten, die überproportional starben.[20] Geklärt ist dieses Paradoxon bis heute nicht endgültig. Diskutiert wird, dass eine Virussequenz auf die „Russische Grippe" der 1890er Jahre zurückgeht und dass infolgedessen die ältere Bevölkerung möglicherweise eine Teilimmunität besaß. Eine andere These besagt, dass – wie bei manchen COVID-Erkrankungen – eine Überreaktion des Immunsystems gestartet wurde[21] und dass der Organismus mit seinen „Antikörpern" nicht nur den fremden Krankheitskeim bekämpfte, sondern in einer überschießenden Reaktion auch eigene Zellen angriff, mit daraus folgendem Organversagen.

Im Frühjahr 1919 und im Januar 1920 kam es zu leichteren nachfolgenden Wellen. Teilweise wird aus heutiger Sicht angezweifelt, ob diese späten Krankheitshäufungen wirklich der Influenza geschuldet waren. Man konnte ja damals den Keim noch nicht direkt nachweisen und war bei der Diagnose ausschließlich auf die Symptomatik angewiesen. Auch bei der Corona-Pandemie gab es im Winter 2022/2023 noch einmal einen Krankheitsanstieg, bei den Tests fand sich meistens kein SARS-CoV-2, sondern es dominierten andere Virusstämme, auch solche, die man früher nicht in diesem Ausmaß erlebt hatte.[22]

Das Geschehen an den Fronten und die schlechte Versorgung der Bevölkerung beherrschten zunächst die Bamberger Pressemeldungen. Der Justizangestellte und akribisch dokumentierende Heimatforscher Christian Pfau (1871–1936), wohnhaft am Unteren Kaulberg 24, begann mit Kriegsbeginn ein Tagebuch, dem er später den Titel „Aus großer Zeit! Chronik der Stadt Bamberg 1914–1924" gab. Es ist lückenlos erhalten.[23] Pfau berichtet in seinen täglichen Eintragungen bis 1918 über das Kriegsgeschehen, auch über den Mangel an allem und über die Teuerung. Auch wenn er im März 1917 die Zivilbevölkerung als „halb verhungert"[24] beschreibt, so notiert er in den ersten vier Kriegsjahren des Krieges doch nichts über etwaige auffällige Todeszahlen. Die erste Grippe-Welle erwähnt er am 7. Juli 1918. Sein Eintrag lautet: „Die Influenza breitet sich sehr aus. Es liegen hunderte von Leuten krank darnieder, der Krankheitsverlauf ist ein gutartiger und rascher, in den meisten Fällen können die Leute schon nach wenigen Tagen das Bett wieder verlassen."[25]

Zu dieser Zeit hatte sich der Stadtrat – unter Beteiligung von Vertretern der Verwaltung und der Ärzteschaft, heute würde man von einem „Krisenstab" sprechen – bereits mit der „neuen Erkrankung" beschäftigt. Auf einer Sitzung am 1. Juli 1918[26] gelangt man zu folgendem Fazit: Das Auftreten der Influenza entspreche den Erfahrungen in anderen Städten. Es käme zu massiven Erstsymptomen, die aber auch wieder abklängen und einen günstigen Verlauf nähmen. Man solle die Kranken möglichst absondern und Rekonvaleszente nicht vorzeitig zur Arbeit schicken. Gefährdet seien wohl kleine Kinder und Alte. Es wird bekräftigt, dass man auf größte Reinlichkeit dringen müsse, auf konsequente Desinfektion der Wäsche und Beseitigung der Auswürfe.

---

20 Salfellner 2020, S. 50.
21 Als Zytokinsturm bezeichnet.
22 Hierzu in diesem Buch der Beitrag über die Corona-Pandemie in der Region Bamberg.
23 Stadtarchiv Bamberg, D 2072 (Sammlung Christian Pfau), Bände 39/1 bis 39/27. – Biographisches im Stadtarchiv Bamberg, BS (T) + 483 Pfau, Christian. – Lebensabriss bei Braun 1994, S. 304f.
24 Ebd., D 2072 + 39/12, S. 323.
25 Ebd., D 2072 + 39/17, S. 14.
26 Ebd., C 2 + 11008.

Menschenansammlungen sollten so weit wie möglich unterbunden werden.[27] Daraus resultierende Maßnahmen wie Schulschließungen oder gar Verbote von Veranstaltungen gab es allerdings nicht.

Über einen erneuten Krankheitsanstieg berichtet Pfau erstmals am 27. August 1918: „Die Spanische Grippe tritt wieder auf, sie erfasst meistens Kinder, sie äußert sich durch hohes Fieber und Kopfweh.“[28] Zwei Tage später: „Die Spanische Grippe greift in den Schulen um sich, zumal die Widerstandskraft der Kinder infolge der Ernährungsschwierigkeiten gebrochen ist.“[29] Diese Häufung unter Schulkindern führt dann dazu, dass im Oktober 1918 (!) der Krisenstab erneut zusammentritt. Ein Vater hatte sich in einem Leserbrief beschwert: Von 70 Schülern einer Jahrgangsstufe seien 40 erkrankt. Wieso würden die Schulen nicht wie in anderen Städten auch geschlossen?[30] Der Bezirksarzt Dr. Löffler (heute würde man sagen: der Leiter des Gesundheitsamtes) berichtete darauf hin dem Stadtrat, in der Martinschule seien von 393 männlichen Schülern 168 erkrankt, von 382 weiblichen 133.[31] Auf seinen Rat hin wurden die Schulen geschlossen und eine konsequente Desinfektion der Gebäude durchgeführt. Weitere Hinweise auf die Epidemie finden sich in den städtischen Akten nicht mehr.

Dafür erwähnt Christian Pfau das Thema ab Oktober 1918 häufiger, oft sogar täglich. Trotzdem beherrschen bei weitem die Kriegsereignisse seine ausführlichen Niederschriften. Hier einige Zitate: „Grippe-Genesende sind schwerhörig geworden.“[32] Am 16. Oktober: „hunderte von Menschen erkrankt, die Todesfälle mehren sich.“[33] Zwei Tage später: „Die Grippe greift fortwährend um sich und fordert fortgesetzt Opfer, die sämtlichen Volksschulen wurden geschlossen.“[34] Und in einem zweiten Eintrag am selben Tag: „Es liegen ganze Familien an dieser Krankheit darnieder. Oft liegt im Umlande die halbe Einwohnerschaft eines Ortes darnieder [...]. Die Ärzte sind Tag und Nacht auf den Beinen [...]. Schwangere sterben auffallend.“[35] Trotz der beunruhigend hohen Infektionszahlen gab es keinerlei Einschränkungen des öffentlichen Lebens; selbst die Herbstmesse fand statt.[36]

Am 29. Oktober beschreibt Pfau dann dramatische Auswirkungen der hohen Krankenstände: Die Tätigkeit in vielen Betrieben sei beeinträchtigt. Das Gaswerk könne seinen Betrieb nur noch stundenweise aufrechterhalten.[37] Dann tritt die Seuche erst einmal wieder in den Hintergrund seiner Aufzeichnungen, die nun von den Ereignissen und Auswirkungen der Revolution beherrscht werden. Am 11. Dezember vermerkt er allerdings dies: „Zur Zeit herrscht dahier große Sterblichkeit, mit der Widerstandskraft ist es infolge der nunmehr 4½ Jahre dauernden Hungerperiode eben vorbei.“[38]

Wie hoch war die Sterblichkeit aber wirklich? Gegen Ende dieses Tagebuchbandes hat Pfau die Zahlen des Standesamtes der Jahre 1914 bis 1918 detailliert eingetragen, und zwar Eheschließungen, Lebendgeburten, Totgeburten, Missgeburten, Sterbefällen und kriegsbe-

27 Ebd., C 2 + 11008.
28 Ebd., D 2072 + 39/17, S. 242.
29 Ebd., D 2072 + 39/17, S. 245.
30 Ebd., C 2 + 11008.
31 Ebd., C 2 + 11008.
32 Ebd., D 2072 + 39/18, S. 31.
33 Ebd., D 2072 + 39/18, S. 44.
34 Ebd., D 2072 + 39/18, S. 49.
35 Ebd., D 2072 + 39/18, S. 50.
36 Ebd., D 2072 + 39/18, S. 69.
37 Ebd., D 2072 + 39/18, S. 83.
38 Ebd., D 2072 + 39/18, S. 204.

dingten Todesfällen. Alles weiter aufgeschlüsselt nach Geschlecht und Konfession, bei den Geburten zudem unterschieden zwischen ehelich und unehelich.[39] Dabei zeigt sich in der Statistik (sie spart Kriegsopfern aus), dass es im Jahr 1918 (bei einer Bevölkerungszahl von 48.000) nur 60 Todesfälle mehr gab, als im Jahr 1914 (bei einer Bevölkerungszahl von 40.000). Dramatisch kann also die Grippeepidemie 1918 nicht verlaufen sein.

Aber die Pandemie war ja noch nicht vorüber. Ein Eintrag Christian Pfaus vom 12. Januar 1919 lautet so: „Die Grippe tritt zur Zeit mit besonderer Heftigkeit auf, Lungen und Rippenfellentzündungen raffen viele Leute dahin. Der Tod tritt schon nach kurzer Krankheitsdauer ein. Die Krankheit verbreitet sich schnell [...]. Keine Widerstandskraft der Leute."[40] In den folgenden Wochen finden sich in dem Tagebuch nur gelegentlich knappe Hinweise auf die Influenza, die weiterhin als „heftig" oder „bösartig" beschrieben wird.

Am 2. April 1919 dann erneut eine ausführlichere Notiz: „Die Grippe tritt wieder stärker auf, viele Leute liegen schwerkrank darnieder. Die Sterblichkeit unter den Kindern nimmt fortgesetzt zu, da die Ernährungsschwierigkeiten immer größer werden."[41] Nähere Hintergrundinformationen zur Pandemie-Lage fehlen. Wichtiger sind für Pfau die Vorkommnisse um die Räterepublik in München, der Umzug der Regierung Hoffmann nach Bamberg, Schießereien in der Stadt, die Aufstellung von Freikorps, die gegen München marschieren sollen, sowie die Angst vor einem Einmarsch der Franzosen nach Bayern.

Die Grippe wird in den folgenden Eintragungen bis Dezember 1921 immer wieder einmal erwähnt, vereinzelt knapp, gelegentlich aber auch dramatisch. Im Januar 1921 etwa dies: „Die Grippe breitet sich weiter aus. Geschlechtskrankheiten machen sich bemerkbar."[42] Oder, dramatischer, am 8. Juni: „Die Grippe tritt wieder auf, sie hat meist Lungen und Rippenfellentzündungen im Gefolge. Auch Schlaganfälle mit meist tödlichem Ausgang treten in letzter Zeit häufig in Erscheinung. Viele Leute leiden infolge der nunmehr sehr lange andauernden schweren Zeiten an massiver Erschöpfung."[43]

Im Dezember 1921 gibt es fast täglich neue Eintragungen, so am 14. dieses Monats: „Die Grippe weitet sich immer weiter aus, sie greift auch in das Gehirn über und erzeugt so eiterige Stellen dort, die sogenannte Gehirngrippe, es ist dies die gefährlichste Art dieser Krankheit."[44] Die Notizen klingen alle wenig hoffnungsvoll, mehrfach wird vom „Wüten der Krankheit" und „abnorm hoher Sterblichkeit" gesprochen. Am 23. Dezember herrscht keine Weihnachtsvorfreude: „Die Grippe wütet weiter in dieser Stadt. Zigtausende von Menschen liegen krank darnieder. Seit Menschengedenken ist es nicht mehr dagewesen, dass eine Seuche derart heftig wie zur Zeit in Bamberg aufgetreten ist. Es war auch nie der Fall, dass, wie es seit einigen Tagen geschieht, zwei Leichenwägen dahier in Tätigkeit treten mussten."[45]

Über staatliche Maßnahmen in dieser katastrophalen Lage findet sich kein Hinweis. Da Christian Pfau wirklich über alles ihm Wichtige in der Stadt berichtet hat, muss man davon ausgehen, dass der Magistrat – angesichts anderer drängender Probleme von öffentlicher Sicherheit bis hin zu der hoffnungslosen Ver-

---

39 Ebd., D 2072 + 39/18, S. 248–250.
40 Ebd., D 2072 + 39/19, S. 28.
41 Ebd., D 2072 + 39/20, S. 3.
42 Ebd., D 2072 + 39/24, S. 18.
43 Ebd., D 2072 + 39/24, S. 159.
44 Ebd., D 2072 + 39/24, S. 339.
45 Ebd., D 2072 + 39/24, S. 344.

sorgungslage – die Seuche weitgehend ignoriert hat. Die Tagebucheintragungen bleiben bis März 1922 bei diesem dramatischen Tenor.

Aber was sagt die Statistik? Die konnte Pfau wieder von Angaben des Standesamtes in sein Tagebuch übertragen: diesmal sogar für den Zeitraum von zehn Jahren ab 1911 und genauso detailliert und differenziert wie 1918. Die Gesamtzahl der Todesfälle lag, trotz wachsender Einwohnerzahl, in den Jahren 1919–1921 unter den Sterbezahlen von 1914 und 1918. Im Jahr 1920 waren über 250 Personen weniger gestorben als 1918, im Jahr 1921 über 260 weniger.[46]

Es gibt weitere Belege dafür, dass die Opferzahlen nicht so hoch waren, wie im Schrecken des Alltags allgemein empfunden. So berichtet der Leiter der Heil- und Pflegeanstalt St. Getreu Dr. Amandus Bott, der einen Teil seines Krankenhauses als Lazarett zur Verfügung stellen musste, es seien während der Influenza-Epidemie nur zwei Personen an der Grippe erkrankt und diese seien auch schon krank aufgenommen worden. Über Todesfälle berichtet er überhaupt nicht.[47] Auch Christian Pfau bestätigt die recht niedrige Sterbequote in Lazaretten an anderer Stelle. Unter dem 30. Juni 1919 findet sich der Eintrag, das Ordenslazarett in der Neuen Residenz, das seit 1914 bestanden habe, sei mit Ende des Monats aufgelöst worden. In diesen fünf Jahren seien dort 2875 Verwundete bzw. Erkrankte behandelt worden; davon seien (nur) fünf verstorben.[48] Am 7. März 2022 schreibt Pfau eine letzte Notiz zur Spanischen Grippe in Bamberg: „Die Grippe nimmt ab, diese heimtückische Krankheit hat viele hunderte Menschen in dieser Stadt hinweggerafft."[49]

War es wirklich immer die „Spanische Grippe", deren Schrecken Pfau beschreibt? Diese Frage gilt insbesondere auch seinen Notizen zu den Jahren 1921 und 1922. Ein Erregernachweis war damals nicht möglich! Es können also durchaus auch andere, vielleicht sogar harmlosere Keime gewesen sein, von denen die durch Hunger und Entbehrung geschwächten Menschen befallen wurden. Selbst britische Forschungen gehen davon aus, dass durch die „Hungerblockade" der Royal Navy 478.000 Zivilisten im Kaiserreich starben. Daneben lag die Zahl der Tuberkulosetoden um 160.000 über der in Friedenszeiten. Die Zahl der Influenzaopfer in Deutschland schätzt diese Studie auf „nur" 180.000.[50]

Von Scharlach ...

So dramatisch die folgenden Jahre auch waren – von den Wirren der Weimarer Republik über die Schreckensherrschaft der Nationalsozialisten und den Bombenkrieg bis hin zu den entbehrungsreichen Nachkriegsjahren –: Seuchen gab es in der Region Bamberg nicht mehr! Ein gut funktionierendes öffentliches Gesundheitswesen mit Meldepflicht, Quarantäne und Desinfektionsvorschriften sorgten dafür, dass Infektionskrankheiten eingedämmt blieben.

Ausführliche Vorschriften und Maßnahmen sind in einer Akte der Stadtverwaltung dokumentiert.[51] Auch während des Zweiten Weltkrieges brechen in der Stadt nicht die typischen Kriegsseuchen aus, weil rasch und effizient gehandelt wird. Hierzu nur ein Beispiel: Im November 1940 befinden sich 70 Hamburger Kinder mit ihren Betreuerinnen zur Erho-

46 Ebd., D 2072 + 39/24, S. 349.
47 Ebd., C 2 + 46551.
48 Ebd., D 2072 + 39/20, S. 228.
49 Ebd., D 2072 + 39/25, S. 28.
50 Winter 2013, S. 461.
51 Stadtarchiv Bamberg, C 2 +10622.

lung in der Jugendherberge am Volkspark.[52] Am 25. November erkranken fünf dieser Kinder an Scharlach.[53] Die Einrichtung wird unter Quarantäne gestellt, zwei Erkrankte werden ins Krankenhaus eingewiesen. Nach wenigen Tagen gibt es weitere 15 Verdachtsfälle, so dass 23 der Kinder in die Maria-Hilf-Anstalt[54] verlegt werden und weitere neun ins Krankenhaus müssen. 19 Erkrankte werden im Krankenzimmer der Jungendherberge behandelt. Bei einem Kind im Krankenhaus wird zusätzlich die Ruhr nachgewiesen, ein weiteres Kind ist Träger und Ausscheider dieser Erkrankung. Bei allen Kindern wird sicherheitshalber auch noch ein Diphtherie-Abstrich von der Gesundheitsbehörde durchgeführt, der in allen Fällen negativ ausfällt. Am 23. Dezember 1940 ist der Ausbruch überwunden.

... Typhus ...

Gegen Ende des Zweiten Weltkrieges wird die Ernährungslage der Bevölkerung und die medizinische Versorgung zunehmend schlechter. Anders als am Ende des Ersten Weltkrieges, bei dem die Verwaltungsstrukturen in Deutschland erhalten geblieben waren, bricht im Mai 1945 die öffentliche Daseinsfürsorge völlig zusammen und muss nach dem Einmarsch von der amerikanischen Besatzungsbehörde langsam wiederaufgebaut werden.

Pressemeldungen über Infektionskrankheiten in dieser Periode sind spärlich. Die neu entstandenen freien Medien berichteten über die weltpolitischen Ereignisse und vor allem über die Verbrechen des „Dritten Reiches“. Erschwert wurde die Versorgungslage in Bamberg durch den ungebremsten Zuzug von Flüchtlingen und Vertriebenen, die nur notdürftig untergebracht werden konnten. Teilweise wurden sie in Privatwohnungen zwangseingewiesen, teilweise in sechs ausgewiesenen „Flüchtlingslagern“ beherbergt, eines davon eingerichtet im „Tietz-Haus“.[55]

Über die katastrophalen Zustände dort schreibt der damalige Redakteur der Tageszeitung „Fränkischer Tag“ Rudolf Albart (1920–2007): „Nach der totalen Ausplünderung und Demolierung waren die Räume in einem trostlosen Zustand. Keine Türe war mehr intakt, die Fenster waren zerschlagen, selbst das Dach hatte Löcher und Risse, so daß Regen und Wind ungehindert durch alle Ritzen zogen. Die Fußböden waren vom Regenwasser aufgeweicht. Es war kaum noch ein Leben zu nennen, was die in das Lager eingewiesenen Menschen führen mussten. Sie hockten in drangvoll fürchterlicher Enge unter-, neben- und übereinander, soweit hölzerne Bettkästen vorhanden waren, aber die meisten schliefen auf dem Fußboden. Eine Waschgelegenheit war so gut wie nicht vorhanden. Die sanitären Einrichtungen waren zum größten Teil zerstört und unbrauchbar [...]. An einer Mauer des sonnenlosen, düsteren Hofes reihte sich Herdstelle an Herdstelle, aus einigen Ziegelsteinen zusammengeschichtet. [...]. Zwar war eine Klosett-Wache gebildet worden, die die sanitären Einrichtungen zu überwachen hatte, aber es war trotzdem fürchterlich. In einem Stockwerk gab es für 800 Menschen sechs Klosetts.“[56]

Schließlich sind es über 4500 Menschen, die in diesem Lager zusammengepfercht sind. Im August 1945 bricht dort der Typhus aus. Etwa 40 Insassen erkranken und werden in das Lazarett in der Luitpoldschule verlegt. 80 Typhusverdächtige verbleiben im Gebäude des Kaufhauses, das für sechs Wochen mit seinen über 4000 „Bewohnern“ unter Quarantäne

52 Heute: AWO-Kindergarten, Pödeldorfer Straße 178.
53 Zum gesamten Vorgang: Stadtarchiv Bamberg, C 2 + 10622, Nr. 2974.
54 Seinerzeit ein Mädcheninternat.
55 Das vormalige „Hertie“-Kaufhaus wurde im Jahre 2000 zu einem „Karstadt“-Kaufhaus.
56 Albart 1953, S. 109–111.

gestellt wird, scharf bewacht von der amerikanischen Militärpolizei. Dr. Karl Dietzel, der später als Internist in der Balthasar-Neumann-Straße im Haingebiet niedergelassen war, betreute die Erkrankten und übrigen Flüchtlinge im „Tietz“. Ihm gelang es, die Seuche in den Griff zu bekommen. Niemand verstarb hier an Typhus. Ein Flüchtlingskind erfror während der kalten Jahreszeit.[57]

Rudolf Albart schildert eine makabre Episode aus dieser Zeit: „Unheimlich aber war anzusehen gewesen, wie eine ganze Anzahl der abgesperrten Insassen sich im Lichthof mit Tanzen die Zeit vertrieb. „Tanzender Typhus“ nannten sie es in ihrem Galgenhumor und ermunterten die Ziehharmonikaspieler unermüdlich. Nebenan, nur durch eine Brandmauer getrennt, knieten die Beter in St. Martin und flehten um Verschonung der Stadt vor einer Typhus-Epidemie. Man fühlte sich in mittelalterliche Zeiten, als die Pest umging, versetzt.“[58]

Die Angst vor einem weiteren Typhusausbruch zieht sich durch die gesamte unmittelbare Nachkriegszeit. Dazu nur ein Beispiel: Im Juli 1947 wird der Bamberger Gesundheitsbehörde gemeldet, ein neun Monate alter Säugling aus Bamberg sei in der Universitätsklinik Erlangen an Typhus verstorben.[59] Die Behörde ermittelte die genaueren Umstände der Wohnsituation, der hygienischen Verhältnisse mit Waschmöglichkeit und Toilette und entlarvte schließlich eine Milchhandlung in der Nachbarschaft als Ausbruchsherd. Das Amt kümmerte sich um die Quarantäne mit entsprechenden Umgebungsuntersuchungen, Schulverboten, Aufstellen von Warntafeln, Abschluss-Desinfektion und Typhus-Impfungen.

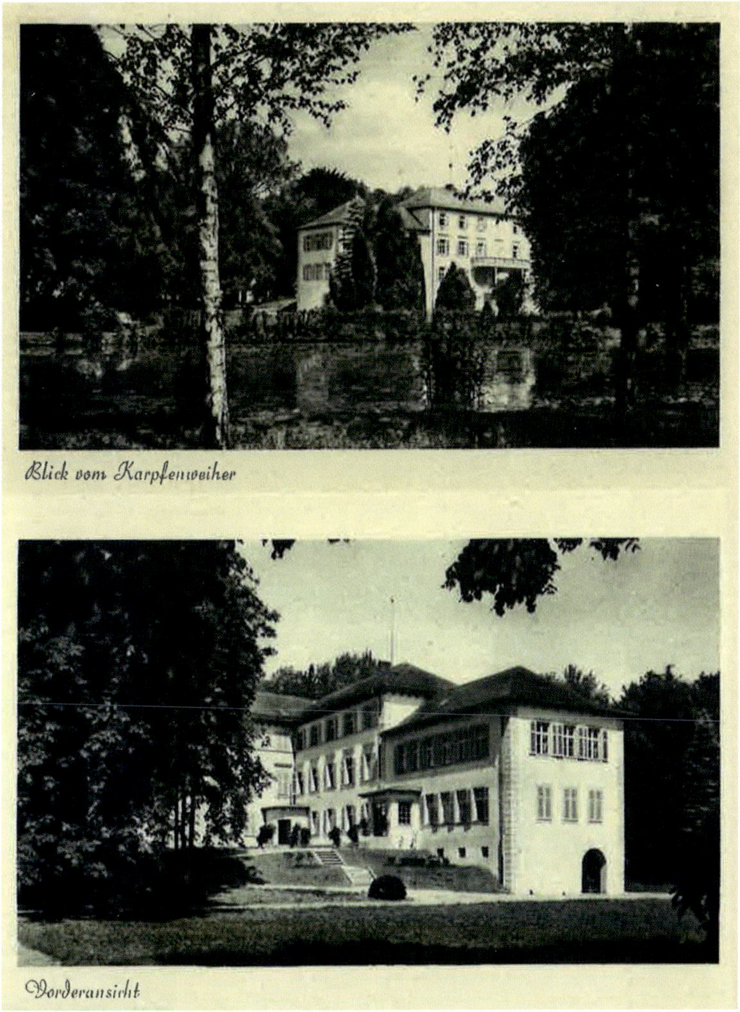

Abb. 3: Das Schloss Burgellern 1936. Ansichtskarten des N.S.V Mütterheims Burgellern. Privatbesitz | Repro Sophie Krackhardt.

57 Ebd., S. 115.
58 Ebd., S. 113.
59 Zum gesamten Vorgang: Stadtarchiv Bamberg, C 2 + 10606, Nr. 5d.

... Tuberkulose ...

Auch mit der Tuberkulose war die Bamberger Gesundheitsbehörde ständig beschäftigt. Bevor es Chemotherapeutika gab, war die Erkrankung nicht heilbar und man musste sich darauf beschränken, deren weitere Ausbreitung zu unterbinden. Bei schlechter Ernährungslage verstarben die Erkrankten schneller und Gesunde konnten sich leichter infizieren.

Da auch hier die vorhandenen stationären Plätze nicht ausreichten, wurde das Schloss Burgellern bei Scheßlitz als Außenstelle des Bamberger Krankenhauses für Tbc-Kranke genutzt.[60] Im Jahre 1726 als Sommerresidenz des Dompropstes Marquard Wilhelm Graf von Schönborn (1683–1770) errichtet, war diesem Schloss eine wechselvolle Geschichte beschieden. 1934 wurde es durch die Nationalsozialistische Volkswohlfahrt (NSV) für ein von ihr dort eingerichtetes Müttererholungsheim angemietet; 1936 konnte die NSV die Liegenschaft käuflich erwerben. Seit Beginn des Zweiten Weltkrieges wurde das Schloss als Hilfslazarett benutzt. 1944/45 wurde dort eine Außenstelle der Bamberger Entbindungsanstalt eröffnet, in der über 1500 „Schlosskinder" zur Welt kamen. Die Stadt betrieb diese Einrichtung bis zum November 1960. Nach Nutzungen als Lungenheilstätte sowie als Schulungszentrum und nach langem anschließendem Leerstand wurde das Schloss ab 2005 zum Hotel mit Restaurant umgebaut.[61]

... und Veronika Dankeschön

Eine weitere Infektionskrankheit gab dem städtischen Gesundheitswesen zu schaffen. Bamberg gehörte bereits im Ersten Weltkrieg aufgrund seiner militärischen Infrastruktur zu den Bayerischen Städten mit der höchsten Zahl an Militärpersonen, die hier zur Ausbildung bzw. zur Rekonvaleszenz untergebracht waren.

Diese Infrastruktur, die im „Dritten Reich" weiter ausgebaut worden war, nutzten jetzt die amerikanischen Streitkräfte weiter. Die Stadt beherbergte bis zum ersten Golfkrieg eine der größten US-Garnisonen in der BRD. Und wie bereits im Ersten Weltkrieg, als Christian Pfau den Zuzug von Prostituierten aus dem ganzen Reich nach Bamberg beklagte[62], so war es auch

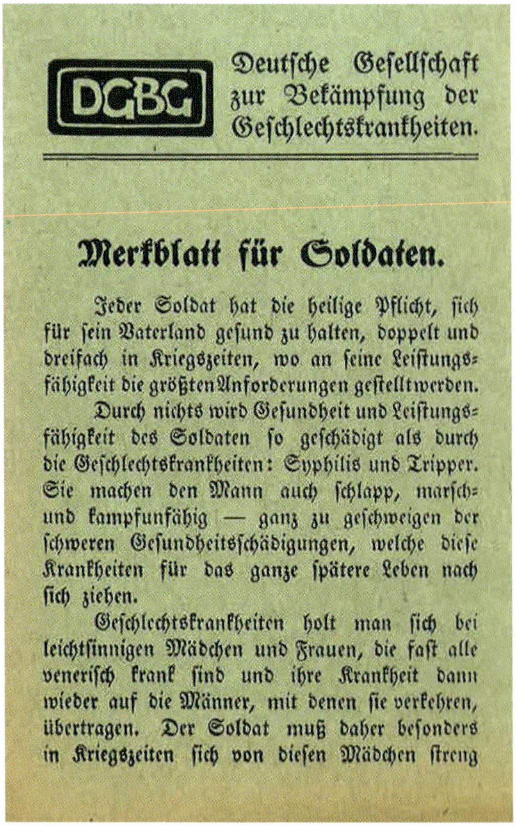

DGBG Deutsche Gesellschaft zur Bekämpfung der Geschlechtskrankheiten.

Merkblatt für Soldaten.

Jeder Soldat hat die heilige Pflicht, sich für sein Vaterland gesund zu halten, doppelt und dreifach in Kriegszeiten, wo an seine Leistungsfähigkeit die größten Anforderungen gestellt werden.

Durch nichts wird Gesundheit und Leistungsfähigkeit des Soldaten so geschädigt als durch die Geschlechtskrankheiten: Syphilis und Tripper. Sie machen den Mann auch schlapp, marsch- und kampfunfähig — ganz zu geschweigen der schweren Gesundheitsschädigungen, welche diese Krankheiten für das ganze spätere Leben nach sich ziehen.

Geschlechtskrankheiten holt man sich bei leichtsinnigen Mädchen und Frauen, die fast alle venerisch krank sind und ihre Krankheit dann wieder auf die Männer, mit denen sie verkehren, übertragen. Der Soldat muß daher besonders in Kriegszeiten sich von diesen Mädchen streng

Abb. 4: Zu allen Zeiten war die Einsatzfähigkeit der Armeen durch Geschlechtskrankheiten beeinträchtigt. Um diesem Übel vorzubeugen, appellierte die Deutsche Heeresführung im Ersten Weltkrieg an die patriotische Gesinnung der Soldaten und warb für „Enthaltsamkeit". Privatbesitz | Repro Sophie Krackhardt.

---

60 Stadtarchiv Bamberg, C 2 + HR 569/2.

61 Ebd., C 2 + HR 569/16. – Über Nutzungen des Schlosses Burgellern zwischen 1933 und 1965 siehe Kastner 2015, S. 182–192.

62 Stadtarchiv Bamberg, D 2072 + 39/24, S. 18.

in der Zeit nach dem Ende des Zweiten Weltkrieges. Die Sittenpolizei legte im Juli 1946 eine Kartei an, in der 5000 Prostituierte erfasst waren, bei einer Gesamtzahl von 75.000 Einwohnern. Aus dem gesamten zerschlagenen Reich waren Frauen nach Bamberg geeilt, um an die Dollars der US-Soldaten zu kommen. Die Bamberger nannten die so beschäftigten Damen „AMIzonen".[63]

Zwischen 1947 und 1954 waren ständig durchschnittlich 210 an Syphilis- oder Gonorrhoe-Erkrankte in Behandlung (das entspricht 0,3 % der Stadtbevölkerung). Jahrelang wurde dazu das Behelfslazarett in der Luitpoldschule benutzt. Später richtete man eine Dermatologische Klinik kasernennah in der Weißenburgstraße 2 ein, die der Chefarzt Dr. Anton Beck leitete.[64] Syphilis und Gonorrhoe, im Englischen als „venereal disease" (Geschlechtskrankheiten) bezeichnet, wurden im militärischen Schriftverkehr mit „V.D." abgekürzt. Die Deutschen machten daraus den deutlich sympathischer klingenden Namen: „Veronika Dankeschön".[65]

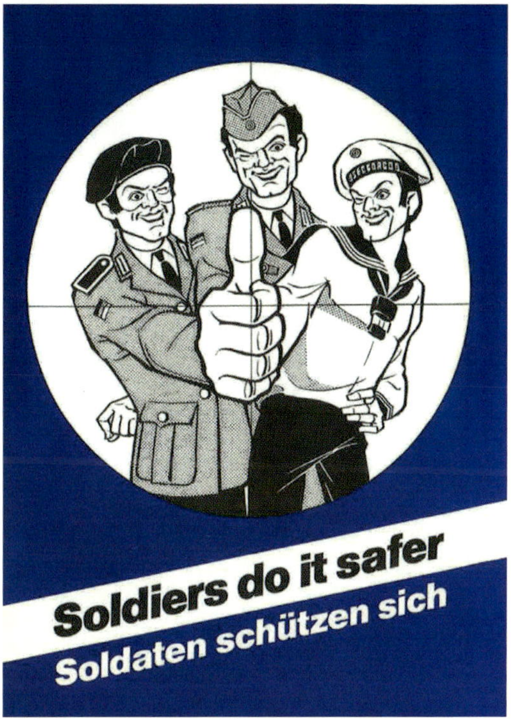

Abb. 5: Die Bundeswehr setzte auf Kondomgebrauch und warb für deren Gebrauch um 1990 mit einer Aufklärungsbroschüre im Comicstil. Privatbesitz | Repro Sophie Krackhardt.

Archivalische Quellen / Stadtarchiv Bamberg:

BS (T) + 483 Pfau, Christian.
C 2 + 10595 (Typhuskrankheit. Beiakte: Bekämpfung des Typhus, hier: Schutzimpfung).
C 2 +10606, Nr. 5d (Bekämpfung übertragbarer Krankheiten, Typhus [Verdacht], 1947–1948).
C 2 + 10622 (Bekämpfung übertragbarer Krankheiten).
C 2 + 10922 (Auftreten der Influenza [Grippe]).
C 2 + 10926 (Maßregeln gegen die Cholera).
C 2 + 10938 (Maßregeln gegen die Verbreitung der asiatischen Cholera).
C 2 + 10938a (Maßregeln gegen die Verbreitung der asiatischen Cholera. Beiakte, 1892).
C 2 + 11008 (Spanische Grippe).
C 2 + 13784 (Krankenhaus Bamberg, 1914–1948).
C 2 + 13867 (Walderholungsstätte).
C 2 + 46551 (Der Stand der Irrenanstalt und Erstattung der Jahresberichte, Band II).
C 2 + 61862 (Impfbuch über Pockenschutzimpfung, 1914–1918).
C 2 HR + 569/1 und C 2 HR + 569/16 (Hilfskrankenhäuser, Abwasserbeseitigung und Betrieb einer Kläranlage in der Lungenheilstätte Burgellern).

63 Albart 1979, S. 193.
64 Stadt Bamberg: Einwohnerbuch 1950, 3. Abt., S. 65.
65 Albart 1979, S. 193.

C 52 + 868 (Infektionen).
D 2072 + 39/1 bis 39/27 (Christian Pfau: Chronik der Stadt Bamberg, 1914–1924).

Literatur:

Albart, Rudolf: Die letzten und die ersten Tage. Bamberger Kriegstagebuch 1944/46, Bamberg 1953.

Albart, Rudolf: Die Jahrhundertmitte. Vom Hakenkreuz zum Sternenbanner. Ein Bamberg-Report, Bamberg 1979.

Bauer, Frieder Nikolaus Christian: Die Spanische Grippe in der deutschen Armee 1918. Verlauf und Reaktionen (Düsseldorfer Texte zur Medizingeschichte 10), Göttingen 2016.

Bettenhofer, Max von: Was man gegen Cholera thun kann. Ansprache an das Publikum. Im Auftrag des Gesundheitsrathes der Königlichen Haupt- und Residenzstadt München, München 1873.

Brandner, Andreas: Bamberg, eine Lazarettstadt im 1. Weltkrieg, in: Bericht des Historischen Vereins Bamberg 149 (2013), S. 257–289.

Brandner, Andreas: „Die Verwundeten werden es bei uns gut haben". Bamberg als Lazarettstadt im Ersten Weltkrieg, in: Bamberger Medizingeschichten. Medizingeschichtlicher Rundweg durch Bamberg. Hrsg. vom Ärztlichen Kreisverband Bamberg, Bamberg 2020, S. 141–146.

Braun, Lothar: Die Sammlung von Siegelabdrucken des Historischen Vereins Bamberg, in: Bericht des Historischen Vereins Bamberg 130 (1994), S. 303–315.

Hempel, Sandra / Johns, Lovell: Atlas der Seuchen. Epidemien der Weltgeschichte. Vom Aussatz bis zum Coronavirus, Kerkdriel 2021.

Jünger, Ernst: In Stahlgewittern, 27. Aufl., Stuttgart 1981.

Kastner, Manfred: Persönliche Chronik zur Geschichte des Schlosses von Burgellern. Eine Sammlung geschichtlicher Daten vom Reisberg, dem Haus Giech und der Förtsche von Thurnau, der Andechs-Meranier und des Bamberger Domkapitels bis hin zur Gegenwart, Norderstedt 2015.

Rengeling, David: Vom geduldigen Ausharren zur allumfassenden Prävention. Grippe-Pandemien im Spiegel von Wissenschaft, Politik und Öffentlichkeit, Baden-Baden 2017.

Salfellner, Harald: Die Spanische Grippe. Eine Geschichte der Pandemie von 1918, 2., erw. Aufl., Haselbach 2020.

Spinney, Laura: 1918 – die Welt im Fieber. Wie die Spanische Grippe die Gesellschaft veränderte, 11. Aufl., München 2021.

Stadt Bamberg (Hrsg.): Einwohnerbuch Bamberg 1950. Nach amtlichen Stellen bearbeitet mit einem Stadtplan, Bamberg 1950.

Tucholsky, Kurt: Gesammelte Werke in zehn Bänden, Bd. 1, Reinbek bei Hamburg 1975.

Wartena, Sybe: Zwischen Gestern und Heute. Die Nutzung der Residenz Bamberg nach 1903, in: Erichsen, Johannes / Heinemann, Katharina / Janis, Katrin (Hrsg.): KaiserRäume – KaiserTräume. Forschen und Restaurieren in der Bamberger Residenz. Begleitbuch zur Ausstellung in der Bamberger Residenz, veranstaltet von der Bayerischen Verwaltung der Staatlichen Schlösser, Gärten und Seen, München 2007, S. 211–213.

Winter, Jay: The Cambridge History of the First World War, 3 Bde., Cambridge (u. a.) 2014.

Die Dauer einer gewöhnlichen Hausgrippe ist bei ärztlicher Behandlung drei Wochen, ohne ärztliche Behandlung 21 Tage.[1]

Der „Schrecken aus Fernost" in Zeiten des Wirtschaftswunders – Die letzten Pandemien des 20. Jahrhunderts in Bamberg

Georg Knoblach

Die Asiatische Grippe ...

Im Frühjahr 1957 kam es in China zu einer ungewöhnlichen Häufung von Erkältungskrankheiten. Die Wissenschaftler dort machten bald einen neuen Virussubtyp für diese Erkrankungswelle verantwortlich, eine Kombination aus einem menschenpathogenen Grippekeim und einem Subtyp der Geflügelpest.

Da China zunächst den Ausbruch der Krankheit verschwieg, wurde sie erstmals im Mai 1957 in Singapur beschrieben und deswegen zunächst Singapur-Grippe genannt. Das Virus, das hoch ansteckend war, verbreitete sich weltweit. Die Krankheit verlief im Allgemeinen als ein kurzer, aber heftiger hochfieberhafter Infekt. Chronisch Kranke, Säuglinge und Unterernährte waren anfällig für Folgeerkrankungen. Die Bevölkerungsgruppe der über 70-Jährigen erkrankte auffallend seltener, so dass man wieder vermutete, der Keim könnte mit dem Subtyp der Russischen Grippe von 1885–1889 verwandt oder gar identisch sein.[2]

... wird auch in Bamberg ein Thema

In der regionalen Tagespresse ist die neue Krankheit am 21. September 1957 erstmals Thema, unter der Schlagzeile: „Die asiatische Grippe geht um: Unbekanntes Virus setzt die Welt in Schrecken."[3] Im betreffenden Artikel wird berichtet, die Grippeepidemie sei jetzt in Deutschland angekommen. So furchterregend ihr Name sei, so ausgesprochen milde sei die Erkrankung selbst. Sie sei zwar hochansteckend, würde heftig und schnell ausbrechen, mit Fieber und Kopfschmerzen für zwei bis drei Tage, würde dann aber nach einer Rekonvaleszenz von weiteren zwei bis drei Tagen vorbei sein.

Da eine Impfung zu teuer sei und auch mindestens 14 Tage vor einer Infektion gegeben werden müsse, würde die Firma Behring nur wenig Impfstoff produzieren, für „krisenwichtiges" Personal. In den USA, in der die Pandemie drei Monate früher ankam, sei hingegen schon eine Massenproduktion des Impfstoffes gestartet worden. Eine Firma dort würde zur Impfstoffherstellung 150.000 Eier

1 Kurt Tucholsky: Rezepte gegen Grippe (1931). Nach Tucholsky 1998, S. 42–42, hier S. 42.
2 Hempel 2021, S. 29.
3 Fränkischer Tag 21.09.1957 (Nr. 218), S. 3.

pro Tag verbrauchen. Die USA verfügten bereits über 10 Millionen Impfdosen. Zur Vorbeugung wird das Lutschen von desinfizierenden Formalin-Pastillen[4] empfohlen. Englische Wissenschaftler seien der Meinung, das Virus könne durch die vielen Atombombentests entstanden sein. In Deutschland macht man eher den auffallend verregneten und kühlen Sommer verantwortlich.

Deeskalation und gutgemeinte Ratschläge

Im Regionalteil der Zeitung meldet sich das Bamberger Gesundheitsamt zu Wort, unter der Überschrift: „Höhepunkt der Grippewelle ist noch nicht überschritten. Gesundheitsamt: Trotzdem kein Grund zu einer Beunruhigung."[5] Der Leiter, Obermedizinalrat Dr. Klinger, beruhigt die Bevölkerung: Trotz einiger explosionsartiger Ausbrüche handele es sich um eine harmlose Erkrankung. So seien an einem Tag in Oberhaid 30 % aller Schüler erkrankt, viele Infizierte gebe es auch im Alten Gymnasium und in der Martinsschule. Bis heute sei man nicht in der Lage das Virus nachzuweisen (!), es werde jetzt aber in Bayern die staatliche bakteriologische Untersuchungsanstalt eine eigene virologische Abteilung als Dauereinrichtung aufbauen. Der Amtsarzt gibt dann noch Empfehlungen, wie man sich vor der Grippe schützen könne. Er nennt Spaziergänge, ausreichend Schlaf und das Meiden von Menschenansammlungen. Die wichtigsten Hygienetipps fehlen bei seinen Empfehlungen: kein Hinweis auf häufiges Händewaschen, Vermeiden von Händeschütteln und eine vernünftige Husten- und Nies-Hygiene.

Wenige Tage später hat sich die Epidemie weiter ausgebreitet: „Grippewelle erzwingt Schulferien."[6] Es wird berichtet, das Neue Gymnasium werde ab sofort geschlossen, da dort 300 Schüler erkrankt seien. In „Grippeferien" werden auch die Schüler von Oberhaid und Gundelsheim für acht bzw. zehn Tage geschickt. Zu einer generellen Schulschließung

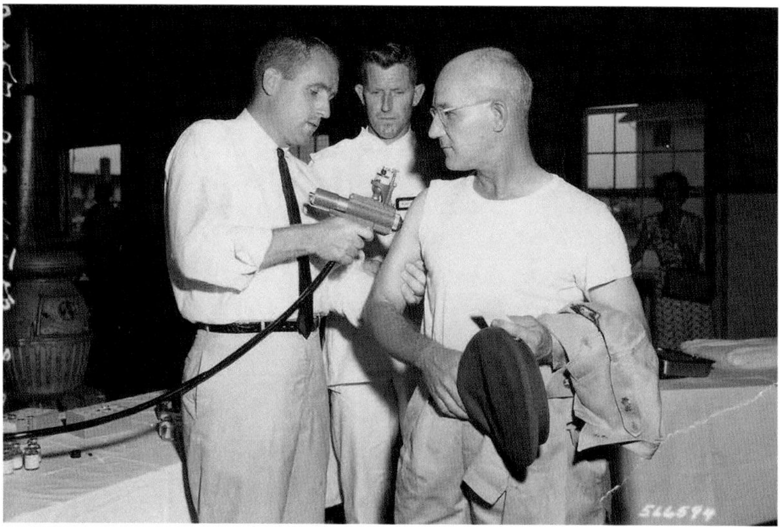

Abb. 1: Am 26. August 1959 wurde erstmals eine Impfpistole zur Typhusimpfung bei der US-Army eingesetzt (National Museum of Health and Medicine, Silver Spring, Maryland | Roy C. McManus).

4 Formalin gilt heute als krebsauslösend.
5 Fränkischer Tag 21.09.1957 (Nr. 218), S. 3.
6 Ebd., 27.09.1957 (Nr. 223), S. 11.

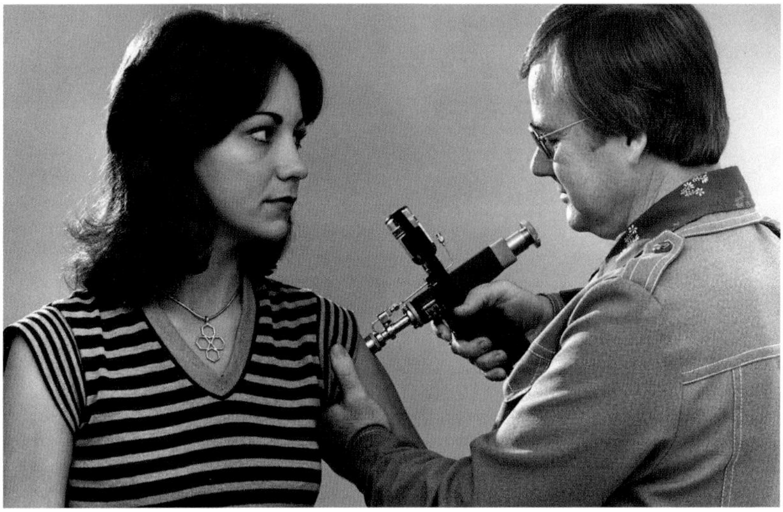

Abb. 2: Mit der Impfpistole konnten in kurzer Zeit viele Personen geimpft werden. So wurden in den USA im Jahre 1976 innerhalb von nur zehn Wochen 50 Millionen Menschen gegen ein Schweinegrippevirus geimpft. Seit man weiß, dass bei dieser Art von Impfung etwa Hepatitis oder HIV übertragen werden könnten, findet sie nur noch in der Tiermedizin Verwendung (Centers for Disease Control and Prevention, Centers for Disease Control and Prevention, Atlanta, Georgia).

in der Region oder gar in ganz Bayern – so wie wir es bei Corona erlebt haben – kommt es während der gesamten Epidemie nicht.

Anfang Oktober wird gemeldet, in den USA sei eine „Impfpistole“[7] erfunden worden, die nicht mit einer Nadel impfe, sondern durch Hochdruck das Serum in die Muskulatur presse. Hiermit sei es möglich, 400 Personen in einer Stunde zu impfen. Solche Impfpistolen[8] seien bereits bei der US-Army in Deutschland im Einsatz und sollten auch bald bei der Bundeswehr eingeführt werden.

Steigende Erkrankungszahlen und erste Opfer

Eine Woche später wirkt die Situation in der Region dramatischer. „Grippe immer folgenschwerer: 100 im Krankenhaus. Krankenstand schnellte innerhalb einer Woche um fast 1000 empor – Rat: Nicht verschleppen.“[9] Der Chefarzt der Inneren Medizin, Dr. Georg Hornung, berichtet von über 100 stationären Patienten, die knapp ein Drittel seiner Betten belegten. Im Allgemeinen verlaufe die Influenza zwar heftig, aber harmlos, bei Vorerkrankten gäbe es jedoch Komplikationen, wie etwa Lungenentzündungen. Es werden auch erste Opferzahlen bekanntgegeben. Von 15 Toten in Gesamtbayern[10] wird gesprochen und von 1146 in Deutschland.[11] Wenige Tage später wird die Zahl der Gesamttoten in Bayern bereits mit 96 angegeben zudem gäbe es in Bayern 190.000 Erkrankte.[12] Freilich sind diese Zahlen mit Vorsicht zu betrachten, wenn man an die Aussage Dr. Klingers denkt. Untersuchung zum Nachweis des Virus, so wie wir sie heute kennen, waren noch nicht flächendeckend möglich. Zudem gab es auch keine Meldepflicht für die Influenza. Die Opferzahlen dürften also deutlich höher liegen.

Dass die Sterblichkeit auffällig anstieg, zeigt eine Stadtratsdebatte Mitte Oktober. Es

7 Ebd., 03.10.1957 (Nr. 228), S. 7.
8 Diese Geräte kommen seit den 1980er Jahren aus hygienischen Gründen nicht mehr zum Einsatz.
9 Fränkischer Tag 10.10.1957 (Nr. 234), S. 12.
10 Ebd., 11.10.1957 (Nr. 235), S. 3.
11 Ebd., 14.10.1957 (Nr. 237), S. 3.
12 Ebd., 16.10.1957 (Nr. 239), S. 9.

wurde beantragt, „die aus dem Jahr 1821 stammende Leichenhalle durch ein neues Gebäude zu ersetzen, da das jetzige schnell an seine Kapazität stoße. So seien in der letzten Woche 21 Särge im Portikus gelagert worden. Da nicht ausreichend Platz vorhanden gewesen sei, hätten diese auch auf den Gängen gestanden.“[13] Die örtliche Krankenkasse AOK klagt, sie habe im Oktober bereits eine Million Krankengeld infolge der Grippe ausgeben müssen. Das gefährde ihren Finanzhaushalt. Gegenwärtig seien 7000 Versicherte erkrankt, das entspräche einem Krankenstand von 13,7 %. Zum Vergleich: Im Oktober 1956 habe der Krankenstand bei 3,12 % gelegen. Weil in den 1950er Jahren das Krankengeld noch bar in den Räumen der AOK ausbezahlt wurde, kam es zu einem Massenauflauf, so dass die Polizei Ordnung schaffen musste. Keine ideale Voraussetzung zum Eindämmen einer Epidemie! Den AOK-Angestellten würde Cebion[14] zur Verfügung gestellt, um ihre Abwehr zu stärken.[15]

Ende Oktober erscheint der letzte Zeitungsartikel zu diesem Thema. Unter der Schlagzeile: „Die Grippe hat ihren Höhepunkt wohl überschritten“ wird gemeldet, bis jetzt seien in Bayern 426.761 Personen erkrankt, davon seien 393 verstorben.[16] Danach verschwindet die Grippe im regionalen Blätterwald ebenso plötzlich, wie sie aufgetaucht war.

Die letzte Pandemie des 20. Jahrhunderts – die Hongkong-Grippe

Die nächste größere Influenzaepidemie brach im Sommer 1968 aus. Ob in Hongkong – in der Stadt, nach dem sie ihren Namen hat – oder schon vorher in der Volksrepublik China bleibt umstritten. Die Hongkong-Grippe[17] wurde durch das sogenannte Influenzavirus A/H3N2 ausgelöst. Dieses entstand aus einem Geflügelpestvirus und einem menschenpathogenen Grippevirus. Dieses Virus ähnelte dem der Asiatischen Grippe. Deswegen besaßen doch noch viele Menschen eine Teilimmunität und die Grippe verlief in der Wahrnehmung harmloser als die Epidemie 1957.

Die Opferzahlen sind schwer vergleichbar, da 1957 nur selten der Virusbefall bei Erkrankten nachgewiesen wurde. 1968 wurde zwar mehr getestet als 1957, aber bei weitem nicht so viel, wie während der Corona-Pandemie. Zudem wurden in Deutschland die Meldezahlen der Landesgesundheitsämter nicht bundesweit zusammengeführt. Und die Todesursachen wurden entsprechend den Leichenscheinen registriert. Erlitt jemand infolge des heftigen Infektes einen Herzinfarkt oder Schlaganfall, wurde er hospitalisiert. Starb er in der Klinik, dann stand auf dem Leichenschein die Einweisungsdiagnose, also Herzinfarkt oder Schlaganfall. Nur, wenn auf dem Leichenschein als Todesursache: „Grippe“ vermerkt war, ging dieser Fall auch wirklich in die Statistik ein. Offizielle belastbare Todeszahlen existieren also auch für die Hongkong-Grippe nicht. Nachträglich wurde für die BRD in der Zeit vom September 1969 bis April 1970 eine Übersterblichkeit von 40.000 Toten errechnet, für die DDR von 12.500.[18]

Die Grippeimpfung und eine überforderte staatliche Gesundheitsbürokratie

Die Epidemie in Bamberg beginnt in der öffentlichen Wahrnehmung am 5. Dezember:

13 Ebd., 18.10.1957 (Nr. 241), S. 12.
14 Vitamin C-Lutschtabletten.
15 Fränkischer Tag 19.10.1957 (Nr. 242), S. 14.
16 Ebd., 30.10.1957 (Nr. 251), S. 2.
17 Zur Hongkong-Grippe siehe Rengeling 2017.
18 Rengeling 2017, S. 199–200.

„Jetzt zu spät für Grippeimpfung [...]. Heilender Schuss mit der Pistole."[19] Thema des Zeitungsbeitrages ist die jährlich wiederkehrende Grippeimpfaktion der AOK in größeren Betrieben. Dabei benutzen die Ärzte eine Impfpistole, mit der 300 Personen in der Stunde geimpft werden können. Der Tenor liegt eindeutig auf diesem Projekt. Eine Grippeepidemie, die zu diesem Zeitpunkt schon in Europa angekommen ist, wird nicht erwähnt. Es gibt lediglich den Hinweis, dass die jährliche Grippe Saison schon im Anmarsch sei und eine Impfung für dieses Jahr keinen Sinn mehr mache.

Ganz anders die Aussage vier Tage später auf der Titelseite der Zeitung. „Kein Weltraum-Fieber"[20]: so lautet die aus heutiger Sicht nicht nachvollziehbare Überschrift. Ein Bayerisches Gesundheitsministerium gibt es nicht, eine Abteilung des Innenministeriums ist für das Gesundheitswesen zuständig. Von dieser offiziellen Stelle wird über größere Grippeausbrüche in Frankreich und Italien informiert. Das sei jedoch sicher keine Epidemie (!). Auch wenn in Nürnberg mehrere 100 Erkrankte gemeldet wurden, handele es sich letztlich nur um die jahreszeitlich typischen Erkältungskrankheiten. Das Ministerium empfiehlt, sich impfen zu lassen!

Seine Inkompetenz für medizinische Belange wird diese Unterabteilung des Innenministeriums während der Epidemie mit falschen oder sich widersprechenden Aussagen noch mehrfach beweisen. Zwei Tage nach der ministeriellen Abwiegelung lautet die Zeitungsschlagzeile: „Europa kämpft auf breiter Front gegen die Grippe [...]. Virus breitet sich mit einer Geschwindigkeit von 30 km/h aus."[21] Der Artikel berichtet über Millionen leicht Erkrankter, besonders in Italien und Frankreich. Dort sei bis zu einem Viertel der Bevölkerung betroffen. Viele Schulen seien geschlossen, Betriebe und Bahnverkehr beeinträchtigt. Und im Lokalteil[22] derselben Ausgabe wird mitgeteilt, dass die Grippewelle jetzt Bamberg erreicht habe. Die Großbetriebe, bei denen im Herbst eine Impfaktion durchgeführt worden sei, hätten weniger Kranke, in anderen dagegen sei der Krankenstand doppelt so hoch wie zu dieser Zeit üblich. Der Leiter des Bamberger Gesundheitsamtes, Dr. Eduard Wildenauer, empfiehlt Vitamintabletten, Spaziergänge und häufiges Lüften der Zimmer. Die wichtigen Hygieneempfehlungen zum Husten und Nießen unterbleiben wieder.

Am 13. Dezember[23] bestätigt nun auch das Ministerium, die Epidemie sei in Bayern angekommen: In Nürnberg habe es zwei Grippe-Tote gegeben. Am 16. Dezember[24] wiegelt es aber wieder ab: Bis jetzt sei von der amtlichen Teststelle die Asiatische Grippe (!) noch nicht nachgewiesen worden. Und es bestärkt diese Feststellung am folgenden Tag im Artikel: „Keine gefährliche Hongkong-Grippe in Bayern. Erkältungskrankheiten nehmen aber zu. Auch Kanzler Brandt im Bett."[25]

Die Epidemie gewinnt an Fahrt

Der Zeitungsleser erfährt von der Ausbreitung der Pandemie im gesamten Europa. Laut AOK seien in der Region 10 bis 12 Prozent der versicherten Arbeitnehmer krankgeschrieben. Dadurch komme es in vielen Städten zu Einschränkungen. Auch Ärzte seien erkrankt und

19 Fränkischer Tag 05.12.1968 (Nr. 280), S. 19.
20 Ebd., 09.12.1968 (284), S. 1.
21 Ebd., 10.12.1968 (Nr. 285), S. 3.
22 Ebd., 10.12.1968 (Nr. 285), S. 14.
23 Ebd., 12.12.1968 (Nr. 287), S. 1.
24 Ebd., 14.12.1968 (Nr. 289), S. 1.
25 Ebd., 16.12.1968 (Nr. 290), S. 1.

Krankenhäuser hätten Besuchsverbote ausgesprochen. Aber: das Pandemie-Virus sei in Bayern nicht nachzuweisen.

Peinlich für das Ministerium, denn bereits am nächsten Tag liest man dies: „A2-Grippevirus in Bayern festgestellt. Noch keine ausreichende Zahl an Untersuchungsergebnissen."[26] Erstmals waren bei vier Personen, die bereits Anfang Dezember erkrankt waren, die Bluttests positiv. Das ist nicht verwunderlich. Während man heute das Virus direkt nachweist, reagierten die Suchteste damals nur auf Antikörper, die der Organismus gegen den Krankheitskeim entwickelte. Die Antikörperbildung kann aber frühestens zwei bis vier Wochen nach einer Erkrankung nachgewiesen werden. Diese Diagnostik brachte also überhaupt nichts für die Therapie einer Erkrankung, die ja schnell starten muss und genauso wenig für staatliche Maßnahmen zum Eindämmen der Seuche. Hier hätte man sich besser auf die „Symptomatik" verlassen.

Weiter berichtet der gleiche Artikel, in München seien zehn Prozent der Krankenschwestern und vier Prozent der Ärzte erkrankt, 103 Schulklassen seien geschlossen worden und in den Kliniken seien 180 Notbetten aufgestellt worden. Am 20. Dezember liest der Bamberger im Lokalteil dies: „Grippewelle im Raum Bamberg auf dem Höhepunkt. Grippe forderte zwei Todesopfer. Vordem völlig gesunde Frauen erlagen der Grippe."[27] Dass diese Meldung so nicht stimmen kann, weiß ich aus eigenem Erleben: Mein Großvater hatte zwei Tage nach typischem heftigen Grippebeginn eine Hinterwandinfarkt erlitten, an dem er am 16. Dezember verstarb. Auch die zunehmenden Todesanzeigen im Regionalblatt sagen etwas anderes aus. In der zweiten Dezemberhälfte findet sich in 64 Prozent dieser Anzeigen der Passus: „Plötzlich und unerwartet" oder „Nach kurzer schwerer Krankheit".

Wohin mit den vielen Toten?

Die Vielzahl der Verstorbenen bereitet im Friedhof große Probleme. In einem Zeitungsbericht[28] am Jahresende liest man von 82 „Aufbahrungen" innerhalb zweier Tage. Das Leichenhaus[29] gleiche einem Sarglager, alles sei überbelegt, selbst die Gänge. Auf einen Beerdigungstermin müsse man acht Tagen warten, obwohl die Beisetzungen schon ab 10 Uhr begännen und auch an Samstagen stattfänden. Zudem ist der Winter 1969 der kälteste seit 1877. Seit dem 26. November hält sich eine 10 bis 30 Zentimeter mächtige Schneedecke; der Boden ist bis zu 10 Zentimeter Tiefe gefroren. Das Ausheben der Gräber wird zum Problem, auch weil die Friedhofsbeschäftigten nicht von der Krankheitswelle verschont wurden. Schließlich setzte man Presslufthämmer ein. Probesprengungen der US-Army als Alternative hatten sich nicht bewährt.

Grippeweihnacht 1968

Die Tagespresse berichtet täglich vom Fortschreiten der Epidemie, die natürlich auf die Weihnachtstage keine Rücksicht nimmt. „Wegen zahlreicher Erkrankungen heuer keine Chormusik zu Weihnachten. Die Grippewelle lässt den Domchor verstummen."[30] Die hohe Krankheitsrate macht sich eben in allen Bereichen des öffentlichen Lebens bemerkbar. So sagen auch die Chefärzte der Kliniken die traditionellen Weihnachtsrundgänge ab und bit-

26 Ebd., 17.12.1968 (Nr. 291), S. 3.
27 Ebd., 19.12.1968 (Nr. 293), S. 19.
28 Ebd., 30.12.1968 (Nr. 300), S. 14.
29 Zwischenzeitlich war ein moderneres und größeres Leichenhaus an der Hallstadter Straße errichtet worden.
30 Fränkischer Tag 21.12.1968 (Nr. 295), S. 16.

ten die Bevölkerung, die Krankenhäuser nicht zu besuchen.

Dieser Appell blieb freilich ohne Erfolg, wie in einem Artikel vom 27. Dezember zu lesen ist: „Für viele Bamberger war's traurige Wahrheit: Weihnachten im Krankenbett ‚gefeiert'. Auch am Heiligen Abend weitere Grippefälle."[31] Ein vorausgesagtes Abflauen der Infektionszahlen war nicht eingetreten, was nicht weiter verwunderlich ist: Im besagten Artikel wird ausgeführt, in den Geschäften habe in den letzten Tagen vor Weihnachten heftigstes Gedränge geherrscht. Natürlich waren auch die Weihnachtsgottesdienste alle gut besucht. Dass einmal wegen einer Pandemie die Kirchen geschlossen würden, was es ja selbst zu Pestzeiten nicht gab, hätte sich 1969 sicher niemand vorstellen können.

Der Grippeverlauf lässt sich an den Zahlen des Bamberger Roten Kreuzes ablesen.[32] Im Dezember 1969 gab es 1867 Krankentransporte, über 600 mehr als im Dezember 1968. Spitzenreiter war der 23. Dezember, mit 106 Transporten. Selbst am Heiligen Abend wurden zehn Patienten ins Krankenhaus gefahren.

Während der Epidemie gibt es auffallend wenig Verlautbarungen des regionalen Gesundheitsamtes, völlig anders als während Corona. Am 20. Dezember[33] meldet sich Dr. Wildenauer noch einmal zu Wort. Er verweist darauf, keine genauen Krankenzahlen liefern zu können, da es eben keine Meldepflicht für die Influenza gäbe. Aber es sei egal, um welchen Keim es sich handele: Man solle nicht in Panik ausbrechen, Massenansammlungen meiden, auf Adventsfeiern verzichten, Krankenhausbesuche unterlassen und sich nächstes Jahr gegen Grippe impfen lassen. Wieder keine Hygieneempfehlungen! Am 7. Januar 1970 veröffentlicht der Fränkische Tag Zahlen des Standesamtes. Demnach sind im Dezember 1969 in Bamberg 240 Personen verstorben, so viele wie noch nie in einem Dezember. Die höchste Todesrate der letzten zehn Jahren hatte der Dezember 1968 mit knapp 140 Toten.

Von der Grippe zu den Pocken

Das Interesse der Regionalpresse an der Hongkong-Grippe verschwindet von einem auf den anderen Tag. „Schuld" daran ist eine andere Seuche. In Meschede, im Sauerland, schleppte ein Rucksacktourist, der Asien bereist hatte, im Dezember die Pocken ein. Im Gefolge erkrankten mehr als zwanzig weitere Personen, über 250 mussten in strenge Quarantäne; zwei Schwesternschülerinnen verstarben. Das löste in der Republik eine Massenhysterie aus. Deswegen erschien am 5. Februar 1970 ein ausführlicher Artikel zu dieser neuen Bedrohung.[34] Dr. Wildenauer forderte, das gesamte Sauerland unter Quarantäne zu stellen, und er gab ausführliche Erläuterungen und Empfehlungen zur Pockenimpfung. So endete die letzte Pandemie des 20. Jahrhunderts in Bamberg.

Literatur:

Hempel, Sandra / Johns, Lovell: Atlas der Seuchen. Epidemien der Weltgeschichte: vom Aussatz bis zum Coronavirus. Aktualisierte Ausgabe, Kerkdriel 2021.

Rengeling, David: Vom geduldigen Ausharren zur allumfassenden Prävention. Grippe-Pandemien im Spiegel von Wissenschaft, Politik und Öffentlichkeit, Baden-Baden 2017.

Tucholsky, Kurt: Gesamtausgabe, Bd. 14: Texte 1931. Hrsg. von Sabina Becker, Reinbek bei Hamburg 1998.

---

31 Ebd., 24.12.1968 (Nr. 297), S. 16.
32 Ebd., 04.01.1969 (Nr. 3), S. 14.
33 Ebd., 19.12.1968 (Nr. 293), S. 19.
34 Ebd., 05.02.1969 (Nr. 29), S. 13.

Die Masken, das ist mehrfach untersucht worden: Es gibt einfach keine wissenschaftliche Evidenz, dass das irgendeinen Sinn hätte.[1]

Drei Jahre Corona-Pandemie in der Region Bamberg

Georg Knoblach

Die Vorboten der Katastrophe

Die COVID19-Pandemie hätte die BRD eigentlich nicht unvorbereitet treffen dürfen: Am 3. Januar 2013 wurde allen Bundestagsabgeordneten, allen Bundesministerien und Landesregierungen ein „Bericht zur Risikoanalyse im Bevölkerungsschutz 2012"[2] übergeben. In diesem Papier des Bundesinnenministeriums gab es auch einen Beitrag des Robert Koch-Instituts (RKI) mit dem Titel: „Pandemie durch Virus MODI-SARS".[3] Darin wird ein Seuchenausbruch beschrieben. Ein Virus, ein modifizierter SARS-Typ[4], verbreitet sich, ausgehend von einem Tiermarkt in Südostasien, im Februar bis April über die ganze Erde. Nach Deutschland wird er von einem Reiserückkehrer aus China eingeschleppt. Die Symptome sind Husten, Fieber, Schüttelfrost und Atemnot. Besondere Risikogruppen sind ältere Menschen. Als Gegenmaßnahmen werden Quarantäne, Schulschließungen, Absagen von Großveranstaltungen und schließlich ein „Lockdown" ergriffen. Grundrechte, wie die Versammlungsfreiheit, werden eingeschränkt. Es mangelt an persönlicher Schutzausrüstung, Desinfektionsmitteln, Arzneimitteln und Medizinprodukten. Die geordnete medizinische Versorgung bricht angesichts von sechs Millionen Erkrankten zusammen.

Wohl gemerkt, alles keine Beschreibung der aktuellen Frühjahrsgeschehnisse 2020, sondern eine Vorhersage aus dem Jahr 2012![5] Obwohl alle relevanten Politiker Bescheid wussten, wurde nichts unternommen. Es kam zu den prophezeiten Engpässen bei Medikamenten, Desinfektionsmitteln und Schutzmasken.

Von der Vogel- zur Schweinegrippe

Auch in der Region Bamberg reicht die Vorgeschichte der Pandemie weiter zurück. Mit dem

1 Aussage von Lars Schaade, Vizepräsident des Robert Koch-Instituts (RKI), zu Beginn der COVID19-Pandemie auf einer Pressekonferenz am 28. Februar 2020. Seine falsche Einschätzung hat er schon im März revidiert. Video derzeit (29.02.2024) noch abrufbar unter: https://www.ardmediathek.de/video/phoenix-vor-ort/robert-koch-institut-pressebriefing-28-02-204. – Sofern im nachstehenden Text keine Quelle angegeben ist, handelt es sich um eigene Erlebnisse des Autors während seiner Zugehörigkeit zum Regionalen Krisenstab zwischen 2006 und Herbst 2021.

2 Deutscher Bundestag 2013.

3 RKI, 2013, S. 55–88.

4 SARS-CoV-2 ist die wissenschaftliche Bezeichnung von Covid 19.

5 Eine unerschöpfliche Quelle für „Fake News", genauso wie die Pandemie-Übung „Event 201", die das Johns-Hopkins-Center for Health Security zusammen mit dem Weltwirtschaftsforum und der Bill & Melinda Gates-Stiftung im Oktober 2019 in New York abhielt.

Auftreten der Influenza-A-H5N1[6] und den Empfehlungen der WHO zum Risikomanagement[7] rief der damalige Leiter des regionalen Gesundheitsamtes, Dr. Winfried Strauch, Vertreter aus Ärzteschaft und Verwaltung zusammen. Mit Auftreten der Influenzapandemie-A-H1N1[8] im Frühsommer 2009 wurde dieses Gremium zum lokalen Krisenstab mit Vertretern der Behörden, der Ärzteschaft, der Krankenhäuser und der Pflegeheime.

Die „Schweinegrippe" verlief auch in der Region eher harmlos.[9] Die Impfkampagnen für medizinisches Personal und später auch für Risikogruppen in den Hausarztpraxen liefen unproblematisch. Als großer Benefit blieben die Etablierung eines örtlichen Krisenstabs, der kurzfristig reaktivierbar war, und das gesetzlich vorgeschriebene Pandemie-Management in den Betrieben. Schon damals versuchte man in der Region, über Sektorengrenzen hinweg vernetzt, effektive und kostengünstigste Lösungen zu finden. So war vorgeschrieben, für zukünftige Pandemien Virostatika[10] einzulagern. Der Nachteil: Das nicht gerade billige Medikament, dessen Wirksamkeit auch noch umstritten war, verfällt nach drei Jahren. Man fand eine praktikable Lösung: Es wurde kein teurer Medikamentenvorrat angeschafft. Bei Bedarf sollte über eine regionale Pharmafirma der Wirkstoff beschafft werden, um ihn dann in deren Produktionsstätten und der Krankenhausapotheke zu Tabletten zu verarbeiten.

Ein wichtiger Faktor während der Covid-Pandemie 2020 war die Kooperationsbereitschaft der Beteiligten. Das hatte natürlich auch eine Vorgeschichte: In der lokalen Ärzteschaft besteht zwischen Haus-, Fach- und Klinikärzten seit Jahrzehnten ein kollegialer Umgang, trotz aller bestehenden Interessenunterschiede. Darüber hinaus versuchte der „Ärztliche Kreisverband Bamberg" (ÄKV) seit 2006, unter dem Arbeitstitel „Gesundheitsregion Bamberg" ein Netzwerk zwischen Ärzteschaft, Kommunalpolitik, anderen Anbietern des Gesundheitsmarktes und gesellschaftlich relevanten Gruppen aufzubauen, um eine qualitätsorientierte, wohnortnahe medizinische Versorgung zu sichern. Dieses Netzwerk bewährte sich in der Krise.

Die Pandemie beginnt

Erste Informationen über eine neue SARS-Epidemie in China erreichten uns im Dezember 2019. Und schon im ersten Rundschreiben des ÄKV im Januar 2020 informierten wir die Ärzteschaft: „Nach MERS und SARS jetzt ein neues Corona-Virus aus China mit dem theoretischen Potential für eine Pandemie. Wie immer finden Sie aktuelle Informationen des Gesundheitsamtes zu wichtigen Themen auf unserer Website. Bei dramatischen Entwicklungen verschicken wir ein Rundfax im Auftrag des Amtes."[11] Das erste Rundfax folgte noch im Januar und informierte die Niedergelassenen, wie mit Patienten bei Verdacht auf die neue Erkrankung umgegangen werden sollte. Was zu diesem Zeitpunkt niemand ahnte: Bis Ende des Jahres würden über 100 solcher Rundfaxe die Praxen erreichen, in kritischen Phasen täglich, manchmal sogar zweimal am Tag.

Auch die Kommunalpolitik reagierte früh. Der Landrat Johann Kalb berief, im Einvernehmen mit dem Bamberger Oberbürgermeister Andreas Starke, einen Krisenstab „Corona-Virus" zu einer ersten Sitzung am 3. März 2020 ein. Das war der Tag, an dem der erste Patient

6 Trivialname: „Vogelgrippe".
7 Gute Zusammenfassung der weltweiten Ereignisse bei Davis 2006.
8 Trivialname: „Schweinegrippe".
9 Zum Verlauf in der BRD siehe Kekulé 2009.
10 Das bekannteste ist: Tamiflu.
11 ÄKV, Rundschreiben, Nr.1/20.

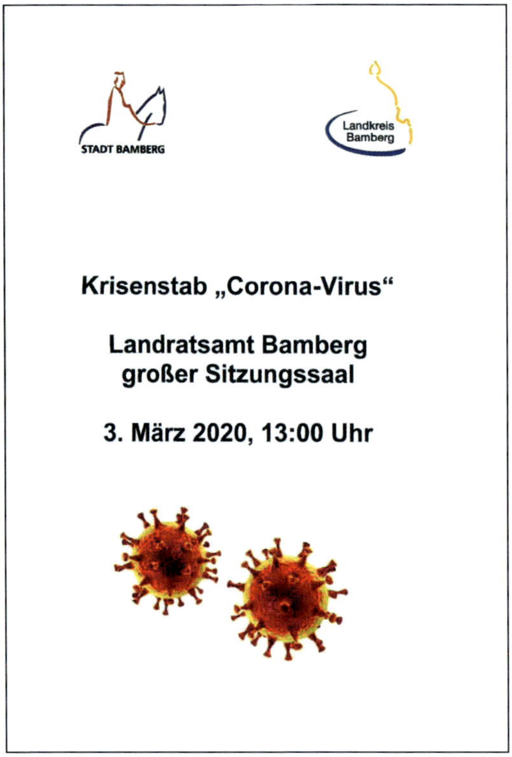

Abb. 1: Die Sitzungsmappe der ersten Covid-Krisensitzung vom 3. März 2020 im Landratsamt Bamberg. Erst dreizehn Tage später wurde in Bayern der Katastrophenfall erklärt. Foto privat.

in der Region Corona positiv getestet wurde. Also zehn Tage bevor in Bayern der Katastrophenfall ausgerufen wurde.

Dieser frühe Termin blieb nicht das einzige Alleinstellungsmerkmal der Region. Alle Kreisverwaltungsbehörden mussten nach Verkündung des Katastrophenfalls ebenfalls Krisenstäbe einrichten. Weil aber ein Virus nicht an Stadt- oder Landkreisgrenzen Halt macht, war ein gemeinsamer Krisenstab nur logisch. Einige wenige Regionen folgten später unserem Beispiel. Teilnehmer des Krisenstabes waren neben Landrat und Oberbürgermeister bzw. deren Vertretern alle wichtigen Ämter der Kommunalverwaltungen, die Rettungsdienste, die Polizei und natürlich Vertreter der Ärzteschaft.

Frau Dr. Susanne Nick, die neue Leiterin des Gesundheitsamtes, war für die Umsetzung der staatlichen Anordnungen zuständig, insbesondere für die Quarantänemaßnahmen. Zudem waren zwei Versorgungsärzte, jeweils für den ambulanten und stationären Bereich, zu ernennen. In anderen Regionen wurden diese Posten von der Kommunalverwaltung „bestimmt“. Da diese Kollegen weisungsbefugt waren, waren Konflikte vorgezeichnet, wenn sie keinen Rückhalt in der regionalen Ärzteschaft hatten.

Anders in Bamberg. Hier wurden die Stellen nach Vorschlägen des ÄKV besetzt. Zum Versorgungsarzt für den stationären Bereich, der über die Region hinaus ausgedehnt wurde und die umliegenden Landkreise einschloss, wurde Prof. Dr. Michael Sackmann ernannt, zum Versorgungsarzt im ambulanten Bereich Dr. Thomas Fugmann. Beide konnten auf Kollegen bauen, die sie in ihren Aufgaben unterstützten. Im ambulanten Bereich waren dies: für die Hausärzte in Bamberg Dr. Christian Adam, für die Hausärzte im Bereich der Genossenschaft Steigerwald Dr. Matthias Dreyer, für die Hausärzte im Bereich der Genossenschaft Jura Dr. Wolfgang Steinbach und für die Fachärzte Frau Dr. Kathrin Krome. Im stationären Bereich unterstützten: Prof. Dr. Georg Pistorius, der Ärztliche Direktor des Klinikums am Bruderwald (KaB), Dr. Sören Maaß, der Ärztliche Direktor der Steigerwald Klinik, und Dr. Joachim Knetsch, der Chefarzt der Aufnahmestation am KaB.

Der Krisenstab organisierte zunächst den Informationsfluss mit einem Bürgertelefon und regelmäßigen, umfassenden, „deeskalierenden“ Mitteilungen an die Bevölkerung über die Regionalmedien. Es wurde zur Nachbarschaftshilfe – besonders für Senioren – aufgerufen. Die Quartierbüros der Sozialstiftung Bamberg (SSB) sollten sich in den einzelnen Stadtteilen daran beteiligen. Bereits vor Verkündung des Lockdown durch die Staatsregierung wurden Vorbereitungen für dieses Szenario geschaffen. Es wurden Ausweise für relevante Personengruppen erstellt, die diesen mit ihren Fahrzeugen ermöglichten, auch im

Falle einer konsequenten Ausgangssperre ihre Aufgaben erfüllen zu können. Anmeldepflichtige Großveranstaltungen wie Kirchweihen wurden verboten. Die Kliniken der Region mit ihren unterschiedlichen Trägern vereinbarten ein einheitliches Vorgehen. Das betraf die Besucherregelung, Zutrittsbeschränkungen, die Absage planbarer Eingriffe und eine Modifizierung der Versorgungsstruktur. Abteilungen wurden als zusätzliche Intensivstationen bzw. als Infektionsstationen aufgebaut. Da Heimbewohner aus Senioreneinrichtungen nach stationärer Behandlung im Krankenhaus aufgrund gesetzlicher Bestimmungen erst nach 14-tägiger Quarantäne in ihre Einrichtungen zurückdurften, wurde für diesen Personenkreis in der Reha-Klinik von Saludis, einem Tochterunternehmen der SSB, eine eigene Abteilung mit 20 Betten aufgebaut. Um die Versorgung der Bevölkerung sicher zu stellen, mussten die Großmärkte der Region ihren Bestand an Lebensmitteln melden. Um auch bei Strom, Wasser und Gas Engpässe, etwa durch erkranktes Personal zu vermeiden, wurde jeweils ein Team der „Bamberger Servicebetriebe" nach negativem COVID-Test für eine Woche auf einem „Quarantäne"-Arbeitsplatz eingesetzt.

Alle von mir zur Pandemie im Mai und Juni 2023 Interviewten und auch ich selbst können nur immer wieder dies bestätigen: dass es sich um einen konstruktiven und effizienten interdisziplinären Krisenstab mit hervorragender Kooperation aller wesentlichen Körperschaften und Hilfsorganisationen gehandelt hat. Trotz der ernsten Situation war die Stimmung in diesem Gremium meistens locker, nicht selten wurde (befreiend) gelacht. Besonders erfreulich war die enge, vertrauensvolle und problemlose Interaktion aller Niedergelassenen, der Kliniken, aller weiterer Versorger im Gesundheitswesen und des Gesundheitsamtes.

Die „Abstrichstelle"

Um die Seuche wirksam bekämpfen zu können, war es von entscheidender Bedeutung, so viele Verdachtspersonen wie möglich auf COVID zu testen, um mit Quarantänemaßnahmen die Ausbreitung des Keimes eindämmen zu können. Das konnte die „Kassenärztliche Vereinigung Bayern" (KVB), in deren Verantwortung die ambulante Gesundheitsversorgung liegt, kurzfristig nicht organisieren. Deswegen haben die „Gemeinnützige Krankenhausgesellschaft" (GKG) und die SSB, die Krankenhausträger im Landkreis bzw. in der Stadt – zwei Unternehmen, die eigentlich im Konkurrenzkampf zueinander stehen –, alle Animositäten vergessen, haben zusammen in Scheßlitz eine zentrale, autobahnnahe[12] Corona-Teststelle aufgebaut und gemeinsam betrieben.

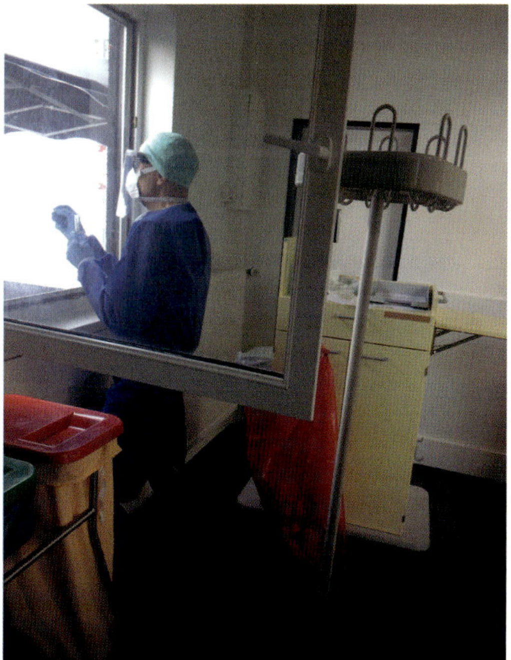

Abb. 2: Der Autor im März 2020 in der Abstrichstelle Scheßlitz. Aus dem Fenster eines Containers heraus werden die Patienten getestet. Foto privat.

12 Die Teststelle war mit dem Pkw aus allen Teilen der Region in ca. 20 Minuten erreichbar.

Schon am 10. März 2020 wurde diese Teststelle für die Bevölkerung eröffnet. Aber bereits am vorhergehenden Wochenende war eine aus Italien zurückkehrende Schulklasse dort (negativ) getestet worden. Scheßlitz dürfte damit eine der ersten Covid-Teststationen in der BRD gewesen sein. Was damals niemand ahnte: Bis zum 1. März 2023 würde sie im Einsatz bleiben. Schon bald mussten sich die Kliniken, mit Zunahme der Erkrankungen und der stationären Aufnahmen, auf ihre eigentliche Aufgabe konzentrieren. Deswegen übernahm bis nach den Osterfeiertagen der ÄKV – eine Körperschaft des öffentlichen Rechts, die hierfür keinerlei Infrastruktur hatte – diese Aufgabe. Die unentgeltlich arbeitenden Ärzte rekrutierten sich aus der Gruppe der Ruheständler oder waren Kollegen, die neben ihrer sonstigen Arbeit am Wochenende zum Einsatz kamen. Das übrige medizinische Verwaltungspersonal stellten die Kliniken oder wurde vom Kreisverband „angestellt".

Zu Beginn der Epidemie warteten Getestete oft bis zu 10 Tagen auf ein negatives Ergebnis dieser PCR-Teste[13], da die Laboruntersuchungen zentral beim „Bayerischen Landesamt für Gesundheit und Lebensmittelsicherheit" (kurz: LGL) durchgeführt wurden. Dr. Klaus Gempel, der die Niederlassung des Labors Becker in Bamberg leitet, hatte sich auf Bitten des Kreisverbandes darum bemüht, schnell eigene Testkapazitäten aufzubauen. Der Testablauf in Scheßlitz war so organisiert, dass man auf einem Parkplatz im PKW auf die Untersuchung wartete. Bei Bedarf übernahm die Freiwillige Feuerwehr Scheßlitz die Verkehrsregelung. Über Mobiltelefon rief man die Teststelle an, die notwendigen Daten wurden aufgenommen und die Mobilnummer der Untersuchten dokumentiert. Schließlich wurde man im Freien, durch ein Fenster aus der Einrichtung heraus, abgestrichen.

Damit war die Möglichkeit zur Weiterverbreitung des Keimes weitgehend ausgeschlossen. Die Proben wurden per Taxi ins Labor Becker nach Bamberg gebracht und konnten noch am selben Tag ausgewertet werden. Die Ergebnisse wurden dem Büro des ÄKV gefaxt und von dort an die Patienten per SMS weitergeleitet. Im Regelfall hatten die Getesteten innerhalb von 24 Stunden ein Ergebnis. Mit Dauer der Pandemie übernahm der Landkreis diese Teststelle; weitere wurden in der Stadt an der Galgenfuhr und am Zentralen Busbahnhof eingerichtet. Später – als PCR- und Schnellteste keine Mangelware mehr waren und der Zugang zu Krankenhäusern und Senioreneinrichtungen, aber auch zu Veranstaltungen, Gastronomie und Geschäften nur mit negativen Test möglich war – gab es flächendeckend Teststellen, organisiert von Hilfsorganisationen oder privaten Betreibern.

Beschämender Mangel und Erfindungsreichtum

Die RKI- Studie hatte 2012 gewarnt, im Falle einer Pandemie würden medizinisches Verbrauchsmaterial und Medikamente knapp werden. Obwohl alle relevanten Politiker Bescheid wussten, kam es zu den prophezeiten Engpässen. Schnell waren Schutzkleidung, Masken, Hand- und Flächendesinfektionsmittel Mangelware. Man behalf sich mit allem Möglichem. So wurden Einmal-Regencapes zu COVID-Schutzkleidung umfunktioniert. Ein Apotheker rief dazu auf, angebrochene Spirituosenflaschen bei ihm abzugeben. Er destillierte daraus reinen Alkohol und verarbeitete ihn zu Desinfektionsmitteln.

In einer der ersten Krisensitzungen wurde beschlossen, auf Kosten der Stadt so viele Mas-

13 Beim PCR-Test wird mit einem Stiel-Tupfer Sekret aus dem Mund-Nasen-Rachenraum abgestrichen. In einem Labor kann sehr sicher untersucht werden, ob der Tupfer Virusmaterial enthält. Beim „Schnelltest" wird Abstrich-Material auf ein vorgefertigtes Test-Kit gegeben. Durch „Farbumschlag" wird ein positives Ergebnis angezeigt. Diese Tests sind ungenauer.

ken wie möglich einzukaufen. Die Mitarbeiter der Theater-Werkstätten Bamberg wurden nicht in Kurzarbeit geschickt, sondern nähten „Aiwanger-Rollen".[14] Die von staatlicher Seite gelieferten Masken und Desinfektionsmittel wurden zentral in Einrichtungen des Landkreises oder der Stadt Bamberg gelagert, von deren Beschäftigten kommissioniert und ausgeliefert. Die Bedarfe wurden zentral aufgenommen, z. B. für die Niedergelassenen über den ÄKV, und nach Vorgaben einer Koordinierungsgruppe an die Antragssteller verteilt. Diese Koordinierungsgruppe bestand maßgeblich aus Ärzten.

Das eingehende Material wurde von Fachleuten aus Hygiene, Arbeitssicherheit und Betriebsmedizin auf Tauglichkeit und Unbedenklichkeit überprüft, bevor es zum Einsatz kam. Natürlich versuchten auch in der Region zweifelhafte Charaktere an dieser Katastrophe zu verdienen. Ein Unternehmer aus dem Landkreis bot der Behörde über 8.000 FFP2-Masken für mehr als 20 € das Stück an. Im Krisenstab beschloss man, aufgrund des Katastrophenfalls und des nachgewiesenen Mangels diese Masken zu beschlagnahmen. Die Regierung von Oberfranken in Bayreuth, die informiert werden musste, untersagte als weisungsbefugte Stelle für Landratsamt und Stadt diese Maßnahme. Schade, das wäre mal eine „sinnvolle" Maskenaffäre[15] gewesen.

Gegen den Mangel halfen auch Spenden: So schenkte das „Ingenieurbüro für Geotechnik und Umwelt: Gartiser, Germann & Piewak" dem ÄKV Schutzanzüge, Nitrilhandschuhe und FFP-Masken, die eigentlich für Asbestarbeiten gedacht waren. Die Veranstaltungstechniker von „eventworks Bamberger Rundfunk GmbH & Co." hatten 40 Liter 99,9 % Isopropanol im Bestand, den sie uns überließen. Der Apotheker Hartmut Held, der in der Stadt und im Umland vier Apotheken betreibt, hat uns daraus verwendungsfähige Desinfektionsmittel hergestellt. An dem Tag, an dem aufgrund von Produktionsengpässen im Ausland das LGL mitteilte, am Folgetag würden für Gesamt-Bayern nur 100 PCR-Teströhrchen zur Verfügung stehen, hat der Kollege Wolfgang Steinbach, aus Scheßlitz, 1000 solcher Kits in einem Chemiebetrieb in der Oberpfalz „organisiert" und ins Labor Bamberg gebracht. Nachdem dort die Sicherheit und Funktionalität bestätigt war, konnte in Scheßlitz ohne Unterbrechung bedarfsgerecht weitergetestet werden. Wohl gemerkt, diese Episoden über Kreativität und Kooperation stammen nicht aus der Nachkriegszeit, nicht aus einem Entwicklungsland, sondern aus der BRD, einer führenden Wirtschaftsnation! (?).

Pleiten, Pech und Pannen ...

Es gab natürlich auch bedauerliche Ereignisse. Anfang Mai 2020 stellte man fest, dass eine schadhafte Charge von FFP2-Masken auf der Intensivstation des KaB ausgegeben worden war. Alle betroffenen Mitarbeiter wurden, trotz der knappen Ressourcen an PCR-Testen, sofort untersucht und schnell konnte Entwarnung gegeben werden. Garniert wurden die Pandemie-Schwierigkeiten mit „Kriegsgewinnlern" (Masken-Affäre), bürokratischen Hemmnissen und unsinnigen Vorschriften.

Subtiler Ärger, wie folgende Zitate beweisen. Zunächst aus einem Rundfax an alle Praxen vom Herbst 2020: „Corona nervt uns alle, ärgerlich, dass manche Verordnungen sich widersprechen, medizinisch nicht sinnvoll sind oder einfach im Wust des Alltags untergehen. Bitte auch das sportlich nehmen, im Zweifelsfall vertrauen Sie Ihrem medizinischen Wis-

---

14 Populäre Bezeichnung für textilen Mund-Nasenschutz, benannt nach dem Bayerischen Wirtschaftsminister Hubert Aiwanger.

15 Synonym für Untersuchungen nach der Pandemie, da bei der zentralen staatlichen Beschaffung Provisionen flossen. Es gab hierzu einen Untersuchungsausschuss im Landtag und Strafverfahren.

sen und Können. So gibt es z. B. eine Anordnung des Kultusministeriums, wie an Schulen mit symptomatischen Kindern umzugehen ist. Diese widerspricht den RKI-Richtlinien, die Versorgungsärzte haben ihnen hierzu eine Anleitung an die Hand gegeben. Es ist sowohl mit OB wie auch Landrat besprochen, dass die Ärzte der Region sich nicht an die Vorgaben des Kultusministeriums halten (müssen). Auch die Wunsch-Tests bleiben ein ewiges Thema. Obwohl selbst die BLÄK (Bayerische Landesärztekammer) die Sinnhaftigkeit des Söder-Testes anzweifelt, wird er weiterhin propagiert. Eine Zahl beweist, wie ineffektiv und wie Ressourcen verschwendend diese Wunsch-Tests sind: Bis jetzt wurden in der „Galgenfuhr" 6.659 Teste bei asymptomatischen Personen durchgeführt, davon waren 56 positiv, also nicht einmal 1 %. Die Test-Kapazitäten sollten für Symptomatische priorisiert werden."[16]

Oder ein Rundbrief an alle Ärzte vom Sommer 2021: „Seit 3.3.2020 kämpfen wir hier in der Region im engen Schulterschluss mit den Kommunalbehörden gegen das Virus an. [...] Also vom zeitlichen Aspekt her reicht es langsam! Es reicht aber vor allem auch mit den unnötigen menschengemachten – besser: von Politik und Bürokratie verschuldeten – Problemen: keine Schutzkleidung, keine Desinfektionsmittel, keine Medikamente. Dann im Spätherbst 2020 kein Influenza-Impfstoff! Händeringend haben wir versucht neue Quellen aufzutun, um ein Zusammentreffen von Covid und Influenza zu verhindern. Trotzdem blieben viele ungeimpft. Ende Februar hat man uns dann mit Grippeimpfstoff überschüttet! Was soll das? Wer bitte schön impft noch im März gegen Influenza? Die Impfdosen, die wir im Herbst schmerzlich vermissten, vernichten wir jetzt [...]. Und jetzt dasselbe Drama bei COVID: Zuerst wurde zu wenig Impfstoff beschafft [...]. Und jetzt preisen wir Impfstoff an wie „Sauerbier"! Sicher werden wir, analog zum Influenza-Impfstoff, unzählige Covid-Dosen vernichten. Konsequenzen? Keine! Und wenn das immer noch nicht ausreichte, die Arbeit zu erschweren, gibt es ja noch den Datenschutz."[17]

... und der Datenschutz

Das absolute Highlight in Sachen Datenschutz durfte ich im Sommer 2021 erleben. Zu diesem Zeitpunkt war die Pandemielange vorübergehend einigermaßen stabil. Zu Recht fürchtete man, es könne eine neue Mutante aus einem Urlaubsland mitgebracht werden. In einer (sehr) großen regionalen Klinik, die ich arbeitsmedizinisch betreute, wurde dies festgelegt: Jeder Mitarbeiter, der aus dem Ausland zurückkehrt, darf erst dann seine Arbeit wiederaufnehmen, wenn er vom Betriebsarzt das Plazet dafür erhalten hat.

Weil manche Arbeitnehmer auch am Wochenende ihre Tätigkeit beginnen, habe ich in der Klinik meine private Mobilnummer und private Email-Adresse verbreiten lassen, mit dem Hinweis, man möge mit mir Kontakt aufnehmen, wenn ein Besuch der betriebsärztlichen Sprechstunde technisch nicht möglich sei. Schon am nächsten Tag hat der Datenschutzbeauftragte der Klinik die Weitergabe meiner Email-Adresse unterbunden! Warum? Meine Mail-Adresse endet auf aol.com. In den USA gelistet – das geht ja wohl gar nicht. Dann schon lieber eine COVID 19-Mutante ins Krankenhaus holen!

Auch unsere Lösung zu Beginn der Pandemie, die PCR-Test Ergebnisse schnell per SMS an die Getesteten weiterzugeben, wurde von Datenschützern verrissen. Da ich nicht auf diese Anwürfe reagierte, beschwerte man sich bei der Bayerischen Landesärztekammer über

16 ÄKV, Rundfax Nr. 59/20.
17 ÄKV, Rundschreiben Nr.1/21.

mich. Das verlief aber auch, angesichts wichtigerer Probleme in Zeiten der Pandemie, im Sande.

Ignoranz und Widerstand

Nicht alle Menschen waren mit den Vorschriften und Einschränkungen durch die Pandemie bzw. der Gesetze einverstanden. Das Spektrum reichte von missachtenden Querelen bis hin zu Widerstand und Gewalt. Die Berichte des Polizeidirektors Thomas Schreiber im Krisenstab waren zwar manchmal skurril erheiternd, aber meist ernüchternd. So verweigerte eine Senioreneinrichtung einem Heimbewohner, der im Krankenhaus gelegen und danach die 14-tägige Quarantäne hinter sich gebracht hatte, die Rückkehr in sein Zimmer. Eine Polizeistreife verhalf ihm zu seinem Recht.[18] An einem Wochenende Anfang April 2020 gab es 56 Anzeigen wegen Verstoßes gegen die Quarantäneauflagen, dazu 14 Belehrungen und sogar die Festnahme eines Unbelehrbaren. Das Bußgeld für eine fehlende Maske betrug 250 €.[19]

Auch in der Einrichtung für Asylsuchende musste die Polizei sehr oft Infektionsbestimmungen vor Ort „durchsetzen“. Bewohner, die die Quarantäne verweigerten, wurden in Haft genommen.[20] Mit der Zeit steigerte sich der Frust der Bevölkerung. So berichtete Herr Schreiber im Februar 2021 über viele Fälle häuslicher Gewalt. Anfang Mai 2020 wurden drei Polizeifahrzeuge der Bereitschaftspolizei angezündet.

Zudem gab es im Stadtgebiet Bamberg mehrere Demonstrationen mit erheblicher Provokation der Polizei.[21] Generelle Demonstrationsverbote waren rechtlich nicht möglich. Es bestand nur eine durch das Infektionsschutzgesetz gedeckelte Beschränkung der Teilnehmer auf 200 Personen. Corona-Leugner, Querdenker, Stay Awake: unter den verschiedensten Bezeichnungen versammelte sich auch in der Region eine illustre Clique von COVID-Leugnern und -Gegnern. Schon bald gab es wöchentliche Treffen auf dem Maxplatz mit teilweise skurrilen Begebenheiten: Eine der ersten derartigen Veranstaltungen beendete einer der Redner mit fremdenfeindlichen Ausführungen. Unmittelbar danach sang man zusammen die „Internationale“! Gelegentlich wurde gemeinsam gebetet, dann gab es einmal einen „indianisch“ verkleideten „Medizinmann“, der um den ganzen Platz laut singend herumtanzte, um die bösen Geister zu vertreiben. Während der Faschingszeit 2021, in der noch alle Events verboten waren, traf man sich kostümiert auf dem Maxplatz und sang Faschingslieder. Später kamen noch Demonstrationen, Autokorsos und sog. „Spaziergänge“ hinzu, alles von einem großen Polizeiaufgebot begleitet.

Eine ähnlich unnötige Bindung von Polizeikräften verursachte die „Untere Brücke“ beim Alten Rathaus. Diese war im Sommer schon immer ein Treffpunkt von Studenten. Nachdem 2021 die strengen Ausgangsbestimmungen aufgehoben waren, aber die Gastronomie noch nicht öffnen durfte, traf man sich unter Missachtung aller Abstandsregeln dort zum „Feiern“. Der Ruf dieser „Event-Location“ verbreitete sich rasant in den Sozialen Medien; sogar aus Thüringen reisten Jugendliche mit dem Zug an. Die Stadt versuchte alles: Ermahnungen durch Polizeistreifen bzw. durch Oberbürgermeister und Bürgermeister oder Aufstellen von Flutlichtmasten, in der Hoffnung, dadurch das Publikum zu „vergraulen“. Alles half nichts, auch nicht, als einmal eine Hundertschaft der Polizei die Brücke räumte. Schließlich wurde die Untere Brücke komplett gesperrt.

---

18 Protokoll zur Corona Sitzung vom 07.04.20, lfd. Nr. 36.3.2.
19 Protokoll zur Corona Sitzung vom 05.04.20, lfd. Nr. 23.2.
20 Protokoll zur Corona Sitzung vom 23.11.20, lfd. Nr. 186.3.2.
21 Protokoll zur Corona Sitzung vom 23.11.20, lfd. Nr. 93.2.

Ein Drama in fünf Wellen

In den ersten Monaten der Pandemie sah man in den Medien erschreckende Bilder: Kühlzelte in den Straßen von New York, in denen Leichen zwischengelagert wurden; Militär-Lkws, die aus den Krankenhäusern Italiens bei Nacht die Toten wegkarren; unzählige brennende Holzstöße nach Massensterben in Indien.

Zwischen Hoffen und Bangen erlebten wir die eigene Situation. Innerhalb kürzester Zeit wurde nahe dem KaB, in Räumen der „Bamberger Akademien für Gesundheits- und Pflegeberufe", eine Covid- bzw. Fieber-Praxis eingerichtet. Dorthin sollten sich „erkältete" Patienten wenden, um eine Verbreitung der Erkrankung in den Wartezimmern der Praxen zu verhindern. Eine ähnliche Einrichtung entstand bei der Juraklinik.

Vom 16. März bis 18. Mai 2020 galt ein strenger Lockdown: Die Wohnung konnte nur mit einem triftigen Grund verlassen werden. Das war aber auch die Zeit der Kreativität und der Nachbarschaftshilfe. Ein Beispiel von vielen: Inspiriert von Fernsehberichten aus Italien, sangen die Bewohner der Anna-Maria-Junius-Straße aus ihren Fenstern, Balkonen und Vordächern heraus täglich gemeinsam. Um ihre Solidarität mit dem so arg gebeuteltem Italien zu zeigen, nahmen sie das Lied „Bella ciao" auf und stellten es zusammen mit einer Begleitbotschaft ins Netz. Dieses Video brachte es in kurzer Zeit auf über 2,7 Millionen Klicks.[22]

Trotz raschem Anstieg der Erkrankungsfälle, eklatantem Mangel an Allem und vorübergehend deutlicher Steigerung der Sterbefälle, überstanden wir diese Phase von März bis Mai 2020 letztlich leidlich gut. Nicht wenige hofften, mit dem Sommer würde dieser Alptraum verschwinden.

Weit gefehlt! Die zweite Welle vom Oktober 2020 bis Mai 2021 brachte wieder steigende Krankheits- und Todesfälle und natürlich einen erneuten Lockdown. Der Mangel an medizinischem Verbrauchsmaterial bestand fort. Diesmal erkrankten nicht nur Senioren, der jüngste Patient auf der Intensivstation war in dieser Phase 20 Jahre alt. Auch die Altersheime traf es nochmals. In einer Einrichtung erkrankten innerhalb weniger Tage 90 Bewohner und 52 Mitarbeiter, 15 der Senioren starben sofort. Dreizehn Bundeswehrsoldaten kamen zur Unterstützung ins Heim.[23] Soldaten ersetzten auch in anderen Seniorenzentren krankheitsbedingte Mitarbeiter-Ausfälle und unterstützten das Gesundheitsamt bei der Nachverfolgung von Infektionen.

Waren die ersten beiden Wellen vom Wildvirus verursacht, wurden die nächsten drei von Mutationen ausgelöst. Diese wurden anfangs nach den Ländern benannt, in denen sie erstmals nachgewiesen wurden (z. B. „Indische Variante"), später nach griechischen Buchstaben. Die Delta-Variante dominierte vom Oktober 2021 bis Mai 2022. Es wurde die schlimmste Phase der Pandemie. Oft mehr als 200 Neuerkrankte am Tag und viele Tote.[24] Der zwischenzeitlich ausgesetzte Katastrophenfall musste wieder ausgerufen werden. In der Region wurden mehr als 150 Covid-Patienten stationär und mehr als 20 intensivmedizinisch behandelt. Dazu im Krisenstab Prof. Dr. Sackmann: „Nur durch hervorragende Kooperation auch über Stadt- und Landkreisgrenzen hinaus – insbesondere mit Forchheim, Coburg und Lichtenfels – kann die Situation tagtäglich immer noch gerade beherrscht werden. Nur in ganz wenigen Einzelfällen müssen Patienten in andere Bundesländer weiterverlegt werden. Im Gegenzug können, insbesondere bei der dramatischen Situation in Niederbayern,

---

22 Klehr 2020, S. 8–10.
23 Protokoll zur Corona Sitzung vom 08.12.20, lfd. Nr. 203.1.
24 Protokoll zur Corona Sitzung vom 23.11.21. Lage: Anzahl der gemeldeten Covid-19-Infektionen.

etliche Schwerkranke von dort übernommen werden, aber auch aus Nürnberg, Fürth oder Aschaffenburg. Annähernd 10 % der COVID-Patienten nördlich der Donau werden in Bamberg behandelt: Danke an die Kliniken für die unglaubliche Kooperation und Mithilfe."[25]

Eine vierte „Omikron-Welle" verlief im Juli 2022 vergleichsweise harmlos. Und auch in der im Herbst folgenden, harmlosen „Fünften Welle" dominierte die Omikron-Variante. Im Winter 2022/2023 stieg die Zahl der Erkältungskrankheiten exorbitant an. Im Januar 2023 wurde sogar der höchste Krankenstand in Bayern seit über 20 Jahren erreicht.[26] Wie die Testungen zeigten, lag aber in den seltensten Fällen eine Covid-Erkrankung vor. Meist handelte es sich um Influenza oder das „Humane Respiratorische Synzytial-Virus": einen Erreger, der eher in der Kinderheilkunde eine Rolle spielt. Jetzt erkrankten viele Erwachsene und es kam zu schweren Verläufen auch mit Beatmungspflicht. Aber Corona war vorbei! Der Keim war zwar nicht verschwunden, aber die Verläufe glichen jetzt den üblichen saisonalen Erkältungswellen.

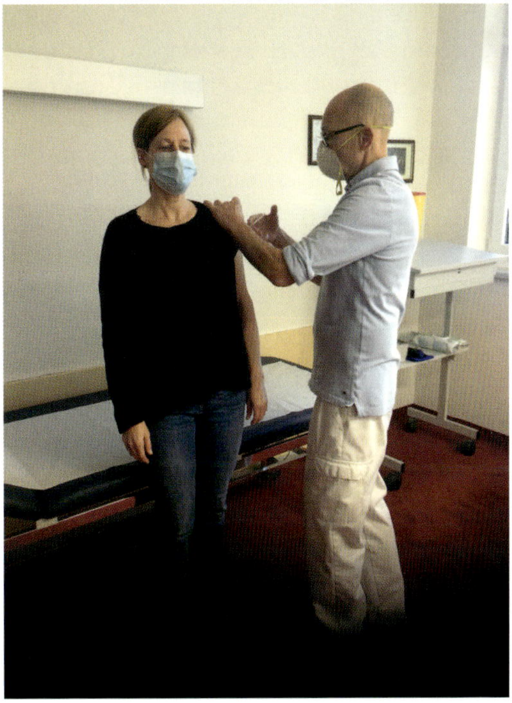

Abb. 3: Die erste Covid-Impfung im Klinikum am Bruderwald am 28. Dezember 2020. Foto privat.

Die Impfung

Die RKI-Studie 2012 war davon ausgegangen, drei Jahren nach Beginn der Pandemie könnte ein Impfstoff zur Verfügung stehen. Dieser war aber bereits ab Dezember 2020 vorhanden. Natürlich bestanden logistische Herausforderungen: Das Serum musste auf minus 70 Grad gekühlt werden und konnte nach dem Auftauen nur noch zeitlich begrenzt genutzt werden. Es wurden Schwerpunkt-Apotheken festgelegt, von denen aus der Impfstoff regional verteilt wurde. Für Oberfranken war dies die Krankenhausapotheke des KaB. Sie war damit in Franken die einzige nicht universitäre Einrichtung, die in die Versorgung eingebunden wurde.

Von schwer bewaffneter Polizei – wie ein Geldtransport – begleitet, wurde am 26. Dezember 2020[27] der Impfstoff im Klinikum angeliefert und ab diesem Zeitpunkt rund um die Uhr von der Bundespolizei bewacht. Die Impfung startete am 28. Dezember. Die Brose-Arena wurde zum Impfzentrum umgebaut und von der SSB betrieben. Insgesamt 50 Mitarbeiter, darunter 10 Ärzte, konnten in der Anfangsphase bis zu 600 Impfungen am Tag durchführen. Im November 2021, dem Höhepunkt der dritten Welle, wurden bis zu 1300 Impfungen täglich verabreicht. Daneben gab es auch mobile Teams, die – anfangs natürlich unter Polizeischutz – die Senioreneinrichtungen anfuh-

25 Protokoll zur Corona Sitzung vom 23.11.21, lfd. 324.4.
26 Fränkischer Tag 25.01.23, S. 1.
27 Protokoll zur Corona Sitzung vom 26.12.20, lfd. Nr. 203.1.

ren. Neben dem Zentrum für die Bevölkerung wurde am KaB noch ein weiteres Impfzentrum genehmigt, nur für Krankenhaus-Beschäftigte. Im Laufe der Pandemie kamen weitere Impfstellen dazu, teilweise auch temporär in den Landkreisgemeinden. Ein „Impf-Bus" stellte ein zusätzliches Angebot für Stadtteile mit niedriger Impfquote dar. 2021 wurde das Impfzentrum ins ehemalige Verwaltungszentrum der Pfleger-Werke in Hallstadt verlegt.

Die Impfung war priorisiert: Geimpft wurden zunächst die über 80-Jährigen und Mitarbeiter aus kritischen Bereichen wie Intensivstationen, Isolierstationen und Seniorenheimen. Anmelden musste man sich über das Internet. Dafür wurde ein eigenes digitales Tool mit dem Namen: „Bayerisches Impfmanagement gegen Corona" (BayIMCO) kreiert. Allerdings – wie könnte es bei IT-Neuerungen in der BRD anders sein – funktionierte dieses anfangs gar nicht oder lediglich intermittierend. Im Impfzentrum wurden deswegen, neben dem anfälligen BayIMCO, noch „händisch" Excel-Tabellen geführt.

Der holprige Start der Aktion war auch der Tatsache geschuldet, dass es noch zu wenig Impfstoff gab. Ab April 2021 durften auch Hausärzte in ihren Praxen impfen. Der Impfstoff musste wöchentlich bestellt werden, wobei die gewünschten Mengen anfangs nie ausgeliefert wurden. Oft erhielten Praxen weniger als 30 Dosen. Die Priorisierung blieb bestehen und die Hausärzte mussten in erster Linie immobile Senioren versorgen, die zu Hause gepflegt wurden. Im Juli 2021 war dann so viel Impfstoff vorhanden und – durch medienwirksame Diskussionen über vermeintliche Schwächen der verschiedenen Impfstoffe – die Impfmüdigkeit so weit verbreitet, dass die Priorisierung entfiel und offensiv für den „kleinen Pieks" geworben wurde. So bot der Betreiber des „MVZ Hirschaid", der Internist Dr. Christian Weghorn, in der Tagespresse an, er würde zwei Impftage pro Woche abhalten. Man könne ohne Anmeldung in die Praxis kommen und würde mit dem Impfstoff, den der Patient wünscht (zwischenzeitlich gab es vier unterschiedliche Präparate) geimpft[28]. Um die Impfbereitschaft zu stärken, gab es an manchen Tagen zur Injektion noch als „Giveaway" eine Flasche Bier der örtlichen Brauerei Kraus, die einen passenden Namen trug: „Impfstöffla".

Bis das von der SSB betriebene Impfzentrum Ende Dezember 2022 schloss, wurden dort insgesamt über 216.000 Impfungen verabreicht, im niedergelassenen Bereich deutlich mehr.[29]

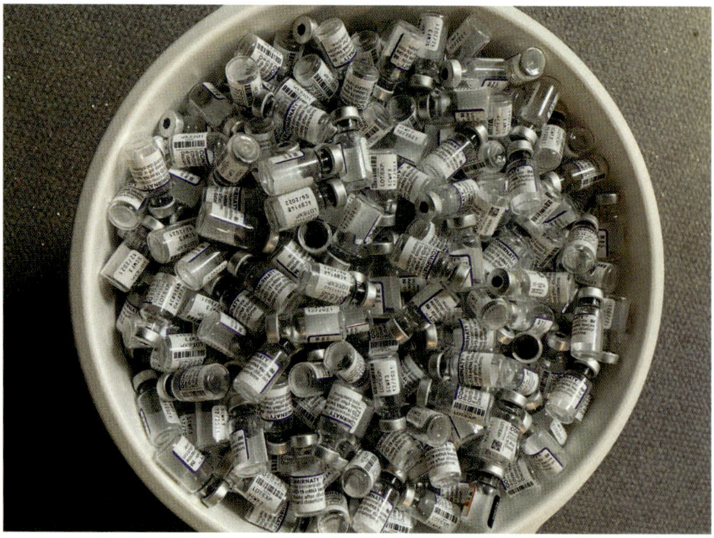

Abb. 4: Einblick in die von Dr. Christian Weghorn und dem Autor in Hirschaid verbrauchten Impfstoff-Ampullen im zweiten Halbjahr 2021. Je nach Präparat sind in einer Ampulle zwischen fünf und zehn Covid-Impfdosen erhalten. Foto privat.

28 Stöhr 2021.
29 Aus dem Interview mit Prof. Dr. Georg Pistorius vom 05.06.2023.

Statistik, Rückblick und Ausblick

In der Risikostudie des RKI 2012 wurde die Pandemiedauer zutreffend vorausgesagt: drei Jahre! Der Katastrophenfall in Bayern wurde am 10. Mai 2022 um Mitternacht aufgehoben, die letzten Corona Einschränkungen fielen am 7. April 2023. Am 5. Mai 2023 verkündete die WHO das Pandemie-Ende. Zum Glück hatte sich das RKI bei der Opferzahl geirrt. Für die BRD waren 4,5 Millionen Tote vorausgesagt. Bis heute (Ende Juni 2023) haben wir weniger als 180.000 Opfer[30] zu beklagen. In der Region Bamberg erkrankten zwischen März 2020 und April 2023 ca. 114.000 Personen an Covid, 443 verstarben.[31] Bei einem Vergleich mit 427 Kliniken aus der gesamten BRD lag die Mortalität der Covid-Patienten zwischen Januar 2021 und September 2021 im Bundesdurchschnitt bei 17,49 %, im KaB bei 13,98 %. Bei der Mortalität der Covid-Patienten ohne Berücksichtigung der Intensivpflichtigen betrug die Mortalität im Bundesdurchschnitt 11,39 %, in Bamberg 6,58 %. Somit günstigere Zahlen in der Region, trotz schwerer Fälle.[32]

Auch in vielen anderen Bereichen erlebte ich die Pandemie hier weniger schwer und dramatisch als anderswo. Das hat drei Ursachen:

(1) Aus wirtschaftlichen Gründen wurde die Krankenhauslandschaft ausgedünnt und zentralisiert. In der BRD wurde vor 25 Jahren doppelt so viel Geld in die stationäre Versorgung investiert wie heutzutage. Ein derart reduziertes Krankenhaussystem wirft natürlich, wenn man nur noch rentable Operationen – wie Gelenkersatz – vornimmt, profitable Gewinne ab. An banalen oder seltenen Erkrankungen wenig interessiert, bricht es in einem Szenario der Pandemie völlig zusammen. Dann sterben nicht nur die Hochbetagten mit multiplen Vorerkrankungen, sondern alle Patienten mit schwererem Verlauf, ungeachtet ihres Alters. In der Region Bamberg gibt es nur Kliniken in öffentlicher Hand. Dementsprechend haben sie sich, dem Allgemeinwohl verpflichtet, in der Pandemie engagiert.

(2) Trotz vieler Versuche der Politik in den letzten 30 Jahren, die funktionierende – aber nicht billige – ambulante Versorgung mit Hausärzten und Fachärzten zu zerschlagen, haben wir immer noch eine funktionierende Krankenversorgung vor Ort. Unsere Hausarztpraxen haben den ersten Covid-Ansturm aufgefangen und eine Überlastung der Kliniken verhindert. Zudem sind die Hausärzte der Region gut untereinander vernetzt und außerordentlich engagiert.

(3) In Bayern gibt es immer noch „Gesundheitsämter". Sie arbeiten weit professioneller als zu Zeiten der Hongkong-Grippe Ende der 1960er Jahre. Es wurde rechtzeitig und – soweit Test-Kits vorhanden waren – umfassend getestet. Bei positiv Getesteten gab es eine funktionierende Quarantäne und Kontaktverfolgung. Damit konnten Infektionsketten früh unterbrochen werden. Auch hier war das regionale Engagement um, die neu ins Amt gekommene Leiterin, Frau Dr. Susanne Nick, überdurchschnittlich. Seit dem Beginn der Pandemie war das Gesundheitsamt auch am Wochenende besetzt. Und auf dem Höhepunkt der Erkrankungen verkündete der Landrat stolz: Nach gängiger Meinung sei ab einer Inzidenz[33] von 50 eine Nachverfolgung der Kontaktpersonen nicht mehr möglich; sein Amt stelle diese Aufgabe aber auch noch bei einer Inzidenz von 100 sicher.

Trotz aller Einschränkungen, trotz allen Leids, das wir als Ärzte in diesen drei Jahren erleben mussten, überwiegt doch das Bewusstsein, dass die enge Zusammenarbeit von Kommunalpolitik und Ärzteschaft, gepaart mit per-

30 RKI, Todesfälle nach Sterbedatum.
31 Aus dem Interview mit Dr. Susanne Nick vom 06.06.2023.
32 Aus dem Interview mit Prof. Dr. Georg Pistorius vom 05.06.2023.
33 Zahl der in den letzten 7 Tagen Neuerkrankten bezogen auf 100.000 Einwohner.

sönlichem Engagement und Ideenreichtum, jede noch so große Krise meistern kann. Alle von mir zur Pandemie im Mai und Juni 2023 Interviewten sind der Meinung, dass die positiv erlebte Zusammenarbeit unbedingt nach Corona mit in den ärztlichen Arbeitsalltag hineingenommen werden muss.

Aktendokumentation / Ärztlicher Kreisverband Bamberg:

Rundschreiben. Aktenzeichen, fortlaufende Nr., Jahr (2020–2021):
Rundbrief an alle Ärzte der Region Bamberg.

Corona-Update. Datum. Aktenzeichen, fortlaufende Nr., Jahr (2020–2021):
Rundfax an alle niedergelassenen Ärzte und Chefärzte der Region Bamberg.

Landratsamt Bamberg, Stadt Bamberg (März 2020 bis Herbst 2022):
Protokoll zur Sitzung Corona-Krisenstab am (Datum). Aktenzeichen, fortlaufende Nummer der Sitzungen, Datum.

Interviews:

Knoblach, Dr. Georg (07.06.2023): Die Coronaepidemie in der Region 2020–2023. Interview mit Dr. Susanne Nick. Gesundheitsamt Bamberg

Knoblach, Dr. Georg (05.06.2023): Die Coronaepidemie in der Region 2020–2023. Interview mit Prof. Dr. Georg Pistorius.

Knoblach, Dr. Georg (16.05.2023): Die Coronaepidemie in der Region 2020–2023. Interview mit Prof. Dr. Michael Sackmann.

Internetlinks:

Robert Koch-Institut: Todesfälle nach Sterbedatum (15.06.2023): https://www.rki.de/DE/Content/InfAZ/N/Neuartiges_Coronavirus/Projekte_RKI/COVID-19_Todesfaelle.html.

Literatur:

[N.N.]: Höchster Krankenstand seit über 20 Jahren, in: Fränkischer Tag 25.01.2023, S. 1.

Davis, Mike: Vogelgrippe. Zur gesellschaftlichen Produktion von Epidemien. Aus dem Amerikanischen von Ingrid Scherf, 2. Aufl., Hamburg 2006.

Deutscher Bundestag, 17. Wahlperiode (Hrsg.) (2013): Unterrichtung durch die Bundesregierung. Bericht zur Risikoanalyse im Bevölkerungsschutz 2012. Bundesministerium des Innern (Drucksache 17/12051).

Kekulé von Stradonitz, Alexander: Was wir aus der Schweinegrippe lernen können, in: Aus Politik und Zeitgeschichte 52 (2009), S. 41–46.

Klehr, Johannes: Bella ciao. Bamberg singt für Italien. Aus dem Tagebuch einer Bamberger Straße, in: Inselrundschau 32 (2020), Heft 1, 16. September 2020, S. 8–10.

Robert Koch-Institut: Epidemiologisches Bulletin 25/2010.

Robert Koch-Institut: Ergebnis Risikoanalyse „Pandemie durch Virus Modi-SARS“. Bericht zur Risikoanalyse im Bevölkerungsschutz 2012, in: 17. Wahlperiode Deutscher Bundestag (Hrsg.): Unterrichtung durch die Bundesregierung. Bericht zur Risikoanalyse im Bevölkerungsschutz 2012 (Drucksache 17/12051), S. 55–88.

Stöhr, Timo: Heute wird geimpft, wer da ist. Das Medizinische Versorgungszentrum Hirschaid macht über zwei Tage hinweg ein offenes Impfangebot für Studierende und jüngere Generationen. Damit die Delta-Welle nicht wieder zum Lockdown führt, in: Fränkischer Tag 05.07.2021, S. 14.

Lektüre des Dickichts – Spaziergänge in Covid-Zeiten

Hubert Sowa

1. Als am Anfang des Jahres 2020 die Covid-Pandemie die Menschheit befiel und innerhalb weniger Wochen alle sozialen Kontakte und alles öffentliche Leben zum Erliegen kamen, musste jeder einzelne Mensch einen Weg finden, diese Lage mit ihrem unabsehbaren Ausmaß und Ende für sich und in Verantwortung für andere zu bewältigen – wie auch immer.

Der uns allen schicksalhaft auferlegte Abbruch des bisherigen Lebens war (sicher nicht nur für mich) ebenso schwer zu ertragen wie die Angst und Verzweiflung, die die Bilder aus Wuhan und Bergamo erzeugten.

2. Zufällig fiel für mich der Einbruch der Seuche mit dem Ende des beruflichen Lebens und einem damit verbundenen Wechsel des Wohnortes zusammen: Kurz vor Beginn der endgültigen Ausgangssperre zog ich von Stuttgart zurück in meinen Heimatort Bamberg.

Hier saß ich nun in einer mir zwar lebenslang vertrauten, aber plötzlich befremdlich verwandelten Stadt. Diese fremde Erfahrung löste bei mir vehemente Fluchtreflexe aus: „Hinaus ins Freie, ins Offene!"

Aber: Die Flucht vor der unsichtbaren Gefahr war nur im Nahraum der Wohnung erlaubt. Also wanderte ich jeden Tag los – durch den nahen Hain an den Stadtrand und in die Wälder der Umgebung – jeden Tag Dutzende von Kilometern, über 1200 km in sternförmigen Wanderungen mit täglicher Rückkehr in die Wohnung.

3. Instinktiv suchte ich die Abgeschiedenheit der Wälder: je einsamer, desto besser. Ihr Dickicht verschaffte mir das Gefühl, fern von der gleichermaßen bedrohten wie bedrohlichen Menschheit zu sein: der Wald als ein bergendes Versteck vor dem unabsehbar Entsetzlichen.

Im Lauf der nächsten Monate verwandelte sich mein angstgetriebenes Fluchtunternehmen in einen merkwürdig befreiten Genuss von Einsamkeit und Stille: Kein Lärm von Flugzeugen, Autos oder Motoren störte die Erfahrung der beharrlich verfolgten Wege durch die Landschaften rund um Bamberg. Meine Aufmerksamkeit beim Gehen verwandelte sich zunehmend in eine Form der bewegt-beruhigten Meditation und Kontemplation. Auch die Art von Wahrnehmung, namentlich die Art des Blicks, änderte sich in den nächsten Monaten mehr und mehr: Mein gesenkter Blick ging vom Weg ab in die Dickichte der Wegränder, die ich „bei-läufig" sah. Mehr und mehr wurden die Dickichte mein Trost: Gestrüppwahrnehmung als Therapie, Gestrüpptherapie.

4. Was sah ich dort? In meinem Weg durch die Räume und Zeiten – startend im März 2020 und vorerst endend im Dezember 2020 – sah ich die Dickichte wachsen: Brennnesseln, Brombeeren, Holunder, Fichten, Schlehen, Girsch ...

Im Laufe des Jahres wurden vor meinen Augen die Gestrüppe dichter, höher, undurchschaubarer. Die Fülle des im Dickicht konzentrierten Wachstums zeigte mir eine sehr eigene Art des Wandels: Immer mehr ging das Wachstum zugleich in die Höhe, Breite und Tiefe, verstellte zusehends den Raum bis zur Undurchschaubarkeit für jeden Blick und Undurchdringlichkeit für jeden Weg, zur Unfassbarkeit für eine selektive und sortierende

Wahrnehmung. Ein fortwährendes „Mehr-und-mehr“, „Immer-dichter“, „Immer-enger“, „Immer-voller“ vollzog sich für den täglichen Wanderer in großer Langsamkeit.

Die Ranken der wilden Brombeeren wurden im Lauf des Seuchenwanderjahres länger, schwerer, sanken langsam wieder zur Erde zurück, verstrickten und verwirrten sich ineinander, erdrückten einander förmlich, versuchten sich zu behaupten ... Das Gestrüpp brach vor meinen Augen unter seinem eigenen Wachstum zusammen, bis ihm dann der spätherbstliche Schneefall den Rest gab.

So lebte das Dickicht im Jahreskreis zuerst auf und sank dann in sich zusammen, um im Frühling neu anzusetzen ...

5. Und ich? Für mich nahm dieses Phänomen zusehends symbolische Bedeutung für die Lage der Menschheit in der Seuche an: Bricht nicht auch dort das Dickicht der globalisierten und hypertroph wuchernden sozialen Welt unter sich selbst zusammen? Schließt nicht das virale Wuchern der Pandemie den Gesamtkörper der Menschheit (und auch der Tierheit: Fledermäuse!) und der kapitalistischen Welt zu einem gewaltigen wuchernden Dickicht zusammen – zu einem sich in sich selbst verstrickenden, undurchblicklichen, an seinem eigenen Wachstum erstickenden, unter der Last der eigenen Fruchtbarkeit, Schwerkraft und Endlichkeit zusammenbrechenden Gestrüpp?

Ich sah mich inmitten dieser Verstrickung, Verwachsung, Verwirkung in ein gigantisches Menschheitsdickicht: fliehend und zugleich mich verheddernd und verirrend, verlaufend, von Ranken eingeholt, eingefangen und festgehalten, zur Bewegungslosigkeit gefesselt und verurteilt.

Endlich sah ich ein: Es ist – auch wenn ich's nicht fassen kann – gut so!

6. Im Winter 2020/2021 machte ich (wodurch auch immer bewegt, vielleicht waren es die hilfreichen Musen) einen Einschnitt – den zweiten Schritt meiner rettenden Selbsttherapie: Ich unterbrach meine Wanderungen, zog mich fürs folgende Jahr in mein Atelier zurück. Für mich ist das ein sicherer und einsamer Ort in der Altstadt am Ufer der Regnitz. Dort begann ich nun Gestrüppe zu zeichnen – im Blick auf den Ateliergarten mit seinem Wachstum, aber auch im Blick auf Tausende von Fotos, die ich auf meinen Wanderungen aufgenommen hatte. Das ganze Jahr 2021 über vollendete ich insgesamt etwa 150 Zeichnungen, betitelt als „Lektüre des Dickichts“. Dann weiter und weiter ... Draußen wucherte noch immer die Seuche, und drinnen wucherte das Dickicht meiner Zeichnungen.

7. Um mir Mut zu machen, verglich ich mich innerlich mit den irischen/schottischen Mönchen, die sich während der Menschheitskatastrophe der Völkerwanderungszeit in die Abgeschiedenheit der insularen Klöster zurückzogen und dort nicht nur die Texte der Bibel und der gesamten abendländischen Kultur abschrieben, sondern ihre Handschriften auch illustrierten: mit Bildern anfangs- und endlos wuchernder Dickichte aus Ranken und Zweigen, verknotet und verstrickt in einem unüberschaubaren Flechtwerk.

Das war und ist kein bloßes „Ornament“, als das es oft missdeutend angesehen wird. Es war und ist vielmehr eine existenzielle und selbstrettende künstlerische Auseinandersetzung mit einer unabsehbaren, undurchschaubaren und unauflöslichen geschichtlichen Situation ... Die Schreiber und Maler in Iona, Durrow, Lindisfarne usw. schufen in ihrer einsamen Verzweiflung, zu ihrem eigenen Trost und zum Trost der Menschheit Bilder des Dickichts. So versuchten sie inmitten des wuchernden Dickichts der Welt die untergegangene abendländische Kultur zu retten – in der Hoffnung auf einen neuen Anfang ...

Den gab es dann um 800 v.Chr. tatsächlich. Wird es ihn auch für uns geben?

8. Der zweite Teil meines Selbstrettungsversuches – nach dem Wandern durchs Dickicht –

war also das Zeichnen des Dickichts. Beim Zeichnen des Dickichts fängt man ein Werk an, das in eine unübersichtliche und verstrickte Fülle hineinführt. Eine andere Art von Wanderung durchs Gestrüpp.

Eigentlich sind Übersichtlichkeit und „apollinische“ Klarheit die zentralen Ziele der europäischen Kunst seit den Ägyptern und Griechen. Die irischen Mönche dagegen gingen umständehalber den entgegengesetzten Weg. Später folgten Künstler wie Dürer mit seinem „Rasenstück“ und seinen „Knoten“, Leonardo mit seinen Wasser-, Wolken- und Gestrüppzeichnungen, aber auch Ruisdael und Rubens diesem Weg, im 20. Jahrhundert dann z. B. Wols, Jorn, Michaux und Vedova.

Im Vertrauen auf diese Vorbilder versuchte auch ich diesen Weg durchs Dickicht zu gehen.

9. Ich fing also an und versuchte in einer unbeholfenen Weise das Dickicht zu „gliedern“. Aber das Dickicht kennt keine „Gliederung“, keine „Einteilung“, es ist nicht „vorstellbar“. Es kennt allenfalls die schäumende und wuchernde Struktur der in sich selbst zusammenbrechenden und jeden durchdringenden Blick verdeckenden und verhindernden Fülle.

Ich musste also versuchen, diese Fülle zeichnerisch zu „buchstabieren“ und zu „lesen“: Blatt für Blatt, Stück für Stück, Stelle für Stelle, Raumschicht für Raumschicht, Fleck für Fleck, Ranke für Ranke ...

Ich musste also zeichnend lernen, die Unübersichtlichkeit auszuhalten – eine andere Form des Wanderns.

10. Albrecht Dürer nannte solch ein zeichnerisches Vorgehen „kläubeln“. Aus dem „kläubelnden“ Zeichnen von Dickicht erwächst eine radikale Verlangsamung. Im Aushalten dieser Verlangsamung entstehen übervolle Gebilde, die jenseits jeder Vorstellbarkeit und klärenden Sicht stehen. Jede Zeichnung beginnt von vorne – im Zugriff auf eine einzige Stelle irgendwo inmitten des Dickichts. Jede dauert 3 bis 8 Tage.

Während dieser Zeit wuchert das Dickicht auf dem Zeichenblatt. Das Bild wuchert zu. Für den Zeichner gibt es im sich-wegbahnenden und stolpernden Vorwärtskommen durchs Dickicht keine Abkürzung und keinen Königsweg – nur ungelenke und planlose Umwege zwischen einzelnen zugänglichen Stellen.

11. So war es und ist es noch. Das habe ich in der Seuche gelernt. So war es wohl in und seit dieser Zeit nicht nur für mich, sondern für alle.

Das Zeugnis meines eigenen Weges durch dieses Dickicht sind meine Zeichnungen.

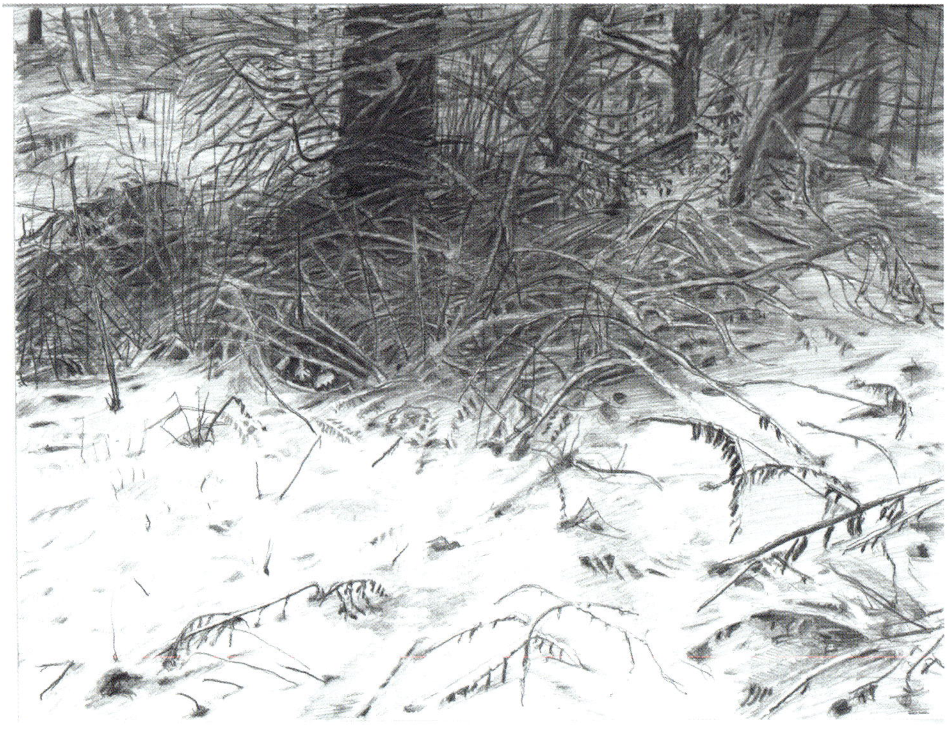

Abb. 1: „Lektüre des Dickichts“, Nr. 8a (bei Breitbrunn/Hassberge). Bleistift, 30 × 40 cm, 2021.

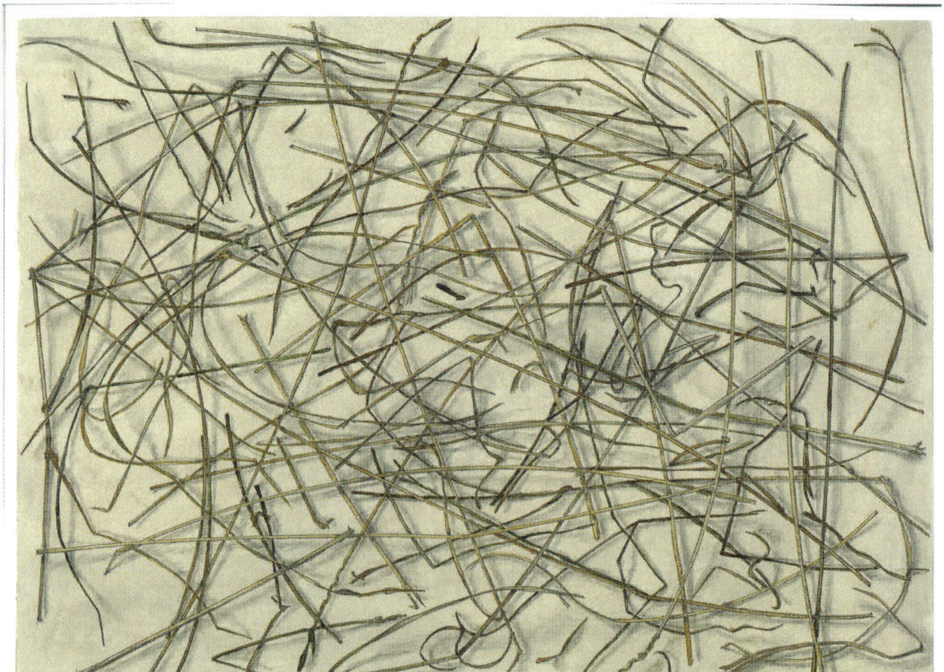

Abb. 2: „Lektüre des Dickichts“, Nr. 20b (für Emilio Vedova). Bleistift und Ölfarbe, 30 × 40 cm, 2021.

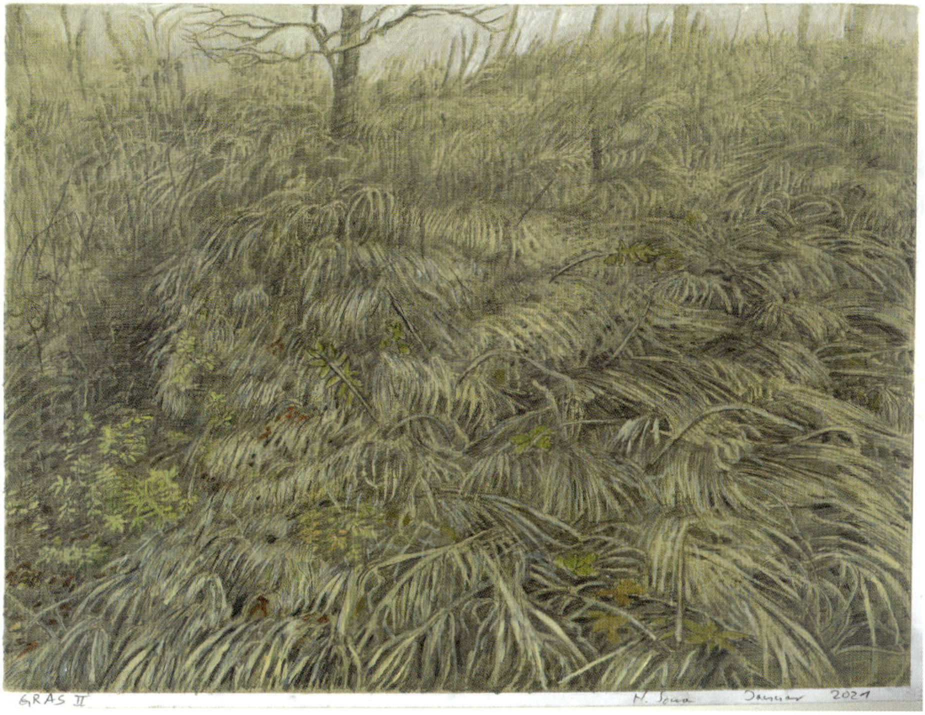

Abb. 3: „Gras II“. Bleistift und Ölfarbe, 30 × 40 cm, 2021.

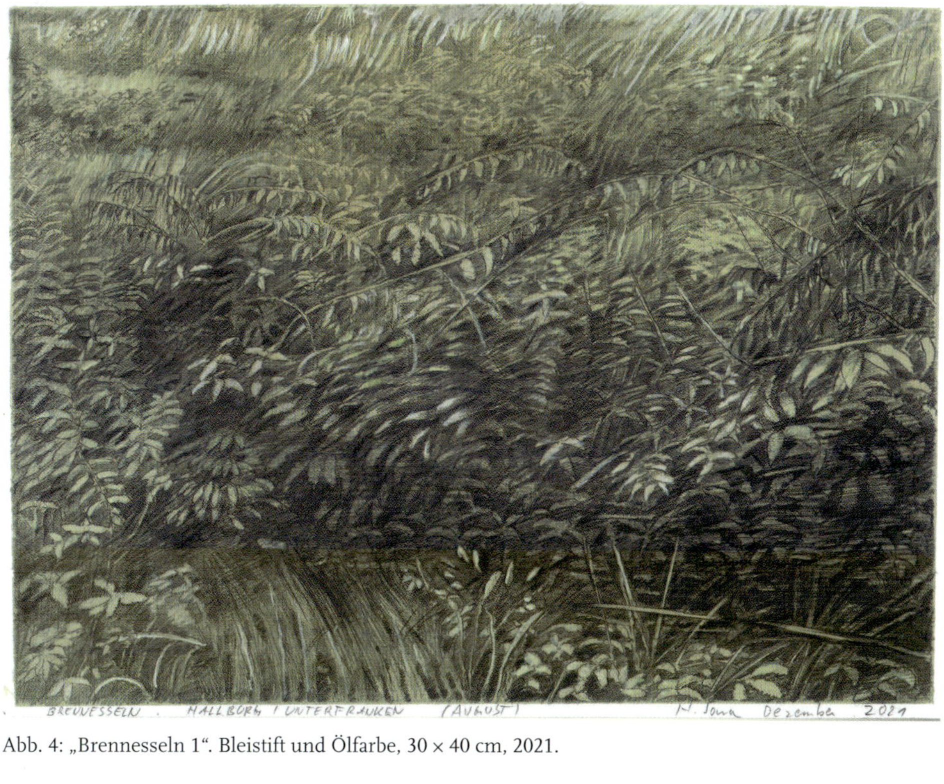

Abb. 4: „Brennesseln 1“. Bleistift und Ölfarbe, 30 × 40 cm, 2021.

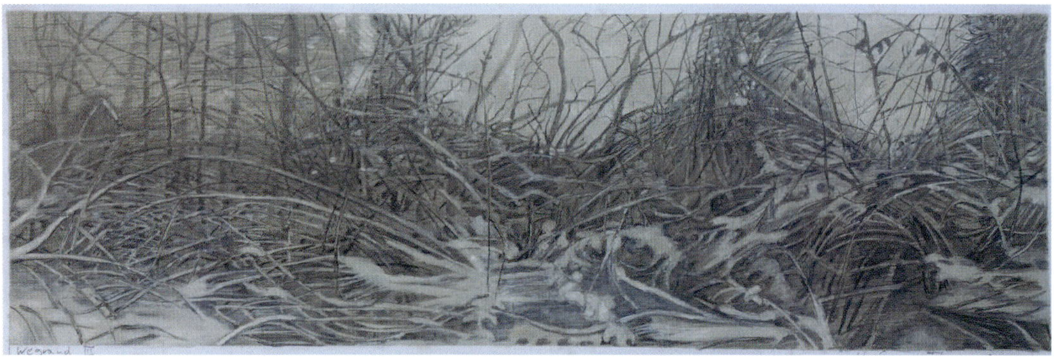

Abb. 5: „Wegrand III". Bleistift und Ölfarbe, 30 × 80 cm. 2022.

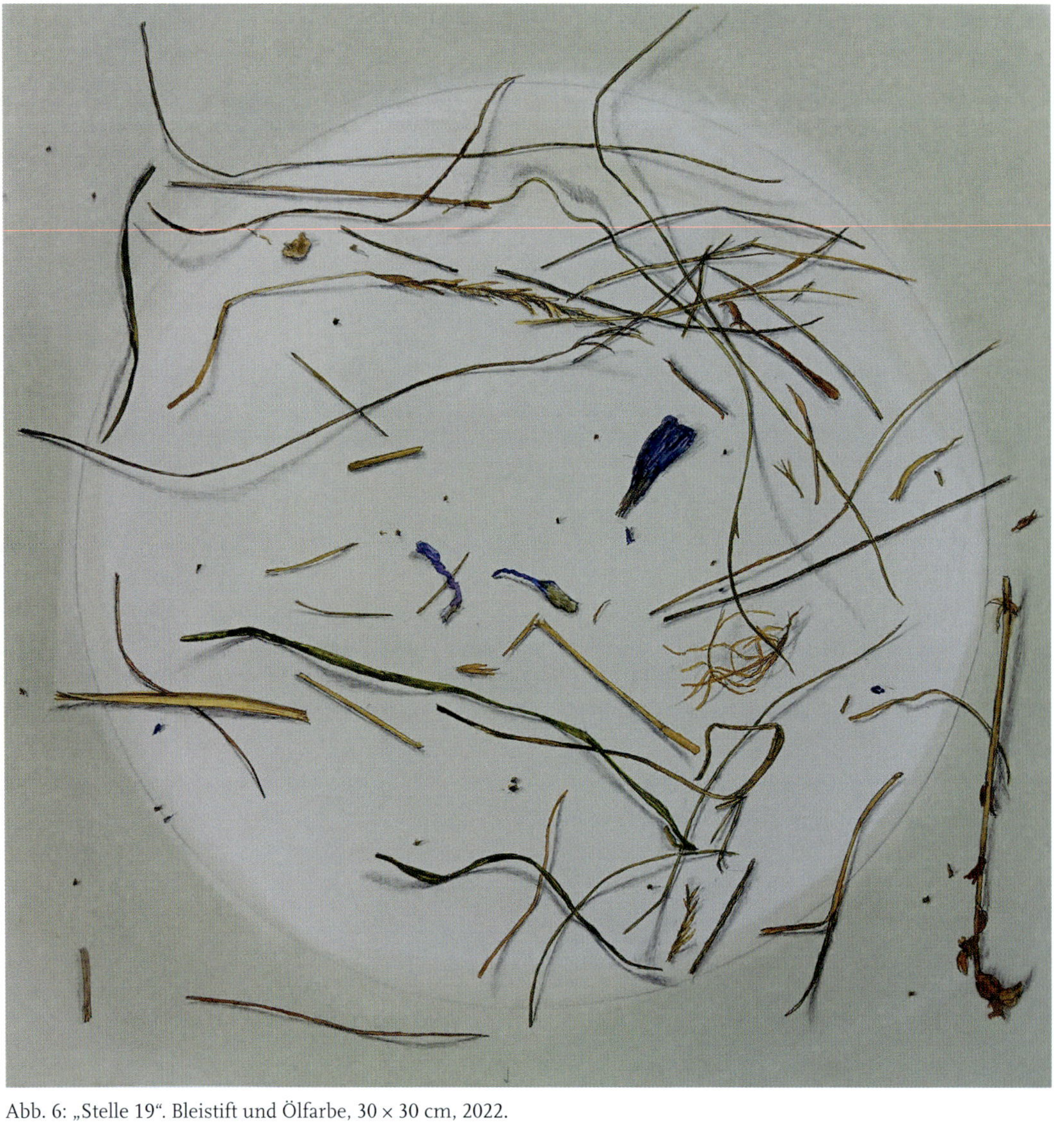

Abb. 6: „Stelle 19". Bleistift und Ölfarbe, 30 × 30 cm, 2022.

Save Water
Drink Beer [1]

Trinkwasserhistorische Promenade im UNESCO-Welterbe „Altstadt Bamberg“

Wilfried Krings

Dass in der „wahren Hauptstadt des Bieres“ für Gäste und Einheimische bierhistorische Rundgänge angeboten werden, ist begrüßenswert, ja unerlässlich. Ihnen etwas aus der Geschichte der Wassernutzung und insbesondere des Trinkwassers zur Seite zu stellen, scheint aussichtslos zu sein. Trinkwasser gegen Bier – das wäre wie im biblischen Kampf Davids gegen Goliath. Aber wer ging als Sieger hervor? Versteckt gelegene Quellen im Berggebiet, Brunnen, aus denen kein Wasser mehr zu schöpfen ist, Schwengelpumpen, die bestenfalls noch dekorative Funktion haben, gegen noch produzierende Brauereien und teilweise „weltbekannte“ Brauereigaststätten?

Nicht, dass es keine bemerkenswerten historischen Relikte aus dem Themenbereich Wasserversorgung gäbe, nur liegen viele außerhalb des touristischen Wahrnehmungsraums oder sind bei Einheimischen kaum beachteter Bestandteil der Alltagsumgebung. An manchen ehemals wichtigen Stellen ist heute nicht einmal mehr etwas zu sehen, was auf die Funktion hindeuten würde. In jüngster Zeit kam die Idee auf, ehemalige Brunnenstandorte, die bei Tiefbauarbeiten zum Vorschein kamen, kenntlich zu machen. Das klappte in der Sandstraße bei St. Elisabeth und in der Kleberstraße (Bronzetafeln im Straßenbelag). Die Erinnerung an verlorene historische Bestandteile der Wasserversorgung wachzurufen, gehört mit zum Ziel der nachfolgenden Erläuterungen.

Unsere Promenade führt über mehrere **STATIONEN** von der Tourist-Information im ehemaligen Stadtbad (wo es seinerzeit um die reinigende Funktion des Wassers ging) und zugleich im ehemaligen Hofgarten Geyerswörth (wo die seit der Renaissance beliebten Wasserspiele technisch realisierbar waren) bis zum „Gabelmann“ auf dem Grünen Markt in der Fußgängerzone. Er war und ist der hauptsächliche Stadtbrunnen, der seinen Standort dem Umstand verdankte, dass er den landesherrlichen Gegenpol zum Rathaus der Inselstadt bilden konnte.

Die in den 1890er Jahren entstandene Einrichtung des Stadtbades war Bestandteil der

---

Abgekürzt zitierte Literatur: Die Sigle „AB“ bezeichnet die von Anton Schuster herausgegebene Reihe „Alt-Bamberg. Rückblicke auf Bambergs Vergangenheit. Beilage zum Bamberger Tagblatt“, Jg. 1 (1897/98) – 13 (1914/15). – Die Sigle „KDB“ bezeichnet die anfänglich unter der Ägide von Tilmann Breuer und Reinhard Gutbier erarbeiteten Bände „Stadt Bamberg“ in der Reihe „Die Kunstdenkmäler von Bayern, Regierungsbezirk Oberfranken“, die seit 1990 in Bamberg, München, Berlin erscheinen (Verlagsorte wechselnd). – Zitierte Internetseiten wurden letztmals konsultiert am 05.06.2023.

1 Aufdruck auf dem T-Shirt eines Bamberg-Touristen im Sommer 2023.

kommunalen Infrastruktur, die allgemein im Zeichen des „Munizipalsozialismus“ geschaffen wurde, teilweise durch Übernahme privatwirtschaftlich gegründeter und betriebener Vorgänger. In Bamberg gilt dies für das Gaswerk von 1856 (1889) und das Wasserwerk von 1874 (1888), nicht aber für die Straßenbahn von 1897, die erst nach 25 Betriebsjahren (1922) hätte übernommen werden können, d. h. zu einer Zeit, als sie in der bestehenden Form bereits nicht mehr in die Zeit passte. Ob das schlichte Gebäude des Stadtbades zur neuen Kategorie der „Volksbäder“ zu zählen ist, die dazu beitragen sollten, die Reinlichkeit unter den weniger Bemittelten der städtischen Bevölkerung zu fördern, wäre noch zu klären.

Wichtiger Impulsgeber war der Berliner Dermatologe Oskar Lassar (1849–1907). Er gründete 1874 den „Berliner Verein für Volksbäder“ (1899 „Deutsche Gesellschaft für Volksbäder“) und stellte auf der Hygiene-Ausstellung 1889 in Berlin eine Mustereinrichtung vor.

Sie bot allerdings nur Brausebäder.[2] In Bamberg war das Angebot, Stand 1901, sehr viel breiter: „Die Einrichtung bestand zunächst in 15 Wannenbädern (I. und II. Classe, für Damen und Herren), 9 Brausebädern, dem Dampfbad, das wieder in drei Systeme: römisch-irisches, russisches und Dampfkastenbad zerfällt. Später wurde mit weiterem Aufwande Seitens der Stadt ein kohlensaures Bad und das Moorbad eingerichtet. Daß mit den Wannenbädern sämmtliche moderne medizinischen Bäder verbunden werden können, ist selbstverständlich.“[3] Das Spektrum lässt vermuten, dass auch der Kundschaft der inzwischen eingegangenen privaten Vorgängereinrichtung (**STATION 1**) Rechnung getragen werden sollte.

STATION 1: Ehemalige Bade-Anstalt der Doctores Lautenbacher Vater und Sohn (Thema: Mineralwasser)

Der fürstbischöfliche Hofgarten, Annex des Schlosses Geyerswörth, wurde nach der Säkularisation 1802/1803 aufgeteilt. Der nördliche Teil mit zwei barocken Gartenpavillons gelangte 1818 an den Arzt Dr. Franz Xaver Lautenbacher (1770–1830). Er war Leibarzt des in der Stadt Bamberg im Exil residierenden wittelsbachischen Herzogs Wilhelm in Bayern (1752–1837), der als kurpfalz-bayerischer Statthalter das Herzogtum Berg mit der Hauptstadt Düsseldorf innehatte, bevor es an Frankreich abgetreten wurde. Franz Xaver Lautenbacher nahm gegenüber seinen Berufskollegen eine besondere Stellung ein, seitdem er sich als erster und einziger Badearzt der Stadt betätigte. Er ließ zwischen den beiden Pavillons einen Verbindungstrakt bauen und richtete darin eine Badeanstalt ein. Sie hat insofern mit unserem Thema zu tun, als „auf Verlangen Mineralwässer und Molken, sowie verschiedene Erfrischungen abgegeben“ wurden. Den Badegästen stand „zum Gebrauch derselben der Besuch des angenehm gelegenen Gartens mit Vergnügen offen“.[4] Dass unter diesen 1834 ein so prominenter Reisender (und Gartenkünstler) wie Hermann Fürst Pückler-Muskau (1785–1871) war, mag als Hinweis auf die gesellschaftliche Ausrichtung dieses Etablissements gelten.

Pius Lautenbacher (1801–1874), sein Sohn – gleichfalls Arzt, 1826 promoviert –, führte den Badbetrieb weiter. Mit dem Aufkommen der Eisenbahn nahm allerdings die Anziehungskraft ab, weil beliebte Bade- und Kurorte erreichbar wurden (Bad Kissingen 1871). Zudem wurden in der Nähe der Stadt neue konkurrierende Angebote geschaffen, so das Wildbad Haßfurt am Main mit Mineralwasser-

---

2 Art. „Bad“ in: Meyers Großes Konversations-Lexikon, 6., gänzlich neubearb. u. verm. Aufl., Leipzig / Wien 2 (1903), S. 239–242, hier S. 242 (Volks[brause])Bäder).
3 AB 4 (1901), S. 74–80, hier S. 80 (Artikel: Badstuben – Baderbett – Bade-Anstalten).
4 Fränkischer Merkur 16.04.1831 (Nr. 106) (Anzeige zur „Bad-Eröffnung“ am 14.04.1831).

quellen[5] und die Molkenkur-Anstalt Streitberg in der Fränkischen Schweiz.[6] Den funktionslos gewordenen Garten erwarb die Stadt 1890/91, um dort zusätzliche Sammelbrunnen für das Wasserwerk (**STATION 2**) anzulegen.[7]

Mineralwasser war allgemein ein Luxusgut und blieb es auch lange, ganz davon abgesehen, dass es Eingang in den überseeischen Passagierschiffsverkehr fand. Es wurde eher als Heil- denn als Erfrischungs- und Durstlöschungsmittel konsumiert.

Bamberg verfügte im Unterschied zu Städten wie Aachen, Stuttgart-Bad Cannstatt oder Göppingen nicht über einen Sauerbrunnen, d.h. über einen Zugriff auf eigenes Mineralwasser. Dieser Nachteil wurde ausgeglichen durch die Lage an einem Wasserweg, der die Stadt in Verbindung mit dem Rheinischen Schiefergebirge setzte. Dort wurde an mehreren Orten Mineralwasser gefördert und versandfähig gemacht.[8] Bamberger Schiffer lieferten als Rückfracht Wässer aus mittelrheinischen Quellorten wie dem kurkölnischen Tönisstein in der Vulkaneifel oder dem nassauischen Selters im Taunus. Abgefüllt wurden sie in Steinzeugflaschen, meist „Krüge“ genannt, mit eingestempelter Herkunftsangabe. Im 19. Jahrhundert erweiterte sich das Bezugsgebiet um Böhmen und Ungarn. Nach dem Krieg von 1870/1871 bereicherte Vichywasser aus Frankreich die Angebotspalette.

Da in den lokalen Angeboten oft die jeweiligen Preise genannt sind, lassen sie sich einordnen. Was für ein Mittagessen außer Hause zu zahlen war, zeigt folgende Angabe: „Man bekommt bey Traiteuren Suppe, Rindfleisch mit Zugemüß, Gemüß mit Auflage, und Braten und Salat, 1 Glas Bier, und um 1 kr. weis Brod, und zahlt hiefür 18 kr., wobey es unverwehrt ist, seinen Braten zum Abendessen einzustecken.“[9]

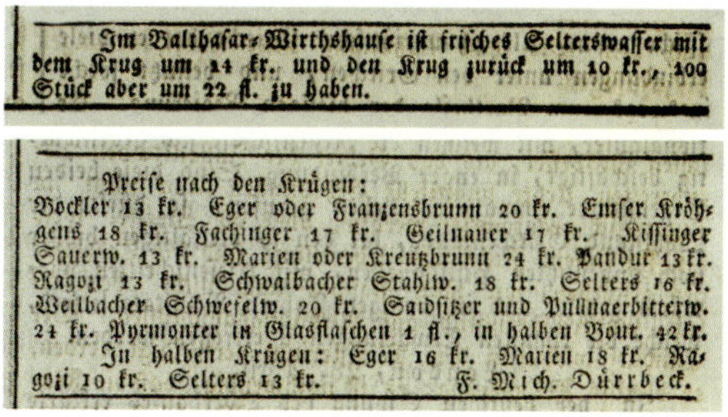

Im Balthasar-Wirthshause ist frisches Selterswasser mit dem Krug um 14 kr. und den Krug zurück um 10 kr., 100 Stück aber um 22 fl. zu haben.

Preise nach den Krügen:
Bockler 13 kr. Eger oder Franzensbrunn 20 kr. Emser Kröhgens 18 kr. Fachinger 17 kr. Geilnauer 17 kr. Kissinger Sauerw. 13 kr. Marien oder Kreutzbrunn 24 kr. Pandur 13 kr. Ragozi 13 kr. Schwalbacher Stahlw. 18 kr. Selters 16 kr. Weilbacher Schwefelw. 20 kr. Saidsitzer und Püllnaerbitterw. 24 kr. Pyrmonter in Glasflaschen 1 fl., in halben Bout. 42 kr.
In halben Krügen: Eger 16 kr. Marien 18 kr. Ragozi 10 kr. Selters 13 kr. F. Mich. Dürrbeck.

Abb. 1: Preise von Mineralwässern in Bamberg 1834. Oben: Selterswasserverkauf 1834 im Balthasar-Wirtshaus, Judenstraße 3 (an das Wirtshaus erinnert das Balthasargäßchen). Eigentümer war der Rangschiffer Johann Adam Messerschmitt (1799–1868). 1 Gulden (1 fl.) entsprach 60 Kreuzern (60 kr.). Unten: Mineralwässerangebot des Spezereiwarenhändlers Franz Michael Dürrbeck, in der Au 526 = Jesuitenstraße 3, mit Preisangabe in Kreuzern. „Bout.“ = Bouteille, Flasche. Herkunft der Wässer aus dem Gebiet des Deutschen Bundes einschließlich Böhmen (Eger, Franzensbad, Marienbad, Püllna, Seidschitz). Annoncen in: Fränkischer Merkur 1834. Oben: 29.06.1834 (Nr. 180); unten: 07.05.1834 (Nr. 127) (Staatsbibliothek Bamberg, RB.Eph.6(1834,1 | Gerald Raab).

Was im Vergleich dazu Mineralwasser kostete, ist Abb. 1 zu entnehmen. Gegen Ende des 19. Jahrhunderts kam künstlich hergestelltes Mineralwasser auf. Auch in Bamberg fanden

5 Betreiber war 1844–1875 der auch in Bamberg unternehmerisch engagierte Baron Ludwig von Seefried (1807–1877). – Dr. Heinkelmann schickte Patienten zur Kur. – Volker Grumbach: Das Wildbad Haßfurt. Von Heilquellen und Spekulanten, Haßfurt 2005, Kap. 6, S. 32–44. – Zum Mineralwasserversand siehe dort Kap. 12.3. – Seefried bot an seinem Bamberger Wohnsitz Oberer Stephansberg 2 (ehem. Curia Libhardi) „Haßfurter Mineralwasser frischer Füllung“ an. Hierzu: Bamberger Tagblatt 30.09.1860 (Nr. 254), S. 1301.

6 Adalbert Küttlinger: Die Fränkische Schweiz und die Molkenkur-Anstalt zu Streitberg. Ein treuer Führer für Reisende und ärztlicher Rathgeber für Kurgäste. Nebst einem naturgeschichtlichen Anhange, Erlangen 1856.

7 AB 4 (1901), S. 79.

8 Konrad Schneider: Der Mineralwasserversand und seine Gefäßproduktion im rheinisch-hessischen Raum vom 17. bis zum Ende des 19. Jahrhunderts (Veröffentlichungen der Gesellschaft für Historische Hilfswissenschaften 5), Koblenz 2000; Ingolf Bauer: Wasser auf Reisen. Zum Mineralwasserversand, in: Sigrid Canz (Bearb.): Große Welt reist ins Bad. 1800–1914 [...], München 1980, S. 13–17.

9 Jakob Ernst von Reider: Bambergs Gartenbau als die höchste Kultur des Grund und Bodens in Deutschland, Leipzig 1821, S. 95 (§ 36: Lebensart, Speisen, Getränke). – „Traiteur“ stand für einen „Gastgeber, Wirth oder Koch, der die Leute speiset“.

sich Unternehmer für diese Neuerung, die zum Vertrieb im öffentlichen Raum Trinkhallen errichteten.

STATION 2: Bischofsmühle (Thema: Grundwasserförderung)

Diese Station hat mit der Bischofsmühle selbst, heute ein gastronomischer Betrieb, nicht das Geringste zu tun. Der Vorplatz und die heutige Auffahrt zur Bischofsmühlbrücke bildeten den Wirtschaftshof einer weiter flussabwärts am gegenüberliegenden Ufer befindlichen Mühle, der Bunzelsmühle, die heute unter dem Namen „Brudermühle" als Hotel-Restaurant bekannt ist.

Nach der 1872 getroffenen Entscheidung, in der Bunzelsmühle das Pumpwerk für die zentrale Wasserversorgung einzurichten (siehe **STATION 3**), wurde das zur Verteilung im Stadtgebiet notwendige Wasser auf dem Geyerswörthgrundstück aus dem Grundwasser gewonnen. Der Schachtbrunnen ist durch Fotos dokumentiert, und zwar während seiner Aushebung mittels eines dampfgetriebenen Eimerbaggers mit senkrechter Kette sowie bei seiner Einweihung (Abb. 2). Dass in seiner unmittelbaren Nähe ausgedehnte Stallgebäude lagen, die zum staatlichen Salzamt gehörten[10], wurde zunächst nicht als nachteilig angesehen. Sie mussten dann aber doch abgebrochen werden.

Die seit frühester Zeit genutzten Quellen im Berggebiet wären zur Versorgung der gesamten Stadt nicht ergiebig genug gewesen. Das hatte bereits der als Gutachter herangezogene Wiener Architekt Johann Lucas von Hildebrandt (1668–1745) erkannt. Er schrieb 1731: „Ich hab in Bamberg die Situation *Loci* [d. h. des Ortes] von denen Bronnenstuben, welche *de facto* das Wasser in der Stadt einladen, [visitirt] und darbey gesehen, daß man sich an kein [d. h. keine der beiden Örtlichkeiten: beim hl. Loch und am Teufelsgraben] verlassen kann, weillen sie in einer trockenen Zeit nicht viel oder gar wenig geben, und weillen der Grund, wo sie herauskommen[,] kein eintziges *Indicium* hat[,] mehr Wasser zu finden, wäre es nicht rathsam[,] etwas daran zu wenden." Hildebrandt schlug vor, Regnitzwasser zu benutzen und es mittels Wasserkraft in vier „Stiefeln" [d. h. Pumpen] auf die zur Verteilung erforderliche Höhe zu befördern.[11] Wie in diesem alten Vorschlag wurde die Wasserkraft tatsächlich genutzt, aber die Stadt entschied sich gegen Flusswasser, das bei den frühen Wasserwerken in Hamburg[12] oder Magdeburg (letzteres im Jahre 1865 von Bamberger Gemeindebevollmächtigten besichtigt) in die Verteilungsnetze eingeleitet wurde. Das seit 1874 genutzte Grundwasser des Stadtgebietes reicht längst nicht mehr aus. Die Stadt muss Wasser importieren[13] – ebenso wie seit dem 18. Jahrhundert Mineralwasser.

Der erste Zentralbrunnen wich der Auffahrt zur Bischofsmühlbrücke, die ab 1955 die etwas unterhalb gelegene Geyerswörthbrücke (heute Fußgängersteg) als Straßenbrücke ersetzte. Erhalten blieb bis vor kurzem der unmittelbar benachbarte nicht mehr benutzbare Pumpbrunnen. An seiner Stelle steht seit 2019 eine eiserne Großplastik des portugiesischen Bildhauers Rui Chafes (geb. 1966).

➢ *Auf dem Weg über die Untere Mühlbrücke passieren wir rechts das Zentrum Welterbe.* ➢

10 Hierzu KDB 4 (1997), S. 528 mit Abb. 584 (Katasterplan 1869).

11 Johann Joseph Morper: Lukas von Hildebrand in Bamberg, in: Bamberger Blätter für fränkische Kunst und Geschichte 6 (1929), S. 56, 58f. („Unterthänigst- und gehorsamster Bericht wegen der Wasser zu Bamberg und Seehoff Zu Vermehren mit guten Succeß, Bamberg den 25. July 1731"). – Lageplan der historischen Wasserleitungen vom Teufelsgraben, von der Panzerleite und am Kaulberg in KDB 3,2 (2003), Abb. 795 (mit Erläuterungen).

12 https://de.wikipedia.org/wiki/Wasserversorgung_in_Hamburg

13 https://fwokronach.de/trinkwasser/gewinnung/. Fernwassernutzung ab 1975. Der heute am weitesten von Bamberg entfernte Lieferort (ca. 160 km) liegt im Lechmündungsgebiet (Genderkingen, Landkreis Donau-Ries).

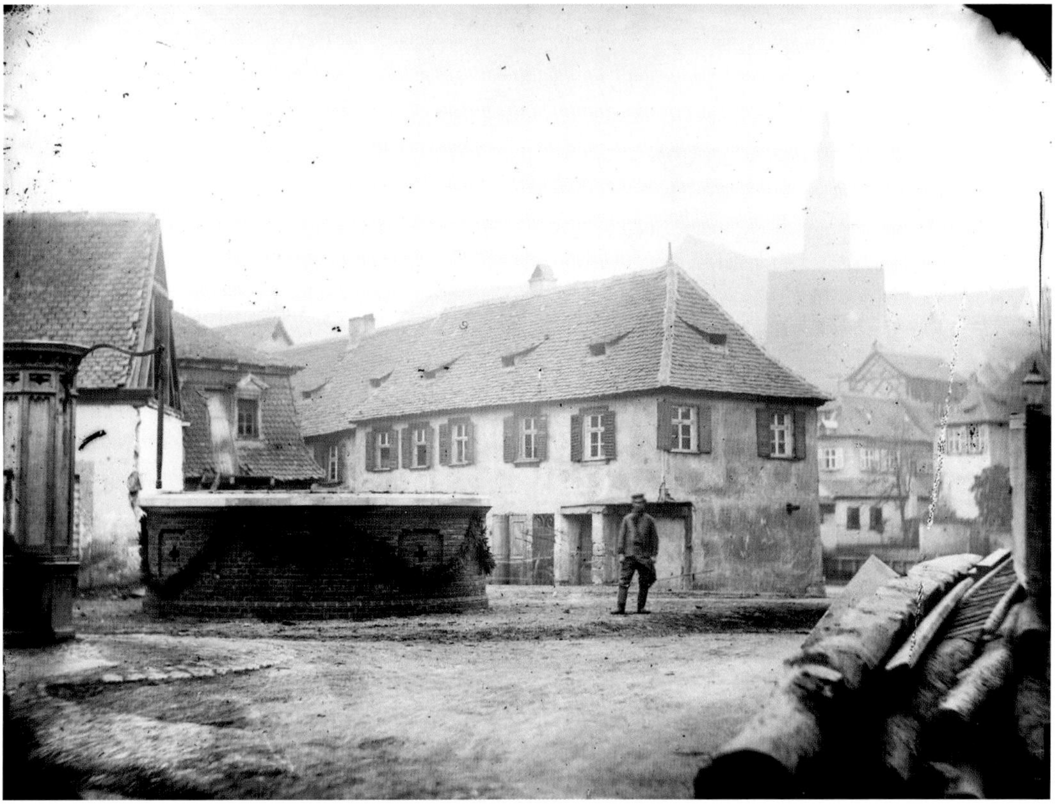

Abb. 2: Der zentrale Brunnen gegenüber der Bischofsmühle zur Versorgung des Wasserwerks, geschmückt zur Inbetriebnahme. Der (Pump-)Brunnen ganz links am Bildrand war bei der Niederbringung des Brunnens bereits vorhanden. Foto Alois Erhardt, 1873 (Stadtarchiv Bamberg, BS (B) + 5423 - H002 B001 | Jürgen Schraudner).

Der moderne Bau wurde unter Einbeziehung der Reste einer Mühle errichtet (Sterzersmühle, im originalen schmiedeeisernen Oberlichtgitter des Eingangs die Buchstaben „J St“ für Josef Sterzer, Eigentümer 1851–1857). Ihre Wasserkraft diente zeitweise einem Gewerbe, aus dem ein führendes Bamberger Unternehmen der optischen Industrie hervorging (Fa. Rupp & Hubrach).

Die Wasserkraft war in Bamberg bis ins 20. Jahrhundert hinein die wichtigste Quelle zur Erzeugung mechanischer Energie. Entgegen der verbreiteten Meinung, Mühlen hätten ausschließlich zum Vermahlen von Getreide gedient, erfüllten sie eine Vielzahl gewerblicher Zwecke, so das Tuchwalken, das Gerberlohe- und Tabakmahlen, das Hirse- oder Leinölstampfen u. a. In der Walkmühle (Mühlwörth 17) erzeugte ein Unternehmer ab 1885 erstmals elektrischen Strom für Beleuchtungszwecke.

STATION 3: Brudermühle (Thema: Einführung der zentralen Wasserversorgung)

Die Bamberger Mühlen wurden spätestens seit dem 19. Jahrhundert nach ihren Besitzern bzw. Betreibern benannt und konnten daher mit diesen ihren Namen ändern. Die traditionelle Mühle von Friedrich Bunzel († 1868), die Bunzelsmühle, ging noch vor dessen Tod an einen adeligen Unternehmer aus dem Bamberger Umland über, den Baron Ludwig von Seefried aus Buttenheim (1807–1879). Dieser wandelte sie in eine so genannte Kunstmühle um, bei der statt der fünf Wasserräder nur noch zwei notwendig waren.

Der erste praktische Schritt nach langen Vorüberlegungen zur Einführung der zentralen Wasserversorgung war 1872 der Abschluss eines Vertrags zwischen der Stadt Bamberg und der Deutschen Wasserwerksgesellschaft in Frankfurt als Bauträgerin. Es handelte sich um eine Aktiengesellschaft. Das Unternehmen war gerade erst gegründet worden. Initiator war der Ingenieur Peter Schmick (1833–1899).[14] Nach dessen Entwurf erhielt Frankfurt eine Quellwasserfernleitung aus dem Vogelsberg (1871–1873).[15] Der Endpunkt befindet sich in dem öffentlichen „Wasserpark" an der Friedberger Allee (wo seit 2017 ein Lehrpfad über das Wasserthema unterrichtet). Der Bamberger Auftrag war der erste der Aktiengesellschaft.

Das Mühlenanwesen und, wichtiger noch, das mit ihm verbundene Wasserrecht war zuvor aufgrund besonderer Umstände verfügbar geworden. Der aus Schweinfurt 1841 zugezogene Kaufmann Friedrich Krackhardt (1815–1879) erwarb das Anwesen. Er war Initiator eines Unternehmens zur Schaffung einer neuen Wasserkraft außerhalb der bestehenden Rechte und Mitbegründer des ersten industriellen Großbetriebs in Bamberg. Er überließ das Areal der Wasserwerksgesellschaft.[16] Diese kam dadurch in den Besitz eines Gebäudes, in dem sie die notwendigen Pumpen installieren und durch die Kraft der zwei vorhandenen unterschlächtigen Wasserräder von 2,64 m Durchmesser und ca. 2,70 m Breite (26 und 22 PS) in Bewegung setzen konnte.[17] Außen war davon nichts zu sehen, denn die Räder waren wie üblich eingehaust (Abb. 3) (wie heute noch an der Huthmühle und der Bischofsmühle).

Zur Verbindung von Brunnen (**STATION 2**) und Pumpstation musste der Fluss mittels Düker (Unterführung) gequert werden. Ein Hochbehälter wurde hinter der Kaulbergschule angelegt (Druckhöhe 25 m). Er ist als unterirdisches Bauwerk noch vorhanden, wurde aber ab 1945 nicht mehr benutzt.[18] Für die höheren Lagen der Bergstadt war ein zweiter Behälter erforderlich (Druckhöhe 65 m), der seinen Platz am Wildensorger Berg fand (Dr.-Remeis-Straße 4a, oberhalb von Nr. 15 Villa Edel). Über die anfängliche Reichweite des Leitungsnetzes können hier keine näheren Angaben gemacht werden. Das Wasserwerk wurde am 30. Oktober 1874 eröffnet. Das Mühlengebäude war zum Schrannenplatz hin mit der Aufschrift „Bamberger Wasserwerk" versehen.

Das Ergebnis nach einjähriger Tätigkeit der Aktiengesellschaft wurde wie folgt bekanntgegeben: „Im ersten Betriebsjahre sind [...] 1.580 Personen in 200 Haushaltungen, sowie 16 Brauereien, 3 Fabriken und 2 Gärtnereien versorgt [...]. Es sind 23 Freibrunnen, 272 Hydranten und 160 Wasserschieber vorhanden; ferner 25 Waterclosets, 12 Badeeinrichtungen, 10 Privatfontainen und 4 Privatpissoirs. Oeffentliche Fontainen, öffentliche Pissoirs und Wassermotoren scheinen nicht zu existieren."[19] Das Wasserwerk zielte demnach auf ein breites

14 Sabine Hock: Schmick, Peter. Artikel aus der Frankfurter Biographie (1994/1996) in: Frankfurter Personenlexikon (Onlineausgabe), https://frankfurter-personenlexikon.de/node/1083.

15 Thomas Bauer: Im Bauch der Stadt. Kanalisation und Hygiene in Frankfurt am Main 16. – 19. Jahrhundert (Studien zur Frankfurter Geschichte 41), Frankfurt 1998, Kap. 5.4, S. 254–264: „Ohne Wasser kein Klosett. Die Wasserversorgung der Stadt Frankfurt".

16 KDB 4 (1997), S. 1385f.; nach AB 1 (1897/98), S. 106f. – Artikel: „Wasserwerk" in AB 6 (1903), S. 400–406; ferner AB 2 (1898/99), S. 137f. (Friedrich Krackhardt).

17 Ausführliche technische Beschreibung bei Ernst Grahn (Bearb.): Statistik der städtischen Wasserversorgungen mit einer geschichtlichen Einleitung. Beschreibung der Anlagen in Bau und Betrieb. Auf Veranlassung des Vereines von Gas- und Wasserfachmännern Deutschlands, München 1878, S. 27f.

18 Salzburg hat im ehemaligen Hochbehälter Mönchsberg ein Wassermuseum vorzuweisen. Es bietet „eine multimediale Erkundungstour durch die Geschichte und Verarbeitung von Trinkwasser in Salzburg". https://www.salzburg.info/de/sehenswertes/museen/wassermuseum.

19 Ernst Grahn (Bearb.): Statistik der städtischen Wasserversorgungen mit einer geschichtlichen Einleitung. Beschreibung der Anlagen in Bau und Betrieb [...], München 1878, S. 28.

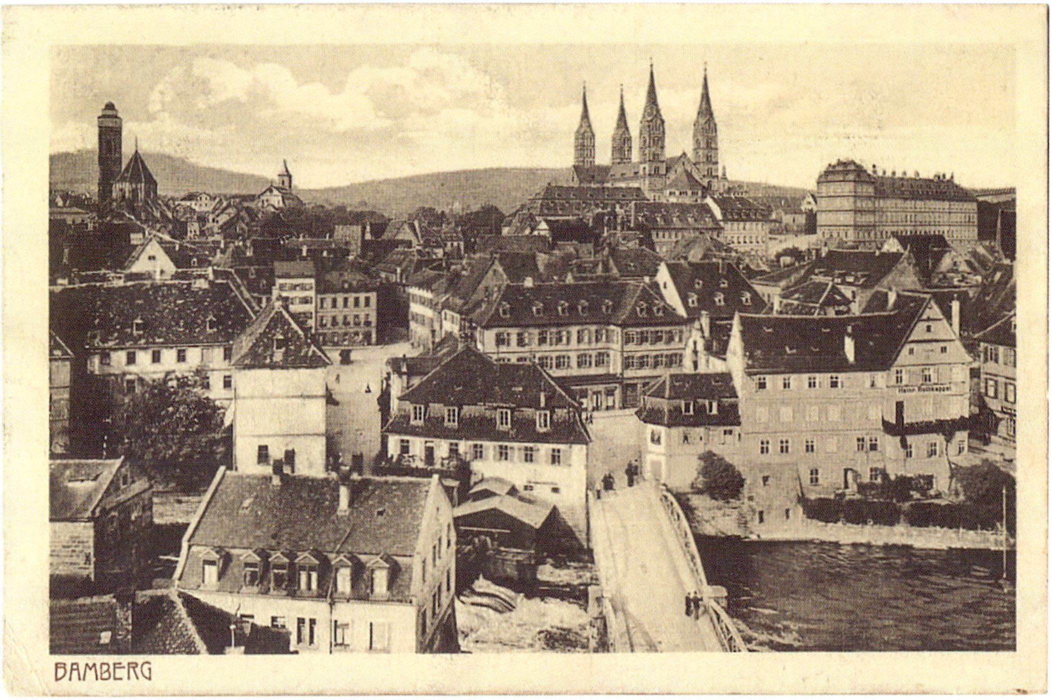

Abb. 3: Das erste Bamberger Wasserwerk. Beiderseits der Geyerswörthbrücke von 1863 die Gebäude des Wasserwerks: die ehemalige Bunzelsmühle mit den eingehausten Wasserrädern am Wehr der Unteren Mühlen sowie die ehemalige Mehlwaage, angebaut an das Anwesen Karolinenstraße 1. Vorn links die Mühlengebäude Untere Mühlbrücke 1 (mit Mansarddach), 2 (mit Walmdach) und 3 (mit Satteldach). Darüber das Konventgebäude des ehem. Franziskanerklosters. Ansichtskarte Gebr. Metz, Tübingen, gelaufen 1. Juli 1912 (Privatbesitz | Repro WK).

Nutzerspektrum. Brandvorsorge und verbesserte Brandbekämpfung waren offenkundig ein Hauptmotiv auf Seiten der Stadt. Die versorgten Haushaltungen machten nur 3 Prozent, die versorgten Personen 6 Prozent aus.[20] Wie schnell und in welchem Umfang sich die Stadtbewohner Hausanschlüsse zulegten, um beständig Leitungswasser zur Verfügung zu haben, ist kaum zu ermittelten. Es dürfte längere Zeit in Anspruch genommen haben.

Im Jahre 1888 erwarb die Stadt das Werk und führte es in eigener Regie weiter. Das Bevölkerungs- und Flächenwachstum der Stadt bewirkte, dass die Leistung bald nicht mehr ausreichte. 1914 nahm die Stadt ein neues Wasserwerk am südöstlichen Stadtrand in Betrieb, wo es der öffentlichen Wahrnehmung entzogen war. Die ehemalige Bunzelsmühle hatte spätestens 1968 mit ihrer Wasserkraft ausgedient, die Wasserräder wurden abgebaut, der Bau selbst ist aber nach außen hin unverändert. Die gastronomische Nutzung nahe des Brückenrathauses macht ihn anziehend. Nur weist heute nichts mehr auf die Funktion als Wasserwerk hin. Und dass ein ehemaliges „Fabrikgebäude“ mit der geschnitzten Figurengruppe der Aufnahme Mariens in den Himmel aus dem frühen 18. Jahrhundert geziert ist, wird, wenn überhaupt, nicht allzu häufig vorkommen.

20 Nach der Volkszählung vom 01.12.1875 betrug die Zahl der Haushaltungen 6251, die der Häuser „mit selbstständigen Hausnummern“ 2550. Anwesende Personen mit ständigem Wohnsitz 26.909. Hierzu Bamberger Neueste Nachrichten 23.02.1876.

STATION 4: Brunnen Theresienplatz (seit 1952 Schranne), „Lobertsbrünnlein" (Thema: Überlieferung)

An dem Platz vor dem Wasserwerk, der durch den Abbruch der Kirche des Franziskanerklosters entstanden war und Theresienplatz genannt wurde, befand sich (bis 1870?) ein Brunnen. Um diese Zeit bestanden insgesamt 82 öffentliche Pumpbrunnen, die von der Stadt unterhalten wurden. Die ebenfalls vorhandenen Laufbrunnen im Berggebiet sind nicht eigens gezählt. Die Zahl der Hausbrunnen ist mit 967 angegeben bei 2032 Wohngebäuden.[21] Die Einführung der zentralen Wasserversorgung bedeutete demnach die Übernahme einer Aufgabe, die Zeit beanspruchte. Schließlich war ein Zwangsanschluss nicht durchsetzbar.

Besagter Brunnen soll hier exemplarisch angeführt werden, weil von seinem Aussehen Details durch eine amateurhafte Zeichnung überliefert sind (Abb. 4). Sie stammt von einem unermüdlichen Sammler von „Altertümern", womit dieser Objekte meinte, die Inschriften, Wappen oder Jahreszahlen aufwiesen. In diesem Fall waren es das Wappen des Fürstbischofs Voit von Rieneck (Amtszeit 1653–1672)[22] mit der Jahreszahl 1673 sowie ein nicht näher bestimmbares Detail mit der Jahreszahl 1586. Das Aussehen des Brunnens selbst interessierte in diesem Fall nicht, ansonsten sind aber oft die Trägerobjekte mit abgebildet. Dem Zeichner, Johann Sebastian Schramm (1729–1790), der Chorrektor an der Oberen Pfarre war[23], verdanken wir die bildliche Wiedergabe etlicher

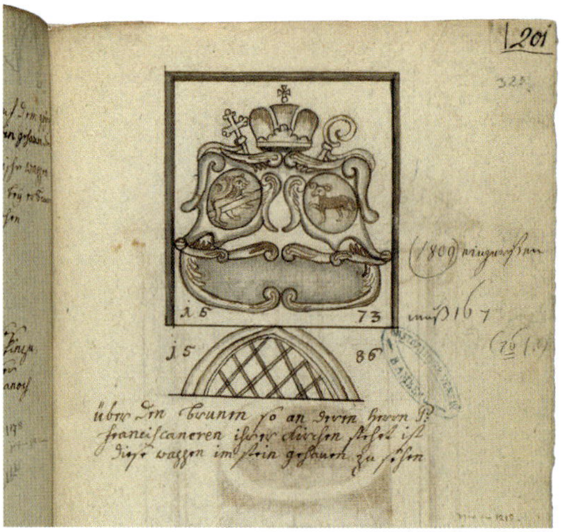

Abb. 4: Details des Lobertsbrunnens. Federzeichnung von Johann Sebastian Schramm (1729–1790) in: Auri Fodina Bambergensis (Staatsbibliothek Bamberg, HV.Msc.57, S. 201 (Ausschnitt) | Gerald Raab).

Brunnen, darunter auch solcher, die längst nicht mehr existieren und die auch nicht fotografisch dokumentiert sind.[24]

Schramm notierte dies: „über den brunn, so an deren Herrn P[atres] Franciscaneren ihrer Kirchen stehet, ist diese wappen im stein gehauen zu sehen." Von anderer Hand wurde die Lesung „1673" in Frage gestellt und hinzugefügt „1809 eingerißen".[25] Der Brunnen befand sich am Langhaus der Klosterkirche in der Achse der Herrenstraße. Für die Zuverlässigkeit der Schramm'schen Angaben spricht eine weitere Darstellung mit folgender Erklärung: „Bey dem franciscaner Brunnen in dem gäßlein linker hand ist an einen haus dieser in stein gehauene hahn mit diesen buchstaben

21 Nach 1870 wurde der Brunnenstock an das nicht weit entfernte Sonnenplätzchen versetzt, der dortige Brunnen 1926 aufgelassen. AB 4 (1901), S. 135, 137f.

22 Ein Wappen von Rienecks befindet sich heute noch an dem von ihm erbauten ehemaligen Waisenhaus, Unterer Kaulberg 30 (Jugendherberge).

23 Zu Person und Werk siehe Anton Jäcklein (1834–1919): Johann Sebast[ian] Schramm, Chorregent. Vortrag im Historischen Verein Bamberg am 24. Januar 1900, in: AB 11 (1909/10), S. 209–218; Tilmann Breuer / Lothar Hennig (Hrsg.): Denkmalkunde in Bamberg. Eine Ausstellung des Bayerischen Landesamtes für Denkmalpflege in München/Seehof und des Historischen Museums Bamberg (Schriften des Historischen Museums Bamberg 15), Bamberg 1990, S. 17–19.

24 Auswahl in: Norbert Haas: Bamberger Brunnen, o.O., o.J. [1983].

25 Johann Sebastian Schramm: Auri Fodina Bambergensis, collecta a me Joanne Sebastiano Schramm p[ro] t[empore] Rectore chori ad B.M.V. [...] [1772–1790], Staatsbibliothek Bamberg, HV.Msc.57, S. 201.

zu sehen. F. H. H. An eben diesen haus ist über der haus thür von stein gehauen dieses schild mit der jahrzahl 1715." Es handelt sich um das Haus zum Roten Hahn, Herrenstraße 4. Das Monogramm steht für den Besitzer Franz Heinrich Hahn, einen Schneider.[26] Das reliefierte Hauszeichen ist noch vorhanden, das Schild über der Haustür nicht mehr. Nicht erwähnt und abgebildet ist bei Schramm die über dem Hauszeichen befindliche Maria-Hilf-Figur, die weder eine Jahreszahl noch eine Inschrift aufweist. Nachdem die Kirche abgebrochen war, erhielt der Brunnen einen neuen Platz an dem Klostergebäude.

Der Brunnen war älter, als das Wappen glauben machte, und muss auch weit vor 1586 zurückreichen. Das Kloster entstand an der Stelle nämlich im 14. Jahrhundert. Es soll mit einer Wasserleitung ausgestattet worden sein, die von den Patres am 6. Juli 1364 mit einer Weihefeier in Gebrauch genommen worden sei. Die Namen der Teilnehmer seien auf einer „Einlagennotiz des Nekrologes des Konventes" aufgeführt.[27] Die Leitung dürfte aus einer Quelle im Bereich des Kaulbergs gespeist worden sein; an ihrer Existenz ist jedenfalls nicht zu zweifeln. Für Reparaturen war später der Stadtbauhof zuständig, ab wann ist ungeklärt. 1652 wurden Arbeiten „an dem steinernen Hauptdolen am Labert" (Dolen: gedeckte Leitung) abgerechnet.[28]

Wie es zur Anbringung des landesherrlichen Wappens kam, wäre noch zu klären. Vielleicht hatte Fürstbischof von Rieneck den Orden finanziell unterstützt.[29] Fest steht, dass in seiner Amtszeit die Bamberger Kapuzinerkirche geweiht und der Grundstein zum Neubau des Franziskanerklosters in Kronach gelegt wurden.[30] Landesherrliche Wappen an Brunnen sind die Ausnahme; in Bamberg ist das am Neptunbrunnen der Fall (**STATION 8**).

Der Brunnen erscheint zusammen mit dem Obstmarktbrunnen (**STATION 7**) in einer anderen Art der Überlieferung, nämlich einer frühen Analyse der Bestandteile fränkischer Wässer. Vorgelegt hat sie der Arzt Johann Friedrich Rübel (geb. 1710 Grafschaft Öttingen, 1735 Promotion Altdorf, 1769 letzte Publikation) im Jahre 1737: „Aquae, quas perscrutatus sum, Bambergae, Norimbergae, Erlangae et Pomersfeldae purioris indolis sunt." Demzufolge fand er die an den genannten Orten untersuchten Wässer von reinerer Beschaffenheit als anderswo in Franken. In Bamberg, so schreibt er, habe er „fast den grösten Unterschied der Wasser" angetroffen. Besagter Brunnen – „nahe an der Schwanen [Gasthaus zum Schwanen, Pfahlplätzchen 6] oder nicht weit von dem Franciscaner-Kloster" – sei der allerbeste. Er führe gar keinen Kalk, sondern „etwas von Martialibus und nitrosis" (d.h. von eisen- und salpeterhaltigen Stoffen).[31] Das wertete er als Gütezeichen. Die Bakteriologie ist eine Errungenschaft des 19. Jahrhunderts.

In einem Brunnenverzeichnis von 1870 ist an dem ehemaligen Klostergebäude, damals

---

26 KDB 4 (1997), S. 812 mit Abb. 857/858.

27 Hans Paschke: Das Franziskanerkloster an der Schranne zu Bamberg (Studien zur Bamberger Topographie und Geschichte 53), Bamberg 1974, S. 194f. (Der Wasserhaushalt des Klosters und sein Labertsbrunnen von 1364). Die Angabe wurde offenbar ungeprüft in das Denkmalinventar übernommen.

28 Paschke 1974 (wie Anm. 28), S. 195, 239.

29 Das Denkmalinventar erwähnt in der Amtszeit von Rienecks zumindest keine Baumaßnahmen. Die Kirche erhielt allerdings einen neuen Hochaltar als Stiftung des 1668 verstorbenen Besitzers der angrenzenden Brudermühle (**STATION 3**). Hierzu KDB 4 (1997), S. 369.

30 Johannes Kist: Fürst- und Erzbistum Bamberg, 3. Aufl., Bamberg 1962, S. 18f.

31 Johann Friedrich Rübel: Vera vini et aquae constitutio physica in Franconia [...]. Wahrhaffte physicalische Beschreibung von den Eigenschafften des Wein und Wassers in Franckenland, besonders in des Heil. Reichs freyen Stadt Schweinfurt, o.O. 1737, S. 10. Erwähnt in AB 5 (1905), S. 370. Nach dem „Laber-Bronnen" komme der „sogenannte vier Eymerige oder der Jungfer-Bronnen genannt" (**STATION 7**). Er führe etwas Eisen, aber auch noch mehr Kalk. Als dritter Brunnen ist der im Hause des Apothekers Johann Wilhelm Koch genannt. Er führe viel Alaun und Kalk. Rübel fragte nicht nach der Gewinnungsart des Wassers, d.h. ob aus Quellen oder aus dem Grundwasser.

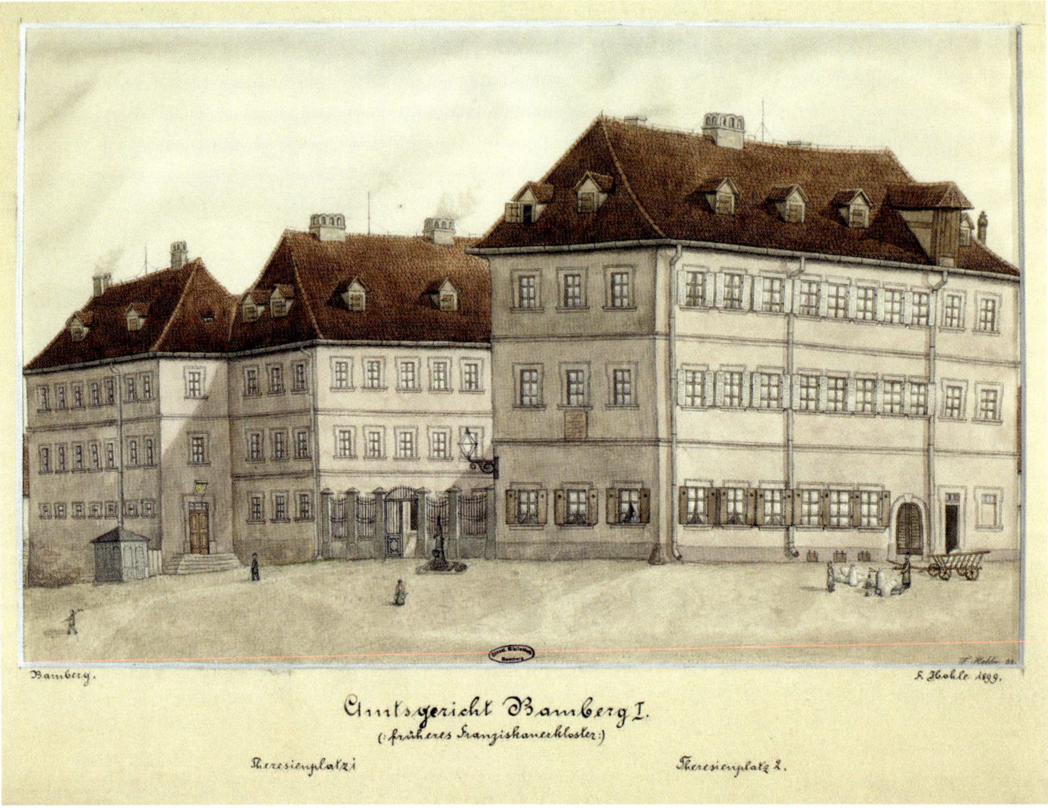

Abb. 5: Der Theresienplatz (Schranne) mit dem ehemaligen Konventgebäude der Franziskaner (Amtsgericht Bamberg I). Der vor dem Gebäude befindliche Brunnen muss neu sein, falls der nach dem Abbruch der Klosterkirche dorthin versetzte Lobertsbrunnen tatsächlich 1870 anderenorts Aufstellung gefunden haben sollte. Kolorierte Zeichnung des Porzellanmalers Franz Gottlieb Hohle (1866–1940), 1899 (Staatsbibliothek Bamberg, MvO A I 76 | Gerald Raab).

Bezirksamt Bamberg II, ein Pumpbrunnen von 23 Fuß Tiefe (6,71 m) aufgeführt.[32] Es ist vermutlich derjenige, der auf Abb. 5 zu sehen ist.

➢ *Quer über die Schranne zum Gasthof Weierich, Lugbank 5* ➢

STATION 5: Leschen-Brunnen (Thema: Gefährdung)

Sehenswert für heutige Augen ist der seit 1554 nachweisbare, unter Straßenniveau befindliche Laufbrunnen (Lugbank 5, Gasthof Weierich), dessen Wasser aber nicht trinkbar ist (Abb. 6). Der Zufluss soll, was an dieser beengten Stelle der Stadt nicht erkennbar ist, aus dem Bereich des Stephansbergs stammen und in einer offenen Rinne durch die Kellerräume des Anwesens Pfahlplätzchen 5, d.h. das 1968 abgebrochene „Haus zum Marienbild", geführt haben. In Anton Schusters „Bamberger Taschen-Buch" erscheint die Anlage als „Taucher(t)sbrunnen": „Laufender Brunnen mit starker Quelle, benannt nach dem Hause ‚zum Taucher'. Der Brunnen führte später auch den

32 Friedrich Herzogenrath: Chemische Untersuchungen des Fluß- und Brunnenwassers zu Bamberg, in: Bericht der Naturforschenden Gesellschaft Bamberg 9 (1870), S. 21–32. – Untersucht hat der Lehrer der Chemie an der Gewerbsschule nur einige der damals erfassten 82 öffentlichen Brunnen, darunter den Leschenbrunnen (**STATION 5**).

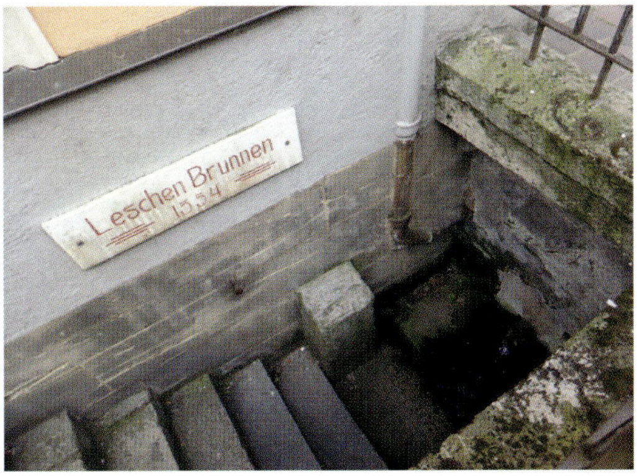

Abb. 6: Der Leschen-Brunnen. Foto WK, 2023.

Namen Lesch'enbrunnen, nach dem Besitzer Lesch, wie er heute wieder Weierich's Brunnen nach dem jetzigen Besitzer Weierich heißt."[33]

Ungeachtet der durchweg positiven Beurteilungen des Bamberger Wasserdargebots und vor allem des Quellwassers aus dem Berggebiet finden sich in der Presse aber auch Klagen über bestimmte, unvermittelt eingetretene Übelstände: so beispielsweise 1865 am Fuß des Kaulbergs. Dort sei seit zwei Tagen die Atmosphäre durch den Geruch von Petroleum verpestet. Es ströme von vielen dort zusammenlaufenden Dohlen und Kanälen aus. Auch das Wasser des Brunnens an der Lesch'schen Brauerei, das von den Anwohnern als Trinkwasser benutzt werde, sei infiziert. Trotz polizeilicher Ermittlungen sei nicht feststellbar gewesen, wie es zu dem Vorfall kam. Es folgt die Mahnung: „Die Rücksicht auf Feuersgefahr und die Gesundheit ihrer Nachbarn sollte diejenigen Kaufleute, denen es gestattet ist, diesen Artikel [d.i. Petroleum] auf Lager inmitten der Stadt zu halten, zur größten Vorsicht und Aufsicht über ihre Leute, welche in den Lagern beschäftigt werden, bestimmen."[34] Wie kritisch der Vorfall tatsächlich war, sei dahingestellt. Viel spricht dafür, dass es bezüglich des Trinkwassers immer wieder einmal Probleme gab.

➣ Durch die Lugbank zur Karolinenstraße, dort ein Blick nach links auf die Hofapotheke. ➣

Die Hofapotheke war die Wirkungsstätte des Apothekers August Lamprecht (1820–1904). Er war der führende Kopf in der aufkommenden Diskussion über die Einführung der Gasbeleuchtung und der zentralen Wasserversorgung.[35] Als Vorstand des Gewerbevereins verfügte er mit der „Wochenschrift" über ein publizistisches Medium, das er zur Verbreitung seiner Vorstellungen zur Modernisierung der städtischen Infrastruktur nutzte. Darüber hinaus konnte er längere Artikel in den lokalen Zeitungen platzieren. Er unterhielt ein Labor, wo er chemische Analysen vornahm.

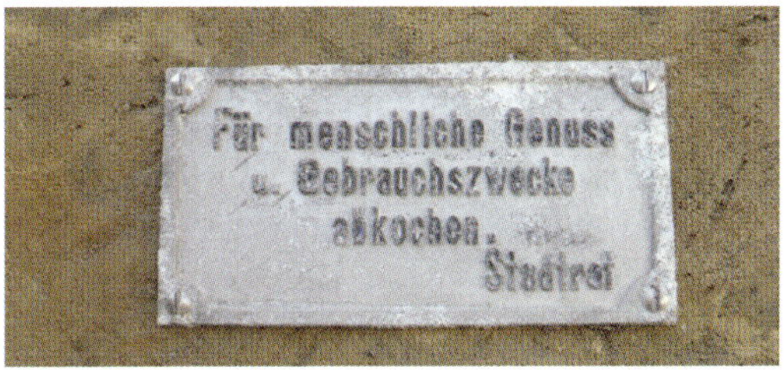

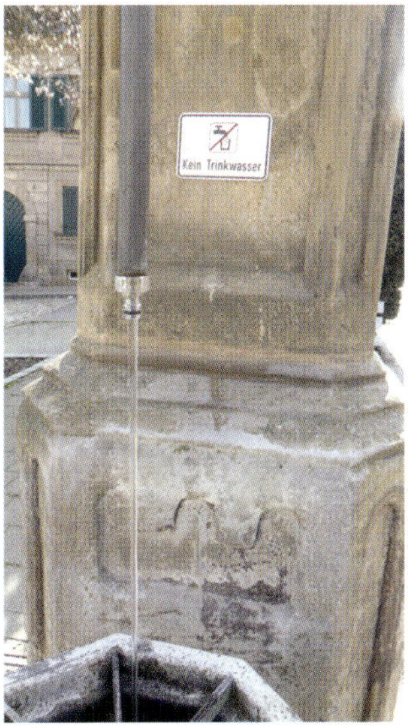

Abb. 7a/b: Brunnen Schulplatz mit den Warnhinweisen „Für menschliche Genuss u. Gebrauchszwecke abkochen. Stadtrat" und „Kein Trinkwasser". Der steinerne Brunnenstock ersetzt seit 1962 den im Zweiten Weltkrieg zerstörten Vorgänger. Er stammt aus der Hellerstraße, wo er Parkplätzen weichen musste. Das gusseiserne Becken unbekannter Herkunft ist um 1860 zu datieren. Fotos WK, 2023.

33 AB 4 (1901), S. 136; 5 (1902), S. 307.
34 Bamberger Tagblatt 12.11.1865 (Nr. 310), S. 2301.
35 August Lamprecht: Trinkwasser-Versorgung Bamberg's. Wochenschrift des Gewerbe-Vereins in Bamberg 18 (1869), 21.03.1869 (Nr. 5).

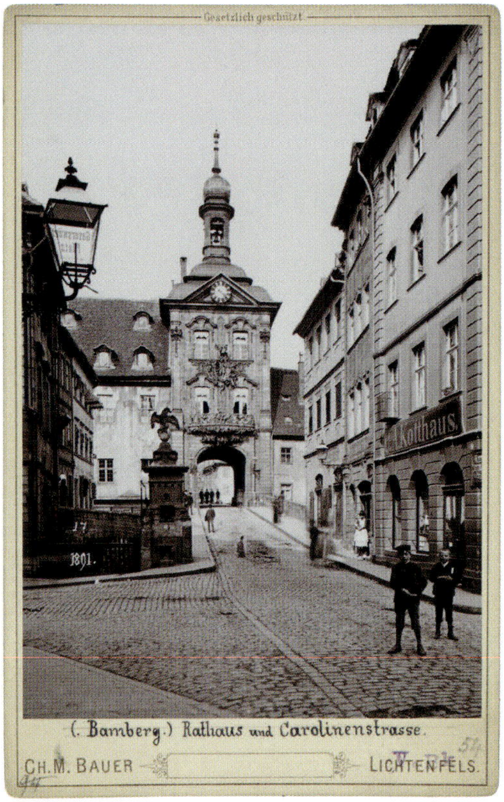

Abb. 8: Der Adlerbrunnen an der Karolinenstraße vor Verlegung der Straßenbahnschienen 1897. Auf der Laterne steht: „nach links zum Geyerswörthplatz". Foto Ch[ristian] M[arkus] Bauer, Lichtenfels (Staatsbibliothek Bamberg, V Bk 54 | Gerald Raab).

STATION 6: Adlerbrunnen
(Thema: Reaktivierung historischer Brunnen als Trinkwasserspender)

An den meisten Brunnen, die noch Wasser führen, liest man heute die Warnung: „Kein Trinkwasser" (Abb. 7). Lange wurde allgemein keine Notwendigkeit gesehen, an diesem Umstand etwas zu ändern. Heute ist der Adlerbrunnen (Abb. 8), bergseitig an der Oberen Brücke gelegen, von den durch die Stadtwerke neu eingerichteten, aktuell sieben öffentlichen Trinkwasserquellen die nächstgelegene an unserer Promenade. Ob dort bereits Verkostungen durch geführte Touristengruppen stattfanden, entzieht sich der Kenntnis des Verfassers. Der von einem Adler bekrönte steinerne Brunnenstock stammt von 1778 und wurde in Teilen mehrfach erneuert.

Im Jahre 1933 hieß es, die an dem Brunnen vorhandene Pumpe sei um 1900 entfernt worden. Da es an laufenden Brunnen fehle, sei er dieser hier „wiedererweckt" worden, offensichtlich durch Anschluss an die Wasserleitung. Leider sei inzwischen das Auslaufrohr „von Bubenhänden" abgebrochen worden. Damit habe die Stadt insgesamt 29 Zier- und Springbrunnen, von denen 17 zum Trinken benutzbar seien. Dem hielt der Verfasser – der mit der Erneuerung des Brunnens befasste Bildhauer Hans Leitherer (vgl. **STATION 9**) – die 130 laufenden Brunnen in Würzburg entgegen.[36]

Inzwischen erlebt der Trinkbrunnen im öffentlichen Raum eine Renaissance. Einem Beschluss des Europäischen Parlaments vom 16. Dezember 2020 zufolge sind Städte und Gemeinden gehalten, sich dieser Versorgungsaufgabe verstärkt zuzuwenden.[37] So wirbt Augsburg mit einer doppelseitigen Handreichung für das „Augsburger Welterbe zum Trinken", d.h. für die innerstädtischen Trinkwasserbrunnen. Außer einem Lageplan enthält sie den Hinweis auf eine Webseite, die es erlaubt,

36 L. [d.i. Hans Leitherer]: Denkmalspflege in Bamberg. Der erneuerte Düthornbrunnen, in: Hans Schneidmadl (Hrsg.): Bamberger Jahrbuch 6 (1933), S. 59–60. Der hier verwendete Name des Brunnens ist – wie auch in anderen Fällen (vgl. **STATION 5**) – von einem zeitweisen Anrainer genommen. Hans Leitherer erneuerte 1940 (?) auch den von 1890 stammenden eisernen Trinkwasserbrunnen beim Café Michelsberg als Wandbrunnen aus Muschelkalk mit einem Silenkopf in Hochrelief. Hierzu Hans Leitherer: Bamberg zur Zierde, in: V.V.V. (Verkehrs- und Verschönerungsverein Bamberg, Hrsg.): Bamberg. Unsere schöne Stadt. Jahresblätter 1941, S. 53–55 (mit Foto). Von Leitherer stammt auch die Skulptur der „Humsera" (**STATION 9**).

37 https://de.wikipedia.org/wiki/Trinkbrunnen. Die Dringlichkeit unterstreicht der von Bundesärztekammer, Pflegerat und der Allianz Klimawandel und Gesundheit organisierte „Deutsche Hitzeaktionstag". Hierzu Christian Geinitz: „Deutschland ist darauf nicht vorbereitet". Organisatoren eines Aktionstags wollen den Schutz vor Hitze gesetzlich verankern, in: F.A.Z. 15.06.2023 (Nr. 136), S. 7.

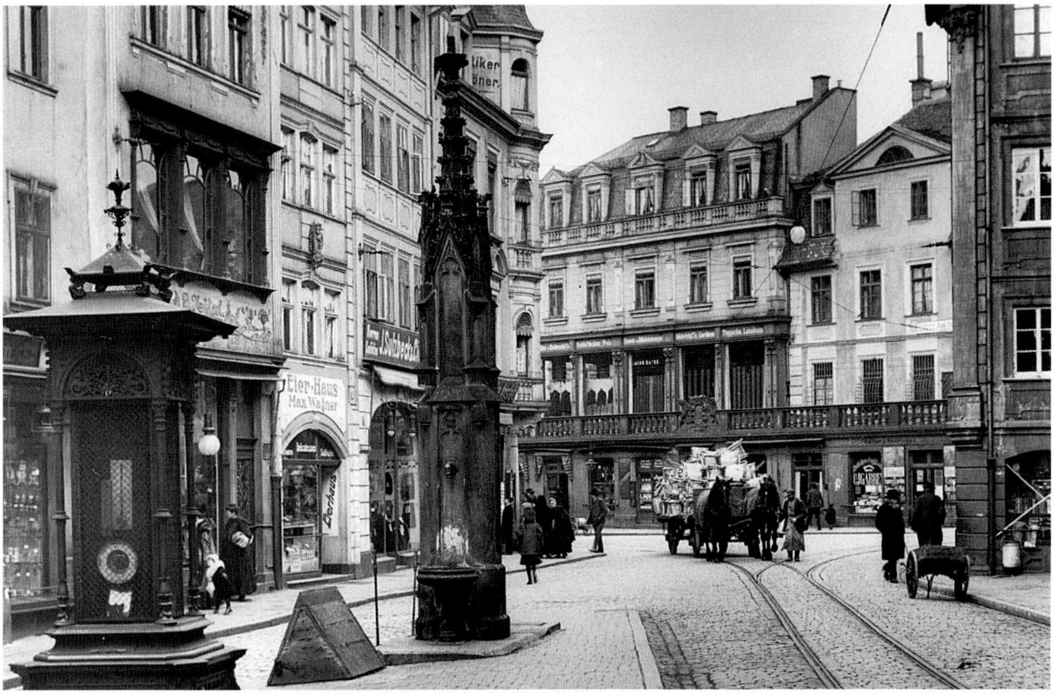

Abb. 9: Neugotischer Obstmarktbrunnen. Links Wettersäule. Im Hintergrund die Städtische Altane von 1726 (1945 zerstört). Foto Wilhelm Kröner, um 1910 (Stadtarchiv Bamberg, BS (B) + 342 Obstmarkt - H002 B003 | Jürgen Schraudner).

von einem bestimmten Punkt aus sich an die nächstgelegenen Brunnen geleiten zu lassen: „Durstlöscher in ganz Deutschland zeigt die App von trinkwasser-unterwegs.de." Das klappt auch für Bamberg.[38] Jüngst hat die Neuerung sogar den Ort erreicht, an dem Wasser – und das auch noch kostenlos – das Letzte ist, was man dort erwartet: Auf der Münchner Großen Messe der Bierseligkeit haben die Stadtwerke erstmals hinter den hauptsächlichen Zelebrationsaltären vier Zapfstellen eingerichtet. Vorgeschrieben sind unzerbrechliche Gefäße wie Plastikflaschen, während die „maß"-los teurer werdende Hauptattraktion wie gewohnt in gläsernen Maßkrügen ausgeschenkt wird.

➣ *Über die Obere Brücke durch das Brückenrathaus zum Obstmarkt* ➣

STATION 7: Obstmarktbrunnen, ehemals Viereimeriger Brunnen (Thema: Wasser im Öffentlichen Raum im Wandel)

Unter der neuen bayerischen Herrschaft wurde der bisherige Ziehbrunnen 1805 durch einen Pumpbrunnen ersetzt. Sein Wasser stammte aus dem Grundwasser. Diesem Pumpbrunnen folgte 1843/1844 eine Neukonstruktion in Form eines neugotischen Obelisken aus Zeiler Sandstein (Abb. 9): Ergebnis einer Begeiste-

38 Stand Juni 2023: 4 Nennungen (statt 7). Keine Nennungen für Schweinfurt, wo aber inzwischen zumindest *ein* Wasserspender aufgestellt ist (am Markt). Hierzu Vesile Özcan / Sylvia Schubart-Arand: Hitze. Wo es in Mainfrankens Städten kostenlos Trinkwasser gibt. Die Hitzewelle bringt uns aktuell ordentlich zum Schwitzen. Regelmäßig trinken ist deshalb wichtig. In vielen bayerischen Städten kann man den Durst an öffentlichen Trinkwasserbrunnen stillen. Auch in Unterfranken ist das möglich (am Markt). Aber nicht überall. Bayerischer Rundfunk BR24, Regionalnachrichten aus Mainfranken vom 20.07.2022. – Aschaffenburg bietet neuerdings mit dem „Maulaff" aus Buntsandstein der Touristinformation eine originelle Lösung mit Lokalbezug auf (und Erklärungstafel auf Deutsch und Englisch).

rungswelle für die Gotik und insbesondere für den – auch mit bayerischer Unterstützung – seiner Vollendung als „Nationaldenkmal" entgegensehenden Kölner Dom. Entwerfer und Bildhauer konnten noch nicht identifiziert werden.

Dieser Brunnen überdauerte die Einführung der zentralen Wasserversorgung bis 1924, nicht aber die Vorliebe für den Historismus. Auf Vorschlag des städtischen Baurats Ludwig Puchner (1882–1930) wurde ein „städtebaulicher Eingriff" vorgenommen, bei dem das Wetterhäuschen und der „pseudogotische" Brunnen, „beides seelenlose Werke einer geistesarmen Zeit", weichen mussten. An die Stelle trat ein Denkmal für das ehemalige Königlich Bayerische 1. Ulanenregiment „Kaiser Wilhelm II., König von Preußen", das „künstlerisch weit über dem Verschwundenen" zu stehen schien,[39] das aber auch absolut nichts mit dem gewählten Platz verband.

Nach dem Zweiten Weltkrieg wurde die Zufahrt vom Grünen Markt zur Oberen Brücke – damals Teilabschnitt der Bundesstraße 22 Bayreuth-Würzburg – rechtsseitig platzartig erweitert. Die entstandene Fläche diente lange als Parkplatz. Als dann in den 1970er Jahren die Fußgängerzone eingerichtet wurde, wies der Planer, Prof. Bernhard Winkler (geb. 1929), München, der Freifläche eine neue Funktion zu. Auf ihr sollte eine der drei vorgesehenen neuen Brunnenanlagen ihren Platz finden.[40] Zu dieser Zeit spielte allgemein die Bereitstellung von Trinkwasser im öffentlichen Raum

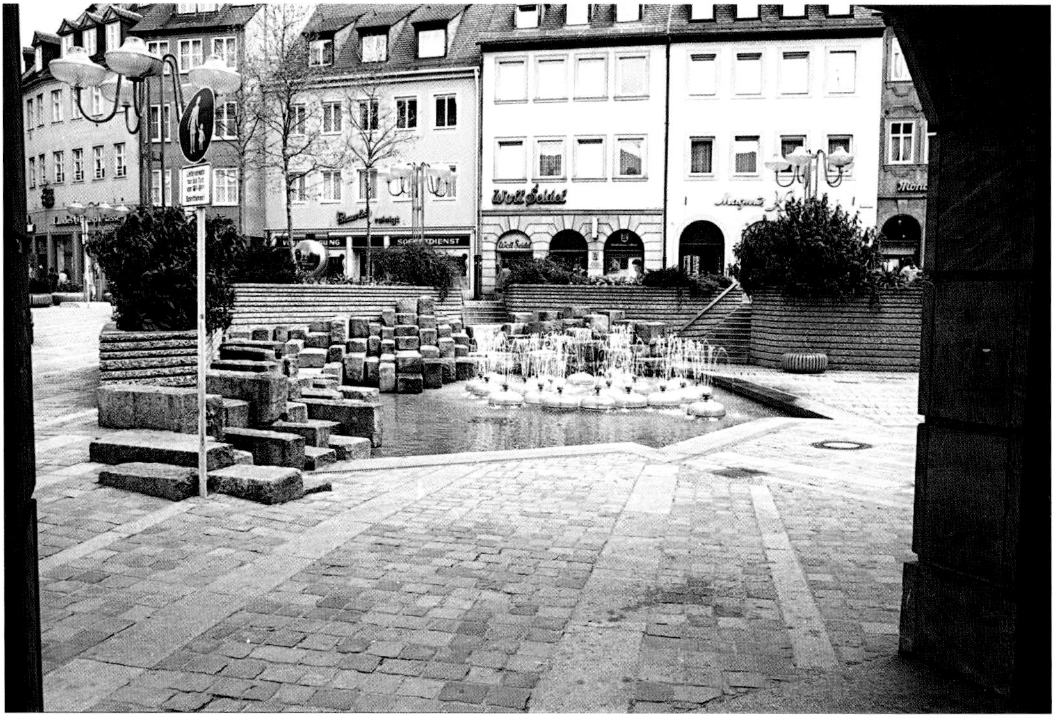

Abb. 10: Der Obstmarkt mit Brunnenlandschaft als Teil der Fußgängerzone von Prof. Bernhard Winkler, München, Zustand 1982. Heute wird die Fläche im Vordergrund gastronomisch genutzt. Foto Heinrich Altmann, 1982 (Stadtarchiv Bamberg, BS (B) + 331-4 - H008 B001 | Jürgen Schraudner).

39 Sch. [d.i. Hans Schneidmadl]: Der Obstmarkt, in: Bamberg. Unsere schöne Stadt. Jahresblätter 1925 des Verkehrs- und Verschönerungsvereins Bamberg e.V., S. 43f.

40 KDB 1,1 (2012), S. 912f. mit Abb. 584 (Foto 2012, nach Wegnahme der Wasserpilze trockenliegend).

keine Rolle. Es wurde schlicht nicht nachgefragt, die Trinkgewohnheiten waren andere als heute. Aber auch Wasser- und Energiesparen war kein Thema, und es scheint, dass man sich über die Kosten für den laufenden Unterhalt keine Gedanken gemacht hat (Abb. 10).

In der ursprünglichen Ausführung ähnelte die Anlage sehr derjenigen, die Winkler zuvor in München auf dem Frauenplatz vor der Frauenkirche gestaltet hatte. Nach den prägenden Elementen heißt die dortige Anlage Wasserpilzbrunnen. Sie ist erhalten und (wieder) in Betrieb. Demgegenüber sind in Bamberg die nachts beleuchteten Wasserpilze längst entfernt, und es floss auch kein Wasser mehr, bis der Brunnen im Sommer 2023 dann doch in einfacherer Form auf Zeit reaktiviert wurde. Die Funktion war und ist eine rein dekorative. Die Natursteinumrahmung wirkt als unmotivierter Fremdkörper und inzwischen wie aus der Zeit gefallen.

STATION 8: Neptunbrunnen oder „Gabelmann" (Themen: Landesherrliche Repräsentation und Fürsorge, bürgerschaftliches Bemühen um das zum Wahrzeichen gewordenen Treffpunkt)

Auf dem Grünen Markt ist am Neptunbrunnen in regionaltypischem Sandstein die auf den ersten Blick rätselhaft erscheinende Inschrift „LFDGSSMASRIPGAEEEB" zu erklären.[41] Wer mit dieser Aufreihung von Initialen gemeint ist, zeigt das oberhalb befindliche Wappen. Es handelt sich um Lothar Franz von Schönborn, der unter sämtlichen Bamberger geistlichen Landesherren (Amtszeit 1693–1729) derjenige ist, der im Reich den höchsten Rang innehatte: als Kurfürst und Erzbischof von Mainz (seit 1695) und Reichserzkanzler von Deutschland mit Sitz in Wien. 1699 wurde der Brunnen als Fons Friderico-Schœnbornius in foro Bambergensi bezeichnet. Der Doppelname kombinierte den Namen der Quelle (Friedrichsbrunnen) mit dem des Bauherrn (Schönborn). Seiner Residenzstadt Mainz schenkte Lothar Franz den Neuen Brunnen auf dem Neubrunnenplatz an der Großen Bleiche.[42]

Das Schönborn-Wappen mit dem Bamberger Hochstiftslöwen ziert in Wien das Gartenpalais Schönborn, das heute das Volkskundemuseum beherbergt, und vom Neffen und Nachfolger des Lothar Franz, dem Bamberger und Würzburger Fürstbischof Friedrich Karl von Schönborn (Amtszeit 1709 als Koadjutor, 1729–1746 als Reichsvizekanzler) errichtet wurde.[43]

Nähert man sich dem Brunnen aus der Keßlergasse, fällt der Blick auf das Stadtwappen und ehemals auf den hohen Renaissancegiebel des Rathauses im Hintergrund (Abb. 11). Eine vergleichbare Wappen-Doppelung ziert auch das Brückenrathaus. Dort hat der Bildhauer das Stadtwappen von 1755/1756 um die provokative Inschrift „SPQB" ergänzt (*Senatus Populusque Bambergensis*), entsprechend dem „SPQR" im alten Rom, hier aber mit der Bedeutung: Stadtrat und Bürgerschaft von Bamberg.

Das Rathaus-Gebäude der bürgerlichen Inselstadt, in der Stadt als „Alte Maut" bekannt, wurde im Zweiten Weltkrieg beschädigt und danach abgebrochen (Sandsteintafel am Nachfolgebau Grüner Markt 5); es fehlt also als Folie für den Hauptbrunnen der Stadt. Die Bezeichnung blieb an dem Gebäude als Sitz der staat-

---

41 Abkürzung des vollen lateinischen Titels. Hierzu KDB 5 (1990), S. 1286–1289.

42 Stefan Heinz: Rom in Trier und Mainz. Die Brunnen der Schönborn, in: Dorothee Rippmann (Hrsg.): Brunnen in der europäischen Stadtgeschichte, Trier 2008, S. 207–230. Auf den Bamberger Brunnen ist dort hingewiesen. Die Schönborn seien nicht nur vom „Bauwurmb" befallen gewesen: Auch den „garten- und wasserwurmb" (Friedrich Karl von Schönborn) hätten sie in sich getragen.

43 https://www.volkskundemuseum.at/gartenpalais_schoenborn; https://www.geschichtewiki.wien.gv.at/Friedrich_Karl_Schönborn.

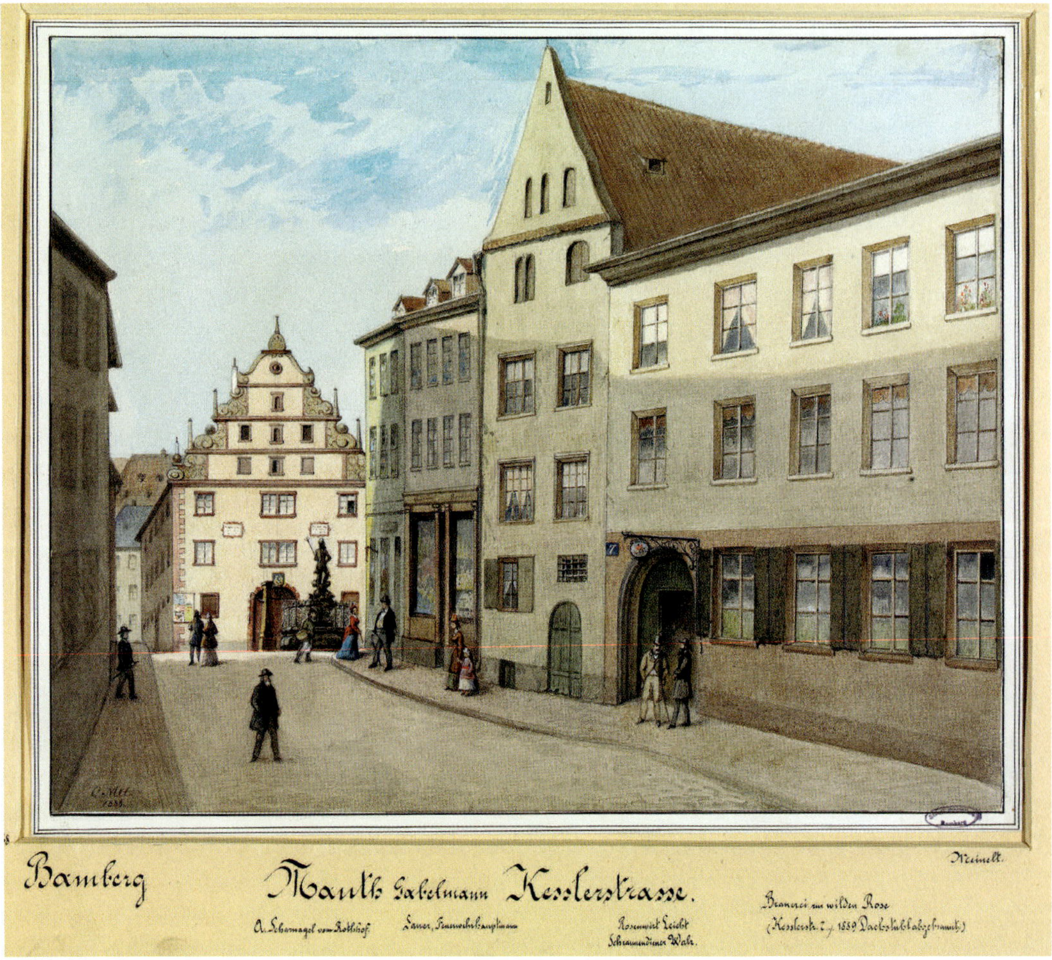

Abb. 11: Blick aus der Keßlergasse auf den Neptunbrunnen und das Mautgebäude. Kolorierte Zeichnung des Porzellanmalers Carl Meinelt (1825–1900), 1888 (Staatsbibliothek Bamberg, MvO A I 16 | Gerald Raab).

lich-bayerischen Zollverwaltung auch nach der Privatisierung (1905) haften.

Eine etwas holprig gereimte Inschrift am Brunnenstock bietet diese Erklärung an:

> Durch den [stark]en Regnitz Fluß
> Ist dießer [helle, frische?] Bronnen[guß]
> Nach schwerer mühe und arbeit
> glücklich daherein geleit
> Von Johann Christoph Bissing
> Stadtbaum[eister] hier gering.

Was der Stadtbaumeister „glücklich daherein geleit“ hat, war die Friedrichsbrunnenleitung aus Quellfassungen im Stephansberggebiet. Diese dürfte den meisten Bambergern unbekannt sein; der idyllische Platz lohnt aber eine Erkundungswanderung. Die Wasserleitung aus hölzernen (und bleiernen?) „Teicheln“ (Rohren) wies die Besonderheit auf, dass sie quer durch das Bett des linken Regnitzarms verlegt war, durch den Unteren Mühlwörthwald (den späteren Theresienhain) verlief und zudem an zwei Stellen – auf nicht näher bekannte Weise – den Hollergraben querte. Angeschlossen waren nacheinander der Marsbrunnen im Innenhof der Langgasskaserne, der Neptunbrunnen und der Franziskusbrunnen am Kapuzinerkloster[44]. Die Leitung endete am linken Regnitzarm unterhalb von Klein Venedig. Sie scheint 1835 nicht mehr in Funktion gewesen zu sein. In einer Einsendung an das Bamberger Tagblatt wurde damals die „zweckwidrige Verschließung mehrerer öffentlicher Brunnen" beklagt. Weiter hieß es dort: „Zu diesen gehören noch die vielen Röhren, welche aus dem Haine durch die alte Kaserne, lange Gasse, Fisch- und Kapuzinergasse in den Privathäusern wie auf den öffentlichen Plätzen gefüllt wurden." Die Hoffnung, der Magistrat würde „durch Herstellung der hölzernen Röhren dem Publikum im Haine und der Stadt jenes vortreffliche Wasser wieder verschaffen", hatte sich nicht erfüllt. War Neptun also längere Zeit nicht in seinem Element? Der Ausfall betraf auch die Gastwirtschaft im Theresienhain: „Da jetzt im Haine die Einrichtung gemacht ist, daß während des Winters täglich Kaffeegesellschaften statt finden können, so wäre die Wiedereröffnung der Quelle umso erwünschter."[45]

1841 lud der Magistrat der Stadt zur Subskription von Beiträgen ein, „um durch Herstellung der Wasserleitung zum Neptunsbrunnen der Marktstraße wie dem Theresienhain das so lange vermißte Quellwasser wieder zu verschaffen."[46] Irgendwann muss die Leitung dann tatsächlich wieder intakt gewesen sein. Den Ausgüssen am Gabelmann Wasser zu entnehmen verhinderte allerdings ein umlaufendes schmiedeeisernes Gitter. Es handelte sich also um einen reinen Zierbrunnen. Damit wollten sich einige Bürger nicht zufrieden geben und ließen folgende Anregung in die Zeitung setzen: „Es möge am Neptunsbrunnen das eiserne Gitter entweder abgebrochen oder entsprechend abgeändert und steinerne Staffeln angebaut werden, damit man auch mit Butten (Gefäße, auf dem Rücken zu tragen) Wasser holen könnte, was sowohl zur Bequemlichkeit des Publikums dienen als insbesondere bei einer etwaigen Feuersgefahr sich als zweckdienlich erweisen würde."[47]

Wann der Brunnen nutzbar gemacht wurde, ist unbekannt. Aus den öffentlichen Magistratssitzungen vom 22. April 1870 wurde berichtet: „Wegen stattgehabter Entwendung des erst vor Kurzem angebrachten Heberohrs am Neptunsbrunnen seien nunmehr Rinnen einzulegen, um dem Publikum das reichlich vorhandene Quellwasser, welches sonst nutzlos abfließt, zugänglich zu machen." Die Lösung entsprach derjenigen am Schönen Brunnen in Nürnberg. Gleichzeitig wurde entschieden, dass „auf Antrag der Vorbereitungscommission für Errichtung eines Wasserwerkes" die Planungsunterlagen zu vervielfältigen und zu verteilen seien.[48] Wasser war noch auf andere Weise verfügbar, und zwar aus dem Grundwasser mittels eines Pumpbrunnens, der in der Keßlergasse (Keßlerstraße) unmittelbar beim Neptun stand.[49] Er ist durch mehrere Bilddokumente überliefert (Abb. 12 und 13). Nachdem das Wasserwerk eingerichtet und schließlich von der Stadt erworben worden war, wurde der Neptunbrunnen 1892 an das Leitungsnetz angeschlossen.[50]

44 Nach Abbruch der Klostergebäude 1878 an die Elisabethkirche im Sand versetzt.

45 Bamberger Tagblatt 09.09.1835 (Nr. 248), S. 1007f. Der Friedrichsbrunnen und die Wasserleitung zur Inselstadt. Hierzu KDB 3,1 (2003), S. 629–633. – Die zitierte Quelle von 1835 ist hier nicht berücksichtigt. Es heißt, die Tonrohre seien durch Eisenrohre ersetzt worden, was aber bis 1862 noch nicht vollständig durchgeführt war. Wesentliche Teile der Geschichte wären noch zu klären. Ein Abschnitt des Leitungsverlaufs ist eingezeichnet auf einer Vogelschauansicht des Klarissinnenklosters von 1743 im Atlas des Klosters, abgebildet bei Hans Vollet: Weltbild und Kartographie im Hochstift Bamberg. Kulmbach 1988 (Schriftenreihe >Die Plassenburg<, 47), Abb. 119.

46 22.06.1841. – Hierzu [N.N.]: Der Versuch einer Fortsetzung von Jäck's Bamberger Jahrbüchern? 1840 und 1841, in: AB 12 (1912/13), S. 161–180, hier S. 173.

47 Bamberger Tagblatt 06.04.1850 (Nr. 94), S. 491.

48 Neue Bamberger Zeitung 24.04.1870 (Nr. 96), S. 381.– In der Liste der elf Laufbrunnen bei Herzogenrath 1870 (wie Anm. 32) ist der Neptunbrunnen noch nicht aufgeführt.

49 Herzogenrath 1870 (wie Anm. 32). Die Tiefe ist mit 18 Fuß (5,25 m) angegeben.

50 Anton Schuster: Bamberger Wahrzeichen, in: AB 1 (1897/98), S. 169–197, hier S. 177–179: „Der Gabelmann".

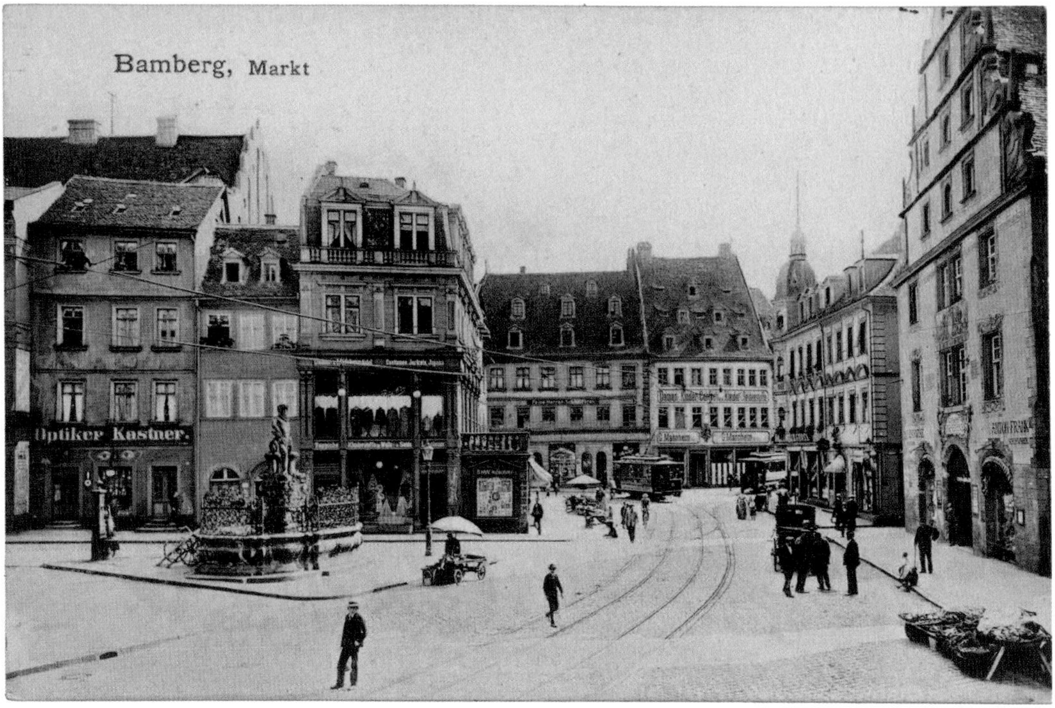

Abb. 12: Grüner Markt mit Pumpe und Neptunbrunnen (links), Städtischer Altane (Bildmitte), Mautgebäude (rechts). Mit der ab 1897 dort verkehrenden Straßenbahn. Ansichtskarte (Staatsbibliothek Bamberg, V G 476 | Gerald Raab).

Eine wesentliche gestalterische Veränderung ergab sich bei der Einrichtung der Fußgängerzone. Um den Brunnen mit „Aufenthaltsqualität" auszustatten – der Begriff kam erst viel später in Mode –, ließ ihn Prof. Winkler plattentektonisch ummanteln. Es entstand eine Felsenlandschaft, wie sie bis dahin Insassen zoologischer Gärten geboten wurde. Sie wird, sofern das Wetter passt, bis heute genutzt. Eine weitere Neuerung war die „Begrünung"

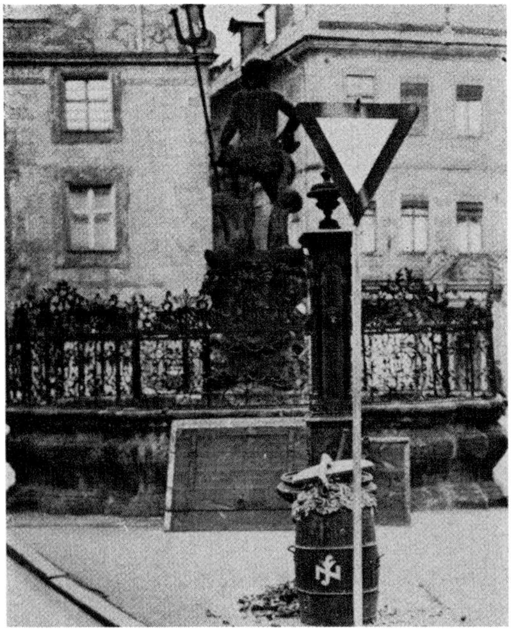

Abb. 13: Blick aus der Keßlerstraße auf den „Gabelmann". Zustand 1940. Der übervolle Mülleimer trägt das Monogramm „NSV" der NS-Volkswohlfahrt. Dahinter der Pumpbrunnen. Hinter dem Gabelmann-Brunnen links der Renaissancegiebel der „Alten Maut", in der Mitte die Mautgasse, rechts das barocke Stapf'sche Haus (Grüner Markt 7). Das Verkehrszeichen „Vorfahrt gewähren" gilt der zwischen dem Gabelmann und den im Foto sichtbaren Gebäuden verlaufenden, 1937 als Reichsstraße 22 klassifizierten Verbindung Würzburg-Bayreuth. Foto in: Bamberg. Unsere schöne Stadt. Jahresblätter 1941 (des Verkehrs- und Verschönerungsvereins e.V.), S. 145 (Staatsbibliothek Bamberg, RB.108(1941 | Gerald Raab).

der Umgebung durch Baumpflanzungen. Die Exemplare sind inzwischen zu übermäßiger Größe angewachsen und haben Saatkrähen zum Nisten angelockt. Denkmalgerecht und mit dem Status der Altstadt als Weltkulturerbe vereinbar ist der heutige Zustand nicht. Davon abgesehen haben sich die Vorstellungen, wie Aufenthaltsqualität erzeugt werden kann, inzwischen völlig gewandelt. Das zeigt sich auch in Bamberg, vorzugsweise in Form von kommerzieller Außengastronomie.

An dieser Stelle ist anzumerken, dass beim Gabelmann im Jahre 1818 das vermutlich erste Kaffeehaus in Bamberg entstand (Grüner Markt 2a). Betreiber war der aus Frankreich zugewanderte Mechaniker und Schausteller Denis Michel (gest. 27.03.1841, 74-jährig), stadtbekannt als der „dänisch‘ Michel“.[51] Die Kundschaft dürfte dem gehobenen Bürgertum angehört und sich auch zuhause dem Kaffeegenusse hingegeben haben.

Wie auch anderenorts sind mit Brunnen „alte Stadtmären“ verbunden. Eine solche überliefert der Schiffer Johann Adam Messerschmitt (1799–1868).[52] Aus dem Trog des Neptun, der unter der Jugend (!) den Namen Gabelmann geführt habe, seien die Knaben gezogen worden, falls sie nicht aus der Brunnenstube des Jungfernbrunnens hervorgingen. Aus dem Brunnen selbst an der Stadtgrenze gegen Gaustadt[53] wurden generell die kleinen Mädchen gefischt und, so Messerschmitt, von den Älteren nach Belieben gefangen.

➢ *Da es am „Gabelmann“ längst kein (Trink-) Wasser mehr gibt, wollen wir unsere Promenade ein paar Schritte weiter auf dem Grünen Markt enden lassen* ➢

STATION 9: Humsera-Brunnen, eigentlich Unä-Fra-Dot-Brunnen, Grüner Markt, vor Haus-Nr. 21 (Thema: „Trinkwasser unterwegs“)

Der Brunnenstock ist von einer kleinen sitzenden Frauenfigur aus Muschelkalk gekrönt. Wen sie darstellt, ist unschwer zu erraten. Das von dem Bamberger Bildhauer Hans Leitherer (1885–1963) im Jahre 1933 angefertigte Gipsmodell ist bezeichnet mit „Gärtners Höcke für den Zapfbrunnen am Maxplatz“. Rückseitig ist in den Brunnenstock der ursprüngliche Name „Unä Fra Dot“ eingemeißelt, was wohl inzwischen selbst den meisten Einheimischen Rätsel aufgeben dürfte. Die Marktfrauen, welche die Erzeugnisse des Bamberger Erwerbsgartenbaus feilboten (und sich gegenüber der Kundschaft einer provozierend derben Umgangssprache bedient haben sollen), hatten zeitweise ihren Platz auf dem Maxplatz, den sie ebenso wie der Brunnen 1938 verlassen mussten, weil ihn die Nationalsozialisten für ihre Zwecke in Beschlag nahmen. Nach vorübergehender Aufstellung an der Promenade gelangte er 1976 in die Fußgängerzone.[54] Seit kurzem gehört er zu den Trinkwasserspendern im Öffentlichen Raum der Stadt (Abb. 14) (vgl. **STATION 6**).[55] Der Name „Humsera“ (weibliche Form des Familiennamens Humser) hat den ursprünglichen Namen verdrängt.

Ganz in der Nähe, vor der barocken Fassade der Pfarrkirche St. Martin, erwuchs ein Jahr später dem bescheidenen Objekt ein machtvoll sich ins vertraute Straßenbild drängender Konkurrent, der „Röhrenbrunnen“ Prof. Winklers. Das aus 96 matt glänzenden gebogenen Metallrohren bestehende geschwungene Ensemble

---

51 Grüner Markt 2a / Ecke Keßlerstraße. Betrieb bis 1860, Haus 1866 abgerissen.

52 Karl-Heinz Artmann (Hrsg.): Chronologische Bemerkungen von Joh. Adam Messerschmitt 1799–1864 [richtig 1868]. / Chronik der Familie Messerschmitt, Bamberg. Rangschiffer, Bierbrauer, Weinhändler im 18. und 19. Jahrhundert, Bamberg o.J. [1993], S. 85.

53 KDB 3,4 (2009), S. 992.

54 KDB 5 (1990), S. 1289f.

55 Vier in der Innenstadt, drei weitere außerhalb. RathausJournal. Informationen der Stadt Bamberg 26.05.2023, S. 22; https://www.stadtwerke-bamberg.de/wasser/trinkwasserbrunnen.

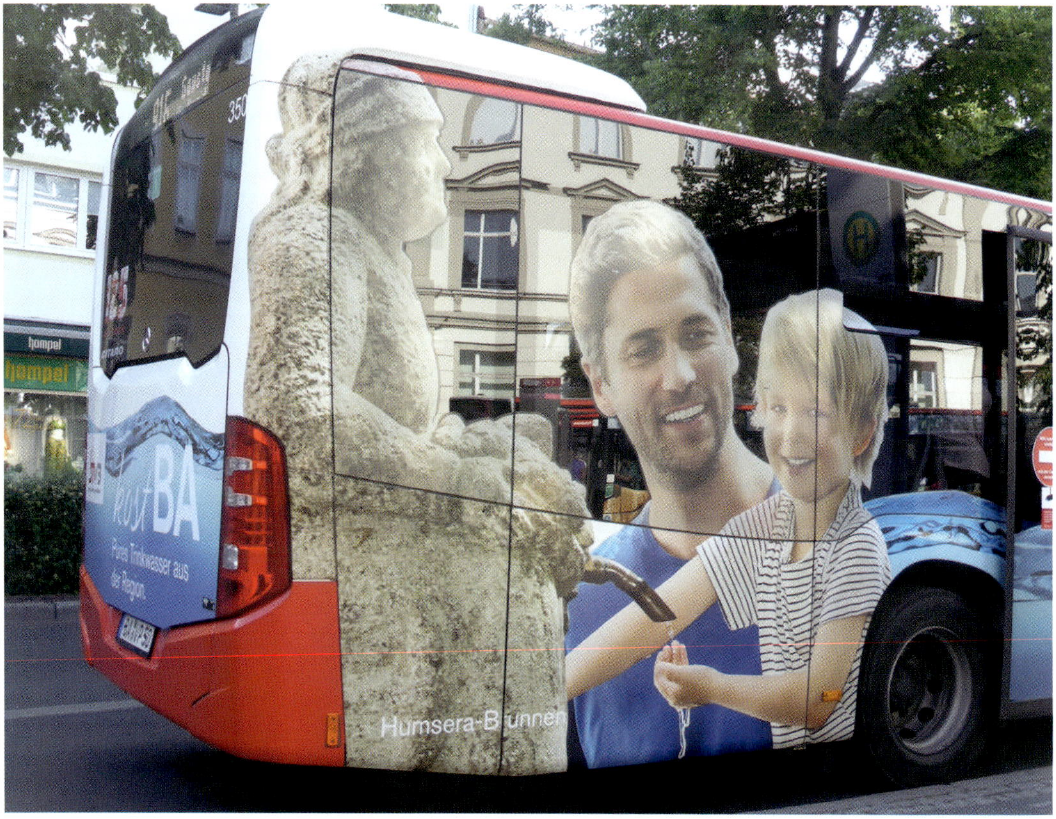

Abb. 14: Stadtbus mit Werbung für den als Trinkwasserspender reaktivierten Humsera-Brunnen von Hans Leitherer 1933. Rückseitige Aufschrift: „kostBA / pures Trinkwasser aus / der Region". Foto WK, 2023.

fand in der Bevölkerung keinen Anklang, wohl auch, weil aus den Rohren das Wasser nur herauströpfelte. Es musste nach kurzer Zeit (Anfang 1979) entfernt werden.Inzwischen ist auch die dritte, zur modernistischen Möblierung der Fußgängerzone gehörende Brunnenanlage am Maxplatz nicht mehr vorhanden.[56]

➢ *Bleibt am Ende unserer Promenade die Frage, wie sich in der „Bierstadt" Bamberg das Wassertrinken entwickelte.* ➢

Wie sich gezeigt hat, lässt sich über das Angebot an Trinkwasserversorgungsstellen einiges aussagen. Über die Nachfrageseite schweigen die Quellen bis auf seltene Ausnahmen (**STATION 5**). Wie allgemein üblich wurde das aus Quellfassungen, Schöpf- und Pumpbrunnen verfügbare Wasser aufbereitet konsumiert, d. h. aufgekocht in Kaffee und Tee, in Suppen und Breien. Wasser war nicht zuletzt ein Bestandteil des Biers und des billigeren Nachbiers, das in Bamberg als „Heinslein" bekannt war. Bier galt als das Standardgetränk. Nicht von ungefähr erschien in einer Zusammenstellung Bamberger Wahrzeichen das „Saufmännchen".[57] Die Gärtner nahmen Heinslein oder Vollbier mit Heinslein ver-

56 Michael Niemetz: Bamberg und seine Brunnen. Wasserversorgung zwischen Kunst und Politik, in: Regina Hanemann (Hrsg.): Im Fluss der Geschichte. Bambergs Lebensader Regnitz, Baunach 2009, S. 123–132, hier S. 130 mit Abb. 11.

57 Bekrönung des Treppenturms an der Chorsüdseite der Oberen Pfarre. Der Sage nach stellt es den Baumeister der

dünnt in Kannen oder hölzernen Stützen mit aufs Feld.

Unbehandelt, also direkt aus einer Quelle oder einem Brunnen, wurde Wasser allem Anschein nach nur getrunken, wenn nichts Besseres verfügbar war. Die zu Rate gezogenen medizinischen Topographien des 19. Jahrhunderts tragen zum Thema wenig Erhellendes bei. Aus obrigkeitlicher Sicht war der Bierkonsum erwünscht, weil einerseits dem Fiskus aus dem „Malzaufschlag" Einnahmen zuflossen[58], andererseits dem in unteren Volksschichten verbreiteten Branntweinkonsum etwas entgegengesetzt werden konnte.[59] In der Erwartung einer eventuell auftretenden Cholerawelle wurden als „schädliche Getränke" genannt: „[...] nicht gehörig ausgegohrenes oder altes, sauer gewordenes Bier, junge und saure Weine." Und von kaltem frischem Wasser solle man nicht „in zu großen Quantitäten auf ein Mal" trinken. Bei empfindlichem Magen sei „der Zusatz von Branntwein, Rum, Cognak, Arrak" zu empfehlen.[60] Heute lautet die Empfehlung: „Viel trinken!" Von den genannten Zusätzen ist nicht mehr die Rede.

Wie der seit 150 Jahren erleichterte Zugang zu Wasser aus dem Leitungsnetz des Wasserwerks sich auf die Trinkgewohnheiten auswirkte, ist nicht mehr zu ermitteln. Die alten und neuen öffentlichen Brunnen wurden teilweise länger beibehalten oder in Dürreperioden reaktiviert, zumal Wasser ja nicht nur zum Trinken benötigt wurde. Es finden sich aber auch Hinweise auf nachlassenden Unterhalt. Im 20. Jahrhundert gewannen zudem aufgrund von Reformbestrebungen künstliche Mineralwässer oder neue nichtalkoholische Getränke wie das in Bamberg in Lizenz herstellte und zeitweise beliebte Chabeso an Bedeutung. Im 21. Jahrhundert gehört die Wasserflasche fast zur Standardausrüstung, angefangen bei Schulkindern, an deren Rucksäcken eigens dafür vorgesehene Halterungen angebracht sind.

Wer unsere trinkwasserhistorische Promenade erfolgreich absolviert und sich damit Bewegung an frischer Luft verschafft hat, kann an **STATION 9** die mitgeführte Wasserflasche auffüllen oder sich in der „wahren Hauptstadt des Bieres" doch lieber ein „Seidla" gönnen. Bis zu den historischen Braustätten jenseits der Kettenbrücke am alten Steinweg und in der Wunderburg ist's zwar noch ein Stück zu laufen, aber das erhöht den Durst.

Für auswärtige Nutzerinnen und Nutzer unserer Promenade sei verraten: Die kürzest mögliche Bierbestellung in Bamberg lautet: „A U!" Probieren Sie's mal aus! Wenn's damit klappt: „Zum Wohl!"

Kirche dar, der Hab und Gut vertrank. Tatsächlich soll das mutmaßliche Trinkgefäß ein „Düthorn", d. h. ein Signalhorn, sein. Hierzu AB 1 (1897/98), S. 169–197; „Das Saufmännchen", ebd. S. 195f.

58 Patrick Henßler: Biersteuer, publiziert am 04.09.2007, in: Historisches Lexikon Bayerns, http://www.historisches-lexikon-bayerns.de/Lexikon/Biersteuer> (05.06.2023).

59 Meyers Großes Konversations-Lexikon, 6., gänzlich neubearb. u. verm. Aufl., Leipzig / Wien 13 (1906), S. 409–412 (Artikel: Mäßigkeits- und Abstinenzbestrebungen).

60 Wochenschrift des Gewerbe-Vereins in Bamberg 19.08.1866 (Nr. 24). Es handelt sich um eine Übernahme aus der Würzburger gemeinnützigen Wochenschrift.

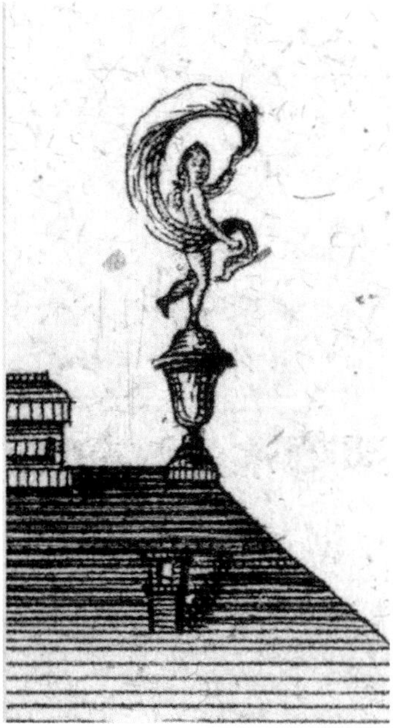

Krankenhäuser

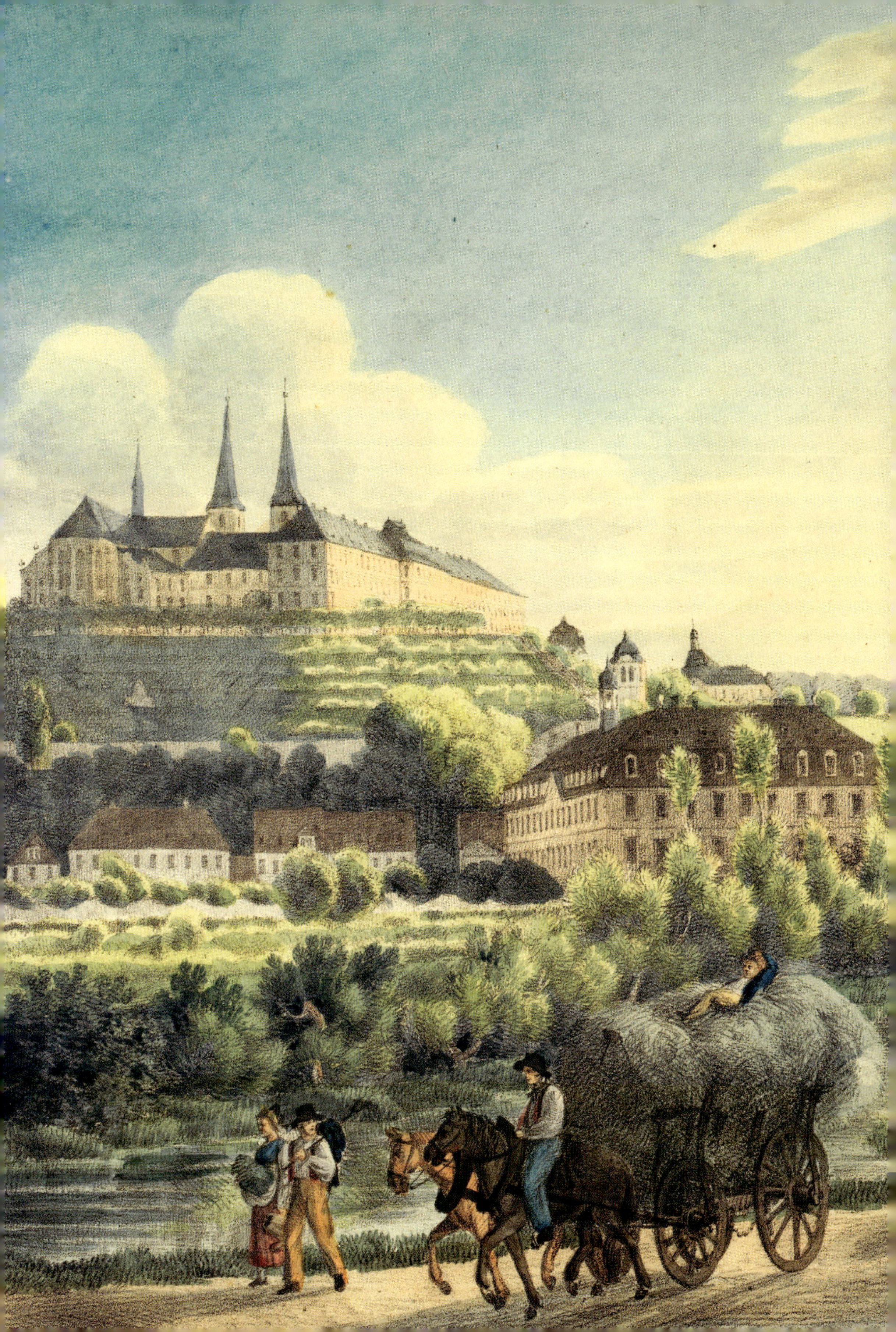

Zum Behuf dieser Wetterbeobachtungen hat der Hausverwalter, Herr Maser, eine sehr künstliche Wetterfahne auf dem Spital angebracht.[1]

Peter Maser (1728–1802) – Ex-Jesuit, erster Verwalter des Allgemeinen Krankenhauses in Bamberg und technischer Erfinder

Adelbert Heil

Am Mittwoch, dem 23. Mai 1781, begab sich im Park von Schloss Seehof ein denkwürdiges Zusammentreffen: der Schriftsteller und Verlagsbuchhändler Friedrich Nicolai (1733–1811), Hauptvertreter der Berliner Aufklärung, begegnete dem Kastellan („Zimmerwart") und kunstfertigen Tüftler Peter Maser (1728–1802). Zu dessen vielbeachteten kreativen Hervorbringungen gehörten raffiniert mit Muscheln und Schneckengehäusen belegte Figuren, für die er auf der Frankfurter Messe Käufer aus Nah und Fern zu begeistern verstand[2], sowie insbesondere auch diese Glanzleistung seiner Konstrukteurskunst: ein pedalgetriebener vierrädriger Wagen.

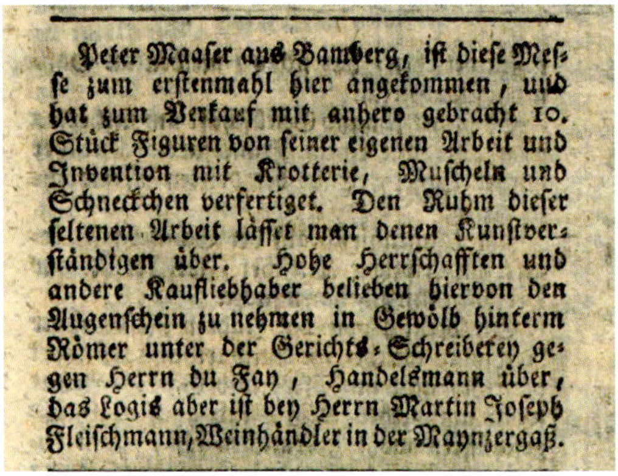

Peter Maaser aus Bamberg, ist diese Meſ-
ſe zum erſtenmahl hier angekommen, und
hat zum Verkauf mit anhero gebracht 10.
Stück Figuren von ſeiner eigenen Arbeit und
Invention mit Krotterie, Muſcheln und
Schneckchen verfertiget. Den Ruhm dieſer
ſeltenen Arbeit läſſet man denen Kunſtver-
ſtändigen über. Hohe Herrſchafften und
andere Kaufliebhaber belieben hiervon den
Augenſchein zu nehmen in Gewölb hinterm
Römer unter der Gerichts-Schreiberey ge-
gen Herrn du Fay, Handelsmann über,
das Logis aber iſt bey Herrn Martin Joſeph
Fleiſchmann, Weinhändler in der Mayntzergaß.

Abb. 1: Das auf der Frankfurter Messe feilgebotene Sortiment von Holz- bzw. Tonstatuen aus der Produktion Peter Masers, verziert „mit Krotterie, Muscheln und Schneckchen". Anzeige in den Franckfurter Frag- und Anzeigungs-Nachrichten vom 15.09.1781 (Nr. 77) (Princeton University Library, 0922.49-1781).

Das innovative Fahrzeug setzte auf Fortbewegung durch die eigene Muskelkraft. Visionär vorweggenommen scheint damit eine Automobilität, die ein Jahrhundert später dann zur Entwicklung motorisierter Fahrzeuge führen sollte.

Auf Friedrich Nicolai machte die Vorführung des genialen *mechanicus* Peter Maser tiefen Eindruck. Er berichtete darüber ausführ-

Dank an Gerald Raab und Agnes Brandner (Staatsbibliothek Bamberg), an Sabine Eller, Verena Kriest, Werner Taegert.

1 Marcus 1790, S. 107.

2 Die Annonce für Peter Maser in den Franckfurter Frag- und Anzeigungs-Nachrichten vom 15.09.1781 (Nr. 77) kündet von diesem Warenangebot: „10 Stück Figuren von seiner eigenen Arbeit und Invention mit Krotterie, Muscheln und Schneckchen verfertiget". – Zum Begriff der „Grotterie" vgl. Krünitz 1780, S. 149: „Das Grottieren der Sähle, oder die Verzierung der Wände eines Sahles mit Drusen, Schnecken, Muscheln, Korallzinken, Glaskugeln etc. verrichten gemeiniglich die Bildhauer." – Zu den schmückenden Materialien vgl. Heß 1924, S. 61, Anm. 11: „Trotz vieler Umfragen in der näheren Umgebung von Seehof haben wir über den Fundort solcher Muscheln nichts erfahren können, wohl aber ist die fränkische Schweiz, so um Streitberg, reich an derlei Naturgebilden."

lich in seiner berühmten „Beschreibung einer Reise durch Deutschland und die Schweiz im Jahr 1781“, die 1783 im Druck erschien:

> Herr Maser hat viel Talent zu mechanischen Dingen. Dieß zeigten verschiedene artige[3] Erfindungen. Unter andern hatte er einen vierrädrigen Wagen gemacht, in welchem man sich auf einem ebenen Wege selbst fahren kann. Vorne an den [!] Wagen ist der Kopf und Vorderleib eines Pferdes zu sehen. In demselben ist eine doppelte Kurbel, welche derjenige, welcher im Wagen sitzt, mit den Füssen wechselweise tritt, wodurch die hohen Hinterräder ziemlich geschwind vorwärts getrieben werden. Die ganz niedrigen Vorderräder sind nur zum lenken; denn der Fahrende hat einen Zaum an des Pferdes Kopf in den Händen, an demselben ist inwendig ein Hebel befestigt, vermittelst dessen sich der Vorderwagen sehr leicht lenken läßt.
> Auch hatte dieser Mann eine ganze Anzahl Figuren, Mohrenkönige, Jungfrauen, Engel u. d. gl. von Holz gemacht, die Gesichter nach der Natur angemalt, und die Kleidung und den Putz aus kleinen Muscheln äußerst mühsam zusammen gesetzt. Es waren die Figuren nicht übel gearbeitet, auch ganz artige Zusammensetzung in der Auszierung; im Ganzen aber eine Geduld, eine Ausführlichkeit, eine Kleinlichkeit, davon fast nur innerhalb den Mauern eines Klosters das erste Ideal gefaßt seyn kann. Ich fand Hrn. Maser hernach wieder auf der Herbstmesse in Frankfurt am Mayn, wo er seine Figuren öffentlich sehen ließ. Er hatte nicht wenig Zulauf, und ich hörte dasselbst Leute von Geschmacke von diesen künstlichen Figuren mit großem Beyfall reden.[4]

Seine Anstellung als Kastellan in der fürstbischöflichen Sommerresidenz Seehof hatte Peter Maser nach der Auflösung des Jesuitenordens im Jahre 1773 erhalten. Am 16. Januar 1728 in Oberwesel bei Koblenz geboren, war er am 23. Mai 1754 als Laienbruder in die Gesellschaft Jesu eingetreten. Seine ausgeprägte Geschicklichkeit und Findigkeit brachten es mit sich, dass er gewissermaßen als Faktotum mit Aufgaben verschiedenster Art betraut wurde. Im Bamberger Jesuitenkollegium war er als Schuster, Einkäufer und Gärtner tätig.[5]

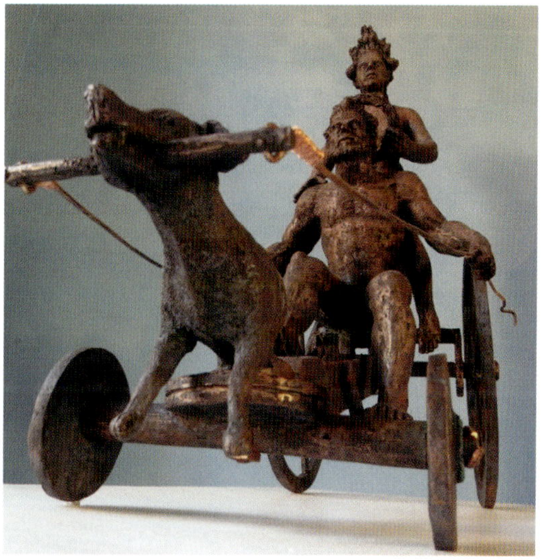

Abb. 2: Adelbert Heil: „Fahrzeug 2“. Hommage an Peter Maser. Bronzeguss, 70 × 40 × 20 cm, 2020 (Kunstgießerei Lenz, Nürnberg). Foto Adelbert Heil, 2021.
Adelbert Heil lenkt unseren Blick genau darauf: auf die Antriebsmechanik des Fahrzeuges und auf die Beziehungsmechanik zwischen Herkules und seiner Fama, was nur ohne Karosserie und Kleidung möglich ist, und er erlaubt damit Spekulationen über die Antriebsmotive dieser Beziehung. Die Konstruktion ähnelt der eines Liegerades. Um in die Pedale treten zu können, braucht der Fahrer eine Rückenlehne als Widerlager. Diese liefern ihm die Knie der Fama, die selbst dadurch Halt für ihren labil aufrechten Stand gewinnt [...]. *Mit der Linken hält sie ihm den Lorbeerkranz nun so dicht über den Kopf, dass er wie eine Gloriole wirkt und im Assoziationszusammenhang zum Fahrzeug als übergeordnetes Lenkrad gesehen werden kann* (Gerhard Schlötzer, 2021).

3 Artig = anmutig.
4 Nicolai 1783, S. 122–124.
5 Heß 1924, S. 70; Grünewald 1993, S. 55.

Über die technische und optische Weiterentwicklung des famosen Muskelkraftwagens durch Peter Maser berichteten spätere Reisende, die das Schloss Seehof mit ihrer Visite beehrten.

Mit der Eröffnung des Allgemeinen Krankenhauses 1789 in Bamberg wurde Peter Maser zu dessen Hausverwalter ernannt. In diesem anspruchsvollen Ambiente war sein Erfindergeist in besonderer Weise gefordert. Offenbar erfolgreich beschäftigte er sich mit dem Thema der Energieeffizienz. Zu den von ihm entwickelten holzsparenden Öfen und Küchenherden sind bedauerlicherweise weder Pläne noch Berichte überliefert.

Eine andere Maser'sche Konstruktion rühmte der Krankenhausdirektor Adalbert Friedrich Marcus in der 1790 veröffentlichten Festschrift „Von den Vortheilen der Krankenhäuser für den Staat“:

Der Unterwundarzt, der im Spital wohnt, hat zu gleicher Zeit die Aufsicht über die Krankenwärterinnen. Er muß täglich mehrmals alle Krankensäle durchgehen und genau untersuchen, ob die Kranke [!] die Arzneyen ordentlich bekommen und einnehmen.
Zu seinen fernern Obliegenheiten gehören auch die anzustellende [!] Wetterbeobachtungen. Zu den drey verschiedenen Tagszeiten muß er daher den Stand der Wettergläser in ein besonderes Buch aufzeichnen. Zum Behuf dieser Wetterbeobachtungen hat der Hausverwalter, Herr Maser, eine sehr künstliche[6] Wetterfahne auf dem Spital angebracht. Auf dieser Fahne sind die zwey und dreysig verschiedene Winde angezeigt. Der Mechanismus, welcher bey dieser Fahne angebracht worden, ist sehr einfach und macht der Erfindungskraft des

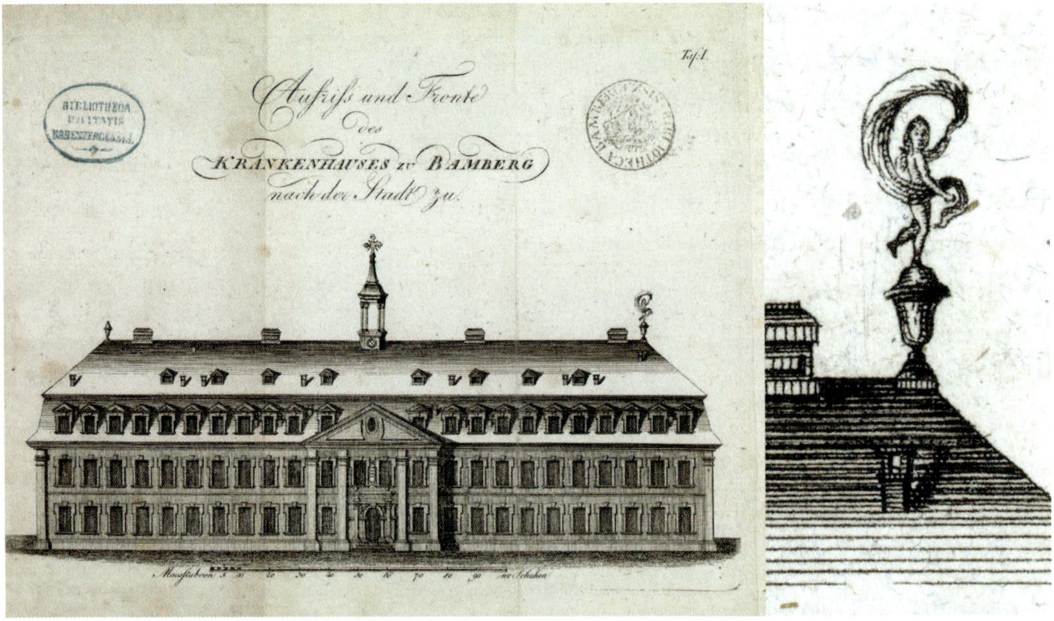

Abb. 3: Fassadenansicht des Allgemeinen Krankenhauses („Aufriss und Fronte des Krankenhauses zu Bamberg nach der Stadt zu“). Kupfertafel (Totale und Detail) in Adalbert Friedrich Marcus: Kurze Beschreibung des allgemeinen Krankenhauses zu Bamberg, Weimar 1797 (Staatsbibliothek Bamberg, RB.H.Bbg.o.70 | Gerald Raab).

6 Künstlich = kunstvoll.

> Herrn Masers Ehre. Er ist der nähmliche, der vormahls Kastellan im Seehof war und sich durch Statüen [!], die mit Schnecken und Muscheln künstlich belegt und geziert sind, auch auswärts berühmt gemacht hat.[7]

Durch die Lage des Krankenhauses am Stadtrand boten sich hervorragende Bedingungen für meteorologische Beobachtungen. Die Wetterfahne war auf dem Dach des am Flussufer gelegenen Gebäudetraktes montiert. Zum Ablesen musste man sich auf den Dachboden begeben. Dort befand sich die mit einer Stange verbundene Mechanik einer Windrose. Akribisch erfasst und dokumentiert wurden in enger Taktung Witterung, vorherrschende Winde, Luftdruck und Luftwärme.

Für Adalbert Friedrich Marcus stand die Einwirkung der Witterung auf das Entstehen und den Verlauf von Krankheiten sowie auf das Befinden der Patienten und ihren Gesundungsprozess fest. Auch in der Ausrichtung der Krankenzimmer an der Himmelsrichtung lag für ihn aus medizinischer Sicht ein unbedingt beachtenswerter Einflussfaktor.[8]

Peter Maser starb am 25. April 1802 in Bamberg. In seinem Nachlassakt[9] finden sich keine Hinweise auf Konstruktionszeichnungen oder auf den Verbleib von Werkstücken aus seiner Hand. Immerhin bildlich ist die Wetterfahne überliefert.[10]

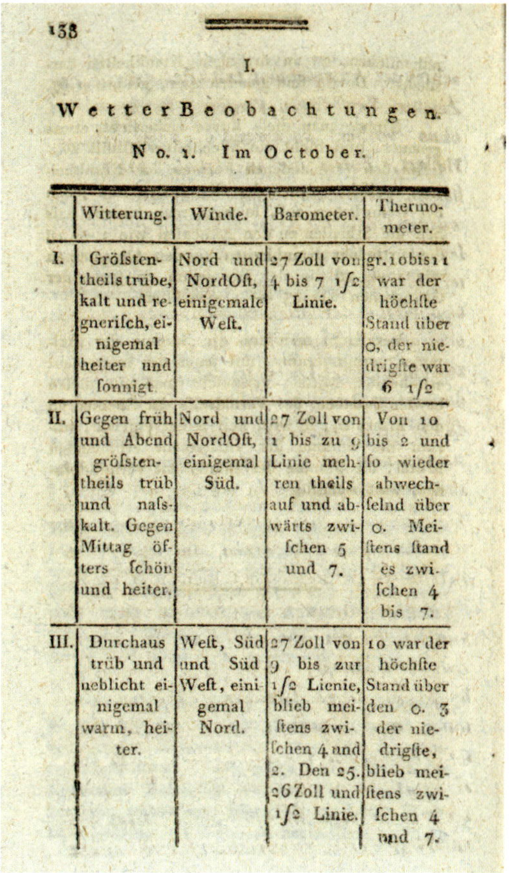
138

I.

Wetter Beobachtungen.

No. 1. Im October.

	Witterung.	Winde.	Barometer.	Thermometer.
I.	Gröſstentheils trübe, kalt und regnerisch, einigemal heiter und ſonnigt	Nord und NordOſt, einigemale Weſt.	27 Zoll von 4 bis 7 1/2 Linie.	gr. 10 bis 11 war der höchſte Stand über 0, der niedrigſte war 6 1/2
II.	Gegen früh und Abend gröſstentheils trüb und naſskalt. Gegen Mittag öfters ſchön und heiter.	Nord und NordOſt, einigemal Süd.	27 Zoll von 1 bis zu 9 Linie mehren theils auf und abwärts zwiſchen 5 und 7.	Von 10 bis 2 und ſo wieder abwechſelnd über 0. Meiſtens ſtand es zwiſchen 4 bis 7.
III.	Durchaus trüb und neblicht einigemal warm, heiter.	Weſt, Süd und Süd Weſt, einigemal Nord.	27 Zoll von 9 bis zur 1/2 Lienie, blieb meiſtens zwiſchen 4 und 2. Den 25. 26 Zoll und 1/2 Linie.	10 war der höchſte Stand über den 0. 3 der niedrigſte, blieb meiſtens zwiſchen 4 und 7.

Abb. 4: Wetterbeobachtungen beim Bamberger Krankenhaus im Monat Oktober 1797. Tabelle in Adalbert Friedrich Marcus: Prüfung des Brownschen Systems der Heilkunde durch Erfahrungen am Krankenbette, 4 Stücke, Weimar 1797–1799, hier Stück 4 (im Titel: Brownischen), S. 138 (Staatsbibliothek Bamberg, RB.M.o.46 | Gerald Raab).

Weiten Raum für Spekulationen lassen die Überlegungen, wohin schlussendlich Peter Masers Erfindungen und Entwürfe gelangt sein mögen. die schriftlichen oder gezeichne-

7 Marcus 1790, S. 106f. – Vgl. Marcus 1797, S. 29; Ders. 1797/1799. – Hierzu siehe Heß 1924, S. 52; Zinner 1929, S. 4f. – Ernst Zinner übersieht die letztgenannte Publikation bei seiner Vermutung, dass die „Beobachtungen [...] für die erste Zeit anscheinend nicht erhalten" seien.

8 Vgl. hierzu die meteorologischen Tabellen und ihre kasuistischen Auswertungen bei Marcus 1797/1799 („Prüfung des Brownschen Systems der Heilkunde durch Erfahrungen am Krankenbette"). – Weiteres bei Häberlein / Schmölz-Häberlein 2016, S. 181–207 („Marcus und der Brownianismus"); Aumüller 2016, S. 72–88 („Marcus und die ‚romantische' Medizin").

9 Stadtarchiv Bamberg, C 26 + 313.

10 Die Wetterfahne ist – über die obige Abb. 3 hinaus – auch wiedergegeben auf einer Zeichnung des Krankenhauses von Daniel Joseph Ohlmüller (1791–1839) aus dem Jahre 1811. Hierzu Schemmel 1989, S. 47f., Kat.-Nr. 6 (mit Abbildung). Die Graphik befindet sich jetzt in der Staatsbibliothek Bamberg, Signatur: MB.x0332-118. – Zu der Wetterfahne siehe Hatzold 1889, S. 51, Anm. 2: „Die heute noch vorhandene Wetterfahne hat Hausverwalter Maser 1790 gefertigt und für ‚32 Winde' eingerichtet" (mit Verweisung auf Krankenhaus-Kommissions-Protokolle von 1791 und 1794). Sie muss aktuell als verschollen gelten.

ten Dokumente seiner Ideen: Überließ er sie vielleicht Familienangehörigen in Oberwesel? Oder dienten sie dem Gaustadter Wagenbauer Georg Meyer (1786–1862) als Inspirationsquelle, der 1817 einen dreirädrigen Karren zum Personentransport konstruierte?[11] Oder sind sie, wie man wohl doch eher befürchten muss, unwiederbringlich verloren?

Und wer weiß – auch dies eine ungeklärte Frage –: Könnte sich Peter Maser womöglich mit weiteren kreativen Ideen beschäftigt haben, wie etwa (hier vorgeschlagen als Gedankenspiel) mit der Erfindung eines zukunftsweisenden Krankentransportrades für den „Bamberger Rettungsdienst"?

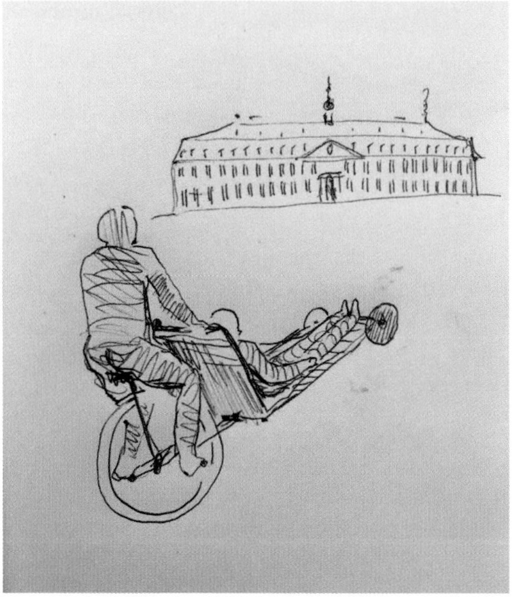

Abb. 5: Adelbert Heil: Phantasiertes Krankentransportrad auf dem Weg zum vormaligen Allgemeinen Krankenhaus in Bamberg. Handzeichnung, 2023.

Archivalische Quelle:

Stadtarchiv Bamberg, C 26 + 313 (Hinterlassenschaft des Peter Maser, 1802).

Literatur:

Aumüller, Gerhard / Schindler, Christoph: Adalbert Friedrich Marcus | Johann Lucas Schönlein. 100 Jahre Bamberger Medizingeschichte, Regensburg 2016.

Franckfurter Frag- und Anzeige-Nachrichten vom 15.09.1781 (Nr. 77) (Werbeanzeige Peter Maser).

Grünewald, Hans: Jesuiten in und aus Bamberg, in: Baumgärtel-Fleischmann, Renate / Renczes, Stephan (Hrsg.): 300 Jahre Jesuitenkirche St. Martin Bamberg, 1693–1993, Ausstellung 1993 (Veröffentlichungen des Diözesanmuseums Bamberg 5), Bamberg 1993, S. 53–56, hier S. 55f.

Häberlein, Mark / Schmölz-Häberlein, Michaela: Adalbert Friedrich Marcus (1753–1816). Ein Bamberger Arzt zwischen aufgeklärten Reformen und Romantischer Medizin (Stadt und Region in der Vormoderne 5), Würzburg 2016.

Hatzold, Carl: Geschichtliches und Statistisches über das allgemeine Krankenhaus zu Bamberg, in: Festschrift zum 100jährigen Jubiläum des allgemeinen Krankenhauses zu Bamberg 1889. [Herausgeber]: Der Stadtmagistrat, Bamberg 1889, Abhandlung II, S. 51, 69f.; dazu Beilage III: Zusammenstellung der Legate und Schenkungen, hier S. IX.

Heil, Adelbert: Kleinplastische Arbeiten in Eisen und Bronze. Vorwort von Matthias Liebel, Texte von Martin Georg Kraus, Bamberg 2017.

Heil, Adelbert: Auto. Plastische Szenen zur Mobilität. Texte von Gerhard Schlötzer, Hubert Sowa und Thomas Gunzelmann, Bamberg 2021. – Darin u. a. Gerhard Schlötzer:

11 Über ihn siehe Heil 2021, S. 54.

Plastische Szenen zur Automobilität, S. 7–23. | Hubert Sowa: Das Fahrzeug als plastische und symbolische Form. Zu den Plastiken von Adelbert Heil, S. 25–31. | Thomas Gunzelmann: Friedrich Nicolai trifft Peter Maser. Schloss Seehof als Reise- und Ausflugsziel im späten 18. Jahrhundert, S. 33–47.

Heß, Wilhelm: Der Bamberger Jesuitenbruder und Krankenhausverwalter Peter Maser, sein Fahrrad, seine Mosaik und seine übrigen Erfindungen, in: Bamberger Blätter für fränkische Kunst und Geschichte. Beilage zum Bamberger Volksblatt Jg. 1 (1924), Nr. 7, S. 26–29; Nr. 10, S. 61–64; Nr. 11, S. 68–71.

Heß, Wilhelm: Peter Maser und sein Fahrrad, in: Mitteilungen aus den deutschen Provinzen der Gesellschaft Jesu 10 (1924/1926), S. 156–158.

Knoblach, Georg: Das Allgemeine Krankenhaus in Bamberg – dauerhafte stationäre Versorgung der Stadt seit der Französischen Revolution, in: Bamberger Medizingeschichten. Medizingeschichtlicher Rundweg durch Bamberg, hrsg. vom Ärztlichen Kreisverband Bamberg, Bamberg 2020, S. 90–103, hier S. 96.

Koch, Ludwig: Jesuiten-Lexikon. Die Gesellschaft Jesu einst und jetzt, Bd. 2: K–Z, Paderborn 1934, Sp. 1180.

Krünitz, Johann Georg: Öconomische Encyclopädie, oder Allgemeines System der Staats-, Stadt-, Haus- und Landwirthschaft in alphabetischer Ordnung, Bd. 20, Berlin 1780, S. 146–149 (Grotte).

Marcus, Adalbert Friedrich: Von den Vortheilen der Krankenhäuser für den Staat, Bamberg / Würzburg 1790, S. 106f.

Marcus, Adalbert Friedrich: Kurze Beschreibung des allgemeinen Krankenhauses zu Bamberg. Mit Kupfern, Weimar 1797, S. 29.

Marcus, Adalbert Friedrich: Prüfung des Brownschen Systems der Heilkunde durch Erfahrungen am Krankenbette, 4 Stücke, Weimar 1797–1799. – Im Titel der Stücke 1–3: „Brownschen", im Titel des Stücks 4: „Brownischen".

Nicolai, Friedrich: Beschreibung einer Reise durch Deutschland und die Schweiz im Jahre 1781. Nebst Bemerkungen über Gelehrsamkeit, Industrie, Religion und Sitten, Bd. 1, Berlin / Stettin 1783, S. 118–125 (Seehof), hier S. 122–124.

O'Neill, Charles E. / Domínguez, Joaquín María (Hrsg.): Diccionario histórico de la Compañía de Jesús biográfico-temático, Bd. 3, Rom / Madrid 2001, S. 2557.

Schemmel, Bernhard: Das Allgemeine Krankenhaus Fürstbischof Franz Ludwig von Erthals in Bamberg von 1789. Ausstellung der Staatsbibliothek Bamberg 1984, 2., verb. Aufl., Bamberg 1989.

Zinner, Ernst: Das Wetter von Bamberg, in: Bericht der Naturforschenden Gesellschaft in Bamberg 25 (1929), S. 1–57, hier S. 4f.

Fünfmalhunderttausend Teufel
holen Eu're Forscherei,
denn sie nähret nur den Zweifel
an der hohen Clerisei.

Denn schon Bonifaz der bied're
hat erlassen das Verbot,
daß man Leichen nicht zerglied're,
seien sie auch noch so tot.[1]

Zur Geschichte der Anatomie und Pathologie in Bamberg

Christoph Schindler / Werner Taegert

„Mit blumenbekränzter Lokomotive fuhren weit über 200 Besucher des Congresses, einer Einladung der gastlichen Stadt folgend, nach der alten Kaiserstadt Bamberg, um die speziell in der kleinen Kapelle, der sogenannten Materna, aufgestellte Sammlung von Alterthümern des historischen Vereins von Bamberg zu studieren."

Mit diesen Worten hielt der Protokollant der 18. Allgemeinen Versammlung der Deutschen Anthropologischen Gesellschaft fest, die 1887 in Nürnberg stattfand.[2] Deren Vorsitzender – kein Geringerer als Professor Rudolf Virchow (1821–1902) aus Berlin, Pathologe und seinerzeit Deutschlands berühmtester Mediziner – hatte in seiner Eröffnungsrede eine spitze Bemerkung gewagt: Er sprach mit Blick auf die aktuelle anthropologische Forschung in Deutschland von dem „weiße[n] Fleck [...], gerade hier in Franken, in Nürnberg [...], der ein klein wenig mit den Hinterländern von Kamerun vergleichbar ist."[3]

In seiner Ansprache bei dem festlichen Abendessen zum Ausklang der Exkursion nach Bamberg hob Virchow allerdings die Bedeutung von Johann Lucas Schönlein (1793–1864) für die moderne Medizin hervor: Dieser war nach seiner Überzeugung „nahe daran, das zu treiben, was wir jetzt treiben". Seine Beschäftigung mit der Paläontologie sei für die Anthropologie wegweisend gewesen.[4] Virchow, der sich Schönlein sehr verbunden fühlte, baute sein Konzept der Zellularpathologie mit den Methoden der Naturwissenschaftlichen Schule seines Mentors auf.

In seiner 1865 publizierten Gedenkrede auf Schönlein hatte Virchow schon einmal Bamberg und die medizinhistorische Bedeutung der Stadt gewürdigt. Seine Beschreibung des Stadtpanoramas, in der von einem „reben- [!] und hopfenbedeckten Bergabhang" die Rede ist[5], greift offenbar auf eine ältere Beschreibung Bambergs zurück.

---

1 Moritz (von) Reymond (1833–1919): Das neue Laienbrevier des Häckelismus. Genesis oder Die Entwickelung des Menschengeschlechts. Nach Häckel's Anthropogenie in zierliche Reimlein gebracht. Allen sogenannten Gebildeten gewidmet vom Verfasser, Bern 1877, S. 30 (im Kapitel: „Das Christliche Mittelalter").

2 Johannes Ranke (Hrsg.): Correspondenz-Blatt der deutschen Gesellschaft für Anthropologie, Ethnologie und Urgeschichte 18 (1887), S. 176.

3 Ebd., S. 74.

4 Ebd., S. 178.

5 Rudolf Virchow: Gedächtnisrede auf Joh[ann] Lucas Schönlein, gehalten am 23. Januar 1865, dem ersten Jahrestage seines Todes in der Aula der Berliner Universität, Berlin 1865, S. 3.

Für die Jahre 1737 bis 1741 sind in Bamberg öffentliche anatomische Sektionen dokumentiert, die der Bamberger Landphysikus Dr. med. Otto Philipp Virdung von Hartung (1696–1758?) im St. Martha-Seelhaus am Steinweg (heute: Untere Königstraße 19 und 21) bzw. im St. Elisabethenspital im Sand[6] an jeweils mehreren Tagen durchführte. Diese Demonstrationen wurden mit gedruckten programmatischen Broschüren angekündigt. „Freundlichst eingeladen“ zur Teilnahme waren „Alle, sowohl der *Anatomiae* Gönner und Patronen, als auch, welchen obliget, denen Nothleydenden beyzuspringen und sich selbsten erkennen zu lernen verlangen“ (so die werbende Bekanntmachung von 1737).[7]

Studienobjekte waren die Körper hingerichteter Straftäter, eine in der Frühen Neuzeit nicht unübliche Praxis der Strafverschärfung. Aus Jena ist beispielsweise überliefert, dass der dortige Ordinarius, Werner Rolfinck (1599–1673), sich besonders eifrig bei seinem Landesherrn um Leichen bemühte, so dass es oftmals letzter Wunsch der Delinquenten war, „nicht gerolfinckt zu werden“.[8]

Während Johann Lucas Schönlein in der ersten Hälfte des 19. Jahrhunderts in Würzburg, Zürich und Berlin brillierte, führte die Morphologie[9] der Medizinischen Fakultät (die von 1769 bis 1803 bestand) sowie der medizinisch-chirurgischen Schule (die ihren Lehrbetrieb 1804 aufnahm)[10] eher ein Schattendasein. Unter der Ägide von Adalbert Philipp Gotthard (1739–1816), der 1770 zum *Demonstrator anatomiae* bestellt worden war, fanden die ersten anatomischen Sektionen und Demonstrationen an der Bamberger Universität statt. Im Jahre 1791 wurde sein Stiefbruder Joseph Friedrich Gotthard (1757–1834) zum Professor für Anatomie und Tierarznei ernannt. Kurz zuvor war Adalbert Philipp Gotthard offiziell zum Professor der praktischen Chirurgie befördert worden. Seine bisherige Stelle als *Demonstrator anatomiae* entfiel.[11]

---

6 Das Marthaseelhaus in der Theuerstadt diente der Armenpflege, insbesondere der Fürsorge für chronisch Kranke und durchreisende Pilger. Seit den 1730er Jahren wurde es als Zucht- und Arbeitshaus genutzt. – Über die wechselnden Schauplätze der anatomischen Demonstrationen siehe Peter Ruderich: Das ehemalige St.-Martha-Seelhaus, auch Pilgrimhaus genannt. Eine fast vergessene Stiftung des 14. Jahrhunderts und ihre Geschichte bis zur Auflösung nach der Säkularisation, in: Bericht des Historischen Vereins Bamberg 153 (2017), S. 169–186; Wolfgang F. Reddig: Bürgerspital und Bischofsstadt. Das St. Katharinen- und das St. Elisabethenspital in Bamberg vom 13. – 18. Jahrhundert. Vergleichende Studie zu Struktur, Besitz und Wirtschaft (Spektrum Kulturwissenschaften 2), Bamberg / Frankfurt (Oder) 1998.

7 Bibliographischer Nachweis von vier Einladungsschriften im Verzeichnis Deutscher Drucke des 18. Jahrhunderts (VD 18). – Abbildung der Titelseite des Drucks von 1737 bei Sommerfeld/Häberlein 2018 (s. u.). – Weiteres bei Bernhard Spörlein: Die ältere Universität Bamberg (1648–1803). Studien zur Institutionen- und Sozialgeschichte (Spektrum Kulturwissenschaften 7), 2 Bde., Berlin 2004, hier Bd. 2, S. 773–775; Ders.: Die Medizinische Fakultät der älteren Universität Bamberg und Röschlaubs Bamberger Laufbahn, in: Mark Häberlein / Margrit Prussat (Hrsg.): Eine Wissenschaft im Umbruch. Andreas Röschlaub (1768–1835) und die deutsche Medizin um 1800 (Bamberger Historische Studien 18), Bamberg 2018, S. 23–63, hier S. 24f.; Niclas Sommerfeld / Mark Häberlein: Der medizinische Marktplatz (I). Scharfrichter und öffentliche anatomische Sektionen, in: Mark Häberlein (Hrsg.): Pest und Cholera. Seuchenbewältigung und Medizinalwesen in Bamberg in der Frühen Neuzeit. Begleitband zur Ausstellung in der Staatsbibliothek Bamberg (Bamberger historische Studien 20 / Bamberger Buch-Geschichten 2), Bamberg 2023, S. 63–66, hier S. 65f.

8 Rosemarie Fröber: ‚Rolfincken‘ in Jena. Zur Geschichte der anatomischen Sektion, Jena 2018.

9 Morphologie = die Lehre von der Gestalt: insbesondere seit Johann Wolfgang von Goethes (1749–1832) Schriften zur Naturwissenschaft oft als Synonym für Anatomie gebraucht.

10 Paul Böhmer: Die medizinischen Schulen Bambergs in der ersten Hälfte des 19. Jahrhunderts, Diss. med. Erlangen-Nürnberg 1970; Bernhard Spörlein: Die medizinische Fakultät der älteren Universität Bamberg, in: Franz Machilek (Hrsg.): Haus der Weisheit. Von der Academia Ottoniana zur Otto-Friedrich-Universität Bamberg. Katalog der Ausstellung aus Anlass der 350-Jahrfeier, Bamberg 1998, S. 153–194 mit Kat.-Nr. 70–77; Ders. 2004 (wie Anm. 7), Bd. 2, S. 773–851; Ders. 2018 (wie Anm. 7). – Hierzu siehe auch den Beitrag über die „Nicht akademische Medizinerausbildung im frühen 19. Jahrhundert in Bamberg“ von Klaus Rupprecht in diesem Band.

11 Böhmer 1970 (wie Anm. 10), S. 82–86 (Kapitel: „Institute und Hörsäle der medizinischen Fakultät in Bamberg“), hier S. 82; Bruno Müller: Die Gebrüder Adalbert Philipp und Joseph Friedrich Gotthard. Zwei Professoren der Medizin und Tiermedizin an der Universität Bamberg um 1800, in: Bericht des Historischen Vereins Bamberg 121 (1985),

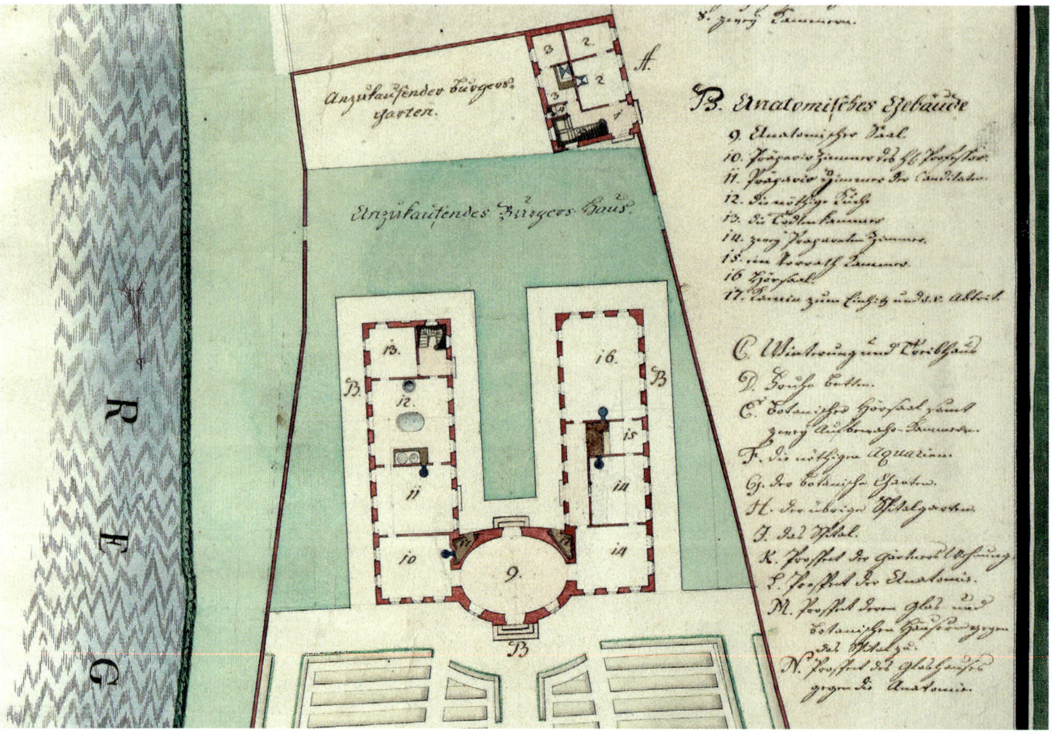

Abb. 1: Johann Lorenz Fink (1745–1817): „Grundriß eines neu einzurichtenden Botanischen Gartens in dem neuen Kranken Spital dahir samt den dazu nöthigen Gebäuden". Federzeichnung, farbig laviert, 92 ×57 cm (hier Ausschnitt: Grundriss-Entwurf „Anatomisches Gebäude"), 1792 (Staatsbibliothek Bamberg, VIII C 2 | Gerald Raab). – Fürstbischof Franz Ludwig von Erthal (reg. 1779–1795) hatte eine Erweiterung des Krankenhauses um eine Anatomie und einen botanischen Garten vorgesehen (in Richtung zur Stadt). Der von dem Hofarchitekten Fink ausgearbeitete Plan sah für die Anatomie – in Gegenüberstellung zur schlossartigen Fassade des Krankenhaus-Hauptbaues – einen eingeschossigen, schiefergedeckten Dreiflügelbau vor. Dieses Vorhaben wurde von Fürstbischof Christoph Franz von Buseck (reg. 1795–1802) aufgegeben. – Der Plan des Neubauprojektes enthält Grundrisse und Aufrisse. In der erklärenden Legende sind unter „B. Anatomisches Gebäude" diese Räumlichkeiten ausgewiesen: „9. Anatomischer Saal, 10. Präparir Zimmer des H[errn] Professor, 11. Präparir Zimmer der Candidaten, 12. Die nöthige Kuche, 13. Die Todten Kammer, 14. Zwey Praparaten Zimmer, 15. ein Vorrath Kammer, 16. Hörsaal, 17. Kamin zum Einhitz und s. v. Abtrit."[12]

Die Anatomie war seit 1770 zunächst in ungenutzten Gewölben des Zucht- und Arbeitshauses an der Regnitz im Sandgebiet untergebracht. Der Standort erwies sich allerdings als wenig geeignet: Die Nähe des Flusses ließ Überschwemmungen befürchten; hohe Luftfeuchtigkeit führte zu Beeinträchtigungen an anatomischen Präparaten und Instrumenten; Störungen des Unterrichts waren von der Straße her zu gewärtigen.

S. 133–152; Franz Machilek: Ein vormaliger Universitätsprofessor als Lehrer an der medizinisch-chirurgischen Schule zu Bamberg. Adalbert Philipp Gotthard d. Ä. (1739–1816), in: Ders. (Hrsg.): Von der Academia Ottoniana zur Otto-Friedrich-Universität Bamberg (Ausstellungskataloge der Staatlichen Archive Bayerns 25), Bamberg 1988, S. 203, Kat.-Nr. 85 mit Abb.; Spörlein 2004 (wie Anm. 7), Bd. 2, S. 796–801 (Kapitel: „Bauliche Entwicklung der Fakultät") sowie Register S. 1450f. (unter: Gotthard); Ders. 2018 (wie Anm. 7), S. 26f., 30f., 33, 41–43, 45, 52, 61f.

12 Die Floskel „s. v." am Ende des Zitates steht für *salva venia* („mit Verlaub"). – Zu dem Plan siehe Bernhard Schemmel: Das Allgemeine Krankenhaus Fürstbischof Franz Ludwig von Erthals in Bamberg von 1789. Ausstellung der Staatsbibliothek Bamberg 1984, 2., verb. Aufl., Bamberg 1989, S. 43–46, Kat.-Nr. 5 (mit Farb-Abb.); Regina Hanemann: Johann Lorenz Fink (1745–1817), fürstbischöflicher Hofwerkmeister und Hofarchitekt in Bamberg (Beiträge zur Kunstwissenschaft 49), München 1993, S. 60–68, hier S. 67, mit S. 197f., Kat.-Nr. 21; Tilmann Breuer / Reinhard Gutbier: Stadt Bamberg, Bürgerliche Bergstadt (Die Kunstdenkmäler von Bayern, Oberfranken VI,4,1), Bamberg / München / Berlin 1997, S. 634f. mit S. 637, Abb. 683.

Verschiedene Anläufe, einen zweckdienlicheren Ort zu finden, führten zu keiner dauerhaft akzeptablen Lösung. Planungen von 1792 für die Errichtung eines Anatomiegebäudes vis-à-vis des Allgemeinen Krankenhauses kamen nicht zur Ausführung. 1798 konnte die Anatomie in das obere Stockwerk des Zucht- und Arbeitshauses übersiedeln.

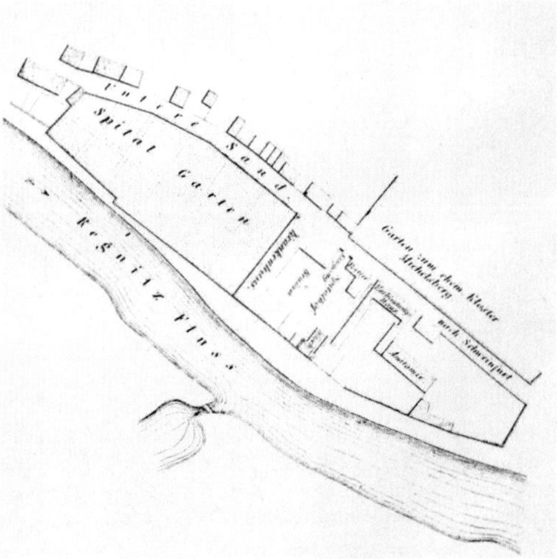

Abb. 2: „Das Allgemeine Krankenhaus zu Bamberg“. Lithographie nach einer Bauaufnahme von Stadtbaumeister Carl Zelger, 54,5 × 40,5 cm (hier Ausschnitt: „Situationsplan“), in: Romberg's Zeitschrift für Praktische Baukunst 4 (1844), S. 33–37 mit Tafel 17 (Staatsbibliothek Bamberg, Nc.q.30.202(4 | Gerald Raab). – Bezeichnet sind der „Krankenhaus“-Hauptbau (mit „Eingang“ und „Portier“), der „Spital-Garten“, der „Spital-Hof“ und der „Brunnen“, ferner diese Nebengebäude: „Entbindungs Haus“ (an der Unteren Sandstraße), „Anatomie“ (vormals fürstbischöflicher Hofbaustadel, heute Verwaltungsgebäude der Stadt Bamberg), „Waschhaus“ (am „Regnitz Fluss“ bzw. dem Unteren Leinritt des Ludwig-Donau-Main-Kanals). – In Höhe des Krankenhauses am gegenüberliegenden Flussufer die schmale Einfahrt in die Winterung an der Weide für die auf Ludwigkanal, Regnitz und Main verkehrenden Schiffe. Ein Steg für den (hier nicht eingezeichneten) Uferpfad überbrückte die Einfahrt.[13]

Am 24. Oktober 1824 wurde die Unterbringung der medizinisch-chirurgischen Schule im früheren fürstbischöflichen Hofbaustadel auf dem Areal des Krankenhauses genehmigt. Binnen Jahresfrist waren die erforderlichen Umbauarbeiten vollendet. Dabei wurden ein Hörsaal, ein anatomisches Theater und ein Sektionssaal geschaffen.[14] Das 1791 gegründete Naturalienkabinett (das heutige Naturkundemuseum) verfügte über keine human-anatomischen Präparate, da die ersten Kustoden – Dionys Linder (1762–1838) und Andreas Haupt (1813–1893) – als Geistliche die Beschaffung menschlicher Relikte konsequent ablehnten.

Den Standards der modernen Medizin um 1900 gemäß, wurden zu dieser Zeit gelegentlich klinische und gerichtliche Obduktionen in Bamberg durchgeführt. Sie oblagen überwiegend Karl Döpke (1868–1945), einem kurzzeitigen Schüler Virchows, der als Internist am Allgemeinen Krankenhaus in Bamberg wirkte. Die anfallenden histologischen Untersuchungen wurden jedoch an auswärtige Universitäten vergeben.[15] Mit dem niedergelassenen Nervenarzt Christfried Jakob (1866–1956) wurde in den letzten Jahren des 19. Jahrhunderts dann auch neurohistologische Expertise eingebracht.[16]

Eine eigenständige Abteilung für Pathologie wurde erst kurz nach dem Zweiten Weltkrieg eingerichtet, als früheste in Oberfranken überhaupt. Mit Hans-Joachim Bühnemann (1908–1963) vertrat erstmals ein Arzt ausschließlich dieses Fach, dies jedoch noch als etatmäßiger Assistenzarzt (später Oberarzt) der Chirurgischen Klinik. Er war zudem bis

13 Zu der Lithographie von 1844 siehe Schemmel 1989 (wie Anm. 12), S. 49, Kat.-Nr. 8; Breuer/Gutbier 1997 (wie Anm. 12), S. 621. – Zu der Einfahrt in die Schiffswinterung vgl. die Bleistiftzeichnung von Eduard Gerhardt aus dem Jahre 1843 bei Breuer/Gutbier 1997, S. 640, Abb. 685; dazu Erläuterungen S. 622.

14 Böhmer 1970 (wie Anm. 10), S. 84f.; Schemmel 1989 (wie Anm. 12), S. 20; S. 52–54, Kat.-Nr. 13–14; Breuer/Gutbier 1997 (wie Anm. 12), S. 565f., 620f., 635.

15 Gerhard Seitz: Die Pathologie in Bamberg, in: Verhandlungen der Deutschen Gesellschaft für Pathologie 87 (2003), S. 12–20, hier S. 14.

16 Christoph Schindler / Katrin Himmler: „Sonne und Gehirn sind die Schöpfer unserer Welten“. Christfried Jakob – eine deutsch-argentinische Lebensgeschichte, Rangsdorf 2013, S. 40–46.

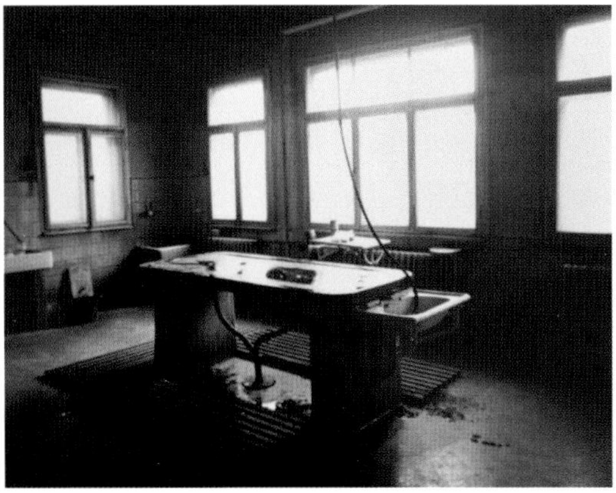

Abb. 3: Blick in den Sektionssaal des Bamberger Institutes für Pathologie (bis 1962) im Alten Krankenhaus. Privatbesitz | Repro Sophie Krackhardt.

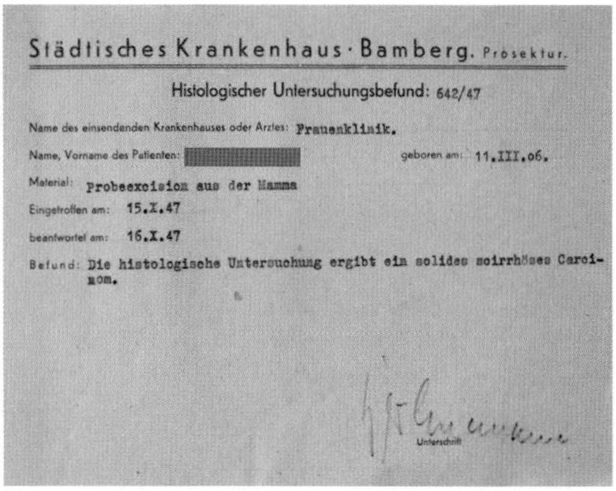

Städtisches Krankenhaus · Bamberg. Prosektur.

Histologischer Untersuchungsbefund: 642/47

Name des einsendenden Krankenhauses oder Arztes: Frauenklinik.

Name, Vorname des Patienten: [redacted] geboren am: 11.III.06.

Material: Probeexcision aus der Mamma

Eingetroffen am: 15.X.47

beantwortet am: 16.X.47

Befund: Die histologische Untersuchung ergibt ein solides scirrhöses Carcinom.

Unterschrift

Abb. 4: Histologischer Befundbericht von Dr. Hans-Joachim Bühnemann (1908–1963) vom 15. Oktober 1947. Institut und Praxis für Pathologie, Neuropathologie, Molekulare Diagnostik und Zytologie, Bamberg | Repro Sophie Krackhardt.
Man beachte die niedrige Journalnummer. 650 derartige Fälle muss ein Facharzt heute in weniger als zwei Wochen „abarbeiten", wobei zur Diagnose noch Aussagen zu Tumorgrading (Aggressivität), Subtyp, therapierelevanten Markern (Hormonrezeptoren, HER 2-neu-Antigen), statistische Codierungen und verschlüsselte Meldungen an das regionale Krebsregister zum Standard gehören. Zudem wird einer ca. 41-jährigen Brustkrebspatientin auch eine genetische Beratung angeboten. Heute werdem nicht mehr ca. 300 Obduktionen, wie 1947, sondern oft weniger als 30 pro Jahr am Klinikum Bamberg veranlasst.

1962 durch Kettenverträge gegängelt. Trotzdem gelang es ihm schon im selben Jahr, ein für Nachkriegsverhältnisse modern ausgestattetes Institut einzurichten. Bühnemann verstarb jedoch bereits kurze Zeit später im Alter von nur 55 Jahren. Befundberichte aus seiner Zeit – wenige Zeilen in Hand- oder Maschinenschrift auf einem DIN-A-5 Blatt – zeigen, wie gering die Ansprüche der klinischen Kollegen an die Ärzte für Pathologie in der Nachkriegszeit waren.

Mit Heribert Peter (1921–1998) wurde 1965 erstmals ein Facharzt berufen, der auch den Titel

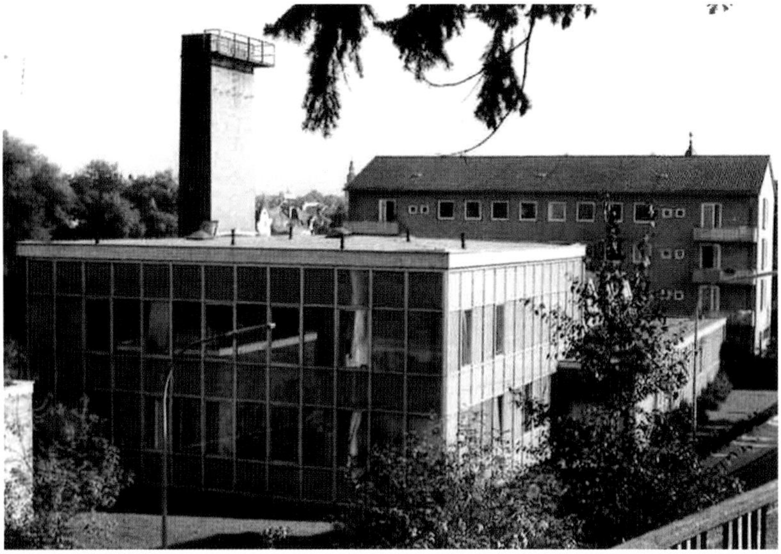

Abb. 5: Der Multifunktionsbau, der in der nordwestlichen Ecke des Krankenhausgeländes 1960/1963 nach Plänen von Hans Rothenburger (1919–1999) errichtet wurde, beherbergte das Kesselhaus als Energie- und Heizzentrale, die Wäscherei, die Werkstätten und die Pathologie. Ansicht aus Richtung Maienbrunnen. Privatbesitz | Repro Sophie Krackhardt.

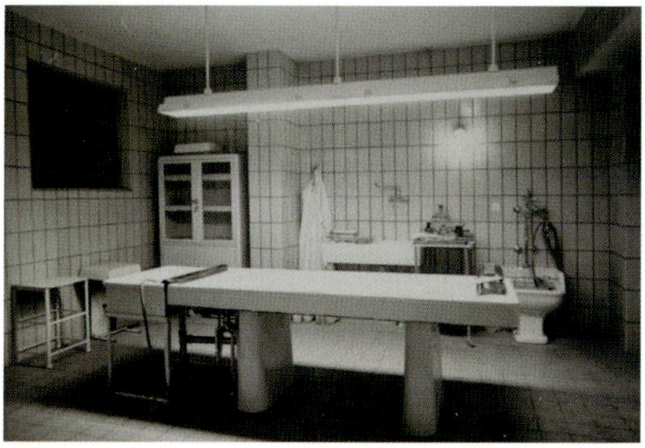

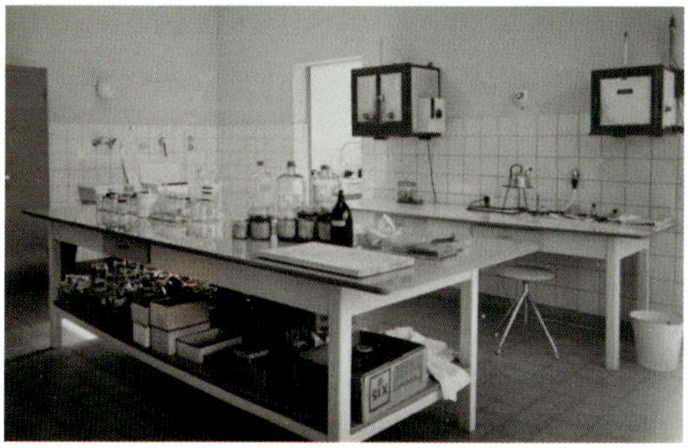

Abb. 6 und 7: Sektionssaal und histologisches Labor in dem 1960/1962 entstandenen Neubau des Institutes für Pathologie. Privatbesitz | Repro Sophie Krackhardt.

Chefarzt führen durfte.[17] In seine bis 1986 dauernde Zeit als Institutsleiter fallen bedeutende örtliche sowie auch generelle Veränderungen im Fachgebiet. Mit dem Umzug 1984 in das neue Klinikum verfügte das Institut über geräumige Laborflächen sowie über Platz für eine wachsende Mitarbeiterzahl.[18] Generell überschritt in der Pathologie um 1970 die Anzahl der feingeweblichen Untersuchungen an lebenden Patienten erstmals die Zahl der Obduktionen. Noch heute routinemäßig angewandte Verfahren wie Formalinfixierung, Paraffineinbettung, Immunhistochemie oder Schnellschnittuntersuchung wurden zum Alltag, wodurch der Pathologe mehr und mehr zum Partner klinisch tätigen Kollegen avancierte.

Nach dem altersbedingten Ausscheiden von Heribert Peter im Jahre 1986 war Bernhard Kaduk (geb. 1945) bis zum Jahr 1991 Leiter des Institutes.

Umso länger und nachhaltiger prägte dann dessen Nachfolger das Institut: Gerhard Seitz (geb. 1954). Von 1991 bis zu seinem Ausscheiden Ende 2022 wuchs die Abteilung stetig. Darüber hinaus wurden Molekular- und Neuropathologie mit Facharztstandard etabliert. Zeitweise bestand neben dem Institut eine in den Räumen des Klinikums angesiedelte Praxis. Auch heute noch ist Gerhard Seitz ein gefragter Konsiliararzt, vor allem bei Erkrankungen des Verdauungstraktes. Darüber hinaus leidenschaftlich engagiert in der Kommunalpolitik, setzte er sich für Belange des Klinikums auch im Bamberger Stadtrat und im Stiftungsrat der Sozialstiftung Bamberg ein.

Seine Liebe zur modernen Kunst prägte das Erscheinungsbild der Räumlichkeiten des Insti-

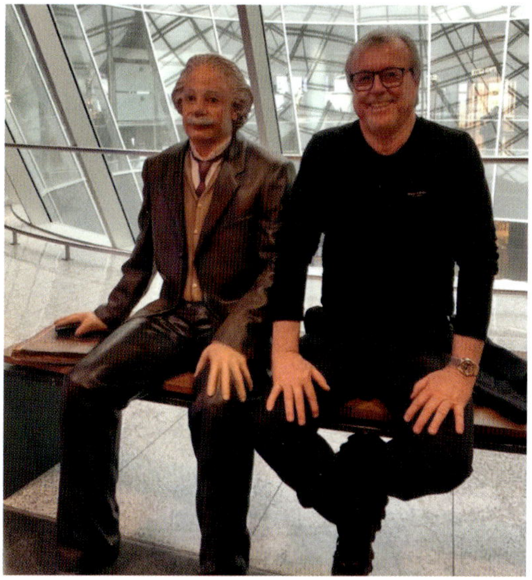

Abb. 8: Gerhard Seitz (rechts), Leiter des Bamberger Institutes für Pathologie 1991–2022. Foto privat, 2022.

17 Hierzu Bericht im Fränkischen Tag vom 09.01.1965 (Nr. 6), S. 16: „In Bamberg einmalig für ganz Oberfranken. Das pathologische Institut nahm seine Arbeit auf. Mikroskopische Untersuchungen im Krankenhaus – Dr. Peter setzt das Werk Dr. Bühnemanns fort." – Weiteres bei Heribert Peter: Pathologisches Institut des Städtischen Krankenhauses Bamberg, in: Walter Sandritter (u. a.) (Hrsg.): Pathology guide of Germany, Stuttgart 1974, S. 26–28.

18 Seitz 2003 (wie Anm. 15), S. 14–18.

tutes, dessen Flure zuletzt einer veritablen Galerie glichen. An einem Tag musste sogar der Routinebetreib zeitweise ruhen, da beim Aufhängen eines großformatigen Gemäldes eine elektrische Hauptleitung beschädigt worden war.

Ein Herzensanliegen war Gerhard Seitz die fachliche Fortbildung. 2003 gelang es ihm, die üblicherweise in Universitätsstädten veranstaltete Jahrestagung der Deutschen Gesellschaft für Pathologie nach Bamberg einzuladen. Bereits vier Jahre vorher hatte er die „Bamberger Morphologietage"[19] ins Leben gerufen, die sich – ausgehend von einer Fortbildungsveranstaltung für medizinische Assistenzberufe – heu-

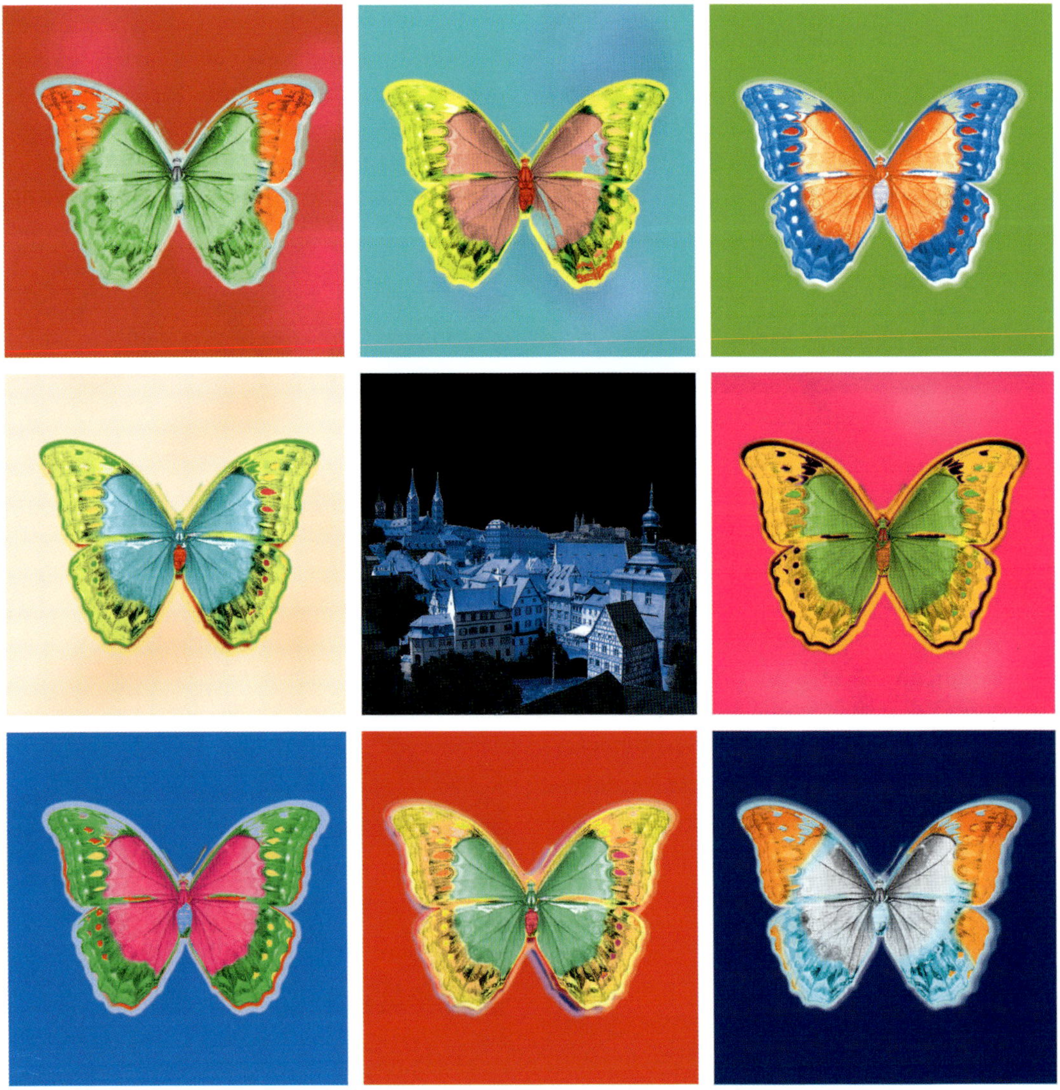

Abb. 9: Thilo Pustlauk (geb. 1968): „Acht Morpho-Falter für Bamberg". Eine Hommage an Andy Warhol. „Leitmotiv" zum Programm der „Bamberger Morphologietage" 2011. Digital Art – Ausgabe als Leinwanddruck, 70 × 70 cm, 2011.

19 Das Logo zeigt einen blauen Schmetterling mit „Fränkischem Rechen" auf den Hinterflügeln: eine Anspielung auf den südamerikanischen Morphofalter, der Einheimischen als Todesbote gilt. Das grafisch gestaltete Zeichen entstand 2008 auf Anregung von Christoph Schindler.

te zu einem vielbesuchten Kongress auch für Ärzte eindrucksvoll weiterentwickelt haben.

Seitz' Liebe zum Kreativen schlägt sich auch hier in den Tagungs- und Rahmenprogrammen nieder, einschließlich der Gesellschaftsabende. Mit der Idee eines „Pathotainment" ist die Veranstaltung bei den Teilnehmern, die sich vielfach regelmäßig einfinden – vorrangig zumeist aus Deutschland, Österreich und der Schweiz – ungebrochen beliebt.

Anfang 2023 übernahm Rolf Buslei (geb. 1971) die Leitung des Institutes, das nun dem Medizinischen Versorgungszentrum der Sozialstiftung Bamberg angegliedert ist. Mit der Umbenennung in „Institut für Pathologie, Neuropathologie, molekulare Diagnostik und Zytologie" wird den heute komplexen Aufgaben Rechnung getragen. Mittlerweile sind dort acht Fachärzte und zwei Assistenzärztinnen tätig. Rolf Buslei betreut zudem das Referenzzentrum für Hypophysentumore der Deutschen Gesellschaft für Neuroanatomie und Neuropathologie.

Von kirchlicher Seite [...] wird dem Staat nicht verwehrt,
im Rahmen des Sittengesetzes in gerechter Notwehr
diese Schädlinge der Volksgemeinschaft fernzuhalten.
In diesem Obersatz sind wir uns einig.
Wir gehen aber auseinander in der Frage, wie sich der Staat
gegen das Verderbnis der Rasse wehren kann.[1]

Neubau in der „Bamberger Heil- und Pflegeanstalt" St. Getreu im „Dritten Reich"

Georg Knoblach

Die „Heil- und Pflegeanstalt"

Das psychiatrische Krankenhaus St. Getreu – heute: Klinikum am Michelsberg – war eine der ersten Kliniken in Europa, in der psychisch Kranke behandelt und nicht nur weggesperrt wurden.[2] Es war zugleich eines der ersten Häuser in Deutschland, in dem (vom damaligen Chefarzt Dr. Amandus Bott)[3] die Arbeits- und Beschäftigungstherapie eingeführt wurde. In der so genannten „Heil- und Pflegeanstalt" St. Getreu gab es deswegen neben den üblichen Krankenzimmern und Behandlungsräumen einen Festsaal, der regelmäßig auch für Publikum aus der Stadt Bamberg bespielt wurde, ferner Werkstätten, ein Gewächshaus mit einem großen Garten, einen Ökonomiehof mit Tierhaltung, eine Dampfwäscherei und eine Wandel- und Liegehalle. Neben dem therapeutischen Nutzen konnte sich die Klinik hierdurch weitgehend autonom versorgen und war durch ihre Theateraufführungen und sonstigen Veranstaltungen in der Bamberger Gesellschaft integriert: trotz ihres (nach dem Empfinden der damaligen Zeit) „delikaten" Patientenklientels.

Ein neuer Chefarzt in einer „neuen" Zeit

Nachfolger von Dr. Amandus Bott wurde im Dezember 1934 Dr. Adolf Fuchs (geb. 1886 in Laufen an der Salzach, gest. 1962 in Kaufbeuren).[4] Im Jahre 1911 approbiert, war er seit 1912 an der Heil- und Pflegeanstalt in Kaufbeuren tätig, zuletzt als Medizinalrat.[5] In der spärlichen Bamberger Personalakte sind keine weiteren Informationen über seinen beruflichen Werdegang dokumentiert. Seit seinem Dienstantritt als Chefarzt am Krankenhaus St.

1 Aus einem Bericht von Michael Kardinal Faulhaber (1869–1952, Erzbischof von München und Freising ab 1917, Kardinal ab 1921) über eine Unterredung mit Hitler auf dem Obersalzberg am 4. November 1936. – Zitiert nach Faulhaber 1978, S. 184-194, Nr. 572; hier S. 191. – Das Wort „wie" ist in der Vorlage unterstrichen.
2 Zur Geschichte von St. Getreu siehe Dengler-Schreiber 2005; Dies. 2020.
3 Amandus Bott (1871–1959), seit April 1905 bis November 1934 Chefarzt von St. Getreu. – Über ihn und über die Beschäftigungstherapie siehe Braun / Knoblach 2020, S. 147–151.
4 Stadtarchiv Bamberg, BS (T) + 483 Fuchs, Dr. Adolf. – Kurzbiographie von Adolf Fuchs bei Alzheimer 1986.
5 Stadtarchiv Bamberg, C 7 + 4821.

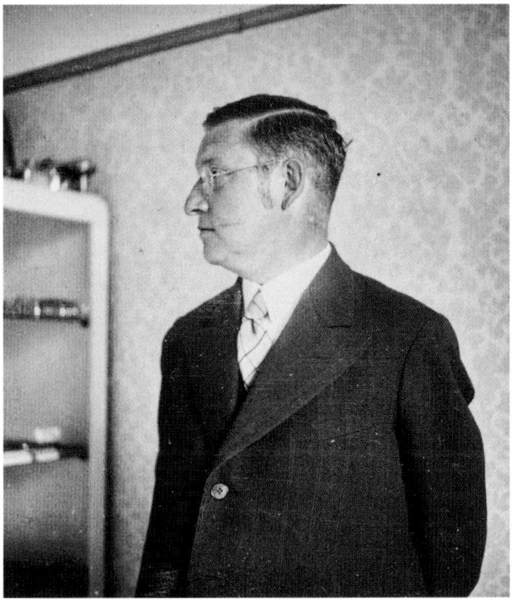

Abb. 1: Dr. Adolf Fuchs (1886–1962). Foto 1934 (Stadtarchiv Bamberg, BS (B) + 483 Fuchs, Dr. Adolf - H001 B001 | Jürgen Schraudner).

Getreu verfolgte er die Pläne seines Vorgängers für einen dringend notwendigen Erweiterungsbau weiter, stieß dabei aber – es war die Zeit des „Dritten Reiches" – auf vehementen Widerspruch in der Stadt. Dort gab es um den Zahnarzt Dr. Hans Schneidmadl (1890–1970)[6] eine vom aktuellen Zeitgeist bewegte Gruppe, die es sich zur Aufgabe machte, modernistische Tendenzen und (vermeintliche oder tatsächliche) Bausünden im Bamberger Stadtbild anzuprangern. In den „Bamberger Jahrbüchern" wurden seit 1928 solche tatsächlichen oder vermeintlichen architektonischen Fehlgriffe polemisch und bisweilen beckmesserisch aufs Korn genommen. In den Veröffentlichungen der Jahre 1936/1937 wurden die Baupläne für St. Getreu scharf kritisiert. Am besten lässt sich die Argumentation verstehen, wenn man einen dieser Artikel insgesamt liest:

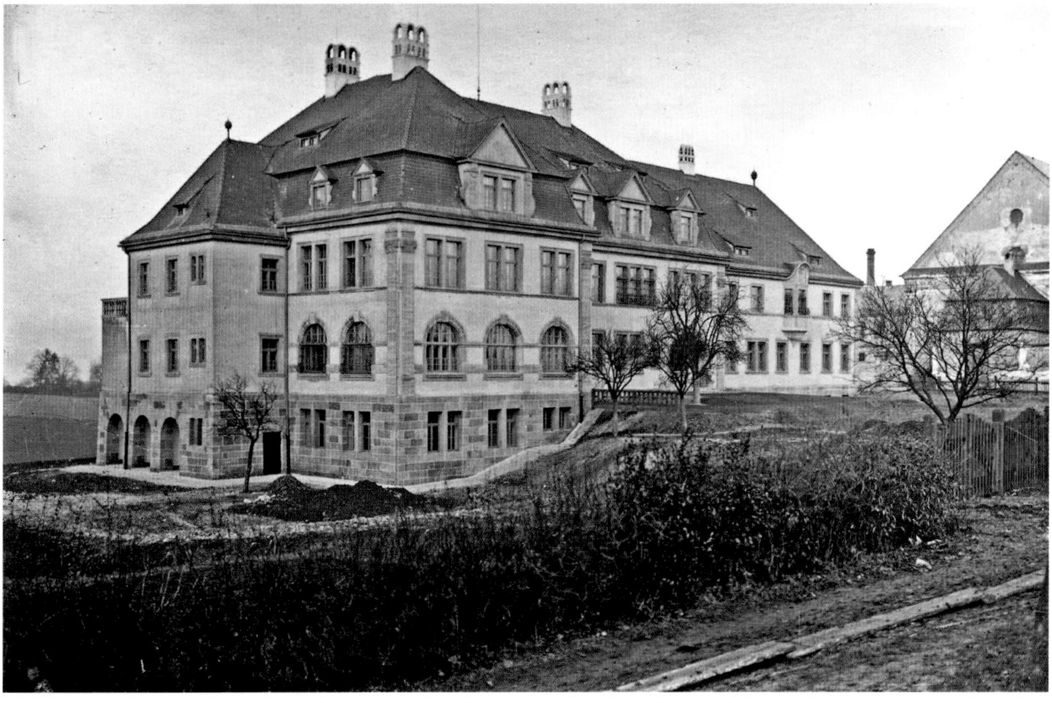

Abb. 2: Die Bamberger Nervenklinik von 1935, vor dem Umbau (Stadtarchiv Bamberg, BS (B) + 333 St. Getreu-Straße 14 - 18 - H003 B001 | Jürgen Schraudner).

6 Stadtarchiv Bamberg, BS (T) + 483 Schneidmadl, Dr. Hans.

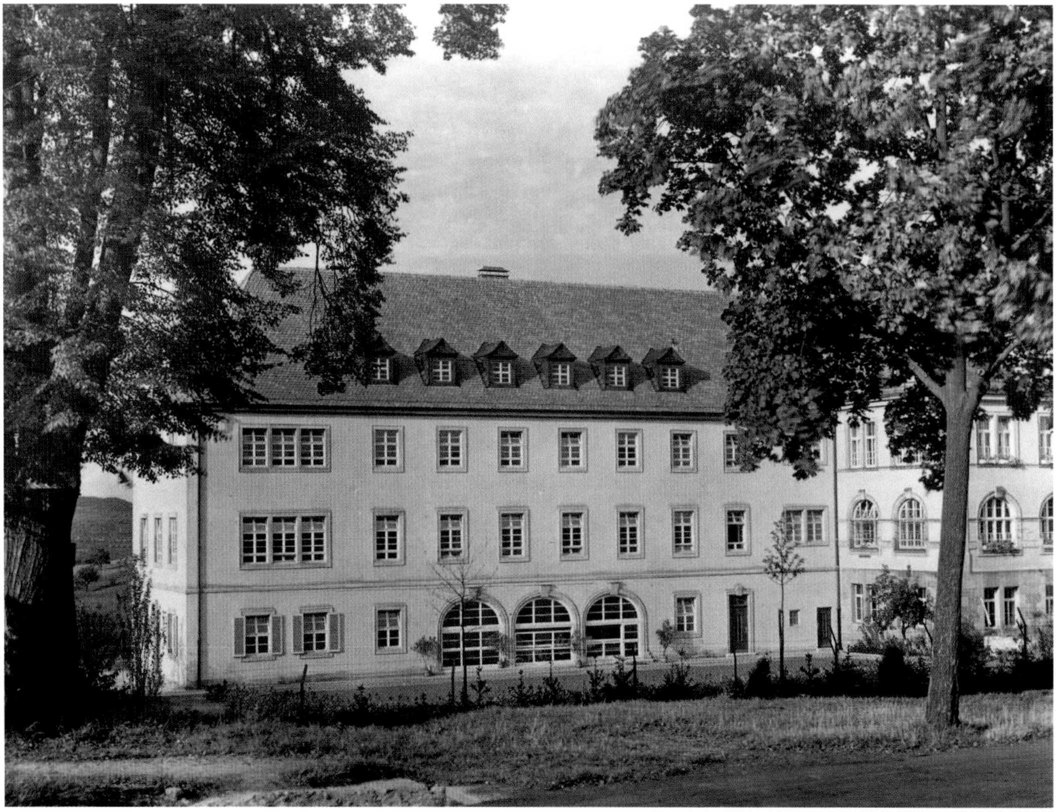

Abb. 3: Der neue Teil der Nervenklinik. Foto 1948 (Stadtarchiv Bamberg, BS (B) + 333 St. Getreu-Straße 14 - 18 - H003 B002 | Jürgen Schraudner).

Verständnis für die Kranken, Verständnis für die Gesunden – Ein friedliches Wort zum Neubau der Heil- und Pflegeanstalt St. Getreu

Aus dieser Überschrift muss jeder, der guten Willens ist, herauslesen, daß wir über den Dingen stehen wollen. Es liegt vollkommen fern, um interne Angelegenheiten einer Anstalt zu streiten; aber man darf uns auch nicht so zahm machen wollen, daß wir unsere übernommenen Pflichten gegenüber dem gesunden Nachwuchs vergessen. Solange ein Hallenbadbauverein besteht, wird sein Vorsitzender die Aufgabe haben, für diesen Gedanken einzutreten. Wir verstehen die Bedürfnisse der Kranken, wollen aber entschlossen alles fördern, was vorbeugend der Volksgesundheit dient. So viel dürfen wir behaupten, daß ein Hallenbad unserer Jugend und damit Bamberg und Deutschland dienlicher ist, als eine noch so rentierliche Irrenanstalt. Wir sind nun einmal der Anschauung, daß man den Gaul von vorne aufzäumt. Daß wir keine ‚Unruhe' stiften wollen, dies mag zunächst die Wiedergabe des nachfolgenden Briefes beweisen:
Bereits im Jahrbuche 1936 erlaubten wir uns in einem kurzen Hinweise anzuregen, daß die Fürsorge für Kranke und Invalide, Altersschwache, Irrsinnige und Nervenkranke in Bamberg durch die Vorsorge

für Junge und Gesunde, im Sinne Hans Schemms[7], ergänzt wird.
Nun entnehmen wir der Tagespresse, daß neuerdings an der Heil- und Pflegeanstalt St. Getreu ein Anbau von beträchtlichem Ausmaße erfolgt. Es ist erfreulich, wenn in dieser Anstalt so vorzüglich gewirtschaftet wird, daß große Erübrigungen angelegt werden können. Aber in einer Zeit, in der wir der Gesundheit des gesamten Volkskörpers sichtbar entgegenschreiten, erscheint uns ein solches Werk äußerst widerspruchsvoll. Wir können seine Notwendigkeit heute weniger begreifen als zu einer Zeit, wo die Menschen sinnlos und rücksichtslos mit ihrem Körper Raubbau treiben durften. Wir hatten geglaubt, Irren- und Nervenanstalten müßten mit der Zeit unter der heutigen Denkweise eher weniger belegt werden als stärker. Gerade an solchen Zahlen muß sich doch der Erfolg unseres nationalsozialistischen Denkens und Handelns am besten beweisen.
Sie wissen, sehr geehrter Herr Oberbürgermeister, daß der Ruf nach Turnhallen und Jugendheimen, nach einer Schwimmgelegenheit im Volkspark und auch nach einem Hallenbad für den Winter schon seit Jahren in unseren Ohren klingt.
Können erübrigte Gelder der Heil- und Pflegeanstalt, des Antonistiftes, des Bürgerspitales[8] etc. nicht für vorbeugende volksbeglückende, gesundheitserhaltende Einrichtungen oder für ‚Wege zur Natur' frei gemacht werden? Es wäre recht und billig, Institute, die sich auf solch hervorragende Weise verdient machen, für ihre dem Geiste der Zeit entsprechenden Leistungen zu ehren. Ihrer gefl.[9] Antwort sehen wir mit Interesse entgegen.
Heil Hitler! Schn[eidmadl].[10]

Der Autor Hans Schneidmadl führt weiter aus, dass Dr. Fuchs in der Tagespresse im Oktober 1936 ausführlich zum Neubau Stellung bezogen habe und dass diese Maßnahme schließlich genehmigt worden sei. Unverkennbar „zähneknirschend" fährt er dann so fort:

> Aber bei allem Verständnis für die rings um das liebe Kirchentürmchen um St. Getreu vorgenommene Notwendigkeit bleibt doch der allen Heimatfreunden aus der Seele gesprochene Wunsch offen, die trefflich geleitete Heilanstalt möge im Sinne Hans Schemms bei fernerem Kapitalüberfluss Mittel für die heranwachsende Jugend zur Verfügung stellen, damit durch Jugendheime, Turnhallen und Volksbäder vorsorgend ein weiteres Anwachsen körperlich und geistig Kranker möglichst verhindert wird. Eine solche Kapitalverwendung kann niemals in Widerspruch mit der Stiftung stehen. Die Direktion wird sich zum Wohle der Gesunden und Starken diesem Gedanken nicht verschließen. Wir müssen alle über die Mauern unserer Tagespflichten hinwegsehen, wenn wir im Glauben an ein glücklicheres Deutschland ‚Jahrtausende vom Leid erlösen' wollen.[11]

Pro und Contra Neubau

Zweimal wird im Text die Wendung „Im Sinne von Hans Schemm" verwendet. Die Formulie-

7 Hans Schemm (1891–1935), NSDAP-Gauleiter der bayerischen Ostmark (Niederbayern, Oberpfalz und Oberfranken), Vorsitzender des NS-Lehrerbundes, Bayer. Kultusminister. Er war in der Bevölkerung beliebt. Nach seinem Unfalltod (Flugzeugabsturz) steigerte sich die Verehrung bis zum Personenkult.
8 Antonistift und Bürgerspital: seinerzeit Altenheime.
9 Abkürzung für: gefälligen.
10 Schneidmadl 1937.
11 Die Formulierung „Jahrtausende vom Leid erlösen" ist ein Zitat aus Hitlers „Mein Kampf", Ausgabe 1936, S. 280.

rung bezieht sich auf eine Rede, die Schemm bei einer Erziehungstagung im März 1934 gehalten hatte. Darin sagte er dies: „Die Qualität eines Volkes wird nicht nachgewiesen durch die Ausdehnung, Größe und wunderbare Einrichtung seiner Blöden-und Heilanstalten. Wir werden nicht rasten und ruhen, bis an die Stelle einer jeden solchen Heilanstalt eine Turn- und Schwimmanstalt getreten ist."[12]

Der oben erwähnte Zeitungsbeitrag von Dr. Adolf Fuchs[13] erschien am 10. Oktober 1936 im „Bamberger Tagblatt", dem offiziellen regionalen Parteiorgan der NSDAP. Bereits einen Tag vorher war dort allerdings eine ziemlich unsachliche und bissige Replik gegen die Neubaugegner veröffentlicht worden. Sie trug die Überschrift: „Beruhigung für „Erregte".[14] Von „dumm und unwissend" war da die Rede. Zu lesen war auch dies: „Ganz Schlaue bringen dazu die seit der Machtübernahme erlernten nationalsozialistischen Zitate aus Abhandlungen, Ansprachen usw." Es folgen dann zwar noch vernünftige Argumente dafür, warum der Bau notwendig sei. Dem zeitgenössischen Leser dürfte aber nur der heftige Ausfall gegen Schneidmadl im Gedächtnis geblieben sein. Offensichtlich wollte die Partei zeigen, dass dieser der „Bewegung" vor der „Machtergreifung" nicht nahestand, sich danach aber wie so viele aus dem bürgerlichen Lager plump „anbiederte".

Der Zeitungsartikel vom 10. Oktober 1936 trägt diese Überschrift: „Nochmals: Erweiterungsbau St. Getreu. Der Leiter der Heilanstalt erläutert die Gründe der Notwendigkeit."[15]

Die Ausführungen von Dr. Fuchs sind sachlich und frei von Polemik. Eingangs schildert er den aktuellen desaströsen Zustand der geschlossenen Abteilung. Das nächste Argument ist betriebswirtschaftlich: St. Getreu wird, wie auch schon in der Vergangenheit, mit der Aufnahme psychiatrischer Patienten aus anderen Regionen Gewinne generieren. Abschließend gibt er bekannt, eine absolut neue Einrichtung für „Nervenkranke" aufbauen zu wollen. Heute würden wir sagen, er plant eine „Psychosomatische Station" für Selbstzahler. Er nimmt auch zum „Erbgesundheitsgesetz" Stellung. Die „Ausmerzung" von Erbkrankheiten durch Sterilisation benötige eine lange Zeit[16] und einstweilen müsse man die an solchen Leiden Erkrankten auch versorgen.

Neubau – Krieg – Krankenmord!

Der Neubau wurde errichtet und im Beisein des Nazi-Oberbürgermeisters Lorenz Zahneisen (1897–1950) eingeweiht. Die neue „psychosomatische" Klinik" von Dr. Adolf Fuchs hatte Erfolg. Die dort in Einzelzimmern Untergebrachten wurden mit Kneipp-Wassergymnastik und elektrischen Bädern behandelt. In dieser „Privatpatienten"-Abteilung gab es im Jahr 1937 bereits 161 Aufnahmen.[17]

Die psychosomatische Ausrichtung der Klinik, die sich jetzt „Städtisches Kur-und Pflegeheim" nannte[18], hatte auch nach 1939 Bestand. Während der Kriegsjahre wurde die Versorgung der Kliniken mit allem – von Lebensmitteln über medizinische Ausstattung bis hin zu den banalsten Gebrauchsgegenständen – strengstens reglementiert. Dabei blieb St. Getreu den normalen Krankenhäusern gleichgestellt, anders als die viel schlechter versorgten „Irren-

12 Schneidmadl 1935, S. 91.
13 Vollständige Argumentation als Schreiben an den Magistrat vom 08.06.1936: Stadtarchiv Bamberg, B 26 + 41287, Nr. 4.
14 Bayerische Ostmark / Bamberger Tagblatt 09.10.1936, Nr. 235, S. 3.
15 Bayerische Ostmark / Bamberger Tagblatt 10./11.10.1936 (Nr. 236), S. 4.
16 Zwangssterilisation war keine Erfindung der Nationalsozialisten. Hierzu siehe Schmuhl 2003, S. 13f.; Ders. 2005, S. 410–422.
17 Stadtarchiv Bamberg, C 2 HR + 389, Januar 1940.
18 Stadtarchiv Bamberg, C 26 + 41287, Nr. 7, 14.07.1937.

anstalten".[19] Aber St. Getreu war keine „Insel der Seligen". In den beiden oben genannten Artikeln von 1936 war darauf verwiesen worden, dass „die Ausmerze" erblich verursachter Leiden durch Sterilisation die Zeitdauer von mehreren Generationen benötige. Es werde also noch lange davon Betroffene geben, die man unterbringen und betreuen müsse. Dazu bemühte Dr. Fuchs, ähnlich wie bereits Dr. Schneidmadl, ein Hitler-Zitat: „Der vorübergehende Schmerz eines Jahrhunderts [!] kann und wird Jahrtausende von Leid erlösen."[20]

Das „Ausmerzen"[21] beschränkten die Nationalsozialisten nicht auf Zwangssterilisationen. Eine Zeitzeugin aus dem ehemaligen Pflegebereich berichtet: „1940 wurden Patient A und B mit einem Auto abgeholt und nach Linz gebracht. Die Angehörigen bekamen nachher die Urne."[22] Am 6. Oktober 1941 erfolgte schließlich der Abtransport von 102 Kranken in die Anstalten Erlangen, Kutzenberg und Ansbach. Die damalige Oberin Pionia schreibt dazu: „Der Abschied war sehr verschieden. Es gab auch große Szenen von denen, die um ihr Los wussten. Andere meinten wieder, es wäre ein Ausflug. Wir haben keinen dieser Kranken wiedergesehen."[23] Offizielle Dokumente über diese „Verschickung zum Krankenmord" gibt es nicht. Die Krankenakten der Patienten sind „verschwunden".[24] Diese letzte Konsequenz des „Ausmerzens" wurde also außerhalb der Klinik entschieden und umgesetzt. Die Beschäftigten der Anstalt, einschließlich des Chefarztes mussten diesem Treiben hilflos zusehen – oder?

In den städtischen Akten über Dr. Adolf Fuchs[25] gibt es nach 1936 keinerlei Einträge mehr. Auch nicht über sein Ausscheiden aus der Klinik 1945. Wahrscheinlich war er wie der Chefarzt des Krankenhauses[26] von der Militärbehörde aus seinem Amt entfernt worden. Über seine politische Einstellung können wir also nichts Sicheres sagen. Natürlich wäre er im Dezember 1934 – über ein Jahr nach der Machtübernahme – nicht zum Chefarzt ernannt worden, wenn er dem Regime unangenehm aufgefallen wäre.

Bereits 1936 hatte der Psychiater Prof. Dr. Hermann Paul Nitsche (1876–1948) in der von ihm geleiteten Anstalt auf Schloss Sonnenstein in Pirna eine sogenannte „Hungerkost"[27] eingeführt. Eine kalorienarme Sonderkost ohne Fleisch und Fett, die innerhalb von drei Monaten zum Tode führte. Am 30. November 1942 ordnete der Bayerische Staatsminister des Inneren diese Kost als verpflichtend für alle nicht arbeitsfähigen Patienten an.[28] Heutige Forschungen gehen davon aus, dass dieser Erlass im Nachhinein die gängige Praxis der Nervenheilanstalten rechtfertigen sollte.

Gab es in der Anstalt St. Getreu unter der Verantwortung Dr. Fuchs ebenfalls diese Hungerkost? Bei meinen Recherchen einen anderen Beitrag zu diesem Buch konnte ich im Stadtarchiv Bamberg die Todesbescheinigungen aus dem Jahre 1942 einsehen, die dem Archiv erst vor kurzem vom Standesamt übergeben worden waren. Darunter fanden sich elf Todesfälle aus der Klinik St. Getreu.[29] Bei diesen Patienten (der jüngste ist 30 Jahre alt, der älteste 67)

19 Stadtarchiv Bamberg, C 2 HR + 389, z. B. 09.05.1941.
20 Hitler 1936, S. 280.
21 Zur Entwicklung vom Erbgesundheitsgesetz zum Krankenmord siehe Schmuhl 2001.
22 Sozialstiftung Bamberg 2005, S. 11.
23 Ebd., S. 12.
24 Im Stadtarchiv Bamberg, findet sich unter den Signaturen C 2 + 60654 / 60657 der Vermerk, die Akten seien im Oktober 1943 auftragsgemäß dem Regierungspräsidium in Ansbach vorgelegt worden.
25 Hierzu siehe oben Anm. 5.
26 Knoblach 2020, S. 165.
27 Zum Krankenmord durch Verhungern siehe Faulstich 1998.
28 Ebd., S. 317–325 („Der bayrische Hungererlaß und seine wahre Bedeutung").
29 Stadtarchiv Bamberg, C 12 Leichenschauscheine für das Jahr 1942 (noch unverzeichnet), Nrn. 148, 428, 454, 530, 561, 653, 679, 682, 999, 1038, 1039.

finden sich neben der Grunderkrankung (meist ein unheilbares Leiden aus dem psychiatrischen oder neurologischen Formenkreis) als „Todesdiagnose“ Marasmus oder andere Bezeichnungen für Unterernährung! Nur zwei dieser Todesfälle datieren nach dem obigen Ministeriumserlass! Also sind auch in der Bamberger Psychiatrie Patienten verhungert, obwohl die Versorgung der Einrichtung mit Lebensmittel ausreichend war! Neben diesen Opfern finden sich noch die Bescheinigungen von acht Bambergern, die in den Anstalten Ansbach/Strüth, Erlangen, Hochstadt am Main und Leipzig/Dösen verstorben sind.[30] Hier ist der jüngste Patient vier Jahre alt, der älteste 63. Die Angaben zur Grunderkrankung und zur Todesursache entsprechen den Bamberger Dokumenten.

Wenn diese Dokumente im Stadtarchiv abschließend geordnet sind, wären alle Todesbescheinigungen zwischen 1936 und April 1945 genauer zu analysieren, um das Ausmaß der „Hungerkost“ in Bamberg beurteilen zu können. Da sich hierunter auch die Dokumente für Patienten finden, die nicht in Bamberg gestorben sind, kann man möglicherweise Näheres über das Schicksal der „abtransportierten Patienten“ erfahren.

Archivalische Quellen / Stadtarchiv Bamberg:

B.S. (T) + 483 Fuchs, Dr. Adolf.
C 2 HR + 389 (St. Getreu, 1937–1944).

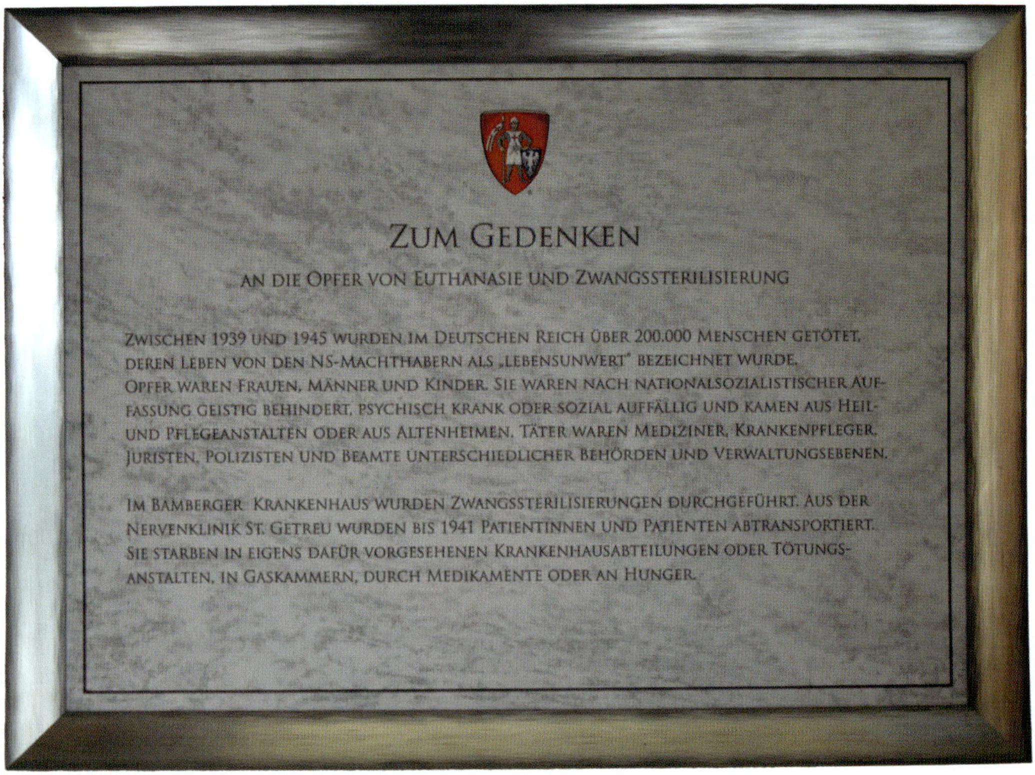

Abb. 4: Im Eingangsbereich des Klinikums am Michelsberg erinnert seit 2018 eine Tafel an die Patienten, die 1941 abtransportiert wurden, um sie in anderen Einrichtungen zu töten. Ob es auch Krankenmorde in St. Getreu gab, ist bis jetzt nicht geklärt. Foto Sophie Krackhardt, 2024.

---

30 Ebd., Leichenschauschein-Nrn. 100, 260, 275, 277, 530, 571, 671, 672.

C 7 + 4821 (Arische Abstammung, 1937).
C 12 Leichenschauscheine für das Jahr 1942 (noch unverzeichnet).
C 26 + 786 (St. Getreu, 1941–1943).
C 26 + 41287 (St. Getreu, 1936–1937).

Literatur:

[N.N.]: Beruhigung für Erregte, in: Bayerische Ostmark / Bamberger Tagblatt 09.10.1936 (Nr. 235), S. 3.

[N.N.]: Nochmals: Erweiterungsbau St. Getreu. Der Leiter der Heilanstalt erläutert die Gründe der Notwendigkeit, in: Bayerische Ostmark / Bamberger Tagblatt 10./11.10.1936 (Nr. 236), S. 4.

Alzheimer, Heidrun: Die wunderbarliche schwäbische Heiligenapotheke des Adolf Fuchs, in: Bayerische Blätter für Volkskunde. Mitteilungen und Materialien 13 (1986), S. 251f.

Braun, Simona / Knoblach, Georg: Dr. Amandus Bott und die Bedeutung der Arbeits–und Beschäftigungstherapie an der Heil- und Pflegeanstalt St. Getreu, in: Bamberger Medizingeschichten. Medizingeschichtlicher Rundweg durch Bamberg. Hrsg. vom Ärztlichen Kreisverband Bamberg, Bamberg 2020, S. 147–151.

Dengler-Schreiber, Karin: Marcus und die Nervenklinik Bamberg, in: Bericht des Historischen Vereins Bamberg 141 (2005), S. 387–401.

Dengler-Schreiber, Karin: Eine musterhafte Anstalt. Die Nervenklinik St. Getreu, in: Bamberger Medizingeschichten. Medizingeschichtlicher Rundweg durch Bamberg. Hrsg. vom Ärztlichen Kreisverband Bamberg, Bamberg 2020, S. 79–182.

Faulhaber, Michael von: Akten Kardinal Michael von Faulhabers, 1917–1945. Bd. 2: 1935–1945. Bearb von Ludwig Volk (Veröffentlichungen der Kommission für Zeitgeschichte / Reihe A: Quellen, Bd. 26), Mainz 1978.

Faulstich, Heinz: Hungersterben in der Psychiatrie, 1914–1949. Mit einer Topographie der NS-Psychiatrie, Freiburg im Breisgau 1998.

Hitler, Adolf: Mein Kampf. 213./217. Aufl., München 1936.

Knoblach, Georg: Prof. Dr. Lobenhoffer und das Kriegsende in Bamberg, in: Bamberger Medizingeschichten. Medizingeschichtlicher Rundweg durch Bamberg. Hrsg. vom Ärztlichen Kreisverband Bamberg, Bamberg 2020, S. 160–165.

Schmuhl, Hans-Walter: Die Patientenmorde, in: Ebbinghaus, Angelika / Dörner, Klaus (Hrsg.): Vernichten und Heilen. Der Nürnberger Ärzteprozess und seine Folgen, Berlin 2001, S. 295–328.

Schmuhl, Hans-Walter (Hrsg.): Rassenforschung an Kaiser-Wilhelm-Instituten vor und nach 1933 (Geschichte der Kaiser-Wilhelm-Gesellschaft im Nationalsozialismus 4), Göttingen 2003.

Schmuhl, Hans-Walter: Grenzüberschreitungen. Das Kaiser-Wilhelm-Institut für Anthropologie, menschliche Erblehre und Eugenik 1927–1945 (Geschichte der Kaiser-Wilhelm-Gesellschaft im Nationalsozialismus 9), Göttingen 2005.

Schneidmadl, Hans: Wie steht's eigentlich mit dem Hallenschwimmbad?, in: Ders. (Hrsg.): 8. Bamberger Jahrbuch 1935. Umschau und Ausschau, Bamberg 1935, S. 89–91.

Schneidmadl, Hans: Verständnis für die Kranken, Verständnis für die Gesunden. Ein friedliches Wort zum Neubau der Heil- und Pflegeanstalt St. Getreu, in: Ders. (Hrsg.): 10. Bamberger Jahrbuch 1937. Rück- und Ausblicke, Bamberg 1937, S. 110f.

Sozialstiftung Bamberg (Hrsg.): 200 Jahre Nervenklinik, 1805–2005. Klinik im Wandel der Zeit, Bamberg 2005.

Früher war alles besser – oder? Merk-Würdiges und Skurriles aus der Geschichte des Bamberger Krankenhauses

Michael Pohl / Georg Knoblach

Von dem estnischen Biologen und Philosophen Jakob Johann Baron von Uexküll (1864–1944) stammt das Zitat: „Die Wissenschaft von heute ist der Irrtum von morgen." Der britische Wissenschaftshistoriker Derek de Solla Price (1922–1983), der in den 1960er Jahren die Zahl wissenschaftlicher Studien statistisch ausgewertet hatte, formulierte die These, dass sich das Wissen der Menschheit alle 15 Jahre verdoppelt.

Das gilt natürlich auch für die Medizin! Konnte sich die Humoralpathologie (Vier-Säfte-Lehre) als Therapiegrundlage von der Antike bis ins 19. Jahrhundert – also gut ein Jahrtausend lang – behaupten, so sind heutige Behandlungsmethoden oft schon nach wenigen Jahren überholt, ja manchmal sogar als schädlich entlarvt.

Vieles von dem, was ich (G.K.) in den 1970er Jahren im Medizinstudium gelernt habe, erscheint jungen Kollegen heute unglaublich. Nur ein Beispiel von vielen: Chronische Magengeschwüre wurden früher mit der so genannten Billroth II-Operation behandelt. Dabei wurden zwei Drittel des Magens entfernt, mit bleibenden lebenslangen „Verdauungsbeschwerden". Heute werden die Geschwüre medikamentös geheilt. Aber diese Weiterentwicklungen beziehen sich nicht allein nur auf die Therapie, sondern auch auf die zugrundeliegende Auffassung von Gesundheit und Krankheit und darüber hinaus auch auf die Organisation des Gesundheitswesens.

All das ging mir durch den Kopf, als ich im Frühjahr 2023 den Abschiedsbrief des Krankenpflegers Michael Pohl an Mitarbeiter und Kollegen bei der Sozialstiftung Bamberg las. Dieses per Email versandte Resümee, das denkwürdige – dabei auch kuriose – Vorkommnisse und persönliche Erlebnisse aus seinen Berufsjahren am Bamberger Klinikum Revue passieren lässt, wird hier (im Kursivsatz) mit geringfügigen Anpassungen im Wortlaut mitgeteilt.

Eine „Abschiedsmail"

Sehr geehrter Herr Prof. Strohm! Sehr geehrte, liebe OÄ![2] *Liebe Docs, liebe Mitarbeiter, liebe Kollegen!*

Nun ist es soweit: Der Ruhestand (65 Jahre) ist in greifbare Nähe gerückt. Es ist mir ein Bedürfnis, mich von Ihnen/Euch auf diesem Weg zu verabschieden und mich für das kollegiale Miteinander zu bedanken! Viele Kollegen kenne

1 Karl Valentin (1882–1948).
2 Oberärzte.

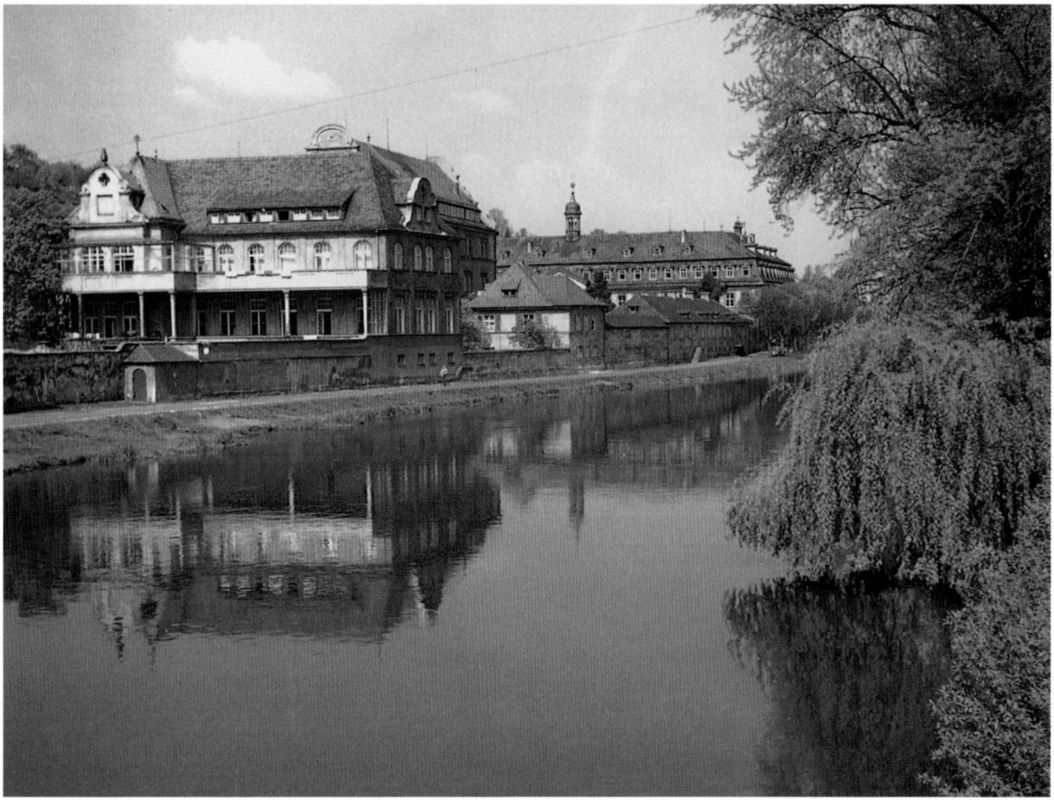

Abb. 1: Das „Alte Krankenhaus" zwischen Michelsberg und Regnitz war durchaus idyllisch gelegen. Foto August Schlund, 1954 (Stadtarchiv Bamberg, BS (B) + 333 Sandstraße Untere 30a - H413 B002 | Jürgen Schraudner).

ich bereits als Azubis, von Seminaren oder von Fortbildungen. Es gibt vermutlich nicht mehr viele Mitarbeiter im Haus, die noch im alten Krankenhaus in der Sandstraße[3] tätig waren und die dann am 29. Februar 1984 (Schaltjahr!) ins neue Klinikum umgezogen sind.

Ich war zuerst in der ACH[4] bei Prof. Eisenbach tätig und wechselte dann 1987 in die UCH[5] (Prof. Wiendl / Prof. Strecker / Prof. Strohm), wo ich 32 Jahre als Stationsleitung arbeitete. Und seit April 2022 arbeitete ich die letzten Monate auf der Privatebene im 11. Stock, wo ich das Vergnügen hatte, Patienten aus neun unterschiedlichen Kliniken zu betreuen.

Nicht nur, dass Professoren bereits als junge Assistenzärzte bei mir auf Station arbeiteten: Es gibt auch Ärzte, wo ich schon mit den Vätern gearbeitet habe.

Vor allem für die jungen Kollegen möchte ich einige Punkte nennen, wie wir früher gearbeitet haben:

Im alten Krankenhaus gab es noch Säle mit zig Betten; in den Zimmern durfte geraucht werden. In der Chirurgie fuhr ein einziger Aufzug (mit Scherengitter). Er setzte sich erst in Bewegung, wenn das Scherengitter ganz geschlossen war. Die Nachtschwester notierte Besonderheiten in einem Übergabebuch („Digital" gab es nicht).

3 Zur Geschichte des „Allgemeinen Krankenhauses" siehe Knoblach 2020, S. 90–104.
4 Allgemeinchirurgie.
5 Unfallchirurgie.

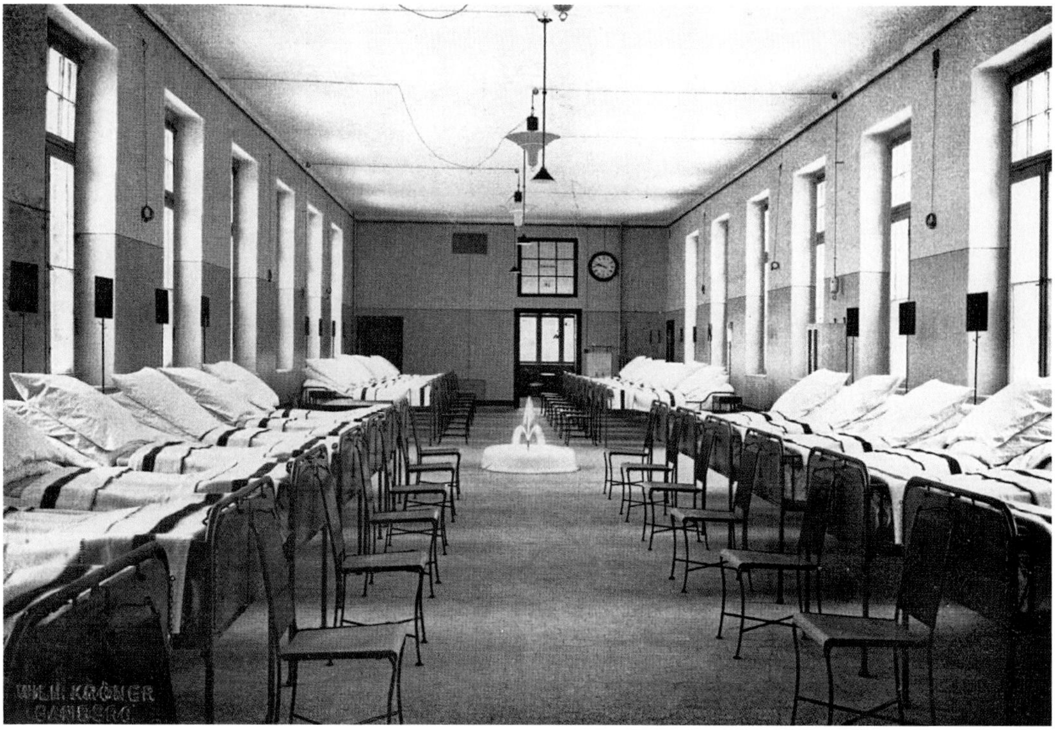

Abb. 2: Große Krankensäle, wie hier in der Chirurgie, gab es in Bamberg bis weit in die 1970er Jahre. Foto Wilhelm Kröner, 1910 (Stadtarchiv Bamberg, BS (B) + 333 Unter Sandstr 30a - H413 B001 | Jürgen Schraudner).

Der Dienstplan wurde mit Bleistift (und Radiergummi) geschrieben. Eine Überstunde war laut Nonne keine Mehrarbeit, sondern „eine Stunde für den lieben Gott!“ Alle Pflegemaßnahmen, Probleme, ja die gesamte Pflegeplanung und Anamnese wurden mit Kuli zu Papier gebracht und jede Woche „tapfer“! und aktualisiert auf die neue Kurve übertragen.

Temperatur wurde mit einem Quecksilberthermometer gemessen, welches man in den „Popo“ steckte. Die Urinflaschen und die Redonflaschen[6] *waren aus Glas. Man reinigte die Redonflaschen auf Station mit langen Kornzangen und Kugeltupfern, bevor man sie in den Steri*[7] *gab. Vor erneutem Gebrauch stellte man mittels einer elektrischen Pumpe auf Station den Sog her und schraubte die Gummierung zu, um den Sog zu halten.*

Für die Dauerkatheterpflege in der Urologie gab es einen Pfleger, der mit seinem Wagen durch die Zimmer fuhr und bei den Patienten für die Katheterpflege zuständig war. Das Uroflowgerät[8] *wurde manchmal vor der Chefvisite von jungen Pflegern genutzt und der Ausdruck wurde dem Chef „untergeschoben“, der den „Betrug“ natürlich rasch bemerkte.*

Bei einer Blutzuckerkontrolle gab es noch keinen „Fine touch“. Es wurde händisch mit einer Lanzette in die Fingerbeere gestochen! Für die Blutentnahmen war die Nachtschwester ab 05:00 Uhr früh zuständig. Im Dienstplan wurden „Bettenbeziehtage“ markiert, wo alle Betten bezogen wurden, sowie „Blumenpflege“, wo man die Schnittblumen kürzte und mit frischem Wasser versorgte. Es gab „geteilte Dienste“, d.h. man arbeitete von 06:00

6 Ein Gefäß, das mittels Unterdruck Wundsekret aus Wunden über ein Schlauchsystem abführt.
7 Sterilisator.
8 Gerät zur Messung der aus der Blase abfließenden Urinmenge pro Zeiteinheit.

Uhr bis 10:00 Uhr, ging dann für ein paar Stunden heim und kam spätnachmittags wieder. Der Dienst war nicht beliebt, da die Auswärtigen nicht wussten, was sie tun sollten: Das Heimfahren lohnte sich nicht. Schwangere Kolleginnen arbeiteten in der Regel bis zum Beginn des Mutterschutzes.

Dekubiti[9] *behandelte man mit Honig und Gebrauchszucker. Schlecht heilende Wunden wurden mit gereinigten Eihäuten verbunden, die man nach Entbindungen im Kreißsaal abholte. Patienten mit Schenkelhalsfrakturen lagen oft mehrere Tage im „Streck", also in einer Extension, bevor sie operiert wurden. Da wir die Extensionen täglich bauten, könnte ich auch heute noch eine Extension bauen. Seltener baute man eine Beckenschaukel bei einem Beckenbruch. Bei Frakturen im Bereich der Halswirbelsäule wurde ein Halofixateur angebracht. Der Fixateur wurde mittels Titanschrauben am Schädel befestigt. Es ist ein Fixateur externe, also ein Haltesystem, an dem – nach einer Fraktur der oberen Halswirbel – die HWS und der Kopf in einer anatomisch regelrechten Stellung bis zur Heilung fixiert werden. Auch wurde das „Gipsbett" zur Ruhigstellung der Wirbelsäule oder zur Behandlung von Fehlhaltungen des Rückens bis hinein in die 1980er Jahre noch eingesetzt.*

In der Allgemein- und in der Unfallchirurgie gab es nur Ärzte, aber keine Ärztinnen. In der Pflege gab es eine einzige ausländische Schwester im Haus. Sie war Koreanerin und mit einem amerikanischen Soldaten verheiratet. Vor dem Gebäude der Chirurgie gab es ca. 30 Parkplätze, die meistens leer waren, da viele Chefs oder OÄ mit dem Rad kamen. Ein Parkplatz war aber in festen Händen: Hier parkte Dr. [...] seinen lindgrünen Porsche.

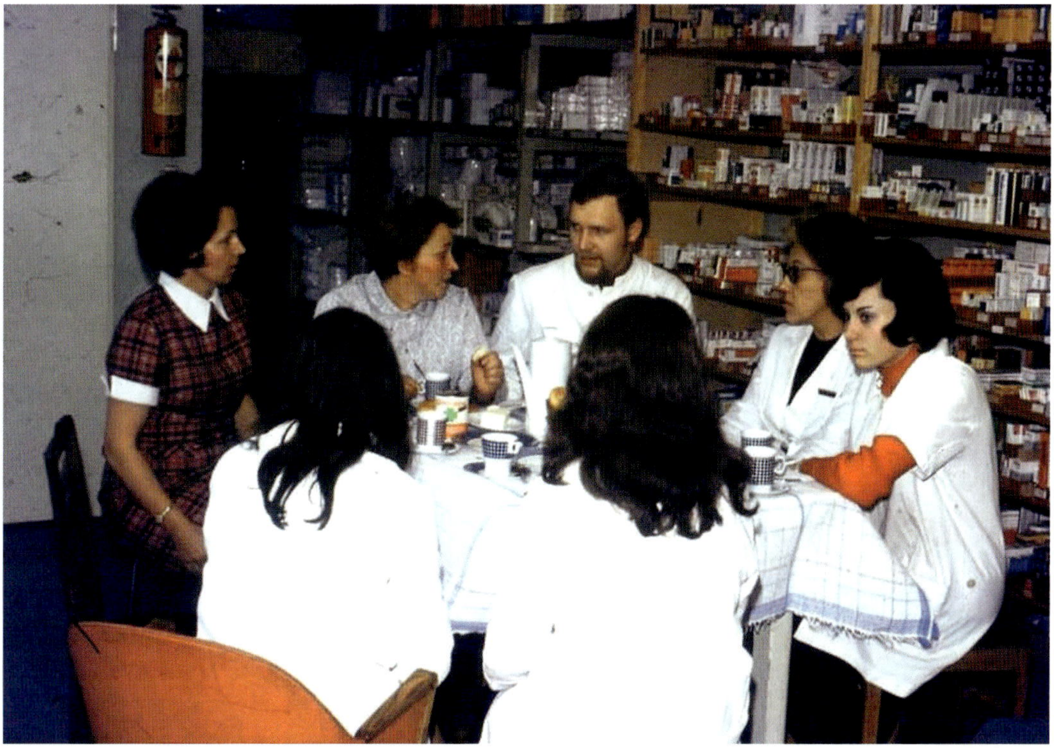

Abb. 3: Dienstbesprechungen oder Schichtübergaben fanden noch in den 1980er Jahren in einem gemütlichen Rahmen statt. Auch wenn die Szene an ein Kaffee-Kränzchen erinnert, es wurde effektiv kommuniziert und gearbeitet. Foto privat.

9 Wundliegen.

Lag ein alkoholkranker Patient bei uns auf Station, dann wurde (auf Rezept!) ein Kasten Bier in der Küche geordert. Noch im neuen Haus gab es im Aufenthaltsraum der Ärzte im 3. Stock einen Bierautomaten, der von den Oberärzten bestückt wurde. Natürlich wurde in den Aufenthaltsräumen geraucht und auch Karten gespielt. Auf Station bediente die Pflege eine Zellstoffschneidemaschine sowie eine Bindenwickelmaschine für gebrauchte, aber gewaschene Binden. Patienten durften gewaschene Antithrombosestrümpfe zusammenlegen.

OP-Fahrten und Diagnostik wurde von der Pflege gefahren, da es keinen Fahrdienst im alten Haus gab. Ein Pfleger hieß mit Familiennamen „Teufel". Verstand der Patient Spaß oder war er etwas jünger, sagte man vor OP nicht selten zu ihm: „Sie wird dann der Teufel holen", was gewissermaßen ja auch stimmte.

Die Pflege wachte bis zu 9 Nächte am Stück (der Dienst dauerte 12 Stunden) und ab 02:00 Uhr früh wurden die Patienten gewaschen (in der Schule[10] *übte man das Waschen des Patienten noch an Puppen). Essen schöpfte man auf Station mit Kellen aus großen Töpfen; der Diabetiker bekam immer nur einen halben Kloß! Befand sich ein Patient in einem schlechten AZ*[11]*, erhielt er täglich einen „kalorienreichen" Drink: Ein Glas Rotwein (von der Küche) wurde mit etwas Zucker und zwei Eigelb mit einem Schneebesen verklöppelt und das musste dann der Patient zur Stärkung trinken. Essensreste der Patienten wurden vom Bauern abgeholt und den Schweinen verfüttert; es gab noch kein „Refood".*

In der UCH gab es ein Einbettzimmer mit Gefängnistür und Guckloch.Hier lagen ab und zu Strafgefangene aus der JVA Ebrach. Ein Polizist saß stets als Wache vor der Tür. War kein Strafgefangener Patient, wurde das Zimmer für pflegeintensive Patienten genutzt.

Bei der Chefvisite hängten wir dem Stationsarzt hinten in den Stoffbügel des Arztkittels einen Kleiderbügel. Mit diesem Kleiderbügel lief er über die ganze Station und der Chef amüsierte sich köstlich. Neue Mitarbeiter, Zivis und Praktikanten wurden am letzten Arbeitstag stets in der Stationsbadewanne „in voller Montur" gebadet!

Der Weg von der Chirurgie zum Zentrallager war (unterirdisch) lang und ging über mehrere Aufzüge. Allerdings war das Bestellwesen übersichtlich und es reichte eine Liege als Transportmittel. Neue Bleistifte erhielt man nur nach Vorlage der gebrauchten Stummel!

Läutete ein Patient, war keine Abfrage möglich und man musste ins Zimmer gehen und nachfragen. Im Zimmer steckte man einen „Steckschlüssel" in ein Loch. Dann erschien außen an der Tür ein grünes Licht, welches die Anwesenheit einer Pflegeperson signalisierte.

Bei einer Nonne namens Rosa mussten die Patienten morgens vor dem Frühstück zum Gebet vor der Zimmertür erscheinen. Wer nicht beten wollte, erhielt aus erzieherischen Gründen das Frühstück zuletzt! Eine andere Nonne verwahrte den Schlüssel zum Wäscheschrank. Benötigte man z. B. zwei Bezüge, ermahnte sie uns, dass wir doch die Wäsche sparsam gebrauchen sollten!

Im alten Haus in der Sandstraße gab es noch ein Pflegezimmer hinter der Küche. Man musste also mit dem Kranken im Bett durch die Küche fahren, um das Pflegezimmer zu erreichen. Verstorbene wurden in einem Sarg auf Rädern („Silberpfeil")[12] *in die Pathologie gefahren. Da es noch keine Kühlfächer gab, lagen die Menschen zugedeckt auf einer langen Liege.*

Ihr seht, dass sich einiges geändert hat. Früher gab es ein Zugehörigkeitsgefühl, alles war familiärer. Ohne Voranmeldung oder Termin ging man einfach in die entsprechende Abteilung und sprach mit dem Kollegen. Umso verwunderlicher war plötzlich eine verschlossene Tür zum Urinlabor. An der Tür klebte ein Zettel mit der Information, dass die nächste Zeit keine Uriculte[13] *angenom-*

---

10 Gemeint: Pflegeschule.
11 Allgemeinzustand.
12 Es handelte sich um ein chromfarbiges Behältnis.
13 Eintauchtests zur bakteriologischen Diagnostik von Harnwegsinfekten.

men werden können. Eine Nachfrage ergab, dass Schwalben in der Zimmerecke nisteten, wo der Brutschrank hing. Dort befanden sich die Nährbodenträger zur Keimzahlbestimmung im Urin für 24 Stunden bei 37 Grad! Die Schwalben flogen übrigens durch ein gekipptes Fenster ein und aus.

Es gäbe auch unzählige lustige Geschichten zu erzählen: Einem Patienten wurde im Gipszimmer ein Thoraxabduktionsgips[14] *verpasst. Er radelte mit dem Gips heim, fädelte sich mit dem Arm an einem Verkehrsschild ein und kam kurz darauf mit dem zerbröselten Gips wieder in die Notaufnahme. Als die Sandkerwa in der Sandstraße stattfand, vermissten wir einen Patienten aus der Urologie. Er saß vor dem Gasthaus „Zum Wilden Mann" und trank ein Bier. Der Urin floss in den mitgenommenen Katheterbeutel. Leider hatte er noch sein OP-Hemd an, sonst hätten wir ihn vermutlich nicht erkannt.*

Nun habe ich genug erzählt. Ich wünsche Ihnen/Euch für die Zukunft privat und beruflich alles, alles Gute!

Herzliche Grüße

Ihr M. Pohl bzw. Euer Michl

Das „Alte" Krankenhaus

Michael Pohl, den Verfasser dieses Abschiedsbriefes, habe ich (G.K.) als Stationsarzt 1981 im alten Krankenhaus in der Sandstraße kennengelernt. Er war damals Pflegeschüler. Die Zustände in diesem altehrwürdigen Spital erscheinen heute unglaublich. Im Jahr 1789 als

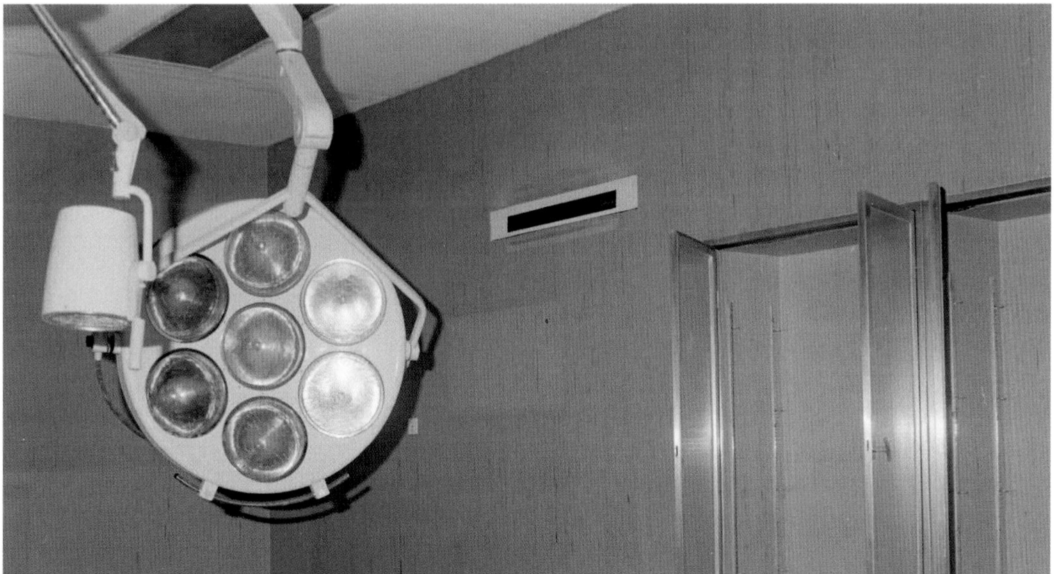

Abb. 4: Nach dem Umzug des Krankenhauses hatten die leerstehenden Baulichkeiten in der Unteren Sandstraße den morbiden Charme eines „Lost Place" mit „Vintage-Technik" ...

14 Komplizierter Gipsverband, der den Arm in abgewinkelter Stellung vor der Brust fixiert.

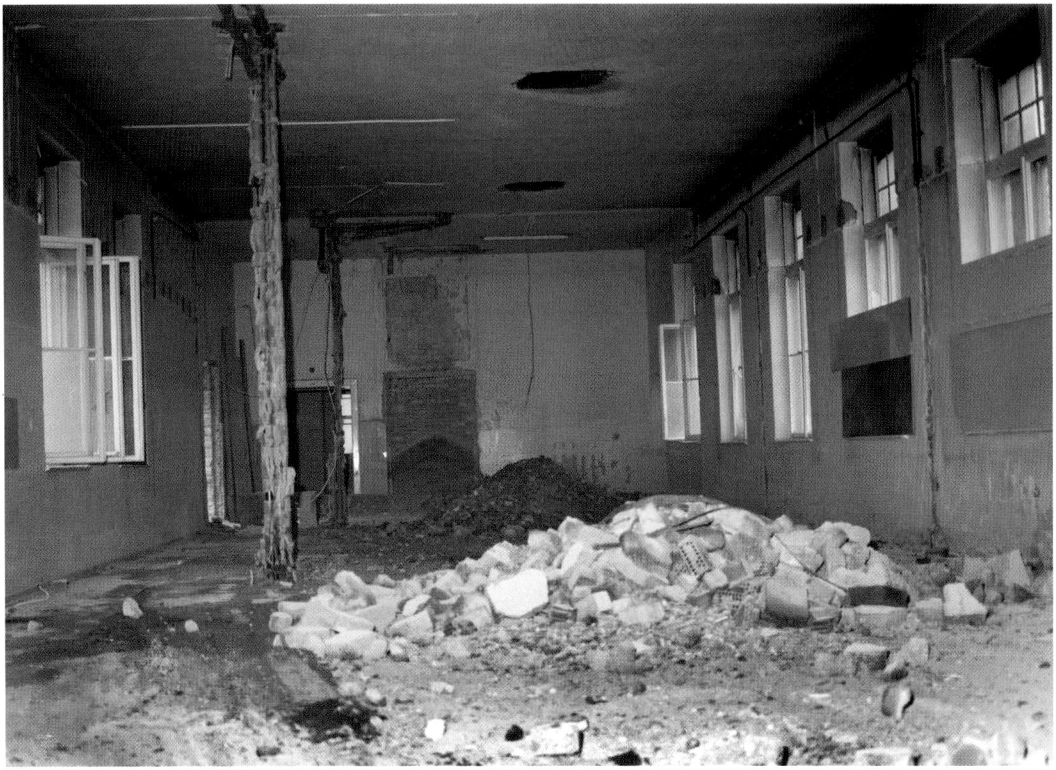

Abb. 5: ... und Verfall – bis sie für Nutzungen als Hotel bzw. als Stadtarchiv „wiederbelebt" wurden. Fotos Jürgen Schraudner, 1989 (Stadtarchiv Bamberg, BS (B) + 333 Sandstraße Untere 30a - H003 B002 und H003 B003).

modernstes Hospital Europas eröffnet, war es in den 1980er Jahren die dienstälteste Klinik Deutschlands. Der Chefarzt der Gastroenterologie, Prof. Dr. Hans Weis, nannte sie – in Anlehnung an Albert Schweitzers afrikanische Klinik – „Lambarene an der Regnitz".[15]

In der Erinnerung an diese Institution erscheint heute manches skurril: So schrieb der Ärztliche Direktor Prof. Dr. Leonhard Löffler 1959 in einem „Umlauf", der von allen Ärzten und leitenden Pflegekräften gegengezeichnet werden musste: „Betrifft Klopapier: Aus gegebenen Anlass ordnet die Direktion an, daß ab sofort nur noch Originalklosettpapier den Patienten zur Verfügung gestellt werden darf [...]. Es ist strengstens verboten, weiterhin Verbandsstoffabfall, Krankengeschichten und sonstige Urkunden sowie altes Zeitungspapier zwecks Verwendung als Klosettpapier im Abort bereitzustellen."[16]

Bier und Zigaretten im Krankenhaus? Kein Problem!

In Michael Pohls Abschiedsbrief wird der (heute schwer nachvollziehbare, damals aber völlig normale) Konsum von Nikotin und Alkohol im Krankenhaus beschrieben. Ich kann mich noch gut daran erinnern, als Nichtraucher im verqualmten Aufenthaltsraum der Intensivstation beim Abendessen wahre „Luftnot" ge-

15 Weis 1997, S. 86.
16 Weis 1997, S. 78.

litten zu haben. Die Bitte auf Rücksichtnahme wäre damals völlig unverständlich gewesen. Rauchen war in der Gesellschaft die Norm. Selbst mein Hausarzt hat in den frühen 1970er Jahren während der Sprechstunde „Kette geraucht".

Am 31. Mai 2007 – zum Weltnichtrauchertag – hat man dann das Klinikum am Bruderwald, den Nachfolgebau des Allgemeinen Krankenhauses in der Sandstraße, zum ersten „Rauchfreien Krankenhaus" Oberfrankens erklärt. Beschäftigten und Patienten war der Nikotinkonsum im Haus und im Eingangsbereich verboten. Man konnte diesem Laster nur noch in sogenannten „Raucherpavillons" frönen. Diese Erneuerung traf bei vielen Menschen auf Unverständnis, bei kämpferischen Rauchern auf Widerstand. Selbst das Brose-Basket-Maskottchen – Bamberg war ja zu dieser Zeit noch mehrfacher Deutscher Basketball-Meister – wurde eingespannt, um im Umfeld des Klinikeingangs Patienten und Besucher vom Rauchen abzuhalten.[17]

Der permissive Umgang mit Alkohol wurde ebenfalls im obigen Brief angesprochen. Bier – nach fränkischem Selbstverständnis ja kein Alkohol, sondern flüssiges Brot – wurde noch in den 1980er Jahren auch von Ärzten im Dienst konsumiert („ein Bier zum Essen"). Ähnlich wohlwollend akzeptierte man den Alkoholkonsum der Patienten. Exzesse waren aber selbstverständlich untersagt. So wurde am 30. Juli 1901 in der Tagespresse[18] bekanntgegeben, Krankenbesuche im Allgemeinen Krankenhaus Bamberg seien ab sofort für die Dauer von einer Woche verboten. Eine Krankenschwester hatte bei der Durchsuchung (!) der Patientenschränke in einem zehn Flaschen Bier gefunden, die wohl von Besuchern mitgebracht worden waren. Durchsuchung von Patienteneigentum? In der heutigen Zeit der allumfassenden Patientenrechte undenkbar.

Krankenhaus oder Museum? Oder doch Zoo?

Früher war das völlig anders. In der Hausordnung, die der Gründungsdirektor des Allgemeinen Krankenhauses Dr. Adalbert Friedrich Marcus (1753–1816) im 18. Jahrhundert erließ, ist unter anderem dies zu lesen: „Die Besucher des Krankenhauses sollten sich des Leides der Kranken bewusst sein und ihre Neugier zügeln. Sie sollten das Haus nicht ohne Erlaubnis des Hausverwalters betreten und nicht unbestimmt und in Haufen laut durch die Einrichtung laufen, auch nicht die Vorhänge der Krankenbetten, die zugezogen sind, öffnen."[19]

Wie ist das zu verstehen? Nun, das Allgemeine Krankenhaus Bamberg war eine „weltbekannte" Sehenswürdigkeit, die von Bildungsreisenden gezielt besucht wurde. So sind im Gästebuch des Krankenhauses aus den Jahren 1792 bis 1807 immerhin 2400 Besucher aufgezählt, die aus Deutschland, aus der Schweiz, aus Dänemark, Schweden, Russland, Frankreich, Italien, Griechenland, England, aus den USA und aus dem Osmanischen Reich angereist waren.[20] Wohlgemerkt, diese „Gäste" besuchten keinen ihnen bekannten Kranken, sondern „besichtigten" die Klinik mit den darin liegenden Patienten. Das erinnert ein wenig an einen Zoobesuch.

Noch bedenklicher war es um den Datenschutz bestellt. Seit der Eröffnung des Krankenhauses im Jahre 1789 bis ins frühe 19. Jahrhundert hinein erschienen vierteljährlich Drucke, in denen der Name des Patienten, sein Alter, die Diagnose und das Ergebnis der stationären

17 Bassing 2007.
18 Bamberger Neueste Nachrichten 30.07.1901 (Nr. 175), S. 1.
19 Marcus 1797, S. 33.
20 Gerike 2004, S. 374–380.

Behandlung nachzulesen waren.[21] Solche massiven Datenverstöße waren im späten 20. Jahrhundert nicht mehr möglich. Dennoch hat es im August 1981 – in einem Sommer mit besonders vielen Knollenblätterpilz-Vergiftungen – ein Fotoreporter des „Stern“ in die Intensivstation des Krankenhauses geschafft, um dort einen Patienten zu fotografieren: den einzigen Überlebenden eines „großfamiliären“ Pilzessens.

Von Halbgöttern in Weiß und Radioaktivität

Geblieben war bis weit in die 1980er Jahre hinein die paternalistische „Überheblichkeit“ gegenüber dem Patienten. Ungläubig denke ich noch heute an meine ersten Chefarzt-Visiten, die ich 1973 erlebt habe. Einem wirklichen Halbgott gleich, glitt der „Chef“ durch die Zimmer, im Gefolge alle Ärzte und die Schwestern der Station. Ein imposanter Auftritt, im Medizinerjargon augenzwinkernd *Fluor albus*[22] genannt.

Trat man an das Bett eines Patienten, dem wohl ein baldiger Tod bevorstand, wurde dieser nicht darüber aufgeklärt, sondern man warf sich gegenseitig vielsagende Blicke zu. War ein junger, nervöser Assistenzarzt beim Vortrag der Krankengeschichte zu direkt, fuhr ihm ein lateinisches *„Cave linguam“* (Hüte deine Zunge!) des Chefarztes dazwischen. Auch konnte es sein, dass der „Meister“ nach dem Studium der Krankenakte oder nach einer kurzen Untersuchung des Patienten ein *Signum malum* (Schlechtes Zeichen) mit unheilschwangerem Blick in die Runde warf. Heute undenkbar. Aktuell wird der Patient doch schonungslos (!) über Alles aufgeklärt, auch über seine infauste Prognose.[23]

Abschließend noch einige Kuriosa, die in den Zeiten nach dem Jahr Atomausstieg unvorstellbar sind:

Seit etwa 1903 wurden auch im Bamberger Krankenhaus radioaktive Stoffe verwendet, um oberflächlichen Hautkrebs, aber auch Warzen (!) „durch Auflegen“ zu behandeln. Ab etwa 1913 wurde das radioaktive Material, in Silberkapseln eingebettet, zur lokalen Therapie verwendet. Hauptsächlich in der Gynäkologie, zur Lokalbehandlung bösartiger Tumoren, aber auch bei Leukämien und Anämien (!), bei Rheuma, Ischias oder Entzündungen der Schleimhäute. Die Kapseln wurden bisweilen sogar geschluckt oder das Material wurde unter die Haut gespritzt! Hauptsächlich wurde Mesothorium (Halbwertszeit: 89 Jahre) und Radium (Halbwertszeit: 1600 Jahre) verwendet. Entgegen den heutigen Vorgaben in der Nuklearmedizin war das „langlebige“ Radium beliebter, weil dadurch das Preis-Leistungs-Verhältnis besser war! Das Schreiben, das der Krankenhausdirektor Prof. Dr. Wilhelm Lobenhoffer am 25. Juli 1935 an den Bamberger Magistrat richtete, würde heute die Staatsanwaltschaft auf den Plan rufen. Auf eine entsprechende Anfrage der Stadt antwortete er: „Unser Radium, das nur eine ganz kleine Qualität enthielt (5 Milligramm), ist vor zwei Jahren verschwunden und war seitdem nicht mehr aufzutreiben.“[24]

Archivalische Quellen / Stadtarchiv Bamberg:

C 2 + 7905 (Beschaffung radioaktiver Stoffe für das Krankenhaus: Radium und Mesothorium, 1913–1935).

D 3001, Rep. 3 + 1197 (Krankenhauskommission. Über die im Krankenhaus verpflegten und behandelten Kranken, 1791).

---

21 Stadtarchiv Bamberg, D 3001, Rep. 3 + 1197.
22 Bezeichnung in der Frauenheilkunde für weißlichen Ausfluss aus der Scheide.
23 Hoffnungslose Prognose.
24 Hierzu Stadtarchiv Bamberg, C 2 + 7905.

Literatur:

Bassing, Jessica: Maskottchen „schimpft" Raucher, in: Ein.Blick. Die Unternehmenszeitung der Sozialstiftung Bamberg 2 (2007), S. 7.

Gerike, Inga: Das Gästebuch des Allgemeinen Krankenhauses Bamberg, in: Bericht des Historischen Vereins Bamberg 140 (2004), S. 374–380.

Knoblach Georg: Das Allgemeine Krankenhaus in Bamberg, dauerhafte stationäre Versorgung der Stadt seit der Französischen Revolution, in: Bamberger Medizingeschichten. Medizingeschichtlicher Rundweg durch Bamberg. Hrsg. vom Ärztlichen Kreisverband Bamberg, Bamberg 2020, S. 90–104.

Marcus, Adalbert Friedrich: Von den Vortheilen der Krankenhäuser für den Staat, Bamberg / Würzbur 1790.

Marcus, Adalbert Friedrich: Kurze Beschreibung des allgemeinen Krankenhauses zu Bamberg, Bamberg 1797.

Schemmel, Bernhard: Das Allgemeine Krankenhaus Fürstbischof Franz Ludwig von Erthals in Bamberg von 1789. Ausstellung der Staatsbibliothek Bamberg 1984, Bamberg 1984.

Weis, Kathrin: Das Bamberger Klinikum und seine Vorläufer, Diss. Erlangen-Nürnberg 1997.

Die Ökonomie muß des Krankenhauses,
nicht das Krankenhaus der Ökonomie wegen
da zu seyn scheinen.[1]

Vom Pfründner-Spital zur Hightech-Medizin – Die Sozialstiftung Bamberg

Bernadette Kneidinger-Müller / Georg Knoblach

Eine lange Tradition des Helfens und Heilens

Der Caritas, der christlichen Nächstenliebe, ist es geschuldet, dass in der Stadt Einrichtungen für Sieche und Bedürftige entstanden. Kein Magistrat schuf solche Institutionen: Es waren reiche Bürger, die auf diese Weise für ihr „Seelenheil" vorsorgten. Mit Kapital und Grundbesitz legten sie den Grundstock für immerwährende Stiftungen[2], deren Aufgabe es war Kranke, Alte und Bedürftige zu versorgen. Im Gegenzug hatten die so Untergebrachten, die man „Pfründner" nannte, für das Seelenheil der Stifter zu beten.

Der älteste schriftliche Nachweis einer Bamberger Stiftung datiert aus dem Jahr 1208. Im Jahr der Französischen Revolution, 1789, wurde das „Allgemeine Krankenhaus"[3] in der Sandstraße eröffnet, das modernste seiner Zeit in Europa. Schon damals konnten Kliniken nicht kostendeckend arbeiten. Es gab immer wieder wirtschaftliche Krisen; mehrmals drohte dem Bamberger Krankenhaus der Bankrott. Deswegen wurden 1803 einige der „wohltätigen Stiftungen" zur „Krankenhaus-Stiftung" zusammengeschlossen, um der Einrichtung zu einem soliden und nachhaltigen wirtschaftlichen Fundament zu verhelfen. Die Verwaltung dieser Stiftung und den Betrieb des Krankenhauses übernahm der Magistrat der Stadt.

Erst 1984 wurde das mittlerweile sehr in die Jahre gekommene Krankenhaus von der Sandstraße an den Bruderwald verlegt. Die Krankenhauspolitik der 1990er Jahre, vor allem die Abrechnung nach Fallpauschalen, bedrohten den Fortbestand kommunaler Kliniken. Auch in Bamberg war der wirtschaftlich sichere Weiterbetrieb des „Klinikums am Bruderwald" unsicher. Deswegen vereinigte man im Jahr 2004 die Krankenhausstiftung, die St.-Getreu-Stiftung, die Bürgerspitalstiftung, das Antonistift und andere zur „Sozialstiftung Bamberg" (SSB).

Die Sozialstiftung Bamberg

Oberstes Führungsorgan der Sozialstiftung Bamberg ist der Stiftungsrat; die Leitung liegt beim Vorstandsvorsitzenden. Dies ist seit 2004 Xaver Frauenknecht, ab 2024 wird Martin Wilde ihm nachfolgen. „Werte leben, Menschen

1 Pfeufer 1825, S. 153.
2 Zur Geschichte der Bamberger Stiftungen siehe Reddig 2013.
3 Kurze Zusammenfassung seiner Geschichte bei Knoblach 2020, S. 90–104.

helfen, Fürsorge auf persönliche Art – dafür steht die Sozialstiftung".[4] Mit Angeboten aus den Bereichen Medizin, Therapie, Pflege und Betreuung verbessert sie die Lebensqualität der Menschen in der Region. Sie gibt ihnen Sicherheit, sorgt für ihre Gesundheit und ermöglicht ein würdevolles Altern. Im Zentrum steht dabei ein gemeinnütziger Auftrag: Die SSB ist kein privatwirtschaftliches Unternehmen, sondern erfüllt eine soziale Aufgabe. „Immer, wenn Menschen Hilfe oder Unterstützung brauchen, sind wir für sie da."[5] So lautet der Leitspruch des Unternehmens. Damit bekennt sich die SSB zur 800-jährigen Tradition der „Caritas" in der Stadt Bamberg. Auch dem Gründer des modernsten Krankenhauses seiner Zeit, Dr. Adalbert Friedrich Marcus[6], ist sie verpflichtet. Und sie erweitert und modernisiert im steten Anpassungsprozess ihr Unternehmen.

Das Jubiläumsjahr 2024 – 40 Jahre Klinikum Bamberg

2024 ist für das Klinikum Bamberg und die Sozialstiftung Bamberg ein zweifaches Jubiläumsjahr. Vor 40 Jahren, am 29. Februar 1984, war der große Tag des Umzuges vom alten Krankenhaus in der Sandstraße, das aus allen

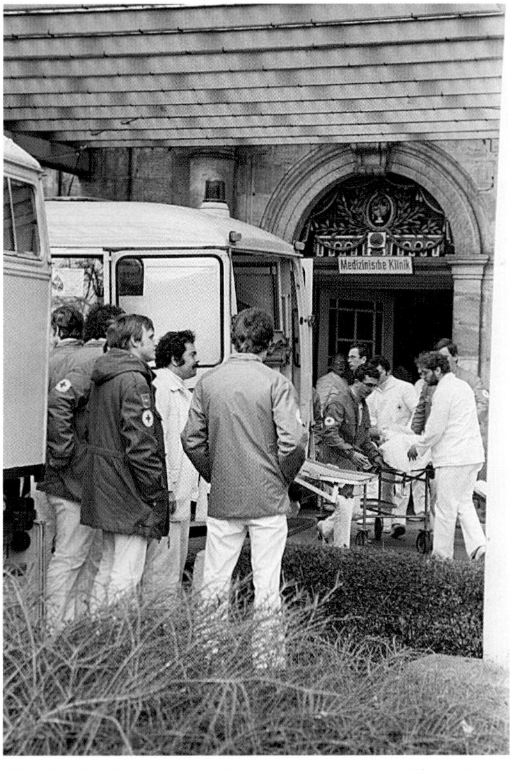

Abb. 1: Der Umzug der Patienten aus dem „Alten Krankenhaus" in den Neubau am Bruderwald am 29. Februar 1984 (Schaltjahr!) ...

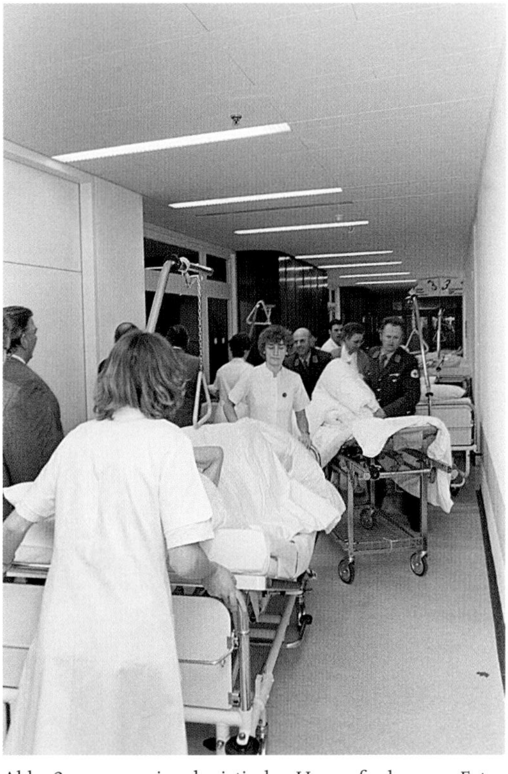

Abb. 2: ... war eine logistische Herausforderung. Fotos Emil Bauer (Stadtarchiv Bamberg, D 2088 + 80232-27 und D 2088 + 80231-1-43 | Jürgen Schraudner).

4 Internetseite der SSB: www.sozialstiftung-bamberg.de.
5 Wie Anm. 4.
6 Geraffte Biographie bei Aumüller 2020, S. 72–78.

Nähten platzte, in das neu errichtete Klinikum am Bruderwald. Die Vorbereitungswochen sowie der Umzugstag selbst waren für alle Mitarbeiter eine besondere Zeit. Am Umzugstag mussten 360 Patienten vom alten Klinikum in der Sandstraße ins neue Klinikum mit Taxis und mit Fahrzeugen des Roten Kreuzes transportiert werden. Eine logistische Herausforderung, die das Team mit Bravour meisterte. Um 10:00 Uhr landete bereits der erste Hubschrauber mit einer Notfallpatientin am neuen Klinikum. Um 13:27 erblickte das erste Baby – ein Mädchen – im neuen Klinikum am Bruderwald das Licht der Welt. Um 14:30 Uhr war schließlich der Transport der Patienten abgeschlossen und alle Kranken waren wohlbehalten in ihren neuen Zimmern angekommen. Nun konnte es losgehen: am neuen, schon damals hochmodernen Klinikum Bamberg. 20 Jahre später, am 1. Januar 2004, wurde schließlich mit der Gründung der Sozialstiftung Bamberg die Basis für eine neue Form der integrierten Gesundheitsversorgung in der Stadt Bamberg und in der Region geschaffen.

Klinikum der Maximalversorgung

In den folgenden Jahrzehnten ist das Klinikum Bamberg nicht nur baulich ständig weitergewachsen, sondern auch das medizinische Versorgungsangebot wurde systematisch erweitert. So konnte erreicht werden, dass das Klinikum Bamberg seit 2018 ein Klinikum der Maximalversorgung ist und Leistungen der höchsten Versorgungsstufe anbietet. Es gibt mittlerweile nur wenige, sehr spezielle und seltene Eingriffe oder Erkrankungen, die nicht am Klinikum Bamberg durchgeführt bzw. behandelt werden können.

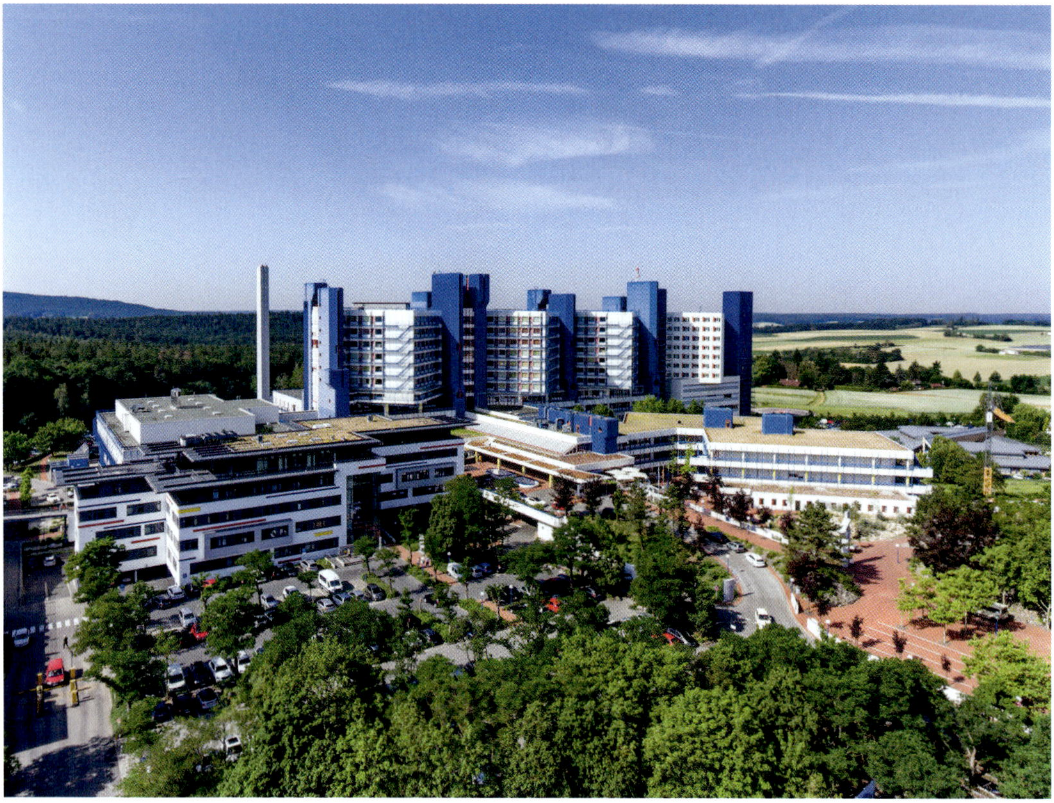

Abb. 3: Das Klinikum am Bruderwald. Foto Konstanze Wutschig-Reetz, Weimar, 2019 (Sozialstiftung Bamberg).

Der vierte Bettenturm wurde 2019 in Betrieb genommen. Damit verfügt das Klinikum am Bruderwald nicht nur über insgesamt 311 zusätzliche Betten: Erweitert wurde auch das Versorgungsangebot: so etwa durch die Klinik für Integrative Medizin und Naturheilkunde, die mittlerweile bundesweite Anerkennung erhält, durch eine Spezialstation für die Intensivversorgung und Frührehabilitation von Schlaganfallpatienten und Schädel-Hirn-Verletzten sowie durch neue Angebote im Bereich der Geburtshilfe, der Pädiatrie und der allgemeinen Rehabilitation. Zudem konnte durch den Ausbau Unterkunft und Verpflegung auf Zweibett-Zimmer-Standard im gesamten Klinikum am Bruderwald umgesetzt werden, von dem Patienten und auch Mitarbeiter profitieren.

Hochdifferenzierte medizinisch-technische und digitale Ausstattung

Dank moderner Medizintechnik bietet das Klinikum Bamberg als Klinikum der Maximalversorgung Diagnose- und Behandlungsverfahren auf dem aktuellsten Stand der Technik an. Beispiele hierfür sind die roboter-assistierten Operationsverfahren mit dem DaVinci Operationssystem oder der Einsatz virtueller Realität. Mit dem System Surgical Theatre können etwa komplexe neurochirurgische Operationen basierend auf der individuellen Anatomie des jeweiligen Patienten detailliert vorgeplant werden. Auf diese Weise sind mögliche Probleme bereits vor dem Eingriff erkennbar, so dass angemessene Vorkehrungen getroffen werden können. Während der Operation unterstützt die Virtual Reality zudem die Präzision der Eingriffe. Zum Einsatz kommt die neue Technik auch bei der Patientenaufklärung: Der Patient erhält so die Möglichkeit, eine Reise in den eigenen Körper zu unternehmen, und kann sich über bevorstehende Eingriffe detailliert vorab informieren.

Auch im Bereich der Strahlentherapie setzt das Klinikum Bamberg auf die neueste Technik, um die Behandlungsqualität der Patienten bestmöglich umsetzen zu können. Zwei Linearbeschleuniger der neuesten Generation erkennen nicht nur die exakte Lage der zu bestrahlenden Stelle, sondern können zudem die Atembewegungen des Patienten mitberücksichtigen und so dafür sorgen, dass nur das erkrankte Gewebe bestrahlt wird. Alle umliegenden Regionen und Organe bleiben davon ausgenommen. Für den Patienten ist das lebensqualitätserhaltend, während gleichzeitig die Bestrahlungsdosis ganz exakt an das zu bestrahlende Gebiet angepasst werden kann.

Die Sozialstiftung Bamberg als integriertes Gesundheitsunternehmen

Mit der Gründung der SSB begann ein kontinuierlicher Ausbau der Gesundheitsversorgung in der Region und darüber hinaus. Ab 2005 kamen zur stationären Versorgung in den Kliniken am Bruderwald und Michelsberg die Ärztliche Praxiszentren hinzu, mit denen seitdem kontinuierlich die ambulante Versorgung der Patienten ausgebaut wird.

Im Jahr 2007 eröffnete neben dem Klinikum am Bruderwald das „Gesundheitszentrum am Bruderwald" seine Pforten: ein weiterer Meilenstein auf dem Weg zu einem integrierten Gesundheitsunternehmen. Es beherbergt verschiedene Kooperationspartner, wie die Ophthalmologie, die Gynäkologie und das Therapie- und Rehabilitationszentrum saludis, das ebenfalls 2007 gegründet wurde.

Im Laufe der Zeit wurde die SSB, ihrem Stiftungsauftrag entsprechend, zu einer Ansprechpartnerin für nahezu alle Gesundheitsfragen: Prävention, medizinische Versorgung auf höchstem Qualitätsniveau, umfassende Pflege, aber auch Rehabilitation und vielfältige Formen der Seniorenbetreuung gehören zum Angebot.

Im Jahr 2019 entstanden in der Innenstadt zwei neue Immobilien für Betreutes Wohnen und Quartiersbüros an den Standorten Ulanenpark und Tivolischlösschen. 2020 übernahm die SSB auf der Basis eines Managementvertrags auch die Leitung des Klinikum Neumarkts in der Oberpfalz. Im Landkreis Neumarkt wird das Konzept des integrierten Gesundheitsunternehmens im Franchise System umgesetzt. 2023 eröffnete das Kinder- und Jugendhospiz Sternenzelt seine Pforten. Damit wurde eine Versorgungslücke für Familien mit lebensverkürzend erkrankten Kindern geschlossen. Im selben Jahr fiel der Startschuss für das Projekt „Lagarde 2“. In diesem Rahmen wird ein Quartiershaus mit Demenzzentrum sowie ein Standort für das Medical Valley Bamberg geschaffen.

Diese Entwicklung wird auch in Zukunft weiter aktiv gelebt. Das Angebot für die nachhaltige Gesundheitsversorgung in der Region Oberfranken wird systematisch weiter ausgebaut. Am Standort Bruderwald wird mittelfristig ein Gesundheitscampus mit vielfältigen Versorgungsmöglichkeiten für Patienten sowie mit Aus- und Weiterbildungsmöglichkeiten für die Gesundheitsberufe entstehen.

Ambulante, tagesstationäre und stationäre Behandlung

Die Sozialstiftung Bamberg bietet ein zukunftsweisendes Konzept der integrierten Gesundheitsversorgung. Eine Gesundheitsversorgung ohne vor- und nachgelagerte Versorgungsstrukturen wie ärztliche Praxiszentren, betriebliche Gesundheitsversorgung sowie Rehabilitations- und Pflegeangebote ist heute, 20 Jahre nach Gründung der SSB, nicht mehr vorstellbar.

Neben dem Klinikum Bamberg für die stationäre Versorgung decken die Praxen und Ambulanzen der Sozialstiftung Bamberg ein breites Spektrum der ambulanten Versorgung ab. Die enge Vernetzung zwischen ambulanter und stationärer Versorgung und darüber hinaus Angebote im Bereich Rehabilitation und der Altenpflege garantieren ein engmaschiges Versorgungsangebot. Bamberg stellt mit diesem Konzept der integrierten Gesundheitsversorgung eine Modellregion dar.

Die Prämisse, die bereits im alten Krankenhaus in Bamberg verfolgt wurde, nämlich nicht nur die Patientenversorgung sicherzustellen, sondern auch innovative Konzepte der Gesundheitsversorgung voranzutreiben, wurde in den vergangenen 20 Jahren in der Sozialstiftung Bamberg umgesetzt. Dieses Prinzip lebt im Geiste der Gründer des Gesundheitswesens in der Region Bamberg weiter.

Literatur:

Aumüller, Gerhard: Adalbert Friedrich Marcus (1753–1816), in: Bamberger Medizingeschichten. Medizingeschichtlicher Rundweg durch Bamberg. Hrsg. vom Ärztlichen Kreisverband Bamberg, Bamberg 2020, S. 72–78.

Knoblach, Georg: Das Allgemeine Krankenhaus in Bamberg, dauerhafte stationäre Versorgung der Stadt seit der Französischen Revolution, in: Bamberger Medizingeschichten. Medizingeschichtlicher Rundweg durch Bamberg, hrsg. vom Ärztlichen Kreisverband Bamberg, Bamberg 2020, S. 90–104.

Pfeufer, Christian: Geschichte des allgemeinen Krankenhauses zu Bamberg von seiner Entstehung bis auf die gegenwärtige Zeit, Bamberg 1825.

Reddig, Wolfgang F.: Fürsorge und Stiftungen in Bamberg im 19. und 20. Jahrhundert (Veröffentlichungen des Stadtarchivs Bamberg 16), Bamberg 2013.

Schemmel, Bernhard: Das Allgemeine Krankenhaus Fürstbischof Franz Ludwig von Erthals in Bamberg von 1789. Ausstellung der Staatsbibliothek Bamberg 1984, 2., verb. Aufl., Bamberg 1989.

Entstehung und erste Jahrzehnte des Krankenhauses in Scheßlitz

Günter Dippold

Vergebliche Anläufe

Es dauerte lange, bis Scheßlitz eine dauerhafte Krankenanstalt erhielt. Immerhin aber gab es bemerkenswert frühe Anläufe.

Als Ende 1813 eine Seuche herrschte, entstand in Scheßlitz ein „Privat-Institut für kranke Arme". Getragen durch Spenden aus der Bürgerschaft, war es als Provisorium konzipiert: „Die Dauer des Instituts ist blos temporell auf die Zeit der gegenwärtigen Epidemie beschränkt."[1] Letztmals hören wir im Mai 1814 von dieser Einrichtung.[2] 1831 grassierte hierzulande die Cholera.[3] Zwar hielt die Stadt im Öttlein'schen Schwesternhaus[4] zwei Zimmer für arme Kranke bereit[5], doch nach Meinung des Landgerichts genügte dies bei einer solchen Epidemie nicht. „Es wurde daher dringend das Bedürfniß gefühlt, ein Krankenhaus für arme hilfsbedürftige Kranke auszumitteln."[6]

Die Stadt erwog, wohl angetrieben vom Landrichter, das Haus Nr. 148 zu erwerben, das zum Verkauf stand. Hier, ganz im Westen der Stadt (Neumarkt 12), sollte ein Krankenhaus entstehen. „Es lassen sich nach der inneren Einrichtung des Hauses 11 heitzbare Zimmer mit 2 Nebenzimmern herstellen, das Haus kann vergrößert werden, wenn diese Anstalt als ein Krankenhaus für den ganzen Landgerichtsbezirk mit der Zeit hergestellt werden sollte" – so berichtete der Landrichter nach Bayreuth.[7] Der Stadt fehlte es freilich an Geld. Sie spekulierte auf Zuwendungen aus dem Spitalfonds, denn das Scheßlitzer Spital war nach den Bamberger Spitälern die reichste Institution ihrer Art in Oberfranken.[8] In der Tat stellte die Regierung von Oberfranken aus diesem Topf einen einmaligen Zuschuss von 1000 Gulden und eine jährliche Zuwendung von 150 Gulden in Aussicht.[9] Doch die Betriebskosten erschienen den Repräsentanten der Stadt zu hoch. Die Gemeindeverwaltung beschloss daher im Januar 1832:

> 1.) Soll von Errichtung und Fundirung eines eigenen und besonderen Krankenhaußes zur Zeit ganz Umgang genommen werden.
> 2.) Soll gleichwohl zur Fürsorge gegen die asiatische Cholera das Hauß [...] angekauft und zweckmäßig eingerichtet werden.[10]

1 Staatsarchiv Bamberg, K 5, Nr. 11033, „Statuten des hiesigen Privat-Instituts für kranke Arme".
2 Ebd., Abrechnungen und Speisepläne.
3 Grundlegend hierzu Olaf Briese: Angst in den Zeiten der Cholera, 4 Bde., Berlin 2003.
4 Zur Geschichte dieser 1628 gestifteten Einrichtung, die 1828 in den ehemaligen Langheimer Hof (Häfnermarkt 1) umgezogen war: Staatsarchiv Bamberg, K 3 G, Nr. 2364; Staatsarchiv Bamberg, K 3 Abgabe 1993, Nr. 76.
5 Der Landgerichtsarzt schrieb 1828: „Es sind nun auch zwey Krankenstuben eingerichtet für männliche und weibliche Kranke, in welchen 2 bis 3 Betten untergebracht werden können." Staatsarchiv Bamberg, K 3 F III, Nr. 1481/VI, Scheßlitz.
6 Staatsarchiv Bamberg, K 5, Nr. 11033, Schreiben vom 21.10.1831.
7 Ebd., Schreiben vom 21.10.1831.
8 Über das Scheßlitzer Spital vgl. Klaus Rupprecht: Aspekte der Geschichte des Hospitals St. Elisabeth in Scheßlitz, in: Geschichte in Franken 1 (2016), S. 7–29.
9 Staatsarchiv Bamberg, K 5, Nr. 11033, Konz. zum Schreiben vom 30.12.1831.
10 Ebd., Protokoll der Gemeindeverwaltung vom 22.1.1832.

Die Regierung von Oberfranken war verschnupft und gab lediglich 300 Gulden dazu.[11]

Fünf Jahre später, 1837, schmiedete man wieder Pläne. Die Stadt wollte ein ehemaliges Forsthaus in Roth kaufen, es abtragen und in Scheßlitz als Krankenhaus mit drei Patientenzimmern wiedererrichten.[12] Der Landgerichtsarzt Dr. Gottfried Sebastian Vanselow (1785–1857)[13] hingegen votierte für die Umwandlung des prächtigen Spitals in eine Krankenanstalt.[14] Schließlich stoppte die Regierung den städtischen Plan: Es habe „die Errichtung eines Krankenhauses dortselbst vorerst zu unterbleiben".[15]

Wieder beließen die Verantwortlichen alles beim Alten. In den 1840er Jahren sammelte der Landrichter Spenden für ein Krankenhaus, und die Pfarrer von Scheßlitz und Ludwag sagten großzügige Gaben zu. Auch dieses Projekt scheiterte.[16]

1869 ließ die Gemeindeverwaltung im Hirtenhaus „ein Krankenzimmer für Verunglückte einrichten".[17] Nach Jahrzehnten war man demnach nicht weiter als 1828. Damals nämlich hatte Dr. Vanselow festgestellt: „Nach Anstalten für die Behandlung von Kranken, für Gebährende und Waisen, für Unheilbare und Verstandesverrückte sieht man sich vergebens um."[18]

Der Weg zur Gründung des Krankenhauses

Nach 1870 erhöhte der bayerische Staat den Druck auf die Distriktsgemeinden (heute Landkreise), für die Unterbringung von Knechten, Mägden, Gesellen, Arbeitern, kurz: von denen, die alleinstehend waren und denen daher heimische Pflege nicht zuteilwurde, Sorge zu tragen.

„Die Nothwendigkeit zur Errichtung eines Krankenhauses in Scheßlitz und zwar entweder für die Stadt Scheßlitz allein oder für den Bezirk Scheßlitz wird immer mehr und mehr anerkannt". Dies schrieb im Frühjahr 1875 der Bezirksamtmann an die Gemeindeverwaltung Scheßlitz. Der Beamte trug der Kommune auf, ein Bauprogramm zu entwickeln und einen Bauplatz zu suchen.[19] In der Tat legte schon nach einem Vierteljahr der Maurermeister Matthäus Schmittinger einen Entwurf vor. An der Straße nach Zeckendorf solle es errichtet werden, und 17 Betten sollten darin Platz finden.[20]

Die Stadt zeigte sich willig, den Baugrund kostenlos abzutreten, sah sich aber außerstande, darüberhinaus etwas beizusteuern. Denn die Sanierung der Pfarrkirche und der Bau eines Leichenhauses belasteten die Stadt und ihre Einwohner schon vollauf.[21]

1877 untersuchte Schmittinger das ins Auge gefasste Baufeld und stieß schon in geringer Tiefe auf Stein, so dass es leicht schien, ein Fundament zu setzen.[22] Die Pläne wurden durch die Regierung von Oberfranken geprüft und im Wesentlichen genehmigt.

Doch es fehlte am Geld. Über 21.500 Mark sollte das Krankenhaus kosten. Der Distrikt, der es bauen und betreiben sollte, konnte

11 Ebd., Schreiben vom 8.3.1832.
12 Ebd., Schreiben vom 16.3.1837.
13 Über ihn Archiv des Erzbistums Bamberg, Pfarrarchiv Bamberg St. Martin, M 9, fol. 25r; Bayerisches Hauptstaatsarchiv, MInn 61182. – Tag-Blatt der Stadt Bamberg vom 26.09.1857.
14 Staatsarchiv Bamberg, K 5, Nr. 11033, Schreiben vom 29.1.1837.
15 Ebd., Schreiben vom 10.5.1837.
16 Ebd., Schreiben vom 12.12.1862.
17 Ebd., Schreiben vom 6.10. und 29.11.1869.
18 Staatsarchiv Bamberg, K 3 F III, Nr. 1481/VI, Scheßlitz.
19 Staatsarchiv Bamberg, K 5, Nr. 11034, Schreiben vom 1.2.1875.
20 Ebd., Schreiben vom 6.4.1875.
21 Ebd., Prot. vom 5.7.1875 und weitere Schreiben.
22 Ebd., Schreiben vom 24.7.1877.

nur rund ein Viertel aufbringen. Für 10.000 Mark wollte die Distriktsgemeinde einen Kredit aufnehmen, und 5000 sollte die Distriktssparkasse aufbringen. Dies aber gestattete die Regierung als Aufsichtsbehörde nicht.[23] Der Distriktsausschuss rückte daraufhin im März 1878 vom – ohnehin nicht übermäßig geliebten – Projekt ab: „Wir würden [...] keinesfalls die Verantwortung auf uns nehmen, den Bau des Krankenhauses unter diesen Umständen vor sich gehen zu lassen."[24]

Nun war guter Rat teuer. Da tauchte in der Sitzung des Distriktsrats wenige Tage später der Gedanke auf, man könne das knapp zehn Jahre alte Haus des Konditors und „Restaurateurs" Ludwig Heppel (heute Oberend 29b) kaufen.[25] Der Bezirksarzt Dr. Max Hagen (1831–1893)[26] erklärte es als geeignet: „Das Haus liegt etwa 150 Schritte vom äußersten östlichen Ende der Stadt Scheßlitz entfernt in einem ca 1 Tagwerk grossen Garten, links an der Hauptstrasse nach Bayreuth, ringsum frei, etwas erhaben gegen die Umgebung, auf trockenem Boden [...]. Der Verkehr auf der Hauptstrasse ist nicht so groß, daß er irgend wie störend wäre, und es würde sich das Anwesen nach seiner Lage zu einem Krankenhause eignen."[27]

Heppel wollte 12.000 Mark dafür und reduzierte den Preis später sogar auf 11.500; weitere Senkungen unterband seine Frau. Als es daran ging, die Einrichtung zu planen, sprach sich Bezirksarzt Dr. Hagen für Sparsamkeit aus. Da die Frequenz anfangs niedrig sein werde, genüge es, Möbel und sonstige Utensilien für nur sechs Patienten zu kaufen; das werde rund 1300 Mark kosten.[28]

Die Regierung genehmigte im Januar 1879 das Vorhaben.[29] Im Juni 1879 aber fuhr der neue Bezirksarzt Dr. Johann Hümmert dem Bezirksamt in die Parade. Er könne die Einrichtung dieses Hauses zum Krankenhaus gar nicht gutheißen. Der Luftraum pro Krankem sei zu gering, die Einrichtung ungenügend, und was man jetzt spare, das werde man später umso mehr aufwenden müssen.[30] Der Medizinalreferent der Regierung winkte ab: Es würden „Distriktskrankenhäuser erfahrungsgemäß nur wenig benützt", zumal von der ländlichen Bevölkerung, und „das, was hier [...] erreicht worden ist, [sei] ohnehin nur mit größter Mühe endlich zu erreichen" gewesen.[31] Aber Hümmert sollte Recht behalten.

Der Entwurf einer Vereinbarung mit den Niederbronner Schwestern über die Krankenpflege lag bereits vor, da machte der Distriktsrat einen Rückzieher. Er beschloss am 1. Juli 1879, „vorerst die Beiziehung der Niederbronner Schwestern zu unterlassen, und zwar aus Sparsamkeitsrücksichten, und zuzuwarten, wie sich eben die Frequenz des Districtskrankenhauses gestalte. Die Aufstellung eines Wärters, dem freie Wohnung im Districtskrankenhause eingeräumt werden kann, wird genügen".[32]

23 Ebd., Schreiben vom 20.2.1878.
24 Ebd., Prot. vom 4.3.1878.
25 Ebd., Prot. vom 20.3.1878. – Der Verkäufer, der evangelische Konditor Albrecht Ludwig Heppel, war 1823 in Gnodstadt zur Welt gekommen. Er heiratete 1860 in Bamberg die 1830 geborene Maurerstochter Dorothea Schmitt. Archiv des Erzbistums Bamberg, Pfarrarchiv Bamberg St. Gangolf, M 9, Aufschlag 282.
26 Er war von 1874 bis 1878 Bezirksarzt II. Klasse in Scheßlitz. Über ihn Bernhard Baumüller: Dr. Max Hagen. Nekrolog, in: Abhandlungen der Naturhistorischen Gesellschaft zu Nürnberg 10, 2 (1894), S. 33–43. – Bayerisches Hauptstaatsarchiv, MInn 60655; Staatsarchiv Nürnberg, Regierung von Mittelfranken, Kammer des Innern, Abgabe 1932, Titel V, Nr. 662.
27 Staatsarchiv Bamberg, K 5, Nr. 11034, Schreiben vom 1.5.1878.
28 Ebd., Schreiben vom 21.7.1878.
29 Ebd., Schreiben vom 22.1.1879.
30 Ebd., Schreiben vom 14.6.1879.
31 Ebd., Schreiben vom 24.6.1879.
32 Ebd., Prot. vom 1.7.1879.

Doch ein Krankenwärter fand sich gar nicht so leicht. Der erste Interessent zog seine Bewerbung zurück. Erst nach einiger Zeit gewann Bürgermeister Anton Cavallo, im Hauptberuf Kaminkehrermeister, ein geeignetes Ehepaar: den Kaminkehrergesellen Johann Densch und seine Frau.[33]

Die ersten Jahre

Am 1. Februar 1880 öffnete das Krankenhaus seine Pforten. Sechs Betten standen zur Verfügung – und alsbald zeigte sich, dass sie nicht ausreichten. Nach einem knappen halben Jahr berichtete Bürgermeister Cavallo nach Bamberg: „Im Krankenhause befinden sich zur Zeit 8 Kranke, waehrend nur 6 Betten vorhanden sind. Der Krankenwaerter Densch hat sein eigenes Bett überlassen, und ein Bett wurde von der Gemeinde dahier abgegeben. Es seien nur 6 Frauen und 6 Mannshemden vorhanden, welche nicht genügen."[34]

Nicht nur das Haus erwies sich als unbefriedigend, dem Bezirksarzt missfiel auch das Personal. Er schrieb im August 1880: „Der Krankenwärter Densch und dessen Ehefrau fügen sich in keinerlei Weise der Hausordnung und den gegebenen Anordnungen." Vor allem hielt er ihnen vor, dass sie nicht auf Zucht im Haus achteten: „So ist es vorgekommen, daß vor einigen Monaten ein männlicher Patient unten bei einem weiblichen Patienten [...] Besuch machte. Da es plötzlich an der Hausglocke läutete, meinte das Pärchen, ich käme, worauf der männliche Patient zum Fenster hinaussprang. Leute, die vorbeigingen, haben den Vorfall mit angesehen." Der Arzt echauffierte sich, dass Patienten sich, nur mit einem Hemd bekleidet, aus den Fenstern lehnten, sogar männliche und weibliche aus denselben Fenstern. Kranke Burschen bekamen von jungen Frauen Bier gebracht. Die Eheleute Densch vernachlässigten aus Dr. Hümmerts Sicht ihre Pflichten: „Es ist [...] vorgekommen, daß weder Wärter noch Wärterin, obwohl 6 Patienten im Hause lagen, zugegen waren." Densch war der Aufgabe ohnedies leid und kündigte.[35]

Im Oktober 1880 berichtete Dr. Hümmert ein weiteres Mal nach Bamberg. 56 Patienten seien seit Eröffnung im Krankenhaus gelegen, durchschnittlich 16 Tage. Von den 56 stammten 52 aus dem Distrikt Scheßlitz, vier waren Reisende. Nur eine Patientin sei verstorben, nämlich ein 18-jähriges Dienstmädchen, „das an eitriger Rippenfellentzündung erkrankt war". Die Bilanz des Arztes las sich vorteilhaft: „Trotz des erst kaum ¾jährigen Bestandes dieser Anstalt ist die Wohlthat derselben den Distriktsangehörigen zur richtigen Einsicht gebracht, die Anstalt findet allgemeine Anerkennung [...], die Kranken lassen sich gerne in die Anstalt aufnehmen und verlassen dieselbe jedesmal zur großen Zufriedenheit und Dankbarkeit." Daher sei eine Erweiterung notwendig, und die Pflege müsse in die Hand von Ordensschwestern gelegt werden, „denn mit dem bisherigen Personal oder einem ähnlichen ist für die Zukunft nicht zu existiren". Vorerst brauche es dringend zwei zusätzliche Betten. „Als weiteres dringendes Bedürfniß ist hervorzuheben eine Badewanne."[36]

1881 wurde ein Anbau errichtet, und zwar nach einem Plan des Bamberger Architekten Gustav Haeberle (1853–1930)[37], der damals als

33 Ebd., Schreiben vom 20.10.1879. – Johann Densch, geboren 1833 in Scheßlitz, hatte 1863 die Wäscherin Kunigund Vogel (geboren 1827 in Scheßlitz) geheiratet. Archiv des Erzbistums Bamberg, Pfarrarchiv Scheßlitz, M 15, Aufschlag 32.
34 Staatsarchiv Bamberg, K 5, Nr. 11034, Schreiben vom 27.7.1880.
35 Ebd., Schreiben vom 13.8.1880.
36 Ebd., Schreiben vom 15.10.1880.
37 Über ihn Karin Dengler-Schreiber: Gustav Haeberle, Architekt (1853–1930), in: 136. Bericht des Historischen Vereins Bamberg (2000), S. 195–243 (mit nur vagen Angaben zu seiner Funktion als Distriktstechniker).

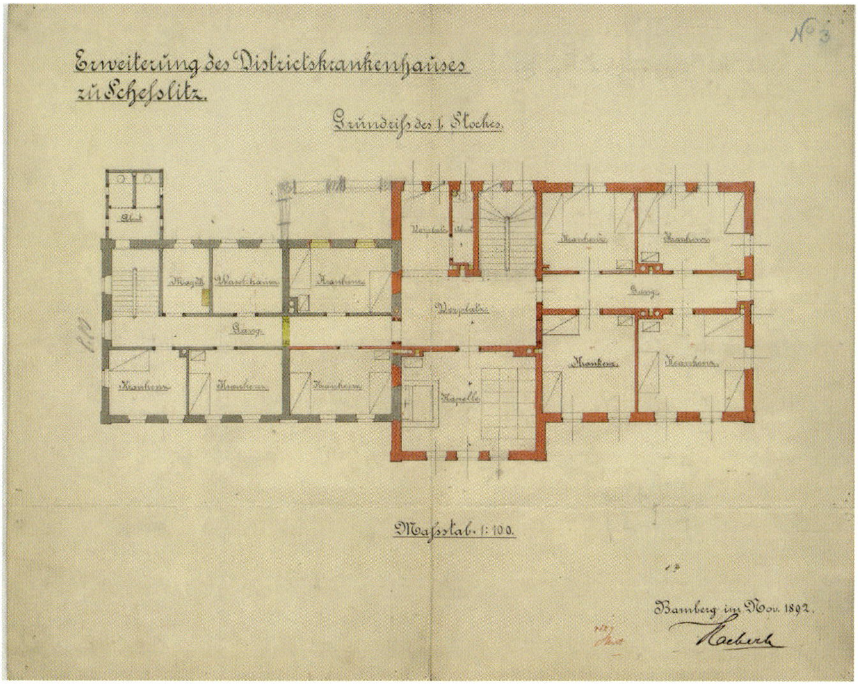

Abb. 1: Plan des Distriktstechnikers Gustav Haeberle (1853–1930) für die Erweiterung des Krankenhauses Scheßlitz, November 1892: Grundriss des 1. Obergeschosses. Schwarz ist der Bestand, rot der zu erstellende Anbau (Staatsarchiv Bamberg, K 5, Nr. 11036 | Reinhold Schäffer).

Distriktstechniker amtierte, was dem heutigen Kreisbaumeister entspricht. Von Haeberle stammen auch die Marienkapelle am Marktplatz von Scheßlitz, die Kirche in Windischletten sowie etliche Villen in Bamberg. 1892 plante Haeberle dann eine grundlegende Erweiterung des Scheßlitzer Krankenhauses zur jetzigen Gestalt: Der Mittelbau nahm das Treppenhaus auf, im Obergeschoss die Kapelle, im Erdgeschoss den Schlafraum der Schwestern; die Seitenflügel beherbergten die Krankenzimmer, nun für zusammen 25 Betten.[38] 1893 wurde der Bau ausgeführt, am 6. April 1894 die Kapelle geweiht.[39]

Der Distriktsrat beschloss am Ende des ersten Betriebsjahres, den im Vorfeld abgelehnten Vertrag mit dem Mutterhaus der Schwestern vom Göttlichen Erlöser in Niederbronn im Elsass zu schließen.[40] Das Kultusministerium genehmigte im April 1881, dass zwei Schwestern in Scheßlitz die Pflege im Krankenhaus übernahmen.[41] Am Ende des 19. Jahrhunderts waren es drei.

Für das Jahr 1899 weist eine Statistik aus, es seien im Distriktskrankenhaus Scheßlitz 118 männliche und 96 weibliche Kranke behandelt worden.[42] Der oberfränkische Regierungspräsident notierte 1901 anlässlich eines Besuchs in Scheßlitz: „Gemeinde und Distrikt haben selbst die größte Freude an ihrem neuen Krankenhause, auf dessen endliche Herstellung die k. Regierung lange hingedrängt hatte."[43]

38 Pläne in Staatsarchiv Bamberg, K 5, Nr. 11036.
39 Staatsarchiv Bamberg, K 5, Nr. 5488.
40 Staatsarchiv Bamberg, K 5, Nr. 11035, Schreiben vom 12.1.1881.
41 Ebd., Schreiben vom 20.4.1881.
42 Albert Guttstadt (Hrsg.): Krankenhaus-Lexikon für das Deutsche Reich. Die Anstaltsfürsorge für Kranke und Gebrechliche und die hygienischen Einrichtungen der Städte im Deutschen Reich am Anfang des zwanzigsten Jahrhunderts, München 1900, S. 620.
43 Staatsarchiv Bamberg, K 3 G, Nr. 2364, Vormerkungen vom 4.5.1901.

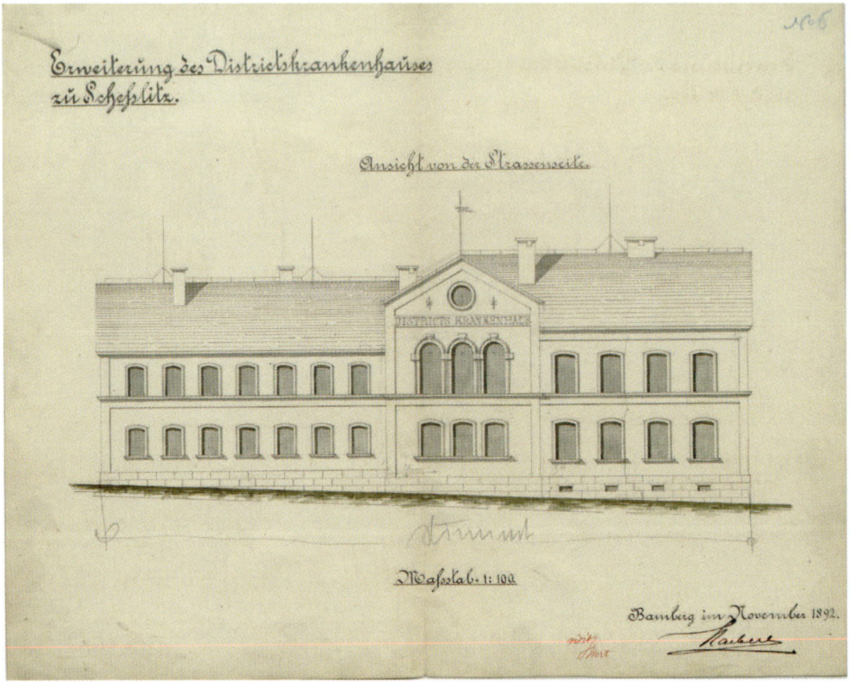

Abb. 2: Plan von Gustav Haeberle für die Erweiterung des Krankenhauses Scheßlitz, November 1892: Straßenfront (Staatsarchiv Bamberg, K 5, Nr. 11036 | Reinhold Schäffer).

Die Ärzte

Der erste Krankenhausarzt war der bereits erwähnte Dr. Johann Hümmert, der im Hauptamt Bezirksarzt war. Er war 1833 in Röttingen geboren und schloss 1859 sein Medizinstudium in Würzburg ab.[44] Die ersten sechs Berufsjahre als praktischer Arzt verbrachte er, wie er selbst schrieb, „in den ärmsten und beschwerlichsten Gegenden von Unterfranken, in der Rhön – Bischofsheim und Tann – mit großen Opfern". Ab 1869 betrieb er seine Praxis in Zeil am Main. Von dort aus bewarb sich der fünffache Vater seit 1871 häufig auf Amtsarztstellen, wurde jedoch übergangen. Eine Stelle als Bezirksarzt schien deshalb attraktiv, weil sie mit festen Einkünften verbunden war, der Inhaber aber weiter privat praktizierte. Nach 18 vergeblichen Anläufen erhielt Hümmert am 22. Februar 1879 endlich die ersehnte Position: Der bayerische König ernannte ihn zum Bezirksamt II. Klasse in Scheßlitz. Von hier wurde er zum Jahresbeginn 1885 als Bezirksarzt I. Klasse nach Lichtenfels versetzt. Als etliche Klagen über ihn laut wurden, legte ihm die Regierung von Oberfranken die Pensionierung nahe. Nach langem Zögern trat er Mitte 1904 in den Ruhestand,[45] den er ab 1906 in Würzburg verbrachte.[46]

Bis 1884 betreute Hümmert die Patienten nebenher und erhielt dafür 200 Mark im Jahr. Ab 1885 gab es einen eigenen Krankenhaus-

44 Seine Dissertation: Ueber die gerichtliche Leichenausgrabung, Würzburg 1859.
45 Staatsarchiv Bamberg, K 3 F III, Nr. 1409. Auch Bayerisches Hauptstaatsarchiv, MInn 60740.
46 Staatsarchiv Bamberg, K 200/X, Nr. 1147.

arzt, Dr. Ferdinand Hausmann[47], der dafür jedoch bloß 400 Mark erhielt.[48] Zum Vergleich: Ein junger Volksschullehrer verdiente gut und gern das Sechsfache. Der Arzt war nach wie vor Freiberufler, für den die Betreuung der stationären Patienten bloß ein Zubrot war. Hausmann wurde 1899 als Bezirksarzt nach Roding versetzt[49], später nach Dachau.[50] Für ihn kam Dr. Gustav Kröhl[51], geboren 1866 im sächsischen Bad Lausick, der in Scheßlitz über drei Jahrzehnte lang wirkte, bis er 1937 mit 70 Jahren in den Ruhestand trat.[52]

Hausmann und dann Kröhl leiteten zwar das Krankenhaus, aber es behandelte darin auch der zweite ortsansässige Arzt. Konflikte blieben nicht aus. Kröhl geriet alsbald mit seinem Kollegen Dr. Willy Bevermann[53] aneinander, und als er zu Beginn des Ersten Weltkriegs als Offizier einrückte, musste er erfahren, „daß sich Herr Dr. Dörfler[54] in Scheßlitz niedergelassen hat und sich auch des Krankenhauses bemächtigt hat. Nachdem Herr Dr. Dörfler es gar nicht für nötig befindet, sich mit mir ins Benehmen zu setzen, erkläre ich hiermit, daß ich nach meiner eventuellen Rückkehr nach Scheßlitz das Recht für mich in Anspruch nehme, alleinig Krankenhausarzt zu sein."[55] Nach dem Krieg hielt es das Bezirksamt für angezeigt, für die beiden Kontrahenten Regelungen zu treffen. Gustav Kröhl hielt seine Sprechstunden im Krankenhaus werktags von 9–10 Uhr, sonntags von 11–11.30 Uhr; Hans Dörfler war werktags von 10.30–12 Uhr an der Reihe.[56] Beide sollten sich offenbar aus dem Weg gehen.

Dörfler sah sich als der Modernere und verlangte 1921, ein Röntgengerät aufzustellen – doch er erhielt die Antwort, dafür fehle es am Platz. Das Krankenhaus ging generell nicht mit der Zeit. 1926 platzte Stadtrat Schmittinger, dem Vorsitzenden der Scheßlitzer Ortskrankenkasse, der Kragen. Das Krankenhaus habe „mehr den Charakter eines Siechenhauses als den einer Heilanstalt". Eine Hochdruckwasserleitung fehle, damit sei das Scheßlitzer Krankenhaus „das einzige in Bayern, ja in Deutschland [...], das diesen Mangel aufweist". Das Bezirksamt verwahrte sich gegen Ton und Inhalt des Briefs. Gewiss fehle die Wasserleitung, und es mangle zwar an manchen elektrischen Geräten, aber deren Wirksamkeit sei ohnedies noch nicht durchweg erwiesen. In der Tat bekam das Krankenhaus erst 1928 Anschluss an eine Hauswasserleitung, und den ersten Sterilisationsapparat schaffte es 1934 an.[57]

---

47 Er war 1852 geboren. Schematismus der Civil- und Militärärzte, der medicinischen Behörden und Unterrichts-Anstalten im Königreich Bayern, 19. Jahrgang, München 1896, S. 51. Den Grad des Dr. med. erlangte er mit der Dissertation: Zusammenstellung der im Jahre 1876 und 1877 operirten Fälle im städtischen allgemeinen Krankenhause l. I., München 1879. 1880 diente Hausmann als Militärarzt. Verordnungs-Blatt des Königlich Bayerischen Kriegsministeriums 1880, S. 186. Im Februar 1885 zeigte er durch eine Annonce an, dass er sich in Scheßlitz niedergelassen habe. Bamberger Volksblatt vom 6.2.1885. Nebenbei amtierte er 1886 als Hausarzt im Zuchthaus Ebrach. Justizministerialblatt für das Königreich Bayern 24 (1886), S. 245.

48 Staatsarchiv Bamberg, K 5, Nr. 5497, Schreiben vom 9.2.1885.

49 Justizministerialblatt für das Königreich Bayern 37 (1899), S. 421.

50 Über seine Laufbahn vgl. Bayerisches Hauptstaatsarchiv, MInn 60658.

51 Kröhl wurde 1893 in Würzburg beim Pathologen Georg Eduard von Rindfleisch (1836–1908) promoviert mit der Dissertation: Ein Beitrag zur Lehre von den Mischgeschwülsten der Ohrspeicheldrüse, Würzburg 1893.

52 Staatsarchiv Bamberg, K 5, Nr. 14631.

53 Seine Dissertation: Zur toxischen Beeinflussung des Geruchssinnes, Würzburg 1898. Über ihn auch Bayerisches Hauptstaatsarchiv, Offizierspersonalakten 5338.

54 Hans Dörfler, geboren 1886 als Bauernsohn in Seigendorf, studierte, unterbrochen von einem Semester in Erlangen, an der Universität Würzburg, wo er 1911 seine Abschlussprüfung ablehnte. Anschließend hatte er praktische Erfahrung am Allgemeinen Krankenhaus in Bamberg und in der Lungenheilstätte Fürth gesammelt. Hans Dörfler: Geschichte des Ikterus catarrhalis. Med. Diss., Bamberg 1913.

55 Staatsarchiv Bamberg, K 5, Nr. 11035, Schreiben vom 1.9.1914.

56 Ebd., Schreiben vom 10.3.1921.

57 Schriftverkehr in Staatsarchiv Bamberg, K 5, Nr. 11035.

Vom Krankenzimmer der Armen zum modernen Gesundheitszentrum – Zur Geschichte der Steigerwaldklinik in Burgebrach

Georg Bogensperger / Georg Knoblach

Anfänge einer stationären Krankenversorgung in Burgebrach

Im Juli 2023 feierte die Gemeinnützige Krankenhausgesellschaft des Landkreises Bamberg (GKG)[1] den 25. Geburtstag der „Steigerwaldklinik" in Burgebrach. Dieses „Wiegenfest" bezieht sich allerdings nur auf den Standort der Klinik am Eichelberg.

Die Geschichte des Krankenhauses Burgebrach beginnt im Jahre 1868. Damals beschloss das Bezirksamt II (Bamberg West)[2], in Burgebrach ein Distriktkrankenhaus zu errichten. Hierzu wurde das Wohnhaus Nr. 6 der Margarete Menzel erworben. In dem 1892 geerbten Anwesen des Sattlers Heusinger wurde später ein weiteres Distriktzimmer eingerichtet. Insgesamt standen somit sechs „Krankenbetten für arme Burgebracher" zur Verfügung, die von den ortsansässigen Ärzten belegt und betreut wurden.[3]

Selbst nach Maßstäben der damaligen Zeit war dies allenfalls ein Provisorium. Man dachte an einen Neubau und suchte hierfür einen Bauplatz. 1899 hatte die Gemeinde Burgebrach drei, die Gemeinde Burgwindheim vier Vorschläge eingebracht. In Burgebrach kam ein Platz an der Straße nach Grasmannsdorf, in Burgwindheim ein Platz am westlichen Ortsausgang (gegenüber dem Forstamt) in Betracht. Diese Planungen wurden nicht weiterverfolgt.[4]

Von einer Burg zum Krankenhaus

Nach dem Zweiten Weltkrieg verlangten die Amerikanische Besatzungsbehörde vom Landrat die Einrichtung einer größeren Klinik im westlichen Landkreis. Anlass zu dieser Forderung gaben einzelne Typhusfälle. Die Wahl fiel auf ein Gebäude in der Ortsmitte von Burgebrach, unmittelbar neben der Pfarrkirche St. Vitus. Einen bedeutsameren Platz konnte es gar nicht geben. Dort, wo einst die „Burg an der Ebrach" gestanden hatte, die dem Ort seinen Namen gab – sie wurde 1525 im Bauernkrieg zerstört –, entwickelte sich im Laufe der Jahrhunderte eine bewegte Geschichte. Auf dem Areal wurde im Jahr 1800 ein Amtsgerichtsgebäude für das Bezirksamt Bamberg II errichtet. Das Bezirksamt, das hier bis 1930 bestand, war zuständig für 33 Gemeinden und 73 Ortschaften mit insgesamt 11.245 Einwohnern.[5]

Nach der Machtergreifung der Nationalsozialisten 1933 diente das Gebäude als Kreisschule. Bis kurz vor dem Ausbruch des Zweiten Weltkrieges war darin eine Schulungsstätte für „Deutsche Waldarbeit" untergebracht. Im Krieg wurde es zu einem „Schulungshort" der

1 Hierzu siehe den Beitrag zur Gemeinnützigen Krankenhausgesellschaft in diesem Band.
2 Vergleichbar einem heutigen Landkreis.
3 Fränkischer Tag 06.07.2023 (Nr. 153), S. 6.
4 Staatsarchiv Bamberg, Rep. K 5, Nr. 11037.
5 Riemer-Maciejonczyk 2023, S. 73.

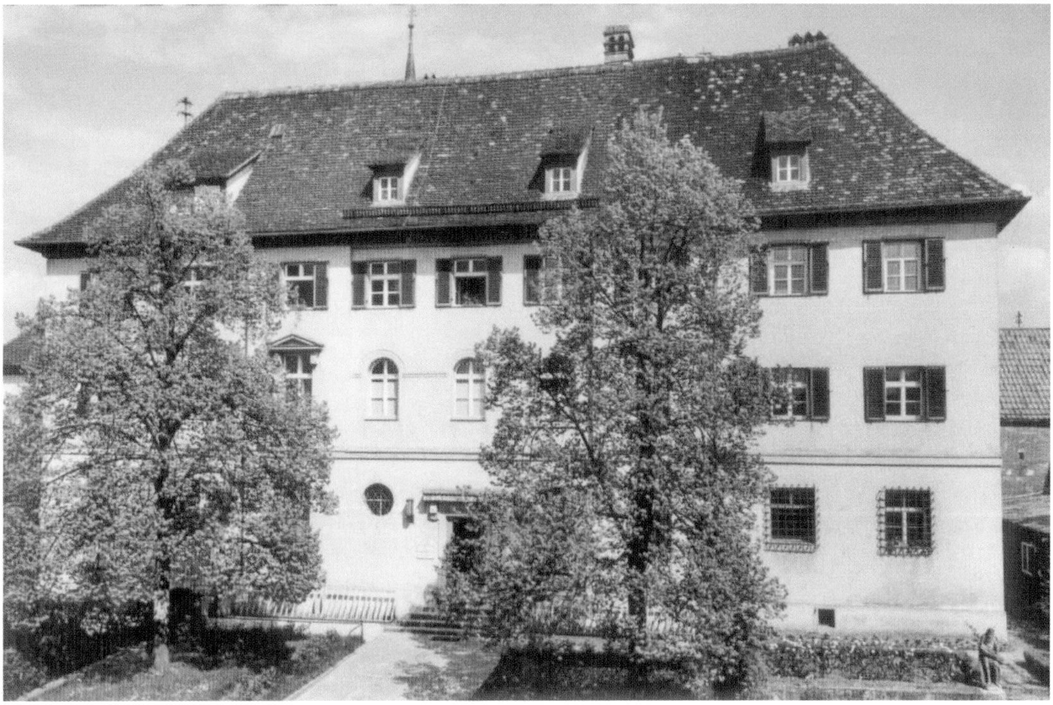

Abb. 1: Das ehemalige Amtsgerichtsgebäude bzw. das Bezirksamt Bamberg II in Burgebrach (Privatsammlung Clemens und Arnold Raab, Burgebrach).

NSDAP und in den Nachkriegswirren zum Flüchtlingslager.[6] 1947 erwarb der Landkreis das Gebäude und eröffnete dort am 1. März 1948 unter der Leitung des Chefarztes Dr. Erich Stahl (1909–1988) ein Landkreiskrankenhaus.[7]

Ein Krankenhaus entsteht in schwerer Zeit ...

Die Bezeichnung „Krankenhaus" für diese Einrichtung war mehr als hochtrabend: Der Chefarzt fühlte sich eher an ein Feldlazarett aus seiner Kriegszeit erinnert. In einem Schreiben an das Landratsamt beklagt er sich 1948 darüber, dass Gänge und Toiletten nicht beheizbar waren. Die Temperaturen im Winter betrugen dort nur 6° Celsius. Ähnlich kalt war es im Operationssaal; deshalb kam dort ein Sägespan-Ofen zum Einsatz. Die Wände und der Fußboden waren nicht abwaschbar. Es gab keine OP-Leuchte; als Operationstisch diente ein Feld-Operationstisch der Wehrmacht. Das Haus verfügte über kein Laboratorium, kein Untersuchungszimmer, keinen Behandlungsraum, kein eigenes Zimmer für den Chefarzt. Keines der Krankenzimmer hatte ein Waschbecken. Strom gab es nur stundenweise. Die Wäsche des Hauses musste in einem 75-Liter Kessel gewaschen werden, ohne Waschmaschine, ohne Schleuder. Zur Desinfektion der Wäsche und der Instrumente diente ein holzbefeuerter Feldsterilisator aus Kriegszeiten. Das Röntgengerät und das Operationsbesteck waren

6 Fischer 2004, S. 17f.

7 Hierzu Archiv der GKG: Die Geschichte des Kreiskrankenhauses Burgebrach. – Ausführliche Würdigungen des Kreismedizinaldirektors Dr. Erich Stahl anlässlich seines Ruhestandes und seines Todes in: Fränkischer Tag 30.09.1974 (Nr. 225), S. 18; 24.11.1988 (Nr. 271), S. 32. – An ihn erinnert in Burgebrach die Dr.-Stahl-Straße.

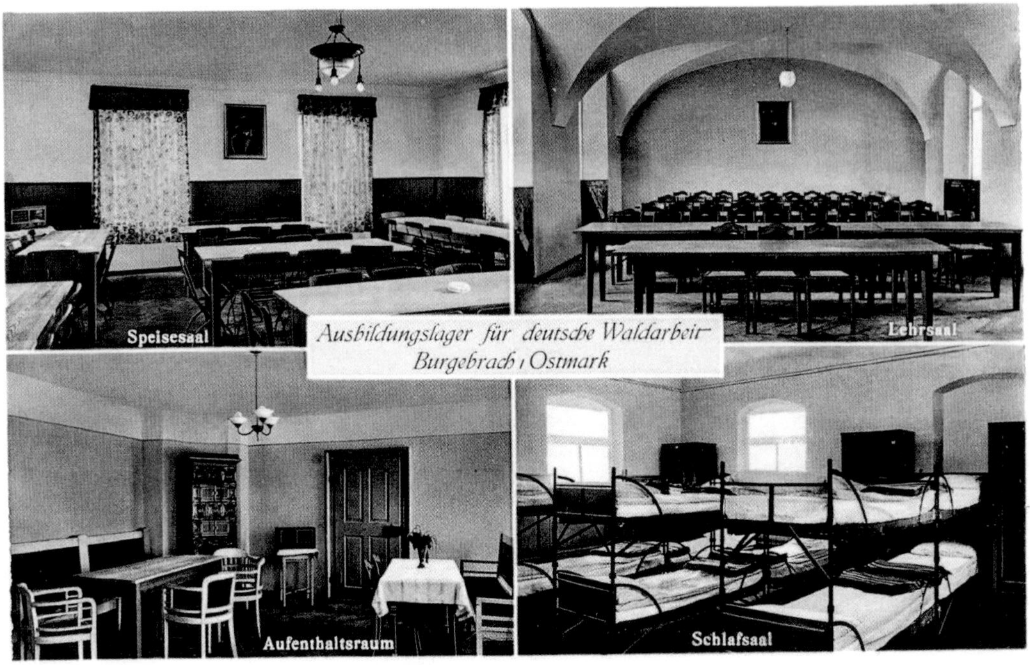

Abb. 2: Die „Waldarbeitsschule Burgebrach“. Ansichtskarte, späte 1930er Jahre (Privatsammlung Clemens und Arnold Raab, Burgebrach).

Eigentum von Dr. Stahl. Die 50 Krankenbetten wurden von fünf aus Schlesien vertriebenen katholischen Ordensschwestern vom „Konvent der Grauen Schwestern zur heiligen Elisabeth“ betreut. Auch deren Aufgabe war nicht einfach. Es gab keinen Aufzug im Haus. Bettlägerige Patienten oder frisch Operierte mussten über die Treppen von Stockwerk zu Stockwerk getragen werden. Und – dieses „Krankenhaus“ besaß keine einzige Bettschüssel!

... und wächst trotzdem

In den Jahren 1949/1950 wurden Umbau- und Ausbaumaßnahmen durchgeführt, in die auch das frühere Amtsgerichtsgefängnis einbezogen war. Ab Oktober 1951 verfügte das Krankenhaus über 75 Betten. Davon waren 47 vorgesehen für den chirurgischen Bereich, 11 für Infektionskrankheiten und 17 für sonstige Krankheiten.

Nachdem die Ordensschwestern im Frühjahr 1964 abberufen worden waren, übernahmen Malteserschwestern bis Ende der 1960er Jahre die Krankenpflege. In den Zeiten des „Wirtschaftswunders“ war es schwierig Krankenpflegekräfte für ein derart kleines Krankenhaus zu gewinnen. Dem Landkreis Bamberg gelang es bis Anfang der 1970er Jahre, Schwestern von der „Kongregation der Karmeliterinnen“ aus dem indischen Südstaat Kerala nach Burgebrach zu holen. Die Baumaßnahme der 1950er Jahre wurde 1967 durch einen Verbindungsbau ergänzt. Dadurch erreichte das Kreiskrankenhaus Burgebrach einen Bestand von 125 Betten. Das heutige Bürgerhaus der Gemeinde war das Haupthaus des ehemaligen Kreiskrankenhauses. Nach Norden schloss sich ein weiterer Bettentrakt an; der Westbau beherbergte Behandlungs- und Stationszimmer. An der westlichen Peripherie des Areals war ein Schwesterwohnheim mit Schwesternschule angesiedelt.

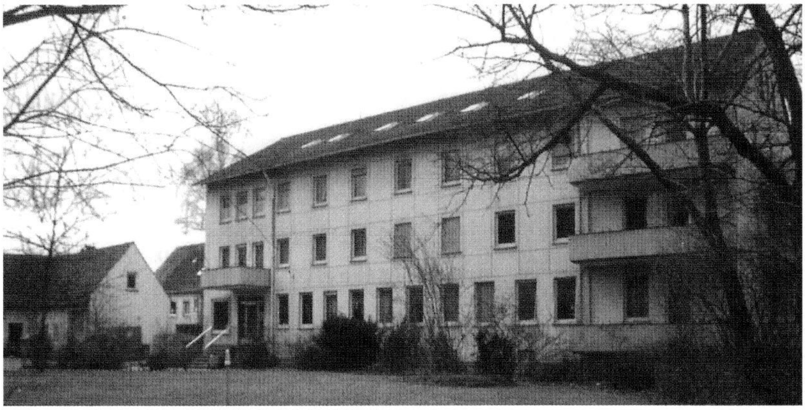

Abb. 3: Das Schwesternwohnheim in Burgebrach. Ansichtskarte, späte 1930er Jahre (Privatsammlung Clemens und Arnold Raab, Burgebrach).

Die Nachfolge von Dr. Erich Stahl als Chefarzt trat am 1. Oktober 1974 Dr. Volker Lotze an. Am 1. Juni 1975 startete eine eigenständige Internistische Abteilung unter dem Chefarzt Dr. Friedrich Winter. Um den gestiegenen Anforderungen der modernen Medizin gerecht zu werden, richtete der Landkreis schließlich auch eine Abteilung für Anästhesiologie und Intensivmedizin ein. Die Leitung oblag ab 1. Februar 1985 Chefarzt Dr. Wolfgang Schreiber. Zur Verbesserung der räumlichen Verhältnisse und der Entwicklungsmöglichkeiten des Kreiskrankenhauses Burgebrach fasste der Kreistag des Landkreises Bamberg am 15. Juli 1986 den Grundsatzbeschluss für eine grundlegende Strukturverbesserung. Ein Lösungsvorschlag sah die Sanierung des im Ortskern gelegenen Kreiskrankenhauses vor. Die beträchtliche Kostensumme von rund 60 Millionen DM für die Sanierungsmaßnahme ließ jedoch den Entschluss reifen, einen Neubau zu errichten.

Die Steigerwaldklinik

Für das angebahnte Großprojekt stellte der Markt Burgebrach ein Grundstück am Eichelberg in einer Größe von rund 100.000 m² kostenfrei zur Verfügung. Am 14. Oktober 1994 erfolgte der erste Spatenstich und schon am 23. Januar 1998 konnte das neue 118 Betten-Haus bezogen werden.

Die Steigerwaldklinik des Jahres 2023 ist mit der Landkreisklinik des Jahres 1948 nicht mehr vergleichbar. Burgebrach verfügt heute über sechs große Fachabteilungen (Innere Medizin, Kardiologie, Chirurgie, Anästhesie, Intensivmedizin und Psychosomatische Medizin), die von fünf Chefärzten geleitet werden. Damit ist die wohnortnahe, qualitätsorientierte medizinische Versorgung der Bevölkerung im westlichen Landkreis Bamberg sichergestellt.

Literatur:

Bogensperger, Georg: Die Entwicklung Burgebrachs in den vergangenen 50 Jahren, in: Riemer-Maciejonczyk, Monika (Hrsg.): 1000 Jahre Burgebrach. 1023–2023, Petersberg 2023, S. 376–409, hier S. 392f., 395f.

Fischer, Rudi: Geschichtlicher Rundgang durch Burgebrach, Burgebrach 2004, S. 17f. (Altes Krankenhaus, Kreisschule); S. 22 (Schwesternwohnheim); S. 36f. (Neues Krankenhaus).

Riemer-Maciejonczyk, Monika: Ein Galgen, eine Burg, ein Marktplatz. Burgebrach als Gerichtsstätte, Amtssitz und Marktort, in: Dies. (Hrsg.): 1000 Jahre Burgebrach. 1023–2023, Petersberg 2023, S. 64–79.

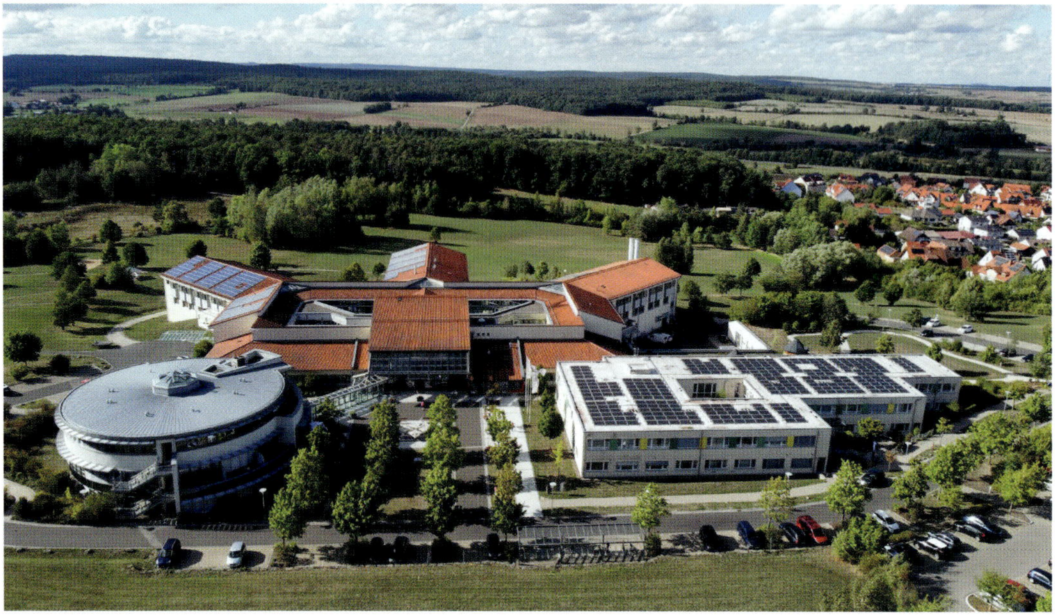

Abb. 4: Steigerwaldklinik, Klinik am Eichelberg und Ärztezentrum in Burgebrach. Foto Johann Beringer, Burgebrach, 2022.

Die Gemeinnützige Krankenhausgesellschaft des Landkreises Bamberg

Christiane Schlereth / Anna Weigert

Im Jahr 1995 wurde die Gemeinnützige Krankenhausgesellschaft mbH (GKG Bamberg) des Landkreises Bamberg aus den Landkreiskrankenhäusern Scheßlitz und Burgebrach gegründet.[1] Sie setzt sich zusammen aus der Juraklinik Scheßlitz mit 130 Betten, der Steigerwaldklinik Burgebrach mit 118 Betten und elf Seniorenzentren mit insgesamt 606 Pflegeplätzen.

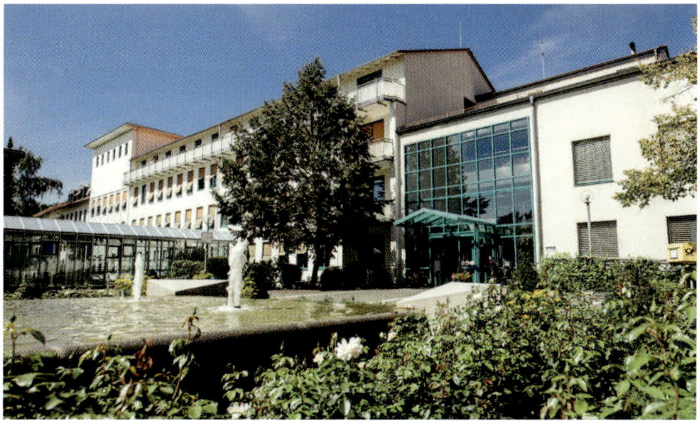

Abb. 1: Die Juraklinik in Scheßlitz. Foto Christian Horn, Nürnberg, 2016 (Gemeinnützige Krankenhausgesellschaft, Scheßlitz).

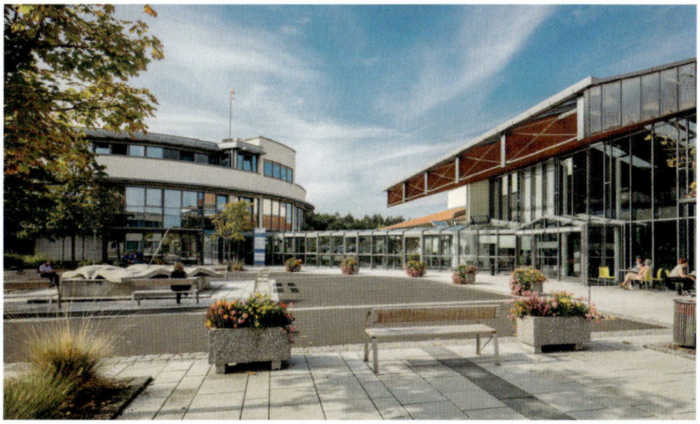

Abb. 2: Die Steigerwaldklinik in Burgebrach. Foto Christian Horn, Nürnberg, 2018 (Gemeinnützige Krankenhausgesellschaft, Scheßlitz).

Die Kliniken der GKG Bamberg sind Krankenhäuser der Grund- und Regelversorgung. Im Jahr 2019 wurden sie zudem als Akademische Lehrkrankenhäuser für Allgemeinmedizin akkreditiert. Sie sind vollumfänglich zuständig für die stationäre Versorgung der Bevölkerung des Landkreises. In beiden Kliniken stehen physikalische Fachabteilungen auch für ambulante Behandlungen zur Verfügung.

In den Medizinischen Versorgungszentren Burgebrach, Bischberg und Scheßlitz gibt es Praxen mit sechs Fachbereichen. Durch die Vernetzung wird ein effizientes Zusammenwirken von ambulanter und stationärer Versorgung gewährleistet. Abgerundet wird das Leistungsspektrum durch einen ambulanten Pflegedienst.

Mit rund 1500 Mitarbeitern zählt die GKG Bamberg zu einem der größten Arbeitgeber in der Region. Sie versteht sich als regionaler Gesundheitspartner, der medizinische Versorgung und Pflege in jeder Lebenssituation und auf hohem Leistungsniveau anbietet.

---

1 Internetseite der GKG Bamberg: https://gkg-bamberg.de.

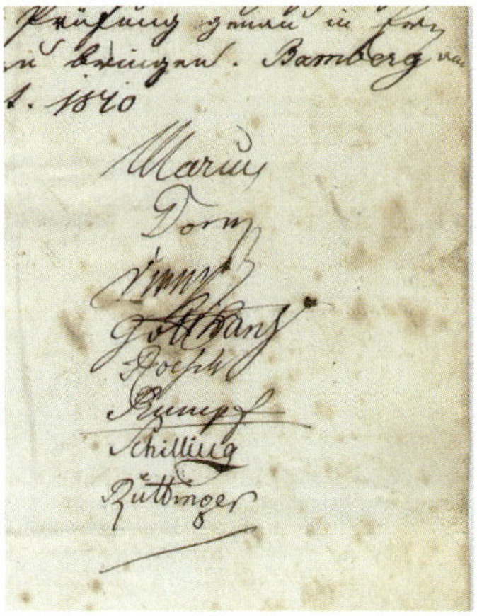

Medizinische Ausbildung

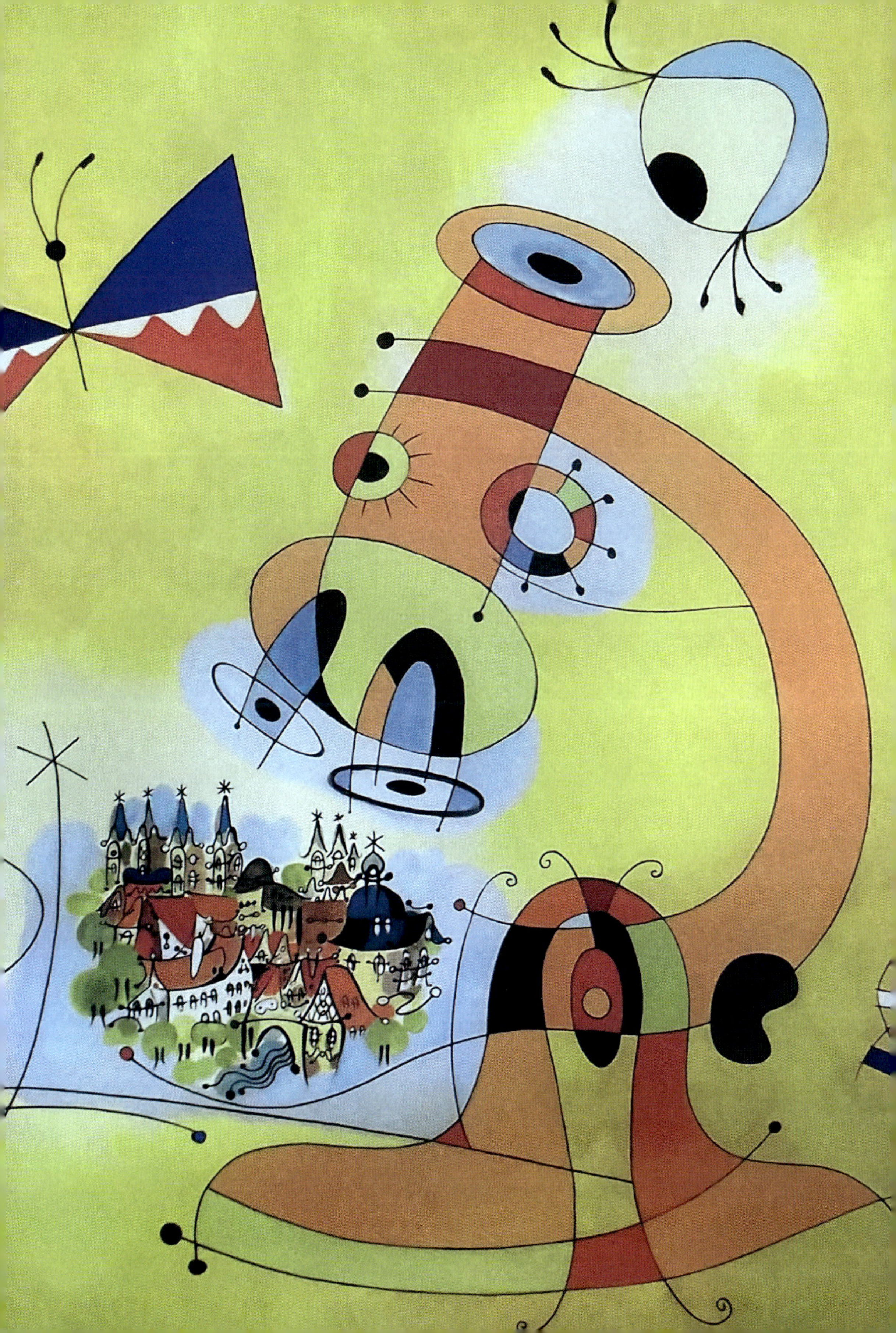

Das größte Hindernis bei den Vorlesungen überhaupt findet immer noch am Abgang der erforderlichen Hörsäle, besonders aber des anatomischen Theaters statt.[1]

Die Schule für Landärzte – Nicht akademische Medizinerausbildung im frühen 19. Jahrhundert in Bamberg

Klaus Rupprecht

Im Staatsarchiv Bamberg hat sich ein kleiner Akten- und Rechnungsbestand erhalten, der eine ergiebige Quelle für Forschungsarbeiten über die nicht akademische Medizinerausbildung in der ersten Hälfte des 19. Jahrhunderts in Bamberg bietet. Es handelt sich um die originäre Überlieferung der Schule für Landärzte (1809–1823), der chirurgischen Schule (1823–1834) und der Baderschule (1834–1843). Diese Quellen – 300 Akten und Rechnungen – sind insbesondere nach ihrer jüngst erfolgten tieferen Erschließung hervorragend geeignet, den aktuellen Forschungsstand substantiell zu ergänzen.

Bisher vorliegende Studien fußen insbesondere auf der Ministerialüberlieferung sowie auf Akten der Regierung des Obermainkreises (ab 1838: Regierung von Oberfranken). Im vorliegenden Beitrag soll der Akzent speziell auf die Phase der Bamberger Schule für Landärzte gelegt werden.

Chirurgisch-medizinische Schule

Die Säkularisation 1802/03 brachte für Franken das Ende der geistlichen Staaten und damit das Ende des 1007 durch Kaiser Heinrich II. gegründeten Hochstifts Bamberg.[2] Die neuen bayerischen Machthaber entschieden, dass es in Franken künftig nur noch eine katholische Universität geben solle. Die Universität in Bamberg – und damit auch deren jüngste Fakultät: die medizinische – wurde aufgelöst.[3] Die akademische Medizinerausbildung sollte an der altehrwürdigen Universität in Würzburg erfolgen.

Als Kompensation für diesen sich früh abzeichnenden Verlust schlug der Medizinaldirektor und Leiter des Bamberger Allgemeinen Krankenhauses Adalbert Friedrich Marcus (1753–1816) dem damals in Würzburg residierenden bayerischen Generalkommissär in Franken Friedrich Karl von Thürheim

1 Staatsarchiv Bamberg, Baderschule Bamberg 17 (16.11.1811). – Der Begriff „Anatomisches Theater“ (lateinisch *Theatrum anatomicum*) bezeichnete einen Hörsaal mit tribünenartiger Anordnung der Zuschauerplätze und freier Sicht auf einen Tisch, auf dem anatomische Demonstrationen stattfanden. – Hierzu vgl. den Beitrag „Zur Geschichte der Anatomie und Pathologie in Bamberg“ von Christoph Schindler und Werner Taegert in diesem Band.

2 Vgl. hierzu die Beiträge in diesem Ausstellungskatalog: Renate Baumgärtel-Fleischmann (Hrsg.): Bamberg wird bayerisch. Die Säkularisation des Hochstifts Bamberg 1802/03, Bamberg 2003. – Hingewiesen sei insbesondere auf den Katalogbeitrag von Günter Dippold: Der Umbruch von 1802/04 im Fürstentum Bamberg, ebd., S. 21–69.

3 Bernhard Spörlein: Die medizinische Fakultät der älteren Universität Bamberg, in: Franz Machilek (Hrsg.): Haus der Weisheit. Von der Academia Ottoniana zur Otto-Friedrich-Universität Bamberg. Katalog der Ausstellung aus Anlass der 350-Jahrfeier, Bamberg 1998, S. 153–194.

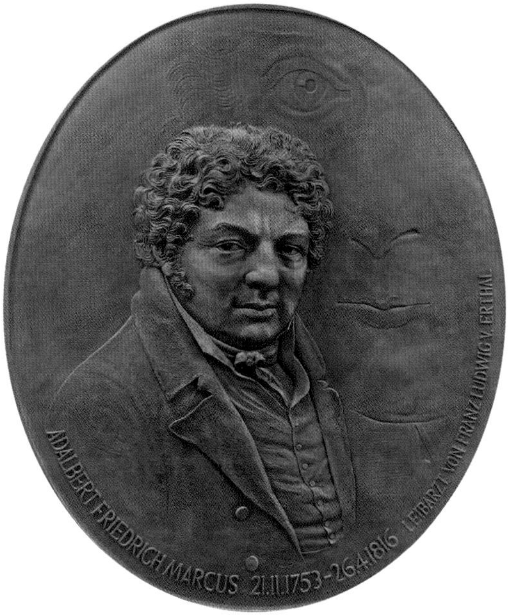

Abb. 1: Adelbert Heil (geb. 1958): Adalbert Friedrich Marcus (1753–1816), im Hintergrund schemenhaft erkennbar Franz Ludwig von Erthal, Fürstbischof von Bamberg und Würzburg (1730–1795, reg. ab 1779). Bronzerelief, 145 × 95 cm, 2016 (Kunstgießerei Lenz, Nürnberg). Foto Adelbert Heil, 2023.
Das Relief wurde auf Initiative von Prof. Dr. Gerhard Seitz im Zusammenwirken mit dem Ärztlichen Kreisverband Bamberg zum 150. Todestag von Marcus geschaffen. Es befindet sich im Foyer des Bamberger Klinikums am Bruderwald.

(1763–1832) bereits im Sommer 1803 vor, in Bamberg eine medizinisch-chirurgische Schule zu errichten.[4] Sein Vorstoß zielte darauf ab, Hebammen aus der Region sowohl theoretische wie praktische Kenntnisse zu vermitteln und Ärzten, die bereits an Universitäten studiert hatten, eine solide praktische Ausbildung zu ermöglichen. Aus unterrichtlichen, aus gesundheitlichen und auch aus allgemeinen staatspolitischen Erwägungen heraus, so Marcus, sei es sinnvoll, neben dem Universitätsstudium in Würzburg eine Schule für die praktische medizinische Ausbildung in Bamberg zu unterhalten. Er vergaß dabei nicht zu erwähnen, dass ohne einen solchen „klinischen Unterricht unser schönes Krankenhaus den grösten Theil seines Werthes verlieren" werde.[5] Ganz im Geiste der Zeit betonte er damit die enge Verbindung von Krankenversorgung und medizinischer Ausbildung.

Das Gesuch des Medizinaldirektors war begleitet von konkreten Vorschlägen für den fachlichen Unterrichtskanon, für das Lehrpersonal und für die Finanzierung. Da man jetzt andernorts – beispielsweise wegen der gänzlichen Aufhebung der Juristenfakultät – Geld spare, würde mit relativ geringem Mehraufwand „der große Endzweck erreicht, daß das vaterländische ärztliche Personale vollkommen ausgebildet, eine nicht unbeträchtliche Summe, welche der Aufenthalt der Wundärzte und Hebammen an einem entfernten Orte kostet, erspart, unsere öffentlichen Anstalten in ihrem Flore erhalten, Kunst und Wissenschaft nicht gänzlich bey uns erlöschen und daß auch fremdes Geld hier verzehrt würde."[6] Zudem bestehe nach dem Vorbild der josephinischen Akademie in Wien auch die Chance, diese klinische Schule zur Ausbildung der Feldärzte für die Armee zu nutzen.

Der mit Empathie und Geschick vorgebrachte Plan überzeugte die kurfürstlich pfalzbayerische Regierung. Sie genehmigte die Errichtung der medizinisch-chirurgischen

4 Vgl. Mark Häberlein / Michaela Schmölz-Häberlein: Adalbert Friedrich Marcus (1753–1816). Ein Bamberger Arzt zwischen aufgeklärten Reformen und romantischer Medizin (Stadt und Region in der Vormoderne 5), Würzburg 2016, S. 261f. (auch für das Folgende). – Hierzu ferner Heinrich Joachim Jaeck: Adalbert Friedrich Marcus, nach seinem Leben und Charakter geschildert, in: Ders.: Pantheon der Litteraten und Künstler Bambergs, Erlangen 1811–1815 (1813), Sp. 697–752, hier Sp. 729f.; Michael Renner: Bamberg als medizinisches Zentrum Oberfrankens und Bayerns im frühen 19. Jahrhundert. Medizinisch-chirurgische Schule, Irrenhaus, Kranken- und Versorgungshäuser, in: Bayerisches Ärzteblatt 24 (1969), S. 250–267, 364–377, 517–528.

5 Bayerisches Hauptstaatsarchiv, MInn 61998; zitiert nach Häberlein / Schmölz-Häberlein 2016 (wie Anm. 4), S. 261.

6 Staatsarchiv Bamberg, Regierung von Oberfranken, K 3 F III 1356; zitiert bei Häberlein / Schmölz-Häberlein 2016 (wie Anm. 4), S. 262.

Schule in Bamberg am 3. November 1803. Der Lehrbetrieb sollte mit Marcus als dem Direktor im April 1804 beginnen. Marcus selbst lehrte „den technischen und praktischen Theil der Klinik durch unmittelbare Anweisung am Bette der Kranken“[7], sowohl im Krankenhaus als auch in den anderen Bamberger Heilanstalten. Von den ehedem acht Mitgliedern der medizinischen Fakultät der Universität Bamberg wurden fünf als Lehrer an die neue Schule übernommen. Sie unterrichteten zum Teil ihre bisherigen Lehrfächer weiter. Neben Marcus waren dies die Professoren Georg Anton Dorn (Physiologie und Chirurgie), Joseph Friedrich Gotthard (Anatomie, Tierarzneikunde, Osteologie), Adalbert Philipp Gotthard (Geburtshilfe, gerichtliche Medizin), Ignaz Rösch (Hebammenkunst, Chirurgie).[8] Dazu kamen der Apotheker Ernst Friedrich Rumpf für Pharmazie und Chemie sowie aus Würzburg Prof. Konrad Joseph Kilian.[9]

Die Schule für Landärzte

Gründung und Organisation der Schule

Seit 1807 befasste man sich im bayerischen Innenministerium mit Plänen für eine Reform der nicht akademischen Ausbildung von Medizinern.[10] Eine Verordnung dazu erging am 29. Juni 1808.[11] Die bisherige Ausbildung in den chirurgisch-medizinischen Schulen hatte offenbar zu wenig geeignetes und fachkundiges Personal hervorgebracht. Zudem hatte sich das Vorhaben, reine Chirurgen oder reine Geburtshelfer auszubilden, zumindest für einen Einsatz auf dem Lande als unzureichend erwiesen. Statistische Erhebungen zum Medizinalpersonal im Königreich Bayern hatten eine bedeutende Überzahl nicht genügend ausgebildeter, in untergeordneten Funktionen medizinisch Tätiger (Wundärzte, chirurgische und einfache Bader) im Vergleich zu akademisch gebildeten Ärzten ergeben sowie eine massive Benachteiligung der ländlichen Bevölkerung bei der medizinischen Betreuung.

Bei der angestrebten sozial ausgewogeneren Volkswohlfahrt ging es den Regierungsverantwortlichen darum, nicht allein für die Reichen, sondern auch für die Masse der Bevölkerung möglichst flächendeckend Zugang zu einer angemessenen medizinischen Grundversorgung zu erreichen. Die dafür vorzusehenden Kandidaten sollten „der weniger gebildeten Volksklasse durch Sprache, Sitten und Naturansichten in einem gewissen Grade verwandt sein“[12], vorzugsweise selbst dieser Klasse entstammen. Die Ausbildung sollte über den bisherigen Stand reiner Wundärzte hinausgehen und die Absolventen in die Lage versetzen, sowohl ärztliche wie auch wundärztliche Fertigkeiten zu erlangen, als Geburtshelfer tätig zu sein, einfachere Operationen durchzuführen und in gewissem Maße als Veterinärärzte zu dienen. Die Pläne sahen eine dreijährige praxisnahe und kostenfreie Ausbildung an einer Landärzteschule vor, um anschließend eine eigene Praxis eröffnen zu können. Gezielt wollte man dabei die Besitzer oder

---

7 Bayerisches Hauptstaatsarchiv, MInn 61998; zitiert nach Häberlein / Schmölz-Häberlein 2016 (wie Anm. 4), S. 263. Hierzu die Veröffentlichung von Adalbert Friedrich Marcus: Die medizinisch-chirurgische Schule zu Bamberg, Bamberg 1804.

8 Biogramme der Professoren bei Bernhard Spörlein: Die ältere Universität Bamberg (1643–1803). Studien zur Institutionen- und Sozialgeschichte (Spektrum Kulturwissenschaften 7/1–2), Berlin 2004, S. 1099–1338 (Kurzbiographien Bamberger Universitätslehrer).

9 Renner 1969 (wie Anm. 4), S. 262f.

10 Zum Folgenden vgl. Paul Böhmer: Die medizinischen Schulen Bambergs in der ersten Hälfte des 19. Jahrhunderts, Diss. med. Erlangen-Nürnberg 1970, S. 30f.; Häberlein / Schmölz-Häberlein 2016 (wie Anm. 4), S. 327–332.

11 Regierungsblatt des Königreichs Bayern 1808, S. 1701.

12 Bayerisches Hauptstaatsarchiv, MInn 14983 (29.06.1808); zitiert nach Böhmer 1970 (wie Anm. 10), S. 33. Vgl. auch Häberlein / Schmölz-Häberlein 2016 (wie Anm. 4), S. 327.

Erben vorhandener Bader-Gerechtigkeiten als Kandidaten gewinnen. Dieses häufig dinglich mit einem Anwesen verbundene Recht erlaubte den Besitzern die Ausübung des Bader- bzw. Wundarztberufs. Voraussetzung für den Eintritt in die Landärzteschule sollte der Abschluss an einem Gymnasium oder ein Lyzealstudium sein. Für bereits praktizierende Wundärzte bzw. Chirurgen war ein verkürzter Kurs von 24 bzw. 18 Monaten vorgesehen.

Neu einzurichtende Schulen für Landärzte waren geplant als Nachfolgeinstitutionen der bisherigen chirurgisch-medizinischen Schulen in München, Innsbruck und Bamberg. Letztere war regional zuständig für Bewerber aus dem Main-, Rezat-, Naab- und Regenkreis. Der für Ostern 1809 angesetzte Eröffnungstermin wurde wegen Kriegsgefahr zunächst auf den 14. Dezember 1809 verlegt. Adalbert Friedrich Marcus berichtete als Leiter der chirurgisch-medizinischen Schule in Bamberg, dass die Instruktion über die Organisation und innere Einrichtung der Landärzteschule sein Institut allerdings so spät erreicht hätte, dass diese in der Kürze der Zeit nicht umsetzbar sei. Zudem hätten die potentiellen Kandidaten um Aufschub gebeten, da sie – in der Regel verheiratet – erst ihren Hausstand zu regeln hätten und sich um Personen kümmern müssten, die in ihrer Abwesenheit die Versorgung bestehender Bader- und Chirurgieeinrichtungen an ihren Heimatorten aufrechterhalten würden. Man habe sich daher entschieden, die Eröffnung der Schule auf den 6. Januar 1810 zu verschieben.[13]

Die Unterrichtsräume befanden sich in Bamberg an unterschiedlichen Orten: im Allgemeinen Krankenhaus, in der Entbindungsanstalt (ehem. Hofwaschanstalt neben dem Allgemeinen Krankenhaus) und im Lyzeum (ehem. Jesuitenkollegium). Dr. Marcus teilte mit, dass es ein großes Problem sei, im Lyzeumsgebäude geeignete Hörsäle zu bekommen, und dass auch noch unklar sei, wie die benötigte Anzahl an Leichen für die anatomischen Kurse beschafft werden sollten. Da die bis dato durch die „öffentlichen Anstalten" übergebenen Leichen nicht ausreichen, sollte das Generalkommissariat sowohl den Armeninstituten wie den Polizeikommissariaten die Weisung erteilen, Verstorbene in der Stadt wie im Umkreis von zwei bis drei Meilen, die Almosen bezogen hatten, an das anatomische Institut abzugeben. Als weitere potentielle Quelle für Leichname wurde das Militärhospital angesehen.[14] Überhaupt, so Marcus, sei für die Zukunft ein größerer und besser geeigneter Raum für ein anatomisches Theater nötig, in dem auch eine größere Anzahl von Auszubildenden Platz finden könne. Um den Gesamtbedarf zu decken, hatte die Regierung festgelegt, an den Landärzteschulen pro Ausbildungsjahrgang 80 Kandidaten aufzunehmen.

Lehrpersonal

Direktor Dr. Marcus äußerte in seinem Bericht vom 12. Dezember 1809 Bedenken und Änderungswünsche hinsichtlich des Lehrpersonals, das von der Staatsregierung vorgesehen war.[15] Diese hatte folgende neun Lehrenden bestimmt (Abb. 2):

Adalbert Friedrich Marcus,
  Direktor der Schule und Professor für Therapie und Klinik
Anton Dorn,
  Professor der Therapie und Semiotik

13 Staatsarchiv Bamberg, Baderschule Bamberg 17 (12.12.1809); Bayerisches Hauptstaatsarchiv, MInn 19534/I; Böhmer 1970 (wie Anm. 10), S. 32. Vgl. auch Häberlein / Schmölz-Häberlein 2016 (wie Anm. 4), S. 327f.

14 Staatsarchiv Bamberg, Baderschule Bamberg 18 (12.12.1809).

15 Zur Ernennungsliste vom Oktober 1809 vgl. Böhmer 1970 (wie Anm. 10), S. 36–42; nach Bayerisches Hauptstaatsarchiv, MInn 23779 (28.10.1809). Vgl. auch Häberlein / Schmölz-Häberlein 2016 (wie Anm. 4), S. 328.

Jacob Schilling,
Professor der Anatomie, Physiologie und gerichtlichen Arzneikunde
Karl Josef Diruf,
Professor der Anthropologie, Zoologie, Physik und Staatsarzneiwissenschaft
Joseph Friedrich Gotthard,
Professor der Heilmittellehre, Diaetetik und Botanik
Albert Philipp Gotthard,
Professor der medizinischen und operativen Wundarzneikunst
Ignaz Rösch,
Professor der Geburtshilfe
Friedrich Rumpf,
Professor der Chemie und Pharmacie
Georg Steglehner,
Prosektor, Repetitor der Anatomie und Doctor legens der Bandagenlehre

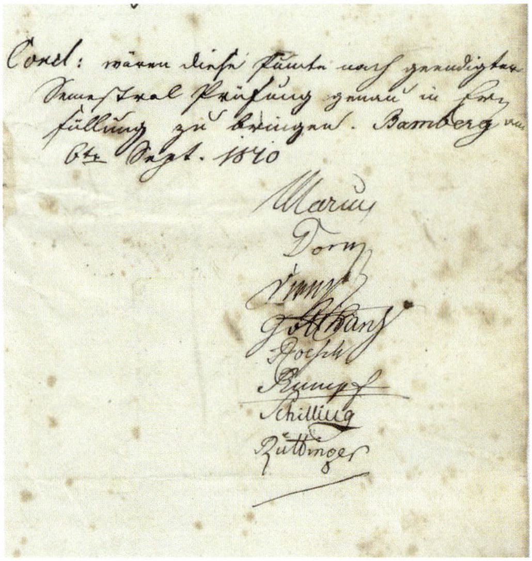

Abb. 2: Schule für Landärzte in Bamberg: Unterschriften der Professoren in ihrer Rangordnung auf einem Mandat des Innenministeriums. 1810 (Staatsarchiv Bamberg, Baderschule Bamberg 17 | Reinhold Schäffer).

Da mit dem Lyzealprofessor Konrad Rüttinger bereits ein Lehrer der Physik und der historischen Naturlehre am Lyzeum vorhanden war, wurde es für klug erachtet, Prof. Diruf dieses Fach zu entziehen und an seiner Stelle Prof. Rüttinger in den Lehrkörper der Landärzteschule zu integrieren. Er erhielt dafür eine Extra-Gratifikation in Höhe von 150 Gulden pro Semester. Ebenso abgenommen wurden Prof. Diruf die Staatsarzneiwissenschaften (Medizinalpolicey), für die Prof. Dorn bestellt wurde. Dafür übernahm Karl Josef Diruf von Albert Philipp Gotthard, der seit 1770 an der medizinischen Fakultät tätig gewesen war und aus Altersgründen in den Ruhestand versetzt werden wollte, die operative und medizinische Chirurgie samt der Leitung der Chirurgie am Klinikum. Dies, so Diruf, entsprach aber so gar nicht seinen Vorstellungen und Fähigkeiten, weshalb er bereits im Januar 1810 um Entbindung von dieser Aufgabe bat.

In den Folgejahren wurde die Chirurgie entweder gar nicht oder wechselweise von den Professoren Dorn und Rösch vertreten. Dieses Fach war stets Gegenstand von Beschwerden und Klagen. Etwas Konstanz trat erst ein, als Ende 1812 der im Ruhestand befindliche Medizinalrat und Professor Johann Keesbacher aus Straubing hierfür berufen wurde. Keesbacher verdarb es sich aber bald mit den anderen Professoren in Bamberg, da er sich bei König Max I. Joseph (reg. 1806-1825) über seinen Rang unter den Professoren in Bamberg beschwerte.[16] Das Innenministerium bestimmte, dass er nach Prof. Dorn den zweiten Rang unter den Professoren einnehmen solle. Prof. Gotthard warf ihm daraufhin „Rangsüchtigkeit“ vor und erklärte, er werde sich allenfalls bei der Unterschriftenfolge danach richten, diese „nie aber bei anderen Gelegenheiten befolgen“. Keesbacher wurde bereits zum 1. Juni 1814 unter Beibehaltung seiner Ruhestandsbezüge als Medizinalrat und Professor nach Innsbruck versetzt. So musste vertretungsweise Prof. Rösch wieder die Vorlesungen über Chirurgie und den klinischen Unterricht übernehmen.

16 Staatsarchiv Bamberg, Baderschule Bamberg 25 (auch für die folgenden Zitate); ebd., Baderschule 26 (13.07.1814).

Dr. Marcus regte an, den Landärztekandidaten nicht Unterricht in Zoologie, sondern in Tierseuchenkunde zu erteilen, damit ihnen zumindest Grundkenntnisse der gewöhnlichen tierischen Krankheiten vermittelt würden. Dieser Vorschlag wurde ebenso abgelehnt, wie der Wunsch des Schuldirektoriums, Karl Gotthard als Doctor legens (d.h. als Privatdozenten) für die operative Chirurgie und als Assistenten im Geburtshaus (zur Entlastung von Prof. Albert Philipp Gotthardt) zu bestellen. Dieser könne, so das Ministerium, nach den geltenden Grundsätzen nicht als promoviert angesehen werden und müsse, um in den bayerischen Staatsdienst aufgenommen zu werden, zunächst an der hohen Schule in Landshut den Doktorgrad in der Arzneikunst erwerben.[17]

Tod des Direktors Adalbert Friedrich Marcus

Eine Zäsur in der Geschichte der Landärzteschule stellte der Tod des Direktors Adalbert Friedrich Marcus am 26. April 1816 dar. Seit dem Januar dieses Jahres an fiebrigen rheumatischen Schüben erkrankt, konnten auch die zahlreich herbeigerufenen Ärzte ihn nicht retten. Von März an fungierte Prof. Anton Dorn als geschäftsführender Direktor der Landärzteschule. Unter zwölf Bewerbern wurde er im Oktober 1816 zum Nachfolger von Dr. Marcus erkoren. Die ärztliche Leitung des Allgemeinen Krankenhauses übernahm Johann Christian Pfeufer.[18]

Adalbert Friedrich Marcus hatte die von ihm eingeleiteten Reformen im Sozial- und Gesundheitswesen in Bamberg als umfassendes, alle Schichten und Krankheitsbilder einschließendes Werk verstanden. Gegenüber dem Regenten Kurfürst Max IV. Joseph von Pfalzbayern hatte er bereits im Juni 1804 die von ihm eingeleiteten Maßnahmen zusammengefasst. Er stellte die Reformen in der Gesamtschau als ein „vollendetes Kunstwerk" vor: „Ein begründetes und ganz vollendetes Krankenhaus, ein prachtvolles allgemeines Versorgungshaus, ein eingerichtetes Hospital für Unheilbare, eine schöne Entbindungsanstalt, in Verbindung mit einem nach diätetischen Grundsätzen eingerichteten Kinderhause, ein freundlicher Zufluchts Ort für unglückliche Gemüthskranke [...], ein Krankenwärterinnen-Institut."[19] Und er vergaß auch nicht die maßgeblich von ihm erreichte Verbesserung des Zustands des Zucht-, Verbesserungs- und Arbeitshauses.

In dieser Aufzählung nicht enthalten, aber in unserem Zusammenhang von zentraler Bedeutung war sein erfolgreiches Bemühen, in der Stadt Bamberg weiterhin medizinische Ausbildung zu bewahren und damit insgesamt Bambergs Rang und Ruf als medizinisches Zentrum fortzuführen und auszubauen. Und das gelang ihm in der Tat mit der Gründung der medizinisch-chirurgischen Schule und der Landärzteschule als deren Nachfolgerin.

Prof. Anton Dorn sah sich allerdings nach der Übernahme der Schulleitung und der Ausbildungspraxis in der Klinik 1816 wegen deren „äußerst mangelhafter Verfassung" veranlasst, zahlreiche organisatorische Veränderungen vorzunehmen und gegen Arzneiverschwendung vorzugehen. Er rückte aber auch stark von den Heilmethoden ab, die Dr. Marcus favorisiert hatte: „Am meisten gieng aber mein Bestreben dahin, den Zöglingen eine richtigere Ansicht von verschiedenen Krankheitsformen zu verschaffen und auf diese Weise durch Thatsachen am Krankenbette die nur zu sehr eingerissenen Ansichten des Directors Marcus von Entzündungskrankheiten und der äußerst übertriebenen Behandlung derselben durch

17 Staatsarchiv Bamberg, Baderschule Bamberg 17 (31.12.1809).
18 Vgl. Staatsarchiv Bamberg, Baderschule Bamberg 30.
19 Bayerisches Hauptstaatsarchiv, MInn 61998, fol. 37r–38r; zitiert nach Häberlein / Schmölz-Häberlein 2016 (wie Anm. 4), S. 267.

unmäßige Blutentleerung nach und nach zu verdrängen.“[20]

Die Studenten und der Wandel der Aufnahmebedingungen

Zunächst war vorgesehen, zur Landärzteschule nur Kandidaten zuzulassen, die den Abschluss der Gymnasial- oder Lyzealzeit nachweisen konnten. Um aber überhaupt Kandidaten in ausreichender Zahl zu gewinnen, sollten auch einige der seinerzeit studierenden Wundärzte sowie etliche der besten Wundärzte mit Abschluss und Praxiszeit unter bestimmten Voraussetzungen zur Ausbildung zugelassen werden. Zudem stellten die jeweiligen Kreise für ausgewählte Kandidaten Stipendien zur Verfügung: so etwa im März 1810 der Naabkreis (Hauptstadt Amberg) für neun Personen.[21] Doch schon 1811/1812 drängten die praktischen Erfahrungen zu anderen Lösungen: Unter 740 Bewerbern waren keine zehn, die die Hälfte der Gymnasialzeit absolviert hatten, und gerade zwei, die am Lyzeum gewesen waren. Es war zu erwarten, dass es auch künftig unmöglich sein würde, Personen aus den angesprochenen sozialen Schichten zu gewinnen, die bereit (und in der Lage) waren, die Kosten und Unannehmlichkeiten des Besuches einer höheren Bildungsanstalt auf sich zu nehmen, um dann die eher gering besoldete Stelle eines Landarztes auf sich zu nehmen, mit all den damit verbundenen Mühen und der großen Menge an Patienten.

Infolgedessen wurden zum 12. Oktober 1812 neue Aufnahmebedingungen formuliert.[22] Bereits praktizierende und voll ausgebildete Chirurgen durften, wenn sie das 45. Lebensjahr noch nicht überschritten hatten, ohne Weiteres die Ausbildung zum Landarzt beginnen. Es mussten lediglich die zuständigen Landgerichtsärzte bestätigen, dass ihr Sprengel weiterhin hinlänglich ärztlich versorgt sei. Ansonsten sollten Bewerber zwischen 18 und 25 Jahre alt sein, körperlich gesund, moralisch integer und intellektuell ausreichend qualifiziert. Der letztere Aspekt sollte durch Zeugnisse über den Besuch der Schulklassen entsprechend des geltenden Schulnormativs bis hin zur Obergymnasialklasse nachgewiesen werden. Man erwartete somit angemessene Kenntnisse in der deutschen und lateinischen Sprache, in Geographie, Geschichte, Mathematik, Naturgeschichte, Moral, Religionslehre, Logik und Naturlehre.

Die abgesenkten Voraussetzungen für eine Bewerbung hatten natürlich auch Folgen für den Lehrplan und Lehrbetrieb, der nun vor allem im ersten Jahr Fächer vorsah, die zuvor bereits vorausgesetzt gewesen waren, wie etwa Chemie, Botanik, Physik, Anthropologie.

Die Klagen über die Studenten endeten damit aber nicht.[23] So stellte das Innenministerium – einem Bericht der Schule folgend – fest, dass mehrere landärztliche Kandidaten so gut wie keine Fortschritte in ihren Studien gemacht hätten, was mehr an ihrer Unfähigkeit als ihrem Fleiß gelegen habe. Andere hätten zwar Fortschritte gemacht, doch seien diese so minimal, dass man angesichts ihrer geringen Befähigung nicht erwarten könne, dass sie in der vorgesehenen Zeit ihr Studium bewältigen könnten. Dies sei im Übrigen auch bei einer erklecklichen Zahl der bereits praktizierenden Wundärzte der Fall, die von ihren Landgerichtssprengeln zu dem eineinhalbjährigen Kurs an die Schule einberufen worden waren.

Das Ministerium griff zu rigorosen Vorschriften. Das Direktorium der landärztlichen Schule erließ zum 11. Januar 1811 ein gedrucktes Mandat („Gesetze, welche die Kandidaten der landärztlichen Schule zu Bamberg zu befol-

20 Bayerisches Hauptstaatsarchiv, MInn 62000 (22.10.1816); zitiert nach Renner 1969 (wie Anm. 4), S. 528.
21 Staatsarchiv Bamberg, Baderschule Bamberg 21.
22 Böhmer 1970 (wie Anm. 10), S. 43f.
23 Das Folgende nach einer Ministerialentschließung vom 04.09.1810, in: Staatsarchiv Bamberg, Baderschule Bamberg 17.

gen haben"), das jedem Kandidaten überreicht wurde.[24] Die Druckschrift enthält Verhaltensvorschriften, Strafandrohungen, Unterrichtspläne, insbesondere auch Angaben über Präsenzpflichten und Prüfungsleistungen.

Am Ende eines jeden Semesters standen mündliche Prüfungen über den gesamten Stoff an. Wer bei der Sommersemesterprüfung derart schlecht abschneide, dass keine Hoffnung auf ein erfolgreich absolviertes Studium bestehe, solle die Schule verlassen. Wer von den Wundärzten für den eineinhalbjährigen Kurs aufgenommen worden sei und so große Fortschritte mache, dass Hoffnung bestehe, dass er wenigstens innerhalb von zwei oder drei Jahren die Schule schaffe, dem solle nach der Herbstprüfung mitgeteilt werden, wie lange er wohl bis zu einem erfolgreichen Abschluss benötigen werde. Ihm sollte dann anheimgestellt werden, ob er diesen weiteren Weg auf sich nehmen wolle.

Die neuen Vorgaben wurden zu Beginn des Wintersemesters 1810/11 im Rahmen einer Schulversammlung sogleich umgesetzt. Während an die Semesterbesten Preise verliehen wurden – so etwa eine Geburtszange an Felix Erath aus Bamberg –, wurden vier Kandidaten wegen „ihrer erprobten Unfähigkeit"[25] von der Schule verwiesen. Der Schüler Karl Heus aus Sachsendorf wurde gewarnt, während des laufenden Semesters von der Schule verbannt zu werden, wenn er weiterhin „durch Unaufmerksamkeit, leichtsinniges und unartiges Betragen in den Vorlesungen die Unzufriedenheit der Lehrer" erregen würde. Weiteren – unter anderem Georg Glock aus einer „Ärztefamilie" in Burgebrach – wurde bei fortgesetzt schlechten Leistungen die Entlassung angedroht, anderen die Verlängerung der Studien.

Offenbar wurden auch Kandidaten von ihren Landgerichten mit völlig falschen Vorstellungen über die Intensität des Unterrichts nach Bamberg entsandt. So suchte der bereits 54-jährige Georg Benz aus Birnbaum im Altmühlkreis gleich zu Beginn des Unterrichts bei Dr. Marcus um Entlassung an, da er aufgrund seiner misslichen häuslichen Verhältnisse, seiner schwächlichen Gesundheit und vor allem seiner begrenzten Geistesfähigkeiten nicht in der Lage sei, die vielfältigen Inhalte, die ihm während des für ihn vorgesehenen eineinhalbjähriges Kurses vermittelt werden sollten, zu verkraften. Er wurde zurück in die Heimat gesandt, durfte jedoch seine angestammte Wundarztpraxis weiter betreiben.[26]

Offenbar ließ aber auch die Disziplin der Studenten zu wünschen übrig. So wurde beklagt, dass einige oft erst Tage oder gar Wochen nach Beginn des Semesters überhaupt erschienen oder dass andere die Schule noch während des ersten Semesters oder an dessen Ende verließen, ohne sich ordentlich abzumelden. Auch hier griff das Ministerium durch. Wer erst zehn Tage nach Beginn der Vorlesungszeit erscheine, werde nicht mehr zu diesem Semester zugelassen. Für jeden versäumten Tag vor Beginn der Vorlesungszeit seien in der folgenden Vakanz zwei Tage nachzuarbeiten. Wer die Schule während der Immatrikulationszeit ohne Erlaubnis verlasse, solle eine Strafe von 25 Gulden zahlen und sein Stipendium zurückzahlen; auch solle er nicht wieder zur Schule zugelassen werden.[27]

Um in absehbarer Zeit eine flächendeckende Versorgung Bayerns mit ausgebildeten Landärzten sichern zu können, hatte die Staatsregierung – ausgehend von der Überzeugung, dass ein Landarzt für 3000 Personen zuständig sein solle – einen Bedarf von 1200 Landärzten ermittelt. In Bamberg wurden jedoch vergleichsweise weit weniger Kandidaten aus-

24 Staatsarchiv Bamberg, Baderschule Bamberg 22.
25 Ebd., Baderschule Bamberg 17 (24.11.1810)
26 Ebd., Baderschule Bamberg 17 (11.01.1810).
27 Ebd., Baderschule Bamberg 17 (27.08.1810).

gebildet als in München. Zu Beginn des Wintersemesters 1811/12 waren 71 Auszubildende eingeschrieben, ferner zehn von der Militärverwaltung überstellte Praktikanten. Neu immatrikuliert hatten sich für dieses Semester 22 Personen.[28] Verlässliche Zahlen über die Ausbildungskandidaten und Absolventen liegen erst ab 1813 vor. Anfänglich ist mit ca. 50 bis 70 Personen pro Semester zu rechnen; danach nahm die Zahl mit ca. 30 bis 40 Kandidaten deutlich ab. Dazu kommt eine doch relevante Zahl an Studienabbrechern. Die angestrebte Zahl an ausgebildeten Landärzten konnte auf diese Weise also keinesfalls erreicht werden. Paul Böhmer[29] geht davon aus, dass nicht mehr als ungefähr 120 Landärzte die Schule in Bamberg tatsächlich absolvierten: weit weniger also, als von der Staatsregierung erhofft.

Am Beispiel der „Rechnung über die im Schuljahr 1815/16 vorhandenen landärztlichen Kandidaten“[30] soll im Folgenden ein geraffter Überblick über die Studenten gegeben werden. In diesem Jahr wurden 15 neue Studenten aufgenommen. Am Ende des Wintersemesters verließ ein Student die Schule mit Diplom, am Ende des Sommersemesters waren es sechs Kandidaten. Insgesamt befanden sich 29 Kandidaten in Ausbildung: Zum Ende des Sommersemesters wie auch des Wintersemesters wurden jeweils 29 Semestralzeugnisse ausgeteilt.

Schulgebäude

Immer wieder kritisiert wurden vom Direktor der Schule die räumlichen Verhältnisse. Nach einem Bericht von 6. Juli 1810[31] standen für die Vorlesungen folgende Räumlichkeiten zur Verfügung:

> Ein geräumiger Hörsaal im Allgemeinen Krankenhaus für die Therapie und Klinik.
> Ein weniger geräumiger Hörsaal in der Entbindungsanstalt, den man provisorisch für den Unterricht in der Anatomie und der Geburtshilfe nutzte.
> Ein Vorlesezimmer im Lyzeumsgebäude für Chemie und Naturlehre sowie ein kleines Zimmer für die Lehrerratssitzungen.

Als Bedarf wurden angemeldet: ein geräumiges, wenigstens 70 Zuhörer fassendes Auditorium im Lyzeumsgebäude für die Fächer Botanik, Chirurgie und Zeichenlehre. Ferner ein großes Zimmer für die Lehrersitzungen, in dem auch die Prüfungen abgelegt werden konnten, mit einem Nebenzimmer für die Registratur und einem kleinen Vorzimmer als Aufenthaltsraum für die Kandidaten. Der dringliche Wunsch nach einem geeigneten anatomischen Theater mit zugehörigem Museum wurde bei dieser Gelegenheit erneut vorgebracht.

Erhebliche Probleme gab es beim Zusammenwirken mit dem Lyzeum.[32] Offenbar, um nicht weitere Unterrichtsräume abgeben zu müssen, hatte dessen Rektor Dr. Johann Jakob Wagner diese zu Wohnräumen für sich umgewandelt. In der Schulsitzung vom 24. November 1810 wurde Dr. Rüttinger beauftragt, mit dem Rektor unter Androhung einer Anzeige „bei höchster Stelle“[33] zu reden und ihm klarzumachen, dass wegen der vermehrten Anzahl an Studenten neben dem Chemielehrsaal nun auch jener für Physik benötigt werde sowie

28 Ebd., Baderschule Bamberg 17 (16.11.1811).
29 Böhmer 1970 (wie Anm. 10), S. 47.
30 Staatsarchiv Bamberg, Baderschule Bamberg 12.
31 Ebd., Baderschule Bamberg 17 (06.07.1810).
32 Zum Lyzeum zuletzt Christian Chandon: Das Lyzeum Bamberg 1803–1923. Eine Einführung, 2017 (vgl. https://fis.uni-bamberg.de/entities/publication/9faf05c9-4340-4b24-ae24-22f38f155ff8/details [Aufruf 02.08.2023]).
33 Staatsarchiv Bamberg, Baderschule Bamberg 17 (24.11.1810).

der untere Hörsaal. Doch auch zu Beginn des Wintersemesters 1811/12 berichtete das Direktorium der Schule: „Das größte Hindernis bei den Vorlesungen überhaupt findet immer noch am Abgang der erforderlichen Hörsäle, besonders aber des anatomischen Theaters statt."[34] Darüber hinaus gab es Probleme mit den Verantwortlichen im Lyzeum wegen des Auditoriums, das die Landärzteschule für sich allein reklamierte, da dort bereits ein entsprechendes Laboratorium auf Kosten der Schule eingerichtet worden war, in dem die Auszubildenden arbeiten sollten.

In regelmäßigen Abständen wandte sich das Direktorium der Schule an das Generalkommissariat des Mainkreises als die für die Zuweisung der Räumlichkeiten zuständige Stelle. Dass man außerhalb von Krankenhaus und Entbindungshaus nur *einen* wirklichen Hörsaal hatte und dass dieser vom Lyzeum, das Eigenbedarf anmeldete, streitig gemacht wurde, führte zu Reibereien und Planungsunsicherheit. Man sparte auch nicht mit eigenen Vorschlägen, wie etwa die Nutzung der „alten Aula am Burgershofe" als Gebäude für die landärztliche Schule, um diese Schule räumlich vom Lyzeum und vom Gymnasium gänzlich zu trennen. Damit lasse sich so manche Unstimmigkeit zwischen den Lehrinstituten vermeiden. Diese Argumentation der Schulleitung blieb ohne Erfolg.[35]

Da 1816 immer noch kein ausreichendes anatomisches Theater vorhanden war, wandte sich die Landärzteschule neuerlich an das Generalkommissariat des Mainkreises. Die angemahnte Baumaßnahme „gehöre zu den dringendsten Wünschen der landärztlichen Schule, indem diese Anstalt ohne die baldigste Einrichtung eines angemessenen anatomischen Theaters eines ihrer ersten Haupterfordernisse noch länger zu ihrem Nachtheil entbehren müsse."[36]Aufwändige Pläne der Baudirektion seien bisher wegen der hohen Kriegskosten und in Anbetracht des Umstandes, dass in Würzburg ein angemessenes anatomisches Theater vorhanden sei, nicht umgesetzt worden.

Seit 1805 hatte man der chirurgisch-medizinischen Schule den linken Flügel der neuen Entbindungsanstalt für die Anatomie bereitgestellt: im Grunde nicht mehr als ein größeres Zimmer, aber viel zu klein für die Vielfalt an Nutzungen. Zugleich sorgte die unmittelbare Nähe zur Entbindungsanstalt für erhebliche, nicht nur „atmosphärische" Probleme.[37] Die Regierung hatte zwar 1813 den an die Entbindungsanstalt anstoßenden Hofbaustadel als neues Domizil für das anatomische Theater freigegeben. Doch verweigerten die Finanzbehörden die Bereitstellung der entsprechenden finanziellen Mittel, auch wenn das Direktorium der Landärzteschule immer wieder neue Anläufe startete und Maßnahmen vorschlug, die wegen der Beschränkung „auf die dringendsten Bedürfnisse"[38] einen geringeren Finanzmitteleinsatz beim Umbau des Hofbaustadels bedeutet hätten. Erst 1824 wurde der Umbau tatsächlich genehmigt und 1825 verwirklicht.

Lehrbetrieb

Der Lehrbetrieb war genauestens geregelt. Dies betraf auch die Abfolge der Fächer wie die zugrunde gelegten Lehrbücher.[39] Zuerst wurde Stoff gelehrt, der auf die medizinischen Fächer vorbereiten sollte, z. B. Naturgeschichte, Botanik, Chemie, Anthropologie. Danach folgten

34 Ebd., Baderschule Bamberg 17 (16.11.1811).
35 Ebd., Baderschule Bamberg 24 (1812–1816, u.a. Schreiben vom 13.05.1816).
36 Ebd., Baderschule Bamberg 18 (Entwurf undatiert, [1816]).
37 Böhmer 1970 (wie Anm. 10), S. 83f.
38 Ebd., Baderschule Bamberg 18 (Entwurf undatiert, [1816]).
39 Böhmer 1970 (wie Anm. 10), S. 46.

Anatomie, Physiologie, Pathologie, Zeichenlehre, Pharmazie, Arzneimittellehre, Rezeptierkunde, Diätetik, medizinische Therapie und Klinik, Bandagenlehre, gerichtliche Sektionen, Geburtshilfe und Geschichte der Medizin.

Die zeitliche Abfolge der Vorlesungsstoffe, der für die einzelnen Fächer zu verwendenden Lehrbücher und des in der Landärzteschule zu Verfügung stehenden Lehrpersonals lässt sich genau über das „Horarium" nachvollziehen: über den Stundenplan, der pro Semester dem Innenministerium zur Genehmigung einzusenden war.[40] In Bamberg sah dieser für das Sommersemester 1810 und das Wintersemester 1810/11 folgendermaßen aus[41]:

> Sommersemester: Botanik (6–7 Uhr, Dr. Gotthard jun.), Pharmazie und fortgesetzte Chemie (7–8 Uhr, Dr. Rumpf), Geburtshilfe (8–9 Uhr, Dr. Rösch), spezielle Therapie (9–10 Uhr, Dr. Marcus), Klinik (10–11 Uhr, Dr. Marcus), Pathologie und gerichtliche Arzneikunde (11–12 Uhr, Dr. Dorn), Geschichte der Medizin, abwechselnd mit Pathologie und Semiotik (15–16 Uhr, Dr. Schilling), Naturlehre (17–18 Uhr, Dr. Rüttinger).
>
> Wintersemester: Anthropologie (8–9 Uhr, Dr. Diruf), Geburtshilfe (9–10 Uhr, Dr. Rösch), spezielle Therapie (10–11 Uhr, Dr. Marcus), Klinik (11–12 Uhr, Dr. Marcus), Anatomie (14–15 Uhr, Dr. Schilling), Pathologie (15–16 Uhr, Dr. Dorn), Chemie (16–17 Uhr, Dr. Rumpf), Naturlehre (17–18 Uhr, Dr. Rüttinger).

Offenbar hegte man von Ministerialseite Misstrauen, ob die Vorlesungen vollumfänglich stattfanden: Im Jahre 1815 erging die Weisung an die landärztliche Schule, ein „Präsenzbuch"[42] zu führen, in dem die Dozenten täglich die von Ihnen gehaltenen Vorlesungen eintragen und abzeichnen bzw. Absenzen erklären und Entschuldigungsgründe anführen sollten. Die Eintragungen mussten täglich vom Direktor der Landärzteschule kontrolliert, gegengezeichnet und am Ende des Semesters an das Innenministerium gesandt werden. Die Bamberger Schulleitung versuchte sich sogleich davon zu dispensieren, da man gezwungen sei, in drei unterschiedlichen, nicht sehr nahe beieinanderliegenden, Gebäuden zu unterrichten und daher das Buch unentwegt auf Wanderschaft bzw. nicht ständig greifbar sei. Das Innenministerium hielt die Argumentation für „nicht erheblich" und lehnte ab. Über das Präsenzbuch für das Wintersemester 1816/17 vom Anfang November 1816 bis Ende März 1817 lassen sich der Stundenplan und das Lehrpersonal genau rekonstruieren (Abb. 3).

Ende der Landärzteschule

Mit dem Wintersemester 1817/18 begann bereits der letzte Kurs, der mit Ablauf des Wintersemesters 1819/20 endete. Wichtige Vertreter der Münchner Landärzteschule, die in das Obermedizinalkollegium aufgestiegen waren, hielten die Ausbildung für gescheitert und strebten entscheidende Veränderungen an.[43] Sie argumentierten, die Ausbildungsziele seien in sich widersprüchlich formuliert, die Ausbildung sei bezüglich der Menge des Stoffs und der Fächer überladen, es seien die falschen Lehrbücher ausgesucht worden, der Stoff werde zu zersplittert unterrichtet und es

40 Ebd., Baderschule Bamberg 26.

41 Ebd., Baderschule Bamberg 17; zum Vergleich siehe die Zusammenstellung für das Jahr 1813 bei Renner 1969 (wie Anm. 4), S. 524 sowie das Horarium des Sommersemesters 1815 in Staatsarchiv Bamberg, Baderschule Bamberg 26 (vgl. Abb. 3).

42 Staatsarchiv Bamberg, Baderschule Bamberg 29, darin das Präsenzbuch des Wintersemesters 1816/17.

43 Böhmer 1970 (wie Anm. 10), S. 49f.

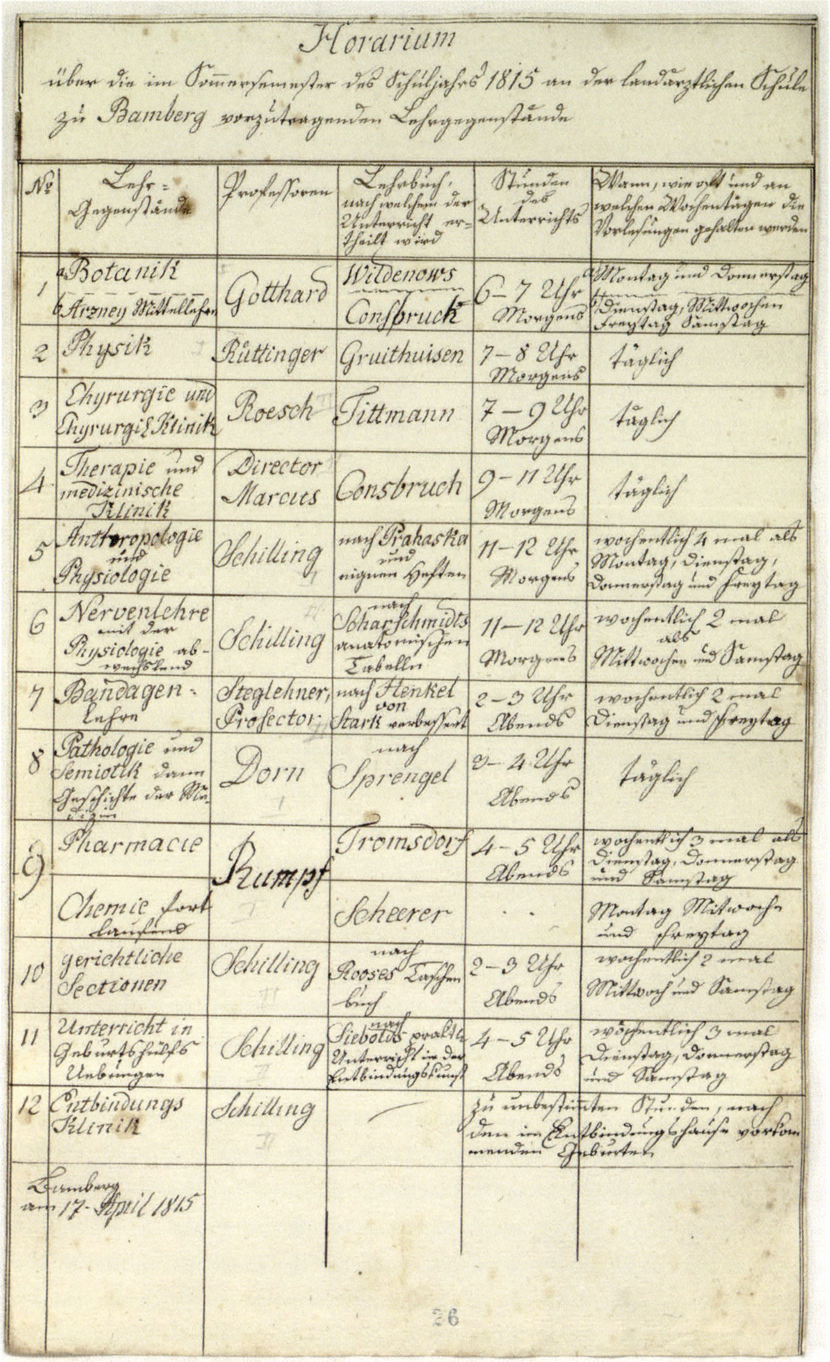

Horarium

über die im Sommersemester des Schuljahres 1815 an der landärztlichen Schule zu Bamberg vorzutragenden Lehrgegenstände

Nº	Lehrgegenstände	Professoren	Lehrbuch, nach welchem der Unterricht ertheilt wird	Stunden des Unterrichts	Wann, wie oft und an welchen Wochentagen die Vorlesungen gehalten werden
1	a Botanik b Arzney Mittellehre	Gotthard	Wildenows Consbruck	6–7 Uhr Morgens	Montag und Donnerstag Dienstag, Mittwochen, Freytag, Samstag
2	Physik	Rüttinger	Gruithuisen	7–8 Uhr Morgens	täglich
3	Chyrurgie und Chyrurgische Klinik	Roesch	Tittmann	7–9 Uhr Morgens	täglich
4	Therapie und medizinische Klinik	Director Marcus	Consbruch	9–11 Uhr Morgens	täglich
5	Anthropologie und Physiologie	Schilling	nach Prakaska und eigenen Heften	11–12 Uhr Morgens	wöchentlich 4 mal als Montag, Dienstag, Donnerstag und Freytag
6	Nervenlehre mit der Physiologie abwechselnd	Schilling	nach Scharschmidts anatomischen Tabellen	11–12 Uhr Morgens	wöchentlich 2 mal als Mittwochen und Samstag
7	Bandagenlehre	Steglehner, Prosector	nach Henkel von Stark verbessert	2–3 Uhr Abends	wöchentlich 2 mal Dienstag und Freytag
8	Pathologie und Semiotik dann Geschichte der Medizin	Dorn	nach Sprengel	2–4 Uhr Abends	täglich
9	Pharmacie	Rumpf	Tromsdorf	4–5 Uhr Abends	wöchentlich 3 mal als Dienstag, Donnerstag und Samstag
	Chemie fortlaufend		Scheerer	. .	Montag Mittwoch und Freytag
10	gerichtliche Sectionen	Schilling	nach Rooses Taschenbuch	2–3 Uhr Abends	wöchentlich 2 mal Mittwoch und Samstag
11	Unterricht in Geburtshülfl. Uebungen	Schilling	nach Siebolds prakt. Unterricht in der Entbindungskunst	4–5 Uhr Abends	wöchentlich 3 mal Dienstag, Donnerstag und Samstag
12	Entbindungs Klinik	Schilling	—	zu unbestimmten Stunden, nach den im Entbindungshause vorkommenden Geburten.	

Bamberg am 17. April 1815

26

Abb. 3: Schule für Landärzte in Bamberg: „Horarium" (Stundenplan) für das Sommersemester 1815 (Staatsarchiv Bamberg, Baderschule Bamberg 26 | Reinhold Schäffer).

werde zu wenig Wert auf die praktische Ausbildung gelegt. Sowohl über die Landärzteschüler wie über die praktizierenden Landärzte wurde ein vernichtendes Urteil gefällt. Die Schüler seien unfähig, über das Volkswissen hinaus wissenschaftliche Inhalte zu rezipieren und dann auch angemessen anzuwenden. Vor der Verabschiedung weiterer Maßnahmen wollte die Regierung erst noch die Stellungnahmen der Kreisregierungen einholen. Auch diese wandten sich – mit nur einer Ausnahme – gegen den Fortbestand der landärztlichen Schulen. So berichtete die Regierung des Obermainkreises, man benötige auf dem Lande wirkliche Wundärzte, keine ärztlichen Halbwisser, die nicht Fisch, nicht Fleisch, nicht Ärzte, nicht Wundärzte, nicht Geburtshelfer seien. „Die Landärzte müssen, was doch kaum der Fall ist, lauter Genies sein, wenn es ihnen gelingen sollte, sich aus gänzlicher Unwissenheit binnen 6 Semestern zu geschulten Ärzten, geschickten Chirurgen und geübten Geburtshelfern emporzuarbeiten.

In der That bringen die meisten Landärzte eine so geringe Summe der von Ihnen geforderten Kenntnisse und Fertigkeiten für ihre Praxis mit, daß auch die mäßigsten Erwartungen unbefriedigt bleiben. Und diesen Menschen erlaubt man, bei ihrem Austritt aus der Schule sogleich ohne alle Einschränkungen in die ärztliche und chirurgische und hebärzliche [d.h. geburtshilfliche] Praxis einzutreten [...]. Sie stehen am Krankenbette verlassen, wissen sich nicht zu helfen und bringen mehr Schaden als Nutzen."[44]

Dennoch war man vor Ort, insbesondere von Seiten der Stadt- und Landgerichtsärzte, überzeugt, dass auch weiterhin Schulen für untergeordnetes ärztliches Personal notwendig seien und dass man deren Ausbildung auf keinen Fall den Universitäten überlassen dürfe. Bis zu einer Entscheidung rangen jedoch Innenministerium und Obermedizinalkollegium noch einige Jahre miteinander. Am 25. Januar 1823 erfolgte der Erlass über die künftige Einrichtung von „chirurgischen Schulen", die in Bamberg wie in München angesiedelt sein sollten. Der Unterrichtsbeginn war für den 1. Mai 1823 vorgesehen.

Chirurgische Schule und Baderschule in Bamberg

Das Lehrpersonal wurde nahezu vollständig von der Schule für Landärzte übernommen; der Lehrstoff jedoch erheblich reduziert.[45] Auch die Voraussetzungen für die Zulassung zur Ausbildung wurden nochmals herabgesetzt. Die Kandidaten sollten zwischen 16 und 30 Jahre alt sein und wenigstens die lateinische Vorbereitungsschule absolviert haben. Wegen der geringen Vorkenntnisse und der – so die Annahme – mangelnden intellektuellen Fähigkeiten regte man an, den Unterricht vorwiegend anschaulich zu gestalten. Es ging den Verantwortlichen darum, „brauchbare Chirurgen" auszubilden. Deren Aufgabe sollte es sein, chirurgische Krankheiten, Geburtsfälle und sog. medizinische Krankheiten zu behandeln, bei denen weder Lebensgefahr noch der Verlust von Körperteilen drohten. Die chirurgische Schule Bamberg hatte nur knapp 13 Jahre Bestand, bevor sie 1836 in „Baderschule" umbenannt wurde. Michael Renner[46] hat mit Blick auf die Benennung darauf hingewiesen, dass man zunehmend eine schärfere Abgrenzung zum wissenschaftlich gebildeten Ärztestand vornehmen wollte.

Den Baderschulen in Landshut und in Bamberg war nur eine kurze Dauer beschert: Bereits 1843 wurden sie von König Ludwig I. (reg. 1825–1848) wieder aufgehoben. Fortan sollte die Ausbildung der Mediziner ausschließlich auf akademischem Niveau an den Universitäten erfolgen. So formulierte Bernhard Spörlein zutreffend, dass die „medizinische Ausbildung in Bamberg damit einem allgemeinen Verdrängungsprozess in der ersten Hälfte des 19. Jahrhunderts zum Opfer fiel, an dessen Ende die akademischen Ärzte die medizinische Versorgung der Bevölkerung fast vollständig an sich ziehen konnten."[47]

---

44 Staatsarchiv Bamberg, Regierung des Obermainkreises, K 3 F III 1078; zitiert bei Böhmer 1970 (wie Anm. 10), S. 52.
45 Böhmer 1970 (wie Anm. 10), S. 55–60; das folgende Zitat dort S. 55.
46 Renner 1969 (wie Anm. 4), S. 520.
47 Spörlein 1998 (wie Anm. 3), S. 173.

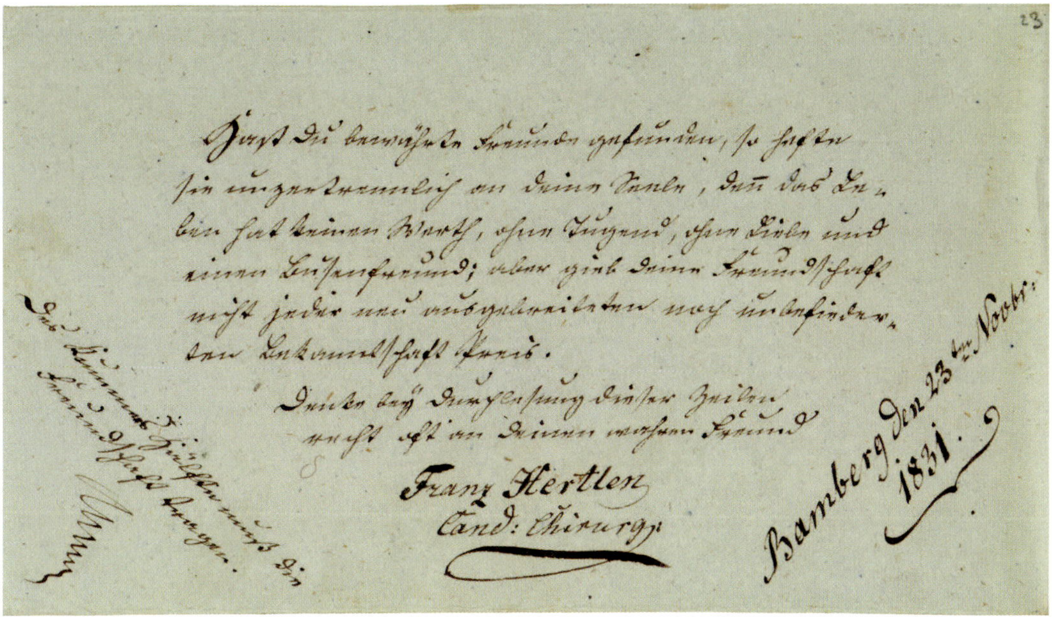

Abb. 4: Freundschaftsbekundung von Franz Michael Hertlen, Kandidat an der Bamberger Chirurgischen Schule, im Stammbuch seines Studienkollegen Karl Nikodemus Hagedorn. Der Widmungseintrag wurde am 23. November 1831 in Bamberg verfasst (Staatsbibliothek Bamberg, Msc.Add.2012, Bl. 23 | Gerald Raab).[48]

48 Karl Nikodemus Hagedorn wurde 1807 in Mönchsroth (heute Landkreis Ansbach) geboren, Franz Michael Hertlen 1812 in Kunreuth (heute Landkreis Forchheim); beide waren Söhne von Chirurgen. Im Jahre 1833 legten sie an der Bamberger Chirurgischen Schule die Finalprüfung ab. – Über das Stammbuch Hertlens, in dem sich Hagedorn am 3. August 1832 verewigte, siehe Lothar Braun: Ein Bamberger Studentenstammbuch aus der ersten Hälfte des 19. Jahrhunderts, in: Bericht des Historischen Vereins Bamberg 124 (1988), S. 215–242, hier S. 224.

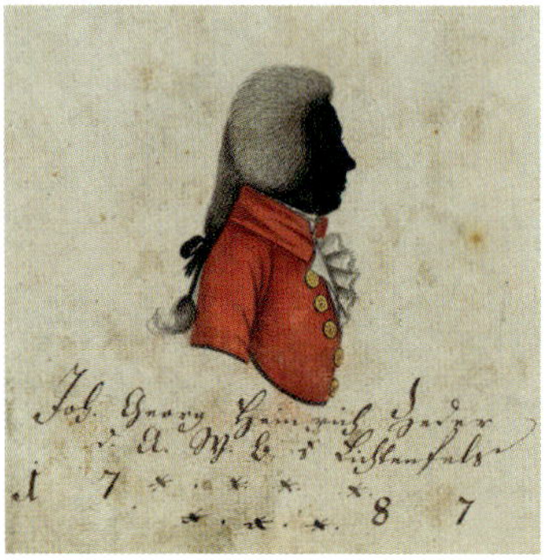

Persönlichkeiten der Medizin vom 17. bis 20. Jahrhundert in Streiflichtern

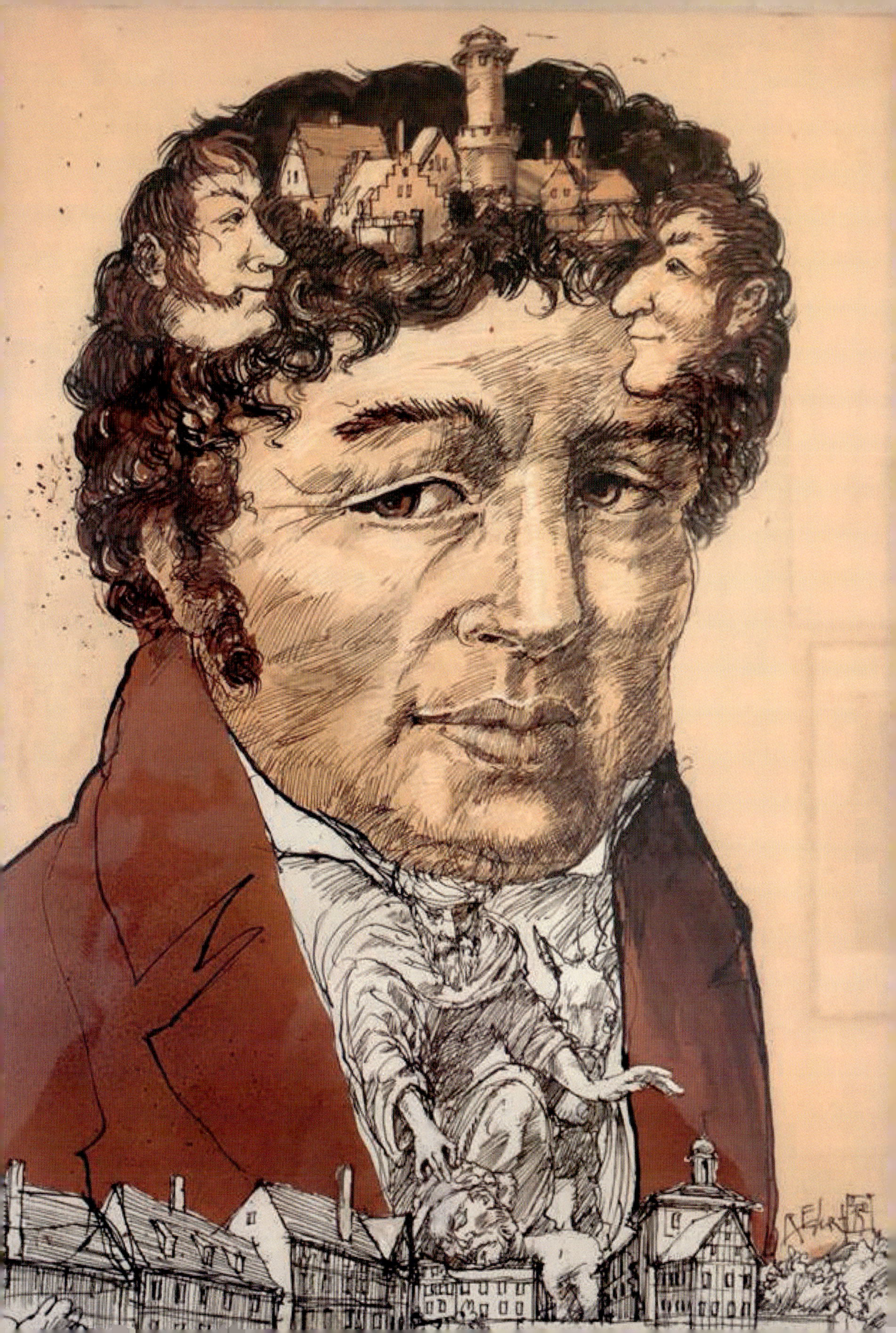

Ich bin der Doktor Eisenbarth,

Ich bin der Doktor Eisenbarth,
kurier die Leut' nach meiner Art,
kann machen, dass die Blinden gehen
und dass die Lahmen wieder sehn.[1]

Der „Doktor" Johann Andreas Eisenbarth (1663–1727) in Bamberg

Christine Freise-Wonka

Die hier vorangestellten Worte eröffnen das berühmte Spottlied über Johann Andreas Eisenbarth, das um 1800 wohl im Göttinger Studentenmilieu verfasst wurde. Es ist in mannigfaltigen Versionen bekannt. Die früheste datierbare Veröffentlichung in einer Fassung von neun Strophen stammt aus dem Jahr 1814, die erste Publikation mit begleitender Melodie aus dem Jahr 1840.[2] In dem Eisenbarth-Lied manifestiert sich die Annahme, der Titelheld sei ein „Doktor" gewesen, also studierter Mediziner. Nie jedoch hat er selbst sich so genannt. In Dokumenten, die zu seinen Lebzeiten entstanden, wird er nur ein einziges Mal (fälschlicherweise) als „Doktor" tituliert.

Und so muss am Anfang einer jeglichen Abhandlung über den berühmt-berüchtigten Wanderarzt diese Frage stehen:

Wer und was war Johann Andreas Eisenbarth?

In den schriftlichen Belegen zu den vielfältigen Tätigkeiten Eisenbarths – seien es Prüfungsunterlagen, Privilegien, Ernennungsurkunden, Behandlungsbeschreibungen oder Gerichtsakten – wird er als Okulist, Bruch- und Steinschneider bezeichnet. Er behandelte dem-

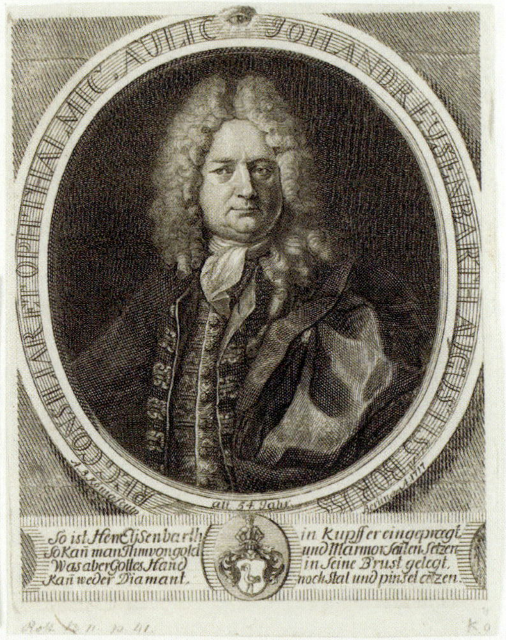

Abb. 1: Johann Andreas Eisenbarth (1663–1727) im Alter von 54 Jahren. Kupferstichporträt (14,8 × 11,8 cm) von Anton Balthasar König (1693–1773), 1717 (Herzog August Bibliothek, Wolfenbüttel, Inv.-Nr. I 3634).

1 https://de.wikipedia.org/wiki/Ich_bin_der_Doktor_Eisenbart.
2 Hierzu siehe Schießl 2013, S. 21–33.

nach Augenleiden sowie Bauchdeckenbrüche und Leistenbrüche; insbesondere auch entfernte er operativ Blasensteine. Somit war Eisenbarth „Chirurg", was aus dem Griechischen wörtlich ins Deutsche übersetzt nichts anderes als „Handwerker" bedeutet. Alles, was die Behandlung mit den Händen erforderte, war demnach Aufgabe der Chirurgen und Wundärzte. Niemals hätte ein studierter *Medicus*, ein veritabler *Doctor*, ein Operationsmesser in die Hand genommen. Selbst das Eröffnen von Leichen zu Studienzwecken an den Universitäten war unter seiner Würde. Für solche Aufgaben holte man einen Bader oder Wundarzt, der dann nach Anweisung das „blutige Handwerk" vollzog.

Wesentlichen Anteil an der Trennung zwischen akademischer Ausbildung zum Internisten und handwerklicher Lehrausbildung zum Chirurgen hatte die Kirche, die seit dem Konzil von Tours im 12. Jahrhundert an diesem Leitsatz festhielt: *Ecclesia abhorret a sanguine* („Der Kirche ist das Blut zuwider" bzw. „Die Kirche hält sich fern vom Blut"). Ursprünglich betraf diese Maßgabe vor allem die medizinisch tätigen Mönche und Kleriker, die damit auf eine unblutige Behandlungsweise eingeschränkt waren.

Berufung aus Familientradition

Johann Andreas Eisenbarths Großvater Wilhelm Eisenbarth war in Dinkelsbühl zunächst Spitalknecht und Sauschneider (Kastrierer). Später wurde er auch als Chirurg bezeichnet. Das jüngste seiner acht Kinder, Matthias, geboren im Februar 1627, ist der Vater unseres Johann Andreas. Bei seiner Hochzeit in Würzburg im Januar 1656 wurde auch Matthias Eisenbarth als „chirurgus" bezeichnet. Matthias Eisenbarth ließ sich zunächst in Goldkronach nieder. Zu unbekannter Zeit und aus unbekanntem Grund zog er mit seiner Familie nach Oberviechtach (Oberpfalz), wo am 27. März 1663 der später hochberühmte Sohn geboren wurde.

Geburtsort und Geburtsdatum von Johann Andreas Eisenbarth waren lange umstritten. Bis 1927 stützte man sich auf das Geburtsjahr 1661 auf dem Grabstein Eisenbarths, den sein Sohn an der Ägidienkirche in Hannoversch-Münden, dem Sterbeort seines Vaters, hatte errichten lassen. Er wusste es wohl nicht besser, denn außer der Falschangabe des Geburtsjahres fehlen auch Tag und Monat. Erst 1927

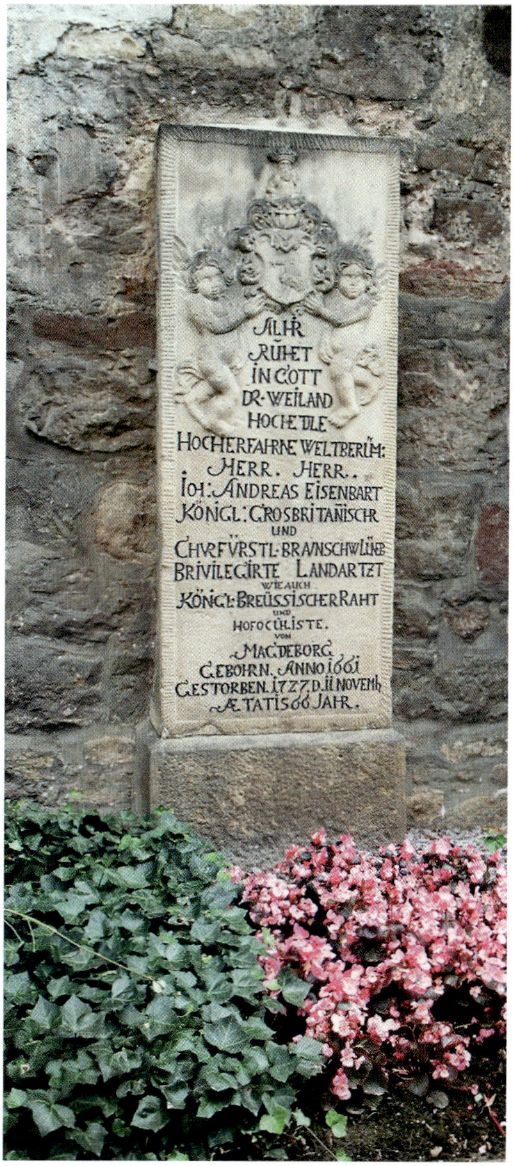

Abb. 2: Grabmal von Johann Andreas Eisenbarth in Hann.-Münden. Foto Dgunduel, 2007 (Lizenz GNU FD).

wurde das Taufzeugnis im Landesarchiv Altenburg entdeckt, in dem das korrekte Datum verzeichnet ist: der 27. März 1663.

Einen Ort des Namens (Ober-)Viechtach gibt es einmal in der Oberpfalz und nicht weit entfernt davon auch in Niederbayern. Bis in die jüngste Neuzeit wurde diskutiert, welches Städtchen denn der wahre Geburtsort sei. Inzwischen gilt unumstritten Oberviechtach in der Oberpfalz als der tatsächliche Geburtsort. Eisenbarth selbst präzisierte die Ortsangabe gerne durch den Zusatz „bei Regensburg", weil auch er die Gefahr der Verwechselung befürchtete.

Aus der Kindheit ist wenig bekannt

Über die Anzahl der Geschwister von Johann Andreas Eisenbarth ist nichts Genaues bekannt. Gesichert ist durch einen Eintrag im Pfarrbuch von Goldkronach lediglich die Geburt eines älteren Bruders, Georg Rudolph, am 14. Mai 1659. Offenbar ist dieser Bruder früh verstorben, denn Johann Andreas Eisenbarth nennt seinerseits weder ihn noch andere Geschwister.

Die Familie war katholisch, wie Eisenbarths Taufurkunde offenbart. Er sei von ehrlichen, christlich-katholischen Eltern, dem Matthias Eisenbarth, Okulist, Stein- und Bruchschneider in Oberviechtach, und seiner „ehelichen Hausfrauen" Maria-Magdalena geboren, so ist dort zu lesen. Außerdem sei der Junge nach christlich-katholischem Brauch in der Oberviechtacher Pfarrkirche St. Johannes der Täufer getauft worden. Das ist insofern bemerkenswert, als Johann Andreas später aus der Erwartung wirtschaftliche Vorteils heraus als Protestant auftreten sollte.

Wenn wir seinen eigenen Worten glauben, besuchte Johann Andreas die Schule seines Geburtsortes, die allerdings laut einer früheren offiziellen Landesvisitation keinen sonderlich guten Ruf besaß. Neben dieser schulischen Ausbildung wurde er sicher auch seit Kindesbeinen durch die Tätigkeit seines Vaters geprägt und ist ihm – wie damals in Handwerksfamilien üblich – auch zur Hand gegangen. Buben begannen in der Regel mit sieben Jahren ihre Lehre, entweder beim eigenen Vater oder bei einem fremden Lehrmeister. Das war in diesem Falle sicherlich nicht anders.

Unerwartet traf die Familie 1673 ein schwerer Schicksalsschlag: Überraschend verstarb Vater Matthias, und die hinterbliebene Witwe musste ihr(e) Kind(er) in Brot und Lohn bringen, denn das Familienvermögen war gering und Maria-Magdalena Eisenbarth wusste wohl selbst nicht, wie sie ihren Lebensunterhalt bestreiten sollte.

Zur Ausbildung nach Bamberg

So wurde der (nach eigener Angabe) damals zehn Jahre alte Johann Andreas Eisenbarth von seiner Mutter zur weiteren Ausbildung nach Bamberg geschickt: zu dem Okulisten, Bruch- und Steinschneider Alexander Biller. Über die Art der Verbindung nach Bamberg kann nur spekuliert werden. Johann Andreas nennt seinen neuen Lehrmeister zwar „Schwager" oder auch „Onkel", aber eine verwandtschaftliche Beziehung bestand nicht. Man kann diese Bezeichnung jedoch damit erklären, dass prinzipiell ein Lehrherr von seinen Schülern mitunter als „Oheim", also als „Onkel", bezeichnet wurde und dass man Zunftkollegen als „Schwager" titulierte.

Der Lehrmeister Alexander Biller

Alexander Biller (1632–1700)[3] war kein alteingesessener Bamberger: Er war erst 1665 mit

3 Der Name ist auch dokumentiert in diesen Schreibweisen: Piller, Pyhler, Byhler.

seiner Frau Eva, geborene Bratsch, in die Stadt gekommen. Leider ist nicht bekannt, wo er vorher lebte. Vielleicht würde sich hier Verbindung zur Familie Eisenbarth feststellen lassen. Das Ehepaar beantragte das Bürgerrecht, konnte aber den dafür aufzuwendenden Betrag nicht an die Stadtgemeinde bezahlen. Der Ausgleich erfolgte erst 1667. Seine Ehefrau Eva war zu diesem Zeitpunkt bereits verstorben. Im März 1669 verheiratete sich Biller mit Barbara Katharina, geborene Klehl. Die Trauung fand in der Martinskirche statt, in deren Sprengel Biller also wohnte. Genaueres ist auch hierzu nicht bekannt. 1673 wurde die gemeinsame Tochter Maria Margarethe geboren.

Biller selbst bezeichnete sich als „Stadt- und Landarzt in Franken“. Er genoss offenbar einiges Ansehen und war gut beschäftigt, was durch den Umstand belegt wird, dass er gleichzeitig zwei Lehrlinge ausbildete, die trotz Lehrgeld für einen Meister eine finanzielle Belastung darstellten. Neben Eisenbarth, der 1673 in sein Haus kam, war das ab 1675 der Lehrling Augustin Hofmann, der Sohn eines Baders aus Weiden, der einen Lehrvertrag über acht Jahre bei Biller abschloss. Bemerkenswert und eigenartig zugleich ist der Umstand, dass Eisenbarth offenbar keinen Lehrvertrag und auch kein Lehrzeugnis erhielt. Jedenfalls legte er später niemals ein solches Dokument vor, obwohl er immer außerordentlich bemüht war, sein Renommee und seine beruflichen Erfolge nachzuweisen.

Im Jahre 1688 – beide Lehrlinge hatten ihre Ausbildung abgeschlossen – bewarb sich Alexander Biller in München um eine Anstellung als Stadtarzt. Seinem Antrag wurde sogleich stattgegeben. Er verließ Bamberg und arbeitete zwölf Jahre sehr erfolgreich als „Spital- und Landschaftsarzt, auch Oculist, Bruch- und Steinschneider“, bis er 1700 in München verstarb. Eisenbarth lobte in späteren Dokumenten wiederholt das große Können seines Lehrmeisters und erwähnte stolz die von diesem erreichte Stellung in München.

Die Bamberger Jahre

Als der kleine Oberviechtacher Bub Johann Andreas Eisenbarth 1673 nach Bamberg kam, hatte die Stadt etwa 15.000 Einwohner und eine entsprechende Infrastruktur. Es war ein Paradigmenwechsel! Handel und Wandel florierten, die Stadt besaß einen Hafen und lag an bedeutenden Fernhandelsstraßen. Ein klerikaler und zugleich weltlicher Hofstaat rund um Fürstbischof Philipp Valentin Voit von Rieneck gab „Großstadtflair“, nahezu alle kirchlichen Ordensgemeinschaften waren vertreten. Erst wenige Jahrzehnte zuvor hatten sich die Jesuiten niedergelassen, denen die Leitung der 1647/1648 gegründeten Hochschule mit allen Rechten einer Universität anvertraut war.

Zahllose Bader, Barbiere und Wundärzte waren in der Stadt tätig. Etliche Apotheker betrieben Handel mit Medikamenten und anderen Heilmitteln. Ein Stadtphysikus wachte über die Gesundheit der Bevölkerung, vor allem durch die gesundheitliche Kontrolle der Huren und die Überwachung der Apotheken und Drogerien. In dieses Umfeld, das hier nur kurz angerissen sein soll, kam Johann Andreas. Er lebte von nun an im Haus seines Lehrmeisters mitten in der Stadt und begleitete ihn zu seinen Patienten. Dabei lernte er rasch die wesentlichen Dinge des chirurgischen Handwerks. Es kam vor allem auf große Geschwindigkeit bei den operativen Eingriffen an, um den Patienten lange Schmerzen zu ersparen. Trotz der Schnelligkeit mussten die Schnitte jedoch sicher sitzen. Später wird gerade dieses Können bei Eisenbarth immer wieder gerühmt.

So reifte der junge Johann Andreas zur Mündigkeit heran. Er war fleißig und lerneifrig, nutzte aber auch die vergnüglichen Annehmlichkeiten des Stadtlebens. Zahllose Brauereigaststätten, die heute noch den Ruf Bambergs als Bierstadt manifestieren, luden zum Feierabendtrunk. Es gab Gelegenheit zum Tanz, zum Kartenspiel, und die Bamberger Huren waren über die Stadtgrenzen hinaus bekannt. Ein Eldorado für einen jungen Burschen.

Im Jahre 1678 jedoch kam es zu einem jähen Umbruch im gewohnten Leben. Wie Eisenbarth später berichtet, begab er sich auf Drängen von Verwandten und Freunden, also offensichtlich nicht ganz freiwillig, für ein halbes Jahr in ein Kloster. Leider kennen wir weder Ort noch Namen oder den Grund dieses Schrittes. In der gängigen Literatur zu Eisenbarth wird einerseits spekuliert, es sei sein ausschweifender Lebenswandel gewesen, dem es Einhalt zu gebieten galt. Für eine Zeit hinter Klostermauern im Dienste Gottes würde er wohl zur Raison gebracht werden und sein zukünftiges Leben in Anstand verbringen.

Eine andere Version lautet, er habe von den Patres die lateinische Sprache lernen wollen, denn Grundkenntnisse waren für seinen zukünftigen Beruf sicher von Vorteil. Fragmentarisches lateinisches Sprachwissen hatte Eisenbarth jedenfalls, was in späteren Schreiben aus seiner Hand dokumentiert ist. Jedoch ist nie von ihm zu hören, dass er in einem Kloster bei spracherfahrenen Patres Latein gelernt habe, obwohl er seine Ausbildung, sein Können und seine Fähigkeiten immer wieder publik machte. Vielmehr liest man in einem späteren Gesuch an Herzog Friedrich I. von Sachsen-Gotha-Altenburg 1686 dies: „[...] aber weilen mir dieses Klosterleben nie nicht gefallen, habe ich mich aus demselben wieder begeben und beschlossen, mit meiner erlernten Kunst Gott und meinem Nächsten zu dienen [...]."[4] Diese Worte schließen einen freiwilligen Aufenthalt zum Erlernen einer Sprache eindeutig aus!

Sofern der Aufenthalt im Kloster der Läuterung diente, so war dieser Intention jedenfalls kaum nachhaltiger Erfolg beschieden. Denn es ging das Gerücht, dass er 1681 eine Ehe mit Trautchen Calenius, einer Nichte des gleichnamigen Stadtphysikus, angestrebt habe und tatsächlich eingegangen sei. Er wäre zu diesem Zeitpunkt ein noch mittelloser Achtzehnjähriger gewesen. Dieses Gerücht erscheint wenig wahrscheinlich, denn niemals hätte er eine gemeindliche Heiratserlaubnis erhalten und Eisenbarth selbst erwähnt davon zu keiner Zeit ein Sterbenswörtchen. Doch welche Verbindung auch immer zu Trautchen bestanden haben mag: ist nicht an jedem Gerede immer ein Fünkchen Wahrheit?

Gesellenprüfung und Beginn des Berufslebens

Im Jahre 1684, so erfahren wir wiederum von Eisenbarth selbst, legte er seine Gesellenprüfung, das sogenannte Probierstück, in Laufen an der Salzach ab, im Beisein Alexander Billers. Bis zu diesem Zeitpunkt hatte er in Bamberg an der Seite seines Lehrmeister gearbeitet. Die Lehrzeit war allerdings bereits im Vorjahr 1683 abgeschlossen, denn nach wiederum eigenen Angaben habe er (nur) „zehn Jahre in dieser Kunst" bei Biller gelernt. Lehrlinge waren im Gegensatz zu Gesellen billige Arbeitskräfte. Vielleicht hat Eisenbarth in diesem Jahr sein Lehrgeld ausgeglichen, das er nicht auf einmal und in voller Höhe bezahlen konnte. Wenn man bedenkt, dass Buben nach römischen Recht bereits mit 14 Jahren rechtsmündig waren und normalerweise zu diesem Zeitpunkt, spätestens aber mit 16 Jahren, ihre Lehre beendet haben sollten, so benötigte Eisenbarth ungewöhnlich lange: Bei Beendigung seiner Ausbildung war er älter als 20 Jahre!

Warum Eisenbarth mit seinem Lehrmeister Biller den weiten Weg ins oberbayerische Laufen nahe der österreichischen Grenze genommen hat, um seine Gesellenprüfung abzulegen, bleibt im Dunkeln. Vielleicht war Biller als Wundarzt auf beruflicher Reise, Eisenbarth begleitete ihn und nutzte die Gelegenheit einfacherer Prüfungsbedingungen im Fürsterz-

4 Konert 2015, S. 43.

bistum Salzburg, zu dem Laufen gehörte. Ein Vorteil wäre auch gewesen, dass die Kunde eines Misserfolgs in diesem weit entfernten Ort nicht sofort den Weg ins Fränkische gefunden und seinen Ruf schon vor Beginn seiner Laufbahn beschädigt hätte.

Nach eigenen Angaben habe er eine Staroperation an einem 50-jährigen Mann vorgenommen. Aber weder ist diese Operation, noch überhaupt der Aufenthalt der beiden Bamberger in Laufen archivalisch nachweisbar. Eisenbarth selbst hatte auch kein amtliches Zeugnis in Händen, das er später zu irgendeinem Zeitpunkt vorgelegt hätte. War alles nur eine fiktive Behauptung, um eine Gesellenprüfung vorzutäuschen? Eine Überprüfung seiner Angaben wäre jedenfalls in jenem fernen Ort mit großen Schwierigkeiten verbunden gewesen.

Angenommen, die Gesellenprüfung hätte tatsächlich erfolgreich stattgefunden, so wäre üblicherweise eine territorial verschieden lange Gesellenwanderschaft zu erwarten gewesen. Eisenbarth blieb jedoch noch für etwa ein Jahr bei Biller und verließ erst dann Bamberg in Richtung Sachsen. Vielleicht sah er keine ökonomische Grundlage in der doch relativ kleinen Stadt in Konkurrenz zu seinem Lehrherrn und anderen medizinisch tätigen Einwohnern, wie dem Stadtphysikus und den zahlreichen Badern und Barbieren. So steuerte er im Herbst 1685 das etwa 200 Kilometer von Bamberg entfernte Altenburg an. Vielleicht wählte er die sächsische Residenzstadt auf Empfehlung Billers, der mit dem dortigen Okulisten, Stein- und Bruchschneider Johann Heinigke bekannt war, für den er nun als Geselle arbeitete. Im Juni trat er zum lutherischen Glauben über. Im Juli bestätigte ihm der Stadtrat auf eigene Bitte, dass er in dem dreiviertel Jahr, in dem er nun in Altenburg sei, erfolgreiche Kuren durchgeführt habe. All das veranlasste der junge Eisenbarth, um das herzogliche Privileg für eine wundärztliche Tätigkeit zu erhalten.

Aufbau seines Rufes als Wundarzt und Gründung einer Familie

Der Landesfürst Friedrich von Sachsen-Gotha-Altenburg (1646–1691, reg. ab 1674) wollte vor Erteilung des erbetenen Privilegs sichergehen, dass er keinem Scharlatan aufsaß. Am 29. Juli 1686 examinierten seine beiden Leibärzte Dr. Gabriel Clauder und Dr. Johann Ußleber den Antragsteller und sie waren zufrieden. Daraufhin erteilte Friedrich am 26. August das Privileg der freien Berufsausübung in seinem Hoheitsgebiet. Am 16. September 1686 heiratete Eisenbarth die Tochter Johann Heinigkes, Katharina Elisabeth, und verließ dessen Haus, um sich am Markt mit einer eigenen Praxis niederzulassen. Rasch formierte sich Widerstand gegen ihn: „Ich vernehme, daß sich der neue Bruchschneider von dem hiesigen Okulisten Heiniken disparirt und vor sich agiret. Er soll starken Zulauf haben und auch innere Krankheiten behandeln. Aus diesem Grunde und weil das zur Schande für die [ärztliche] Kunst führen wird [...], will ich in guter Absicht anregen, ihm das Handwerk zu legen, besonders auch, weil er ein inexpertus extraneus [d. h. ein unerfahrener Ausländer] ist [...].“[5] Eisenbarth konnte sich gegen diese und alle folgenden Anfeindungen behaupten, obwohl sich seine Konkurrenten nicht selten zu Recht beschwerten, denn immer wieder überschritt er seine Kompetenzen. Er behandelte innere Krankheiten, verkaufte unberechtigt Medikamente und operierte ohne die vorgeschriebene Anwesenheit akademischer Ärzte.

Sechzehn Jahre war das Haus am Markt Wohnsitz von Eisenbarths Familie und Ausgangspunkt seiner Reisen sein. Sein Ruf festigte sich und schon bei seiner zweiten Reise eskortierte ihn eine nicht unbeträchtliche Anzahl von Begleitpersonen. Er erhielt nach und nach weitere Privilegien, mit denen er seine Tätigkeit auch in anderen Landesteilen ausüben durfte. So zum Beispiel am 8. Februar 1689

5 Ebd., S. 56.

von Erzbischof Anselm Franz von Ingelheim (reg. 1679–1695) für die Stadt Erfurt und die gesamten kurmainzischen Lande. Oft wusch eine Hand die andere: Um den begnadeten Wundarzt territorial zu binden, verlangte der Erzbischof, dass Eisenbarth das Bürgerrecht in Erfurt erwerben sollte. Eisenbarth folgte diesem Wunsch am 2. März 1689. Belohnt wurde er dafür durch die Einstellung als Stadtarzt. Inzwischen war das erste seiner sieben Kinder geboren worden. Es scheint, als habe ihn seine kleine Familie nach Erfurt begleitet, sich aber dort nicht wohlgefühlt, denn am 12. Januar 1690 ist Eisenbarth letztmalig dort nachweisbar. Dann kehrte er nach Altenburg zurück.

Eisenbarth war am Höhepunkt seiner Karriere angelangt. Er reiste mit einem Tross von Schaustellern, Gauklern und Musikern von Stadt zu Stadt und war berühmt wie ein bunter Hund. Seine Behandlungen verliefen erfolgreich und festigten seinen Ruf als hervorragender Arzt. Er zog von Messe zu Messe, von Markt zu Markt. Anders als die anderen Wundärzte kümmerte er sich auch um die Nachsorge der Patienten, die von weither angereist kamen und private Unterkunft vor Ort nahmen. Tag und Nacht war Eisenbarth bei Bedarf zur Stelle, was seine Reputation weiter förderte. Allerdings war er dadurch meist länger vor Ort angebunden, als die eigentlichen Messen oder Märkte, für die er eine Arbeitserlaubnis hatte, andauerten. Solche Zeiten außerhalb der Messetermine nutzte er verbotswidrig zur Behandlung neuer Patienten und zum Verkauf von Medikamenten, was ihm ständig Ärger einbrachte.

Rückkehr nach Franken: Nürnberg, Würzburg und Bamberg

Ende 1701 führte ihn sein Weg wieder in den Süden Deutschlands. Er wollte in Nürnberg die Neujahrsmesse nutzen und hielt sich vom 8. Januar bis mindestens zum 14. März 1702 in der Freien Reichsstadt auf. Zur Bekanntmachung seines Aufenthaltes und seiner Fähigkeiten ließ er ein sechsseitiges Flugblatt drucken, in dem er sich selbst als Medikus und kunstreichen Operateur bezeichnete. Seine vornehme Wohnadresse lautete „Neuenbau in drey Königen“ (es handelte sich um das Gasthaus Zu den Drei Königen). Hier hielt er regelrecht Hof. Die Nürnberger Patrizier störten sich an seinem prunkvollen Auftreten, und auch die Konkurrenz war nicht begeistert über seine Anwesenheit. Der Rat der Stadt ließ hämisch dies über ihn protokollieren: „[...] der stolze und aufgeblasene, kostbar gekleidete und mit vielen Dienern versehene Arzt, Okulist und Bruchschneider [...] Johannes Andreas Eysenbarth aus Altenburg, der alle anderen Ärzte mit seiner kostbaren Equipage eintreiben und zu Boden richten wollen, der aber mehr hier verzehret als gelöset.“[6] Die Verärgerung rührte daher, dass sich Eisenbarth – fast möchte man sagen: wie immer – nicht an die Vorschriften hielt, keine Schaustellerei zu betreiben, nicht in Privathäuser zu gehen, um zu kurieren, und keine Medikamente zu verkaufen. Folglich wurde er der Stadt verwiesen: „Johannes Andreas Eysenbarth, der des Curierens unter der Bürgerschaft, ohne glücklichen succes, wie verlautet, sich anmaßet, soll man nunmehr, daß er sich weiterbegebe, andeuten.“[7]

Tatsächlich verließ er Nürnberg und zog weiter nach Würzburg zur Mitfastenmesse. Wieder hielt er sich nicht an die bekannten Vorgaben und er blieb obendrein länger in der Stadt, als die Messe andauerte. Daraufhin beklagte sich die Medizinische Fakultät der Universität gemeinsam mit Barbieren und Apothekern beim Rat der Stadt, der Eisenbarth am 27. April 1702 eine Strafzahlung von 50 Talern auferlegte. Großmundig und wortgewandt

---

6 Ebd., S. 117.
7 Ebd., S. 118.

richtete Eisenbarth daraufhin ein Schreiben an Fürstbischof Johann Philipp von Greiffenclau (reg. 1699–1719) mit der Bitte um vollständigen Erlass dieser Strafgebühr. Sein Gesuch blieb jedoch unbeantwortet. Bis zur Klärung der Angelegenheit wurde er durch Beschlagnahme von Hab und Gut vor Ort festgesetzt, was ihn hinderte, seine geplante Reise zum Ochsenfurter Markt anzutreten. Es bedurfte zweier weiterer Bittgesuche an den Landesherren, bis Eisenbarth am 6. Mai 1702 immerhin die Hälfte der Summe erlassen wurde.

Endlich konnte er die Stadt verlassen und zog nun nach Bamberg weiter, an den Ort seiner Jugend und Ausbildung. Dieser Aufenthalt ist nur durch die eigenen Angaben Eisenbarths in einem Bittschreiben an Fürstbischof Lothar Franz von Schönborn (reg. 1693–1729) bekannt. Archivalische Belege vor Ort finden sich nicht. Von Bamberg zog er weiter gen Norden nach Halle. Er sollte nie mehr nach Franken oder Bayern zurückkehren.

Weiterer Lebensweg bis zum Tod 1727

Im November 1703 kaufte Eisenbarth in Magdeburg das Haus „Zum goldenen Apfel“, eines der größten Bürgerhäuser der Stadt, das zudem einen großen Garten besaß. Zu den zahlreichen Nebengebäuden gehörte ein Brauhaus, das nun zur „Medikamentenfabrik“ wurde. Im Dezember erwarb Eisenbarth in Magdeburg das Bürgerrecht und verließ damit endgültig seinen bisherigen Schaffens- und Wohnort Altenburg, ohne seine ausgiebige Reisetätigkeit aufzugeben.

Weiterhin war Eisenbarth mit seiner großen Gruppe von Mitarbeitern monatelang in Mittel- und Norddeutschland unterwegs. Die Kosten waren immens. Ab Anfang des 18. Jahrhunderts wurde sein öffentliches Auftreten von Landesfürsten, Zünften und Standesvertretern immer mehr erschwert. So musste Eisenbarth die Anzahl der mitreisenden Personen nach und nach reduzieren, bis er ab 1720 alleine bzw. nur in Begleitung seines Sohnes Adam Friedrich reiste.

Die großen Auftritte auf Messen und Marktplätzen waren Geschichte. Er arbeitete jetzt entweder in angemieteten Wohnhäusern oder Gasthöfen. In dieser Zeit, am 16. März 1721, starb seine Frau Katharina nach 35 gemeinsamen Lebensjahren. Eine zweite Eheschließung mit der Witwe eines Arztkollegen vierzehn Monate später brachte ihm nur Unglück. 1725 erlitt Eisenbarth einen Schlaganfall. Fortan hatte er mit motorischen Einschränkungen zu kämpfen. Sein Ruf verlor an Glanz. Im September 1727 – Eisenbarth befand sich in Göttingen im Gasthof „Zum Schwarzen Bären“ – verfasste er sein Testament. Danach reiste er nach Hannoversch-Münden. Dort erlitt er am 6. November seinen zweiten Schlaganfall, an dessen Folgen er fünf Tage später verstarb. Für seine Bestattung hatte er testamentarisch 30 Taler aus seinem Nachlass festgesetzt, so dass er an prominenter Stelle im Chor der Ägidienkirche beigesetzt werden konnte. Im Sterberegister findet sich dieser Eintrag: „1727, November, der 13., ein Frembder, Eisenbart, in Stille in St. Egid. Kirche beigesetzt.“ Zur Begleichung eines Kredits und zur Auszahlung der ungeliebten Stiefmutter, der Witwe Eisenbarths, musste das Anwesen in Magdeburg zwangsversteigert werden. Von da an verliert sich die Spur der Familie.

Johann Andreas Eisenbarth wurde nach seinem Tod zur Symbolfigur des marktschreierischen Scharlatans. Doch neuere Erkenntnis-

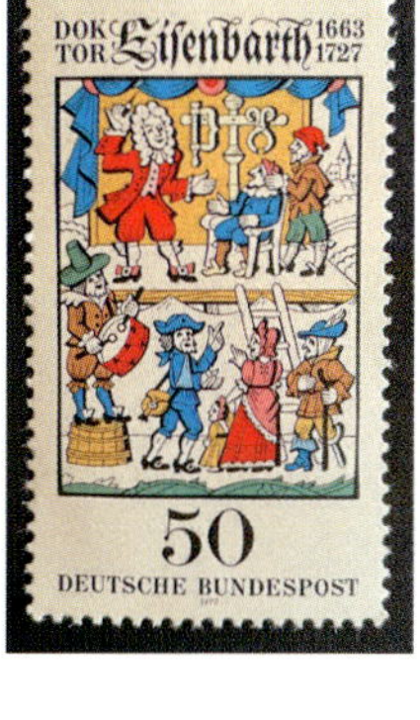

Abb. 3: Sonderbriefmarke der Deutschen Bundespost anlässlich des 250. Todestages von Johann Andreas Eisenbarth 1977, entworfen von dem Grafiker Holger Börnsen (1931–2019). Offsetdruck, Auflage: 29.900.000.
Repro Sophie Krackhardt.

se über sein Wirken rücken ihn in ein anderes Licht. Er war kein Quacksalber oder Kurpfuscher, sondern ein verantwortungsbewusster und erfolgreicher Praktiker der Barockzeit, mit all seinen Facetten ein typisches Kind seiner Zeit – und ganz anders, als sein Ruf! In Bamberg hält seit 1982 der „Dr.-Eisenbart-Hof" die Erinnerung an ihn lebendig.

Literatur:

Hasenbach, Johann: Steinschneider, Wundärzte. Heilkräuter, München / Bern / Wien 1984.

Hieke, Karl: Der Landarzt und Arzneimittelfabrikant Johann Andreas Eisenbarth (1663–1727), dargestellt anhand seiner Werbemittel und anderer zeitgenössischer Quellen, Sprockhövel 2002.

Konert, Jürgen: Johann Andreas Eisenbarth (1663–1727). Arzt oder Scharlatan. Eine Biographie vor dem Hintergrund der Medizin des Barock, Gernsbach 2015.

Pies, Eike: Eisenbarth. Das Ende einer Legende. Leben und Wirken des genialen Chirurgen, weit gereisten Landarztes und ersten deutschen Arzneimittelfabrikanten Johann Andreas Eisenbarth (1663–1727), Wuppertal 2004.

Pohl, Werner: Doktor Johann Andreas Eisenbarth, der berühmte bayerische Wanderarzt, Grafenau 1982.

Schießl, Daniela: Doktor Eisenbarth – eine ambivalent wahrgenommene Persönlichkeit. Das Bild des barocken Wanderarztes Johann Andreas Eisenbarth (1663–1727) im Spiegel ausgewählter Quellen vom Ende des 17. bis zum Beginn des 20. Jahrhunderts (Oberviechtacher Museumsschriften 3), Oberviechtach 2017.

Schießl, Ludwig (Hrsg.): Doktor Eisenbarth (1663–1727). Ein Meister seines Fachs. Medizinhistorische Würdigung des barocken Wanderarztes zum 350. Geburtstag. Hrsg. von Doktor-Eisenbarth-Arbeitskreis International und Museumsverein Oberviechtach e.V. (Deutscher Wissenschafts-Verlag. DWV-Schriften zur Medizingeschichte 14), Baden-Baden 2013.

Auf Wunsch bescheinige ich, daß dieses Bildchen das richtige Lebensbild meines verstorbenen Vaters „Doctor Markus" ist.[1]

Adalbert Friedrich Marcus (1753–1816) im Porträt – Das Bildnismedaillon von Franziska Schöpfer und der Reproduktionsstich von Johann Jakob Lips

Werner Taegert

Am 26. April 1816 starb Adalbert Friedrich Marcus. Seine Biographie, herausgegeben von seinen Neffen Karl Friedrich Speyer und Karl Moritz Marc, erschien im Folgejahr bei dem Bamberger Verleger Carl Friedrich Kunz. Die umfängliche Publikation wurde in staunenswert kurzer Zeit auf den Weg gebracht: das Vorwort ist datiert auf den März 1817.[2]

Bei der Annoncierung der Buchbeigaben auf der Titelseite steht der Hinweis auf das Frontispiz gewichtig am Schluss: „Nebst [...] dem vollkommen ähnlichen Bildnisse des Verstorbenen." Das Kupferstichporträt verrät die künstlerische Urheberschaft: „F. Schöpfer pinx[it]", „J. Lips. München sc[ulpsit]". Das von dem Zeichner und Kupferstecher Johann Jakob Lips (1791–1833)[3] geschaffene ausdrucksstarke Bildnis ist in neueren Publikationen über Adalbert Friedrich Marcus häufig als prominente Abbildung anzutreffen. Mehrfach diente es Kunstschöpfern bis in die jüngste Gegenwart als Vorbild für interpretierende und anverwandelnde Marcusbildnisse.[4]

Bereits am 22. März 1817 wurde der Kupferstich einfühlsam und geradezu euphorisch gerühmt. Das war unmittelbar nach seiner Vollendung und kurz vor dem Erscheinen der Marcusbiographie:

Zitierte Internetseiten wurden letztmals konsultiert am 29.02.2024. – Für Unterstützung danke ich Dr. Eva Schurr.

1 Beglaubigung von Franziska Marcus 1894 unter dem Medaillonporträt ihres Vaters.

2 Hierzu siehe Häberlein / Schmölz-Häberlein 2016, S. 12–14.

3 Johann Jakob Lips war Schüler des mit ihm nicht verwandten Zeichners, Malers und Kupferstechers Johann Heinrich Lips (1758–1817). – Über ihn siehe Allgemeines Lexikon, Bd. 23 (1929), S. 279; Kruse 1989, Register S. 420. – https://de.wikipedia.org/wiki/Johann_Jakob_Lips.

4 Über andere Marcusporträts des 18./19. Jahrhunderts siehe Pfändtner / Schweikert 1997, S. 16 (Bausewein, „um 1800"); Hanemann 2003, S. 354f. (Bausewein, „um 1790"); Dies. 2013, S. 74f., 288f. (Bausewein, „um 1800"; Anonymus, „um 1810"); Dies. 2015, S. 644–646 (Max Hartmann, 1893). – Das früheste dieser Porträts stammte aus dem Nachlass von Franziska Marcus. Siehe Katalog 1927, S. 43, Kat.-Nr. 631 („Jugendporträt"). – Die Zuschreibung an einen Künstler unbekannten Vornamens geht zurück auf Jaeck 1821/1825, Bd. 1, S. 13: „Bausewein, geboren zu Bamberg, Bruder des v. Guttenbergischen Beamten, malte die wohl getroffenen Bildnisse des verstorbenen Medizinaldirectos Marcus und dessen Gattin zwischen 1790–1800." Wenigstens der genannte Bruder des Porträtisten ist identifizierbar: Johann Christoph Bausewein, zunächst Verwalter von Gütern der freiherrlichen Familie von Guttenberg, 1791–1803 Dompropsteiamtmann in Maineck, 1808–1819 Stiftungsadministrator in Schweinfurt, gest. 1821 in Würzburg (Alter 72 Jahre). Über ihn Stadtarchiv Schweinfurt, HR, VR III, VI-B-20-16; Diözesanarchiv Würzburg, Matrikel Würzburg, St. Peter und Paul, Sterbefälle 1821 (ohne Geburtsort). – Kremer 1983, bes. S. 219f.; Dippold 2018, S. 79f. – Zu erinnern ist hier auch an das Selbstbildnis E. T. A. Hoffmanns mit Marcus von 1809/1813.

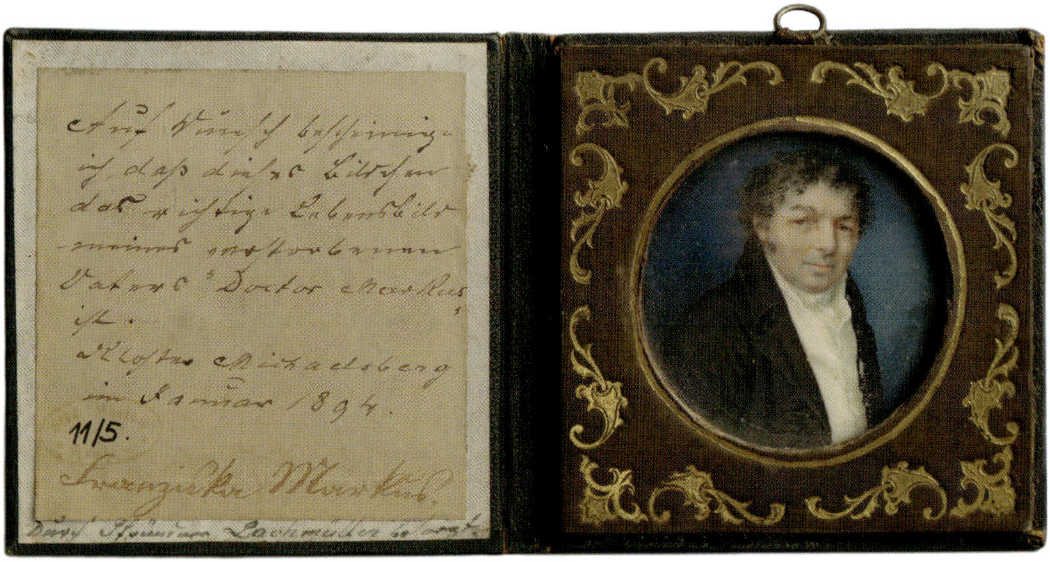

Abb. 2: Adalbert Friedrich Marcus. Bildnismedaillon (⌀ 6 cm) von Franziska Schöpfer (1763–1836) in Lederetui. Schenkungsvermerk von Franziska Marcus (1812–1900), Januar 1894 (Historisches Museum Bamberg, Inv.-Nr. 11/5 | Jürgen Schraudner).

Es ist ein meisterhaft gestochenes Portrait des der Arzney-Kunst, der leidenden Menschheit und seinen Freunden zu früh entrissenen Arztes Dr. Marcus in Bamberg; nach einem Miniatur-Gemälde in Octavformat, und bestimmt für seine bey Kunz in Bamberg erscheinende Biographie. Der Ruhm, den sich Hr. Jac. Lips schon durch seine frühern Kunstproducte durch das Portrait Sr. Königl. Hoh. des Kronprinzen, des Dichters der Allemannischen [!] Lieder [Johann Peter] Hebel, des Johanneskopfes nach Raphael u. dgl. unter den Kennern der Kupferstecherkunst erworben hatte, wird durch diese seine neueste Arbeit bestätigt und erhöht.

Es ist ganz mit dem Grabstichel ausgeführt, mit großem Fleiße und mit eben so viel Geist. Die Partie um das rechte Auge ist mit einer bewunderungswürdigen Weichheit und Wahrheit behandelt, und zeugt allein schon von der errungenen Meisterschaft des Künstlers. Die zarte Behandlung der sprechenden, charaktervollen Gesichtszüge und die Kraft und der Fleiß in den Haaren und Nebendingen bewirken jene bezaubernde Harmonie, durch welche sich die Kupferstecherey auf ihrer höchsten Höhe und in ihren Meisterwerken auszeichnet.

Wir rechnen unbedenklich dieses kleine Portrait zu den Kunstwerken im höhern Sinn. Möge es die Aufmerksamkeit der Kenner auf diesen noch immer fortschreitende[n] Künstler lenken und ihm durch Aufträge von größerm Umfang Gelegenheit geben, den Ruhm der alten Chalkographie – die doch ja durch das Aufblühen der Lithographie nicht beeinträchtiget werden möge! – unter uns erhalten zu helfen. Jede hat ihren Kreis und ihre Vorzüge; mögen sie neidlos neben einander fortblühen! [...].[5]

5 Wöchentlicher Anzeiger für Kunst- und Gewerb-Fleiß im Königreiche Bayern vom 22.03.1817 (Nr. 12), Sp. 189f. – Über diesen Kupferstich kurz auch Nagler 1839, S. 513, Kat.-Nr. 3: „Bildnis des Dr. Marcus [...], von sprechender Aehn-

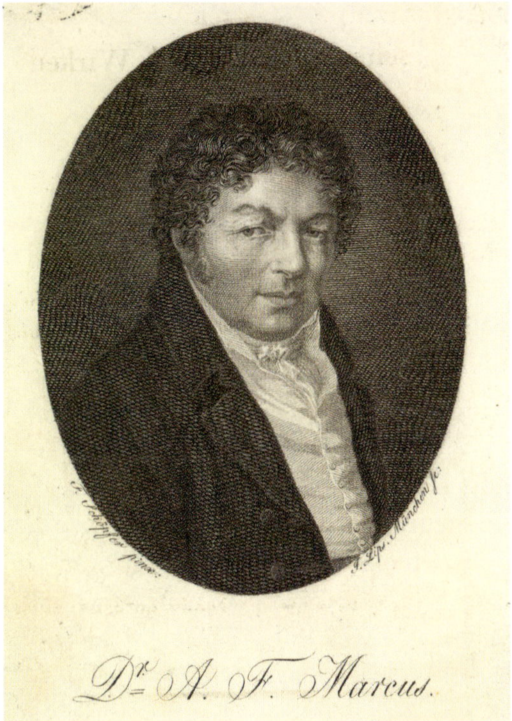

Abb. 1: Adalbert Friedrich Marcus. Porträtkupferstich (Platte 14,3 × 9,7 cm, Bildeinfassung 9 × 6,9 cm) von Johann Jakob Lips (1791–1833) nach dem Bildnismedaillon von Franziska Schöpfer. Frontispiz in der von Karl Friedrich Speyer und Karl Moritz Marc 1817 herausgegebenen Marcus-Biographie (Staatsbibliothek Bamberg, RB.Bg.o.48-z | Gerald Raab). – Das Exemplar stammt aus dem Besitz von Franziska Marcus.

Nahezu unbeachtet blieb bislang die von Johann Jakob Lips mitgeteilte Vorlage seines Kupferstichs: ein Bildnismedaillon der Malerin, Kupferstecherin und Lithographin Franziska Schöpfer (1763–1836). Bis 1778 an der Mannheimer Zeichenakademie ausgebildet, ist sie zunächst in dieser Stadt tätig, „folgt dann aber nach 1795 Kurfürst Carl Theodor nach München [...]. Mit einer Zwischenstation in Bamberg lebt sie spätestens 1802 in München [...]. Dort wird sie wohl vor 1812 zur Hofmalerin ernannt.“[6] Ihre Porträts von Angehörigen der königlichen Familie und von Standespersonen verschaffen ihr höchstes Renommee.

Das hier vorgestellte Marcusporträt[7] entstand sicherlich in Bamberg. Gastliche Aufnahme fand Franziska Schöpfer zweifellos im Palais des Freiherrn Stephan von Stengel (1750–1822), der wie sie aus Mannheim stammte. Er war 1803 als Vizepräsident an das Kurfürstliche General-Landes-Kommissariat in Franken berufen worden. In dieser Eigenschaft oblag ihm die Leitung der Kurfürstlichen (später Königlichen) Landesdirektion Bamberg. Im Zuge der administrativen Neugliederung des Königreiches Bayern 1808 wurde er zum Generalkommissär des Mainkreises ernannt. Höchst kunstsinnig und auch selbst künstlerisch beachtlich talentiert, betätigte er sich – ähnlich wie Adalbert Friedrich Marcus – als tatkräftiger Förderer des geselligen und kulturellen Lebens in der Stadt.[8]

Das von Franziska Schöpfer mit höchster Feinheit ausgearbeitete Rundbildnis, das in die Zeit um 1810 datiert wird[9], gehört zu den

lichkeit und kräftig behandelt“; Heller 1847, S. 3, Kat.-Nr. 595: „Die ersten Abdrücke dieses wohl getroffenen, schön gestochenen Portraits sind vor der Schrift.“ – Ein Exemplar befand sich (naheliegenderweise) in der umfangreichen Grafiksammlung von Stephan Frhr. von Stengel. Hierzu Auktionskatalog von Friedrich Carl Rupprecht 1824, S. 137, Kat.-Nr. 1334: „Abdr[uck] vor aller Schrift“. Darin sind auch Graphiken von Franziska Schöpfer zu finden: vier Kupferstiche und eine Lithographie nach fremden Vorlagen (S. 109, Kat.-Nrn. 1027–1031).

6 Allgemeines Lexikon, Bd. 30 (1936), S. 237; Allgemeines Künstlerlexikon, Bd. 102 (2019), S. 160. – Über Franziska Schöpfer auch Jaeck 1821/1825, Bd. 2, S. 98; Tenner 1966, Register S. 302; Kovalevski 1999, S. 301, 343; Bushart 2003, S. 183; Pappe 2017, S. 130–133, Kat.-Nr. 55–56. – https://nat.museum-digital.de/people/198599. – Bei der Rekonstruktion des Lebensganges von Franziska Schöpfer sind viele Details ungeklärt, so etwa die zeitliche Einordnung und die Dauer ihres oben erwähnten Bamberger Intermezzos. Mehr als nur ein einziger Aufenthalt in der Regnitzstadt scheint immerhin denkbar.

7 Beiläufige Erwähnung der Miniatur bei Friedrich 1982, S. 163; Hanemann 2015, S. 645.

8 Stephan von Stengel bewohnte das Anwesen Domplatz 1 (vormals Domherrenkurie Sti. Hippolyti). – Seit 1802 verwitwet, heiratete er 1810 in Hallstadt Juliane Marc, geb. Stieglitz (1765–1834). Sie war die Witwe des Kommerzienrates Friedrich Marc (1747–1801), eines Bruders von Adalbert Friedrich Marcus. – Über Stephan von Stengel siehe Tenner 1966, S. 30–35; Friedrich 1982, S. 163, 165–169; Braun 2003; Wieczorek 2008, bes. S. 31–35, 49f., 216–219.

9 Hanemann 2015, S. 644–646, hier S. 645: „Der Kleidung nach zu urteilen, entstand die ursprüngliche Porträtzeich-

Sammlungen des Historischen Museums Bamberg (Inv.-Nr. 11/5). Nach Angabe des Inventarblattes diente „Elfenbein" als Malgrund.[10] Das Medaillon wird durch ein quadratisches aufklappbares Etui geschützt, das mit goldgeprägtem Leder bezogen ist.[11] Bei der Stiftung des kostbaren familiären Andenkens für die (im vormaligen Kloster Michaelsberg untergebrachte) Städtische Kunst- und Gemäldesammlung wurde auf einem eingeklebten Blatt folgendes vermerkt:

> Auf Wunsch bescheinige ich, daß dieses Bildchen das richtige Lebensbild meines verstorbenen Vaters „Doctor Markus" ist. Kloster Michaelsberg im Januar 1894. | Franziska Markus. | Durch Pfründner Lachmüller[12] besorgt.

Wie das Schriftbild deutlich zeigt, ist lediglich die Unterschrift ein Autograph von Franziska Markus. Denkbar erscheint, dass sowohl der voranstehende Text als auch die Zeile am unteren Rand ein und derselben Hand zugehören.

Franziska Barbara Marcus[13] wurde am 20. Juni 1812 geboren. Sie war die jüngste leibliche Tochter von Adalbert Friedrich Marcus mit Theresia Zimmermann, geb. Schlör (1777–1812), der Cousine seiner Ehefrau Maria Juliana Marcus, geb. Schlör (um 1751/52–1826). Er adoptierte sie, zusammen mit zwei weiteren Geschwistern aus dieser Liaison, am 5. März 1816, wenige Wochen vor seinem Tod. Ihr Leben verbrachte sie in dürftigsten Verhältnissen. Schon ihre verarmte Mutter hatte vergebliche Anstrengungen unternommen, eine angemessene Anhebung der verhältnismäßig geringen Pension zu erreichen. Schließlich bewilligte man Franziska Marcus einen Armenplatz im Bürgerspital, das im Jahre 1803 auf Initiative ihres Vaters im vormaligen Kloster Michaelsberg eingerichtet worden war. Dort wurde sie am 1. Juni 1881 aufgenommen; dort starb sie am 20. Mai 1900 an Altersschwäche („Marasmus senilis").

Die fortdauernde hohe Wertschätzung für ihren Vater brachte es immerhin mit sich, dass Franziska Marcus bei feierlichen Veranstaltungen von der städtischen Obrigkeit als Ehrengast eingeladen wurde: bei der Einweihung der Markusbrücke am 26. Juni 1887[14], sodann beim Festakt anlässlich des 100-jährigen Jubiläums des Allgemeinen Krankenhauses am 24. November 1889.[15]

In der Staatsbibliothek Bamberg befindet sich seit 2002 als Stiftung das Exemplar der Marcusbiographie von 1817, das Franziska Marcus – einem handschriftlichen Vermerk zufolge – nachweislich in ihrem Besitz gehabt hatte (Signatur: RB.Bg.o.48-z).[16]

Archivalische Quellen:

Stadtarchiv Bamberg

C 26 + 7 (Verzeichnis der verstorbenen Pfründner im Bürgerspital, 1875–1938).

---

nung um 1810. Sie stammt also aus der Zeit, als Marcus im Mittelpunkt des Bamberger Gesellschafts- und Kulturlebens stand."

10 Diese Angabe ist am Objekt selbst nicht ohne Weiteres überprüfbar.

11 Format des geöffneten Etuis: 9,7 x 19,5 cm; Durchmesser der Miniatur: 6 cm.

12 Es handelt sich fraglos um Adam Lachmüller (1835–1910), der am 8. Juli 1893 in das Bürgerspital eingetreten war. Seine Eltern waren der Lithograph und Stadtkämmerer Johann Michael Lachmüller (1787–1844) und dessen Ehefrau Maria Ursula, geb. Lurz (1800–1879). – Hierzu Stadtarchiv Bamberg, C 26 + 7, S. 8f.; ebd., D 1008 + 124; ebd., D 1035 + 37; ebd., D 1035 + 43. – Friedrich 1978, S. 5, 52–54.

13 Über sie Stadtarchiv Bamberg, C 26 + 7, S. 108f.; ebd., C 32 + 488, Nr. 13. – Meisenbach 2004, S. 168–174, 181f.; Häberlein / Schmölz-Häberlein 2016, S. 71, 312f.

14 Schuster 1902, S. 179f.

15 Siehe in diesem Band S. 198 mit Anm. 20.

16 Über dieses Exemplar siehe Meisenbach 2004, S. 168.

C 32 + 488 (Aufnahmen in das Bürgerspital, 1802–1878), Nr. 13 (Aufnahmegesuch Franziska Marcus 18.03.1863: darin Hinweise auf bisherige Unterstützung durch den Bruder Prof. Dr. Carl Friedrich von Marcus (1802–1862) und auf die ihnen beiden angeborene Sehbehinderung).

D 1008 + 124 (sog. Röttinger-Kartei): Familienkarte Rudolf (!) Michael Lachmüller.

D 1035 + 37 und D 1035 + 43 (Rudolf Brugger: Materialsammlung u. a. zur Familie Lachmüller).

Stadtarchiv Schweinfurt

HR, VR III, VI-B-20-16 (Heimat der Familie des verlebten Stiftungsadministrators Christoph Bausewein, 1838–1839).

Diözesanarchiv Würzburg

Matrikel Würzburg, St. Peter und Paul, Sterbefälle (Christoph Bausewein: 05.01.1821).

Literatur:

[N.N.]: Neueste Arbeit des Kupferstechers Hrn. Jacob Lips zu München, in: Wöchentlicher Anzeiger für Kunst- und Gewerb-Fleiß im Königreiche Bayern vom 22.03.1817 (Nr. 12), Sp. 189f.

Allgemeines Künstlerlexikon. Die bildenden Künstler aller Zeiten und Völker. Hrsg. von Andreas Beyer / Bénédicte Savoy / Wolf Tegerhoff, Bd. 102, Berlin / Boston 2019, S. 160 (Franziska Schöpfer).

Allgemeines Lexikon der bildenden Künstler von der Antike bis zur Gegenwart. Begr. von Ulrich Thieme / Felix Becker, hrsg. von Hans Vollmer, Bd. 23, Leipzig 1929, S. 279 (Johann Jakob Lips); Bd. 30, Leipzig 1936, S. 237 (Franziska Schöpfer).

Aumüller, Gerhard / Schindler, Christoph: Adalbert Friedrich Marcus | Johann Lucas Schönlein. 100 Jahre Bamberger Medizingeschichte, Regensburg 2016.

Braun, Lothar: Stephan Freiherr von Stengel (1750–1822). Erster Generalkommissär des Mainkreises in Bamberg, in: Renate Baumgärtel-Fleischmann (Hrsg.): Bamberg wird bayerisch. Die Säkularisation des Hochstifts Bamberg 1802/03. Handbuch zu der gleichnamigen Ausstellung 2003, Bamberg 2003, S. 419–426.

Bushart, Bruno: Die Entdeckung der Wirklichkeit. Deutsche Malerei und Zeichnung, 1765–1815. Hrsg. vom Museum Georg Schäfer. Ausstellung 2003, Schweinfurt 2003.

Dippold, Günter: Das Schlösschen Maineck, in: Ders. (Hrsg.): Streifzüge durch Franken, Bd. 2, Lichtenfels 2018, S. 77–84.

Friedrich, Franz: Bamberg und die frühe Lithographie, Bamberg 1978.

Friedrich, Franz: Die Bamberger Jahre der Malerin Barbara Krafft *nata* Steiner [...], in: Bericht des Historischen Vereins Bamberg 118 (1982), S. 161–187.

Häberlein, Mark / Schmölz-Häberlein, Michaela: Adalbert Friedrich Marcus (1753–1816). Ein Bamberger Arzt zwischen aufgeklärten Reformen und Romantischer Medizin (Stadt und Region in der Vormoderne 5), Würzburg 2016.

Häberlein, Mark: Adalbert Friedrich Marcus (1753–1816), in: Fränkische Lebensbilder. Bd. 25 (Veröffentlichungen der Gesellschaft für Fränkische Geschichte. Reihe VII A, Bd. 25), Würzburg 2018, S. 145–166.

Hanemann, Regina: Porträt Dr. Adalbert Friedrich Marcus, in: Renate Baumgärtel-Fleischmann (Hrsg.): Bamberg wird bayerisch. Die Säkularisation des Hochstifts Bamberg 1802/03. Handbuch zu der gleichnamigen Ausstellung 2003, Bamberg 2003, S. 354f., Kat.-Nr. 176.

Hanemann, Regina: Adalbert Friedrich Marcus und Franz Ludwig von Hornthal. Drei Bamberger Lebensbilder zwischen Synagoge und Kirche, in: Dies. (Hrsg.): Jüdisches in Bamberg. Ausstellung 2013/2014 (Schriften der Museen der Stadt Bamberg 51), Petersberg 2013, S. 69–81.

Hanemann, Regina: Porträt Dr. Adalbert Friedrich Marcus (1753–1816), in: Norbert Jung / Holger Kempkens (Hrsg.): Im Schutz des Engels. 1000 Jahre Kloster Michaelsberg Bamberg, 1015–2015. Begleitpublikation zur Sonderausstellung 2015 (Veröffentlichungen des Diözesanmuseums Bamberg 27), Petersberg 2015, S. 644–646, Kat.-Nr. E.5.

Heller, Joseph: Schluß des Verzeichnisses von bambergischen Portraits in Holzschnitt, Kupferstich, Lithographie etc., mit historisch-artistisch-literarischen Notizen, in: Bericht des Historischen Vereins Bamberg 10 (1847), Beilage I, S. 1–72.

Jaeck, Heinrich Joachim: Leben und Werke der Künstler Bambergs. In Verbindung mit Joseph Heller und Martin v. Reider beschrieben. 2 Teile (Pantheon der Literaten und Künstler Bambergs. Erste und Zweite Fortsetzung), Erlangen 1821/1825.

Katalog der städtischen Kunst- und Gemälde-Sammlung in Bamberg. [Hrsg.:] Der Stadtrat, Bamberg 1927.

Kovalevski, Bärbel (Hrsg.): Zwischen Ideal und Wirklichkeit. Künstlerinnen der Goethe-Zeit zwischen 1750 und 1850. Publikation anläßlich der Ausstellung 1999, Ostfildern-Ruit 1999.

Kremer, Dominikus: Maineck. Geschichte eines hochfürstlich-bambergischen Dorfes, Bamberg 1983.

Kruse, Joachim: Johann Heinrich Lips, 1758–1817. Ein Zürcher Kupferstecher zwischen Lavater und Goethe (Kataloge der Kunstsammlungen der Veste Coburg 54), Coburg 1989.

Meisenbach, Meinhard: Miscellanea zu Dr. Adalbert Friedrich Marcus und E. T. A. Hoffmann, in: Bericht des Historischen Vereins Bamberg 140 (2004), S. 151–186.

Nagler, Georg Kaspar (Bearb.): Neues allgemeines Künstler-Lexicon, oder Nachrichten aus dem Leben und den Werken der Maler, Bildhauer, Baumeister, Kupferstecher, Formschneider, Lithographen, Zeichner, Medailleure, Elfenbeinarbeiter, etc., Bd. 7, München 1839, S. 558f. (Johann Jakob Lips).

Pappe, Bernd: Geliebte Porträts. Bildnisminiaturen im Münchner Residenzmuseum. Hrsg. von der Bayerischen Schlösserverwaltung, Regensburg 2017.

Pfändtner, Karl-Georg / Schweikert, Christine: Von der Romantik bis zur Gründerzeit. Bürgerkultur im 19. Jahrhundert in Bamberg. Führer durch die Sammlung des Historischen Museums Bamberg (Schriften des Historischen Museums Bamberg 37), Bamberg 1997.

Rupprecht, Friedrich Carl: Critisches Verzeichniss der Kupferstich-Sammlung Sr. Exc. des zu Bamberg verstorbenen Stephan Freyherrn von Stengel [...]. Erster Theil, die deutsche Schule in 2 Abtheilungen enthaltend, welche in München Montags den 7. März 1825 und folgende Tage [...] öffentlich versteigert wird, Bamberg 1824.

Schuster, Anton (Hrsg.): Alt-Bamberg. Rückblicke auf Bamberg's Vergangenheit, Bd. 5, Bamberg 1902.

Speyer, Karl Friedrich / Marc, Karl Moritz / Klein, Georg Michael: Dr. A. F. Marcus nach seinem Leben und Wirken, geschildert von seinen Neffen Dr. Speyer und Dr. Marc. Nebst Krankheits-Geschichte, Leichenöffnung, neun Beilagen und dem vollkommen ähnlichen Bildnisse des Verstorbenen, Bamberg / Leipzig 1817.

Tenner, Helmut: Mannheimer Kunstsammler und Kunsthändler bis zur Mitte des neunzehnten Jahrhunderts, Heidelberg 1966.

Wieczorek, Alfried (u. a.) (Hrsg.): Ein Schöngeist in diplomatischen Diensten. Druckgrafik und Zeichnungen von Stephan von Stengel (1750–1822) (Publikationen der Reiss-Engelhorn-Museen 32 / Mannheimer Geschichtsblätter. Sonderveröffentlichung 1), Mannheim 2008.

Die hiesige musterhafte Kranken Anstalt, die ihm ihre Einrichtung verdankt, ist ein schöneres Denkmahl für ihn, als ein aus Marmor und Erz errichtetes.[1]

Gebrochene Erinnerung – Über das älteste Denkmal für Adalbert Friedrich Marcus (1753–1816)

Werner Taegert

Das Bamberger Allgemeine Krankenhaus als „Denkmal"

„Der Nächstenliebe gewidmet, das ist: Krankenspital für die Leidende Menschheit. Erbauet 1787." Die Inschrift über dem Hauptportal

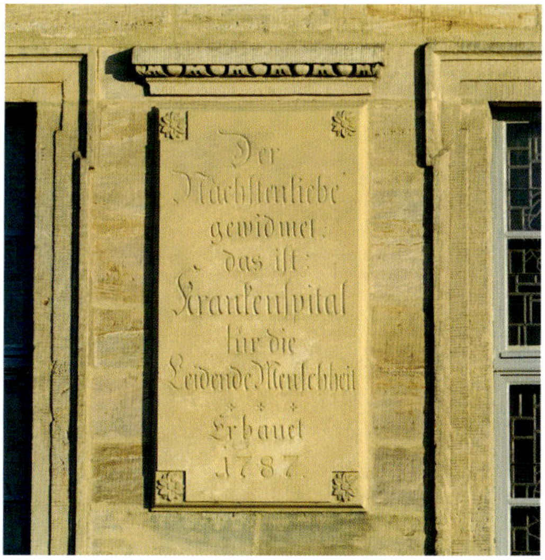

Abb. 1: Inschrifttafel über dem Hauptportal des ehem. Allgemeinen Krankenhauses, 1787. Sandstein. Foto Sina Schraudner, 2023 (Stadtarchiv Bamberg, BS (B) + 326/1 Sandstr., Untere 32- H100 B001).

des Allgemeinen Krankenhauses in Bamberg brachte die hochherzigen Intentionen ihres Initiators und maßgeblichen Förderers auf einen schlicht anmutenden Punkt, der es bei genauerer Betrachtung gewaltig in sich hatte.

Das 1789 eingeweihte Bamberger „Krankenspital" war eine in mancher Hinsicht innovative, geradezu mustergültige Einrichtung mit enormem Nachahmungspotential. Es zählte seit jeher zu den besonders glanzvollen Errungenschaften, mit denen sich Fürstbischof Franz Ludwig von Erthal (reg. 1779–1795) im allgemeinen Bewusstsein ein grandioses – und erhofftermaßen: bleibendes – Denkmal gesetzt hatte. Doch eine solche Einschätzung hätte der aus seinem Wesenskern heraus altruistische Regent keineswegs für sich selbst in Anspruch genommen. Jeglicher ihm zugedachten Ehrung war er abhold.

„Von den Vortheilen der Krankenhäuser für den Staat": Diesen sowohl für die Zeit wie auch für diesen Fürstbischof kennzeichnenden Titel trug eine programmatische Schrift, die Adalbert Friedrich Marcus im Jahre 1790 veröffentlichte. Die an seinen Dienstherren gerichtete Widmungsvorrede gipfelt in einem

Für hilfreiche Gespräche und Hinweise zum Thema danke ich herzlich Adelbert Heil, Prof. Dr. Wilfried Krings und Dr. Robert Zink. – In Vorbereitung ist eine Studie unter diesem weiter gefassten Arbeitstitel: „Demolierte, demontierte und überdauernde Erinnerung. Über das widrige Schicksal der ältesten Denkmale für Adalbert Friedrich Marcus in seiner Wahlheimat Bamberg".

1 National-Zeitung der Deutschen (Gotha) vom 8. Mai 1816 (21. Stück), Sp. 387. Hierzu unten S. 195.

tiefempfundenen Appell, dessen Pathos dem Leser der Jetztzeit kaum mehr so recht nachvollziehbar erscheinen mag:

> Du aber, schönes Denkmal der Wohlthätigkeit dieses menschenfreundlichen Fürsten, trotze Jahrtausenden, stehe ewig. Rufe stets laut jeden der Vorübergehenden zu, daß auch sie, in Nächstenliebe thätig, der Stiftungsquelle standesmäßigen Zulauf ertheilen. Der Seegen Gottes ströme dafür auf diese Wohlthätigen von oben herab, die, nach dem Beyspiele dieses erhabenen Fürsten, gern ihren armen Mitbürgern eine Thräne abwischen.[2]

Das Bamberger Allgemeine Krankenhaus als ein „schönes Denkmal der Wohlthätigkeit dieses menschenfreundlichen Fürsten": mit solcher Einschätzung steht Adalbert Friedrich Marcus keineswegs allein. Von einem „Denkmal" ist mit Blick auf Franz Ludwig von Erthal und das von ihm ins Leben gerufene Krankenhaus auch später noch des Öfteren die Rede. Dafür möge hier eine Auslese signifikanter Wortmeldungen stehen, die einen Zeitraum von hundert Jahren umspannen. Niedergeschrieben wurden sie von Friedrich Karl Gottlob Hirsching (1792) und Heinrich Joachim Jaeck (1820), von einem Anonymus im „Bamberger Tagblatt" (1848) sowie von Friedrich Leitschuh (1893):

> Ich schildere hier eine der vortreflichsten Anstalten Deutschlands, welche zum Wohl der Menschheit, zur Ehre der ganzen Arzneywissenschaft und zum unsterblichen Ruhm ihres unsterblichen Stifters gereichen muß, nämlich das vortreflich eingerichtete, überaus wohltätige und nützliche allgemeine Krankenhaus zu Bamberg. Dieses große Denkmal des unsterblichen Ruhmes des würdigsten Fürstbischofs zu Bamberg und Wirzburg, Franz Ludwigs, eines gebornen Freyherrn von und zu Erthal, ist nun vollendet und bey allen seinen Schwierigkeiten glücklich zum Wohl der Menschheit und zur Ehre der Heilkunde ausgeführt und erwartet auch in andern Gegenden von solchen Fürsten glückliche Nachahmung, welche das unübersehbare Gute eines solchen Krankenhauses, nach ihrer Regentenpflicht, mit gesunden Augen einsehen wollen.[3]

> Aber das unvergänglichste Denkmal stiftete er sich durch die Errichtung des allgemeinen Krankenhauses.[4]

> Mit Stolz kann jeder Bamberger auf diese Anstalt als eine Zierde seiner Vaterstadt hinsehen, welche vielen anderen als ein Muster vorleuchtet. Unser unvergeßliche Fürst-Bischof, Franz Ludwig von Erthal, hätte sich ein schöneres und in den Herzen seiner lieben Bürger, wie der vortreffliche Fürst seine Unterthanen nannte, ein bleibenderes Denkmal nicht errichten können, als diese Zufluchtsstätte für die leidende Menschheit.[5]

> Doch das schönste Denkmal seiner väterlichen Fürsorge für Arme und Kranke, das Krankenhaus, mahnt die Bewohner Bambergs täglich an Franz Ludwigs edles, menschenfreundliches Wirken.[6]

Dass auch Adalbert Friedrich Marcus mit Blick auf das Bamberger Krankenhaus als ein veritabler „Denkmal"-Stifter figuriert, ist eine Anschauung, die – soweit ersichtlich – erst unter

2 Marcus 1790, S. 1–16, hier S. 16. – Zu diesem Werk siehe Häberlein / Schmölz-Häberlein 2016, S. 94–102.
3 Hirsching 1792, S. 206f.
4 Jaeck 1820, S. 166
5 [N.N.]: Unter den vielen Wohlthätigkeits-Stiftungen unserer Stadt 1848, S. 95.
6 Leitschuh 1893, S. 52.

dem unmittelbaren Eindruck seines Ablebens am 26. April 1816 und wohl nur ausnahmsweise im gedruckten Wort Verbreitung fand. In der überregionalen Presse erschienen diese Todesnachrichten:

> Todesfall. Bamberg. Hier endete am 26sten April der berühmte Arzt, D. Adalbert Friedrich Marcus, Director der landärzlichen Schule und des Medicinal-Ausschusses, sein thätiges und gemeinnütziges Leben im 65sten Jahre, nach 14 wöchentlichen Leiden an einer nervösen Hüftgicht. Die hiesige musterhafte Kranken Anstalt, die ihm ihre Einrichtung verdankt, ist ein schöneres Denkmahl für ihn, als ein aus Marmor und Erz errichtetes.[7]

> Vom Main, vom 1. Mai. Der verdienstvolle Dr. Marcus, welcher am 26sten April nach 14 wöchentlichen Leiden an einer nervösen Hüftgicht zu Bamberg starb, hatte ein Alter von 65 Jahren erreicht. Sein Leichengefolge, kann man sagen, war fast die ganze Stadt. Die auf einem herrlichen Berge gelegene Altenburg, sein Lieblings-Aufenthalt im Leben, ist auch seine Ruhestätte geworden. Ein einfaches Maal [!] wird in der Folge die Stätte bezeichnen. Sein schönstes Denkmal bleibt indeß das von ihm zum Muster aller ähnlichen Anstalten eingerichtete Krankenhaus.[8]

Die beiden Zeitungsnachrichten kommen sich in ihrem Duktus sehr nahe. Zu vermuten ist eine identische Bamberger Quelle. Denken ließe sich hierbei an Karl Friedrich Speyer (1780–1839) und Karl Moritz Marc (1784–1855), die Neffen des Verstorbenen, die ihrem Onkel bereits im Folgejahr 1817 eine gehaltreiche, hagiographisch durchfärbte Biographie widmeten.[9]

Die Gedenktafel für Adalbert Friedrich Marcus im Allgemeinen Krankenhaus

Ein schönes „Denkmahl [...] aus Marmor" wurde dem hochverdienten Adalbert Friedrich Marcus allerdings dann doch alsbald in der „hiesige[n] [...] Kranken Anstalt" gewidmet. In dem Beileidschreiben, das die Königliche Krankenhaus-Kommission am 15. Mai 1816 an die Witwe Maria Juliana Marcus richtete, wird die Absicht bekundet, dem Verstorbenen an der Stätte seines ärztlichen Wirkens

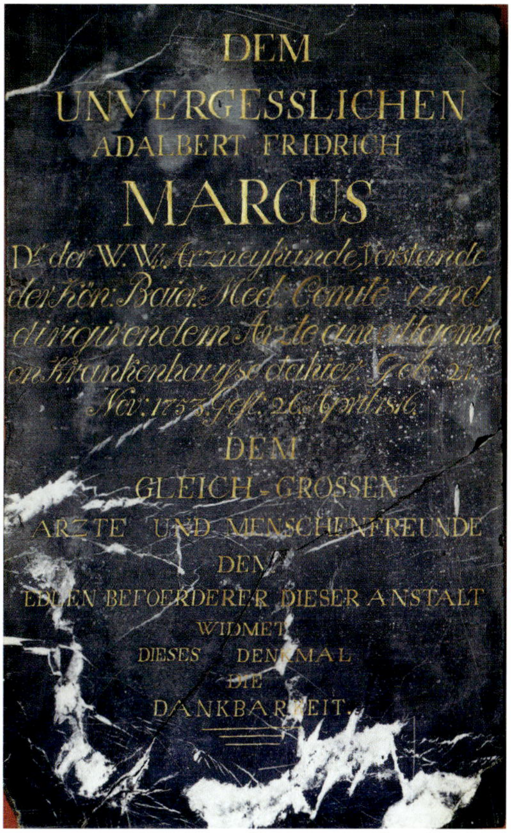

Abb. 2: Gedenktafel für Adalbert Friedrich Marcus im ehem. Allgemeinen Krankenhaus, 1816/1817. Nero Marquina, 73 × 45,2 cm. Foto Jürgen Schraudner, 2023 (Stadtarchiv Bamberg, BS (B) + 483 Marcus - H100 B001).

7 National-Zeitung der Deutschen (Gotha) vom 8. Mai 1816 (21. Stück), Sp. 387.
8 Berlinische Nachrichten von Staats- und gelehrten Sachen vom 11. Mai 1816 (Nr. 57), S. [1].
9 Über diese Lebensschilderung siehe Häberlein / Schmölz-Häberlein 2016, S. 12–14.

„ein Denkmal, nach den Kräften des Hauses, errichten zu lassen". In der von den Neffen herausgegebenen Marcus-Biographie, deren Vorwort auf den März 1817 datiert ist, wird die Vollendung des Vorhabens bestätigt: „Jenes Denkmal ist bereits aufgerichtet."[10]

Beim Umbau des ehemaligen Krankenhauses zum heutigen „Hotel Residenzschloss" in den Jahren 1989/1990 wurde die Tafel abgenommen. Ihre originäre Anbringungsstelle lässt sich nicht mehr sicher bestimmen. Eine aktuelle Umfrage unter potentiellen Zeitzeugen förderte keinerlei Erinnerung zutage. Natürlich ist die lange Zeit in Rechnung zu ziehen, die seit dem Umzug in das Klinikum am Bruderwald ins Land gezogen ist. Doch auch die folgende paradoxe Feststellung von Robert Musil aus dem Jahre 1927 wäre zu bedenken: „Das Auffallendste an Denkmälern ist [...], daß man sie nicht bemerkt. Es gibt nichts auf der Welt, was so unsichtbar wäre wie Denkmäler."[11]

Das Marcus-Denkmal war jedenfalls gut sichtbar im Eingangsbereich des Krankenhauses montiert. In Quellen des 19. Jahrhunderts, die im Anhang des vorliegenden Beitrages zusammengestellt sind, finden sich vage lokalisierende Angaben: „unfern des Haupteingangs, neben der Stiege [...] an der Wand", „an einem Pfeiler in dem untern Haupteingange". Im aktuell einschlägigen Kunstdenkmälerband erfährt man dies: „Im Erdgeschoß des Hauptflügels führt das Hauptportal in einen weiten [...] Vorraum, der sich [...] gegen den auf der Hofseite erschließenden Gang öffnet [...]. In diesem Vorraum war ehemals die jetzt deponierte Gedenktafel [...] angebracht."[12]

Für das Denkmal wählten die spendablen Verantwortlichen der Krankenhaus-Kommission die als besonders fein und elegant geltende Marmorsorte Nero Marquina aus Spanien.[13] Diese ist gekennzeichnet durch ihre schwarze Grundfarbe und eine weiße Aderung, die den Kalkstein durchzieht. Die Marmorplatte wurde in diesem Falle matt poliert. Daraus resultiert ein harmonisch abgetönter Gesamteindruck. Die Farbkontraste treten auf diese Weise weniger prägnant hervor, als beim Polieren auf Hochglanz, das die dunklen Partien in tiefes Schwarz verwandeln würde.

Mit vergoldeten Lettern ist diese Hommage in die Marmorplatte eingehauen:[14]

> Dem | unvergesslichen | Adalbert Fridrich | Marcus | Dr. der W. W. u. Arzneykunde, Vorstande | der Kön. Baier. Med. Comité und | dirigirendem Arzte am allgemin|en Krankenhauße dahier. Geb. 21. | Nov. 1753. Gest. 26. April 1816. | dem | gleich-grossen | Arzte und Menschenfreunde | dem | edlen Befoerderer dieser Anstalt | widmet | dieses Denkmal | die | Dankbarkeit.

Der erlesenen Kostbarkeit des Marmors steht eine – wenn man so will – kreative Lässigkeit des Bildhauers bei seinem Beschriftungswerk gegenüber. Seine schriftkünstlerischen Fertigkeiten bewegten sich jedenfalls in eher bescheidenen Grenzen. Eigentümlich erscheint schon der unvermittelte Wechsel zwischen Versal- und Kursivschrift. Die Buchstaben sind offensichtlich ohne akkurat ausgeklügelte, auf abgestimmte Proportionierung achtende Vorzeichnung auf den Stein gebannt. Das verleiht der Inschrift, bei wohlwollender Betrachtung, eine gewisse charmante Lebendigkeit.

Die Schriftbreite und die Buchstabenabstände variieren innerhalb einzelner Zeilen und selbst innerhalb einzelner Wörter. Eine

---

10 Speyer / Marc / Klein 1817, S. 237–239.
11 Musil 1978, S. 604–608, hier S. 604.
12 Breuer / Gutbier 1997, S. 644; dazu S. 647, Abb. 693.
13 Hinweise zu der Gesteinsart verdanke ich Adelbert Heil.
14 Versalien sind bei der Transkription in Normalschrift umgesetzt, Doppelunkte in der Funktion von Abkürzungszeichen als Punkte.

Tendenz zur Verschmälerung und zunehmenden Gedrängtheit nach rechts hin ist unübersehbar. Diese Eigentümlichkeit blieb selbst dem Widmungsträger Marcus bei seinem Namen nicht erspart. Kurioserweise ist auch die Wortfügung „gleich-großen“ durch solche Disparität gekennzeichnet. In der fünften Zeile ließ sich ein zunächst vergessenes „u.“ in extremer Verkleinerung gerade noch hineinzwängen. In den Zeilen 7 und 8 sieht sich der Leser mit einem „allgeminen Krankenhauße“ konfrontiert, das sich beim besten Willen dann doch nicht mehr zu einem „allgemeinen Krankenhause“ aufwerten ließ.[15]

Drei Bemerkungen seien hier noch dem Text selbst gewidmet:

Die Apostrophierung von Marcus als „Dr. der W. W.“ war für den geschulten zeitgenössischen Leser unschwer aufzulösen als „Doktor der Weltweisheit“; die Abkürzung war geläufig. Das Wort „Weltweisheit“ ist eine seit dem Mittelalter belegte Übersetzung des griechischen Begriffs „Philosophia“. Philosophen wurden als „Weltweise“ bezeichnet.

Der Begriff „Comité“ – in unterschiedlichen Schreibungen – begegnet seinerzeit auch im femininen Genus. So hier (mit aufgelösten Abkürzungen): „Dem [...] Vorstande der Königlich Baierischen Medicinal Comité“.

Bemerkenswert erscheint schließlich die prononcierte Aussage, dass es „die Dankbarkeit“ ist, die „dieses Denkmal“ „widmet“. Eine solche Formulierung lag wohl in der Zeit. Das lässt jedenfalls dieser etwas frühere Parallelfall vermuten: Der Stadtrat von Karlsbad errichtete 1804 einen Obelisken zu Ehren von Lord James Ogilvy, Earl of Findlater (1750–1811), einem mäzenatischen Gönner des Kurortes. Die Inschrift lautet: „Dem Herrn Grafen Findlater, dem edlen Freunde und Verschönerer der Natur, widmet dieses Denkmal die Dankbarkeit der Bürger von Karlsbad am 4. August 1804.“[16] Möglicherweise hatten die Verantwortlichen in Bamberg sogar speziell dieses Denkmal als Vorbild im Sinn. Aber zugleich mag auch die Inschrift über dem Hauptportal des Bamberger Krankenhauses mit bedacht worden sein, wobei ein sinniger Wechselbezug von „Nächstenliebe“ und „Dankbarkeit“ vorgeschwebt haben könnte: „Der Nächstenliebe gewidmet, das ist: Krankenspital für die Leidende Menschheit. Erbauet 1787.“

Als der Verfasser dieses Aufsatzes vor einiger Zeit nach der (laut vager Auskunft des Kunstdenkmälerbandes) „jetzt deponierte[n] Gedenktafel“ fahndete, wurde er schlussendlich durch eine glückliche Fügung zu dem Ort geführt, an dem die Tafel tatsächlich „deponiert“ worden war – in den Heizungskeller des Hotels Residenzschloss. Dort hatte sie seit 34 Jahren unbeachtet und nahezu vergessen – glücklicherweise auch unbeschadet – an einer Wand gelehnt. Als sie etwas später professionell fotografiert werden sollte, war sie in zwei Teile zersprungen. Anzunehmen ist ein vertuschter Kollateralschaden bei Montagearbeiten an der Heizungsanlage, die in der kurzen Zwischenzeit stattgefunden hatten. Gebrochene Erinnerung ...

Die Gedenktafel zum Krankenhausjubiläum von 1889

Das Jubiläum des 100-jährigen Bestehens des Allgemeinen Krankenhauses 1889 wurde mit Gedenkveranstaltungen ausgiebig begangen. Der Magistrat der Stadt veranlasste und förderte zudem die Herausgabe einer umfangreichen Festschrift.[17]

Die lokale Presse begleitete die Feierlichkeiten mit detailliert informierenden Vor- und

15 In der Transkription bei Breuer / Gutbier 1997, S. 644 bleiben das nachgeschobene „u.“ und das Schreibversehen „allgeminen“ unberücksichtigt.
16 Gnirs 1996, S. 65.
17 Festschrift 1889.

Nachberichten.[18] Angekündigt wurde unter anderem dieser Programmpunkt: „Die Ovation für Dr. Adalbert Marcus, dessen Grab in pietätvollster Weise vom Verein zur Erhaltung der Altenburg geschmückt wird, findet nach dem Festakte im Krankenhause an der Erinnerungstafel für denselben dortselbst statt.“[19] Bei diesem Festakt gehörte „die noch lebende Tochter Dr. Adalbert Friedrich Marcus’, Fanny Marcus“, zu den Ehrengästen.[20]

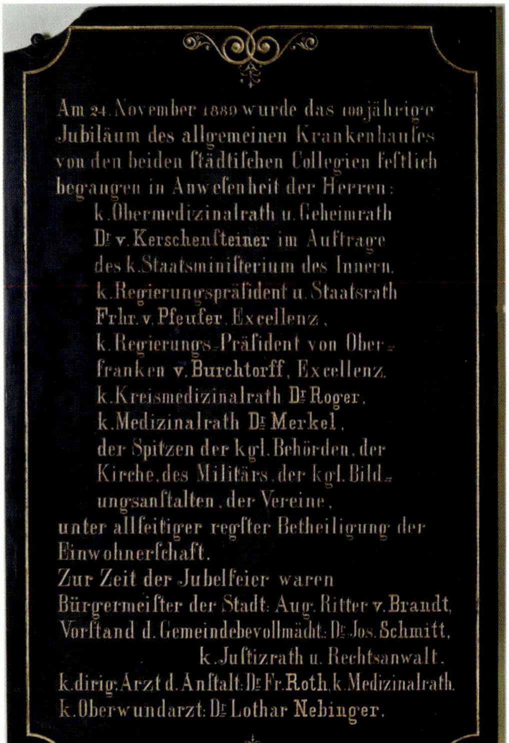

Abb. 3: Tafel zum Gedenken an die Feierlichkeiten anlässlich des 100-jährigen Jubiläums des Allgemeinen Krankenhauses, 1889. Marmor, 140 × 90 cm. Foto Jürgen Schraudner, 2023 (Stadtarchiv Bamberg, BS (B) + 483 Marcus – H100 B002).

Ein Resümee über die Festveranstaltungen schließt mit folgender Anregung: „Wir freuen uns, daß von Seite der Stadtverwaltung durch zwei Stiftungen für die Niederbronner Schwestern und für die Diakonissinnen sowie durch die Festschrift eine bleibende Erinnerung an die Jubiläumsfeier geschaffen wurde, können jedoch den Wunsch nicht unterdrücken, daß gleich der Einweihungsfeier, gleich der Erinnerung an den verdienstvollen Dr. Adalbert Marcus, in den Räumen des Krankenhauses auch eine Gedenktafel an diese Jubiläumsfeier angebracht werde.“[21]

In der Sitzung des Stadtmagistrates am 26. November 1889 beantragte Magistratsrat Heinrich Ament die Aufstellung einer solchen Tafel. Seine Anregung wurde bei der Beschlussfassung „mit Freude begrüßt“.[22] Am 25. September 1890 bewilligten die Gemeindebevollmächtigten für den genannten Zweck 240 Mark.[23]

Bei der Konversion des Krankenhauses zum Hotel 1989/1990 musste auch diese Gedenktafel ihren angestammten Platz verlassen. Später wurde sie (nach erlittener Beschädigung) an einer sich dafür gerade anbietenden Wand wieder angebracht.

Anhang: Die Gedenktafel für Adalbert Friedrich Marcus von 1816/1817 in Berichten des 19. Jahrhunderts

(1) Karl Friedrich Speyer (1780–1839) / Karl Moritz Marc (1784–1855) / Georg Michael Klein (1776–1820): Dr. A. F. Marcus, nach seinem Leben und Wirken geschildert von seinen Neffen Dr. Speyer und Dr. Marc. Nebst Krank-

18 Hierzu Bamberger Neueste Nachrichten, Bamberger Volksblatt und Bamberger Tagblatt im Zeitraum 21./27.11.1889.

19 Bamberger Neueste Nachrichten vom 22.11.1889 (Nr. 324), S. 2.

20 Bamberger Neueste Nachrichten vom 25.11.1889 (Nr. 327), S. 1. – Über Franziska Marcus (1812–1900) siehe in diesem Band den hier vorausgehenden Beitrag über die Marcus-Porträts, S. 190.

21 Bamberger Neueste Nachrichten vom 26.11.1889 (Nr. 328), S. 2.

22 Stadtarchiv Bamberg, C 1+ 636 (Sitzungsprotokolle des Stadtmagistrats, 1889). – Bamberger Volksblatt vom 27.11.1889 (Nr. 271), S. [3].

23 Bamberger Volksblatt vom 24.09.1890 (Nr. 217), S. [3]; 27.09.1890 (Nr. 220), S. [2].

heits-Geschichte, Leichenöffnung, neun Beilagen und dem vollkommen ähnlichen Bildnisse des Verstorbenen, Bamberg / Leipzig 1817, S. 237–239 (Beilage VIII):

Die Königliche Krankenhaus-Kommission an die verwittibte Frau Medicinal-Directorin Marcus.

Die Verdienste, welche sich der Herr Medicinal-Direktor Marcus bei dem allgemeinen Krankenhospitale als dirigirender Arzt gesammelt hat, sind zu wichtig, als daß solche mit Stillschweigen dürften übergangen werden.

Was Marcus am Tage der feierlichen Einweihung dieses wohlthätigen Hauses, am 11. November 1789, in Gegenwart der ansehnlichsten Versammlung zum unvergeßlichen Fürst-Bischofe Franz Ludwig gesprochen, hat derselbe als dirigirender Arzt im überfließenden Maaße erfüllt.

Ihm dankt diese Anstalt in ärztlicher Hinsicht den Flor, in welchem sie stehet, und den Ruhm, welcher sich in das Ausland verbreitet hat. An der Errichtung der Institute für kranke Handwerks-Gesellen und Dienstbothen nahm er den thätigsten Antheil; um die Anstalt noch mehr emporzubringen, übernahm er in den ersten Jahren die Ausbildung der angehenden Aerzte an dem Krankenbette.

Von diesen unverkennbaren Verdiensten des Verblichenen findet sich die Königliche Krankenhaus-Kommission aufgefordert, in dem Hause, welches derselbe von Seiner [!] *Entstehung an 26 Jahre lang mit der Sorgfalt des zärtlichsten Vaters pflegte, ein Denkmal, nach den Kräften des Hauses, errichten zu lassen, mit der vollsten Ueberzeugung, daß die dankbare Erinnerung an den ersten, vorzüglich verdienten dirigirenden Arzt, Marcus, nie erlöschen werde.*[*)]

Die Königliche Kommission giebt sich die Ehre, diese Gefühle der Hochschätzung und Dankbarkeit, mit welcher die Mitglieder derselben erfüllt sind, der Frau Medicinal-Direktorin bekannt zu machen.

Mit der Versicherung der vollkommensten Hochachtung verharrend
Bamberg am 15. Mai 1816 | Werner | Mulzer

**) Jenes Denkmal ist bereits aufgerichtet. Die der Marmorplatte eingegrabene Inschrift theilen wir hier mit:*[24]
Dem | Unvergesslichen | Adalbert Friedrich | Marcus | Dr. der W. W. und der Arzneikunde, der Königl. Baier. | Med. Comité Vorstand und dirigirendem Arzte am | allgemeinen Krankenhause dahier. Geb. 21. | Nov. 1753. Gest. 26. April 1816. | Dem | Gleich-Grossen | Arzte und Menschenfreund. | Dem | Edlen Beförderer dieser Anstalt | widmet | Dieses Denkmal | Die | Dankbarkeit.

(2) Christian Pfeufer (1780–1852): Geschichte des allgemeinen Krankenhauses zu Bamberg von seiner Entstehung bis auf die gegenwärtige Zeit, Bamberg 1825, S. 24f.:

Der erste dirigirende Arzt war der Leibarzt des unsterblichen Stifters: Dr. Adalbert Marcus, der im April 1816 mit Tode abging. Seine Verdienste um das Krankenhaus, theils durch seinen unmittelbaren Einfluß bei dessen Errichtung, theils durch seinen ausgebreiteten Ruf als Arzt und Literator[25]*, sind zu sehr bekannt, als daß dieselben noch einer Apologie bedürften. Er handelte im Geiste des unsterblichen Fürsten mit rastlosem Eifer fort und brachte diese Anstalt zu einem Rufe, dessen sich sobald keine ähnliche erfreuen dürfte. Mit allem Rechte wurde ihm daher von der Krankenhaus-Commission ein Monument an einem Pfeiler in dem untern Haupteingange gesetzt, wo auf einer vierfachen*[26] *Marmortafel mit wenigen Worten seine Verdienste um das Krankenhaus angedeutet sind.*

(3) Carl Friedrich Kunz (1785–1849): Panorama von Bamberg. Neuester Führer durch die Stadt und ihre Umgebungen, Bamberg 1842, S. 41f.:

24 Der Text – vielleicht eine Entwurfsfassung? – weicht in verschiedenen Einzelheiten von der tatsächlich ausgeführten Inschrift ab.
25 Literator = gelehrter Autor.
26 Vierfachen = rechteckigen.

Unfern des Haupteingangs, neben der Stiege, befindet sich eine Marmorplatte an der Wand, welche die kgl. Krankenhaus-Kommission dem ersten Dirigenten desselben, Dr. A. F. Marcus, aus Dankbarkeit errichten ließ. Selbst der Laie, der die Einrichtung des Hospitals kennen gelernt, wird gerne in die auf der Platte eingegrabenen dankenden Worte mit einstimmen und hier im Namen der leidenden Menschscheit das Andenken des Fürsten und Arztes segnen, welche so Herrliches in's Leben gerufen. Der Medizin-Kundige aber wird mit bewundernder Theilnahme des Mannes gedenken der, mit Hufeland zu reden, „ein schöner Stern am medizinischen Firmamente war, zwar kein Planet, aber doch ein recht hellstrahlender Komet, der, wenn auch seine Bahn nicht immer die rechte, doch herrlich leuchtete, viel Licht verbreitete und Licht entzündete, und, wie wunderbare und heterogene Sprünge er in seinen Ansichten machte, doch – stets ein trefflicher Arzt blieb."[27]

(4) Carl Gustav Carus (1789–1869): Lebenserinnerungen und Denkwürdigkeiten, Teil 2, Leipzig 1865, S. 16:

Ich ging dann vom Dom nach dem herrlichen, am Ende der Stadt an der Regnitz liegenden Krankenhause, dessen Einrichtung mir von Dr. Reutel[28] *gezeigt wurde, und fand die Ordnung des Ganzen musterhaft. Die Anstalt ist ihm Jahre 1783 durch den Bischof Franz Ludwig gegründet, und zwar auf Anregung seines Leibarztes Marcus, dessen Gedächtnis eine am Eingange eingelegte Marmortafel ehrenvoll erhält.*

(5) Carl Hatzold (1853–1896): Geschichtliches und Statistisches über das allgemeine Krankenhaus zu Bamberg, in: Festschrift zum 100-jährigen Jubiläum des Allgemeinen Krankenhauses zu Bamberg, Bamberg 1889, Kapitel VIII, S. 60:

Als ersten dirigirenden Arzt hat Franz Ludwig seinen Leibarzt Dr. Adalbert Friedrich Marcus ernannt, welcher auch bis zu seinem am 26. April 1816 erfolgten Ableben diese Funktion beibehielt. Das menschenfreundliche, uneigennützige Wirken des Letzteren überhaupt, dann seine aufopfernde Hingebung im Berufe sowie seine unaufzählbaren Verdienste in der Beförderung und Erhaltung des Krankenhauses haben seiner Zeit die Krankenhaus-Kommission veranlasst, ihm ein Denkmal zu widmen. Dasselbe besteht aus einer an einem Pfeiler des unteren Haupteinganges des Krankenhauses angebrachten Marmortafel mit folgender Inschrift: [...].

(6) Anton Schuster (1850–1929): Bamberger Stadtgeschichte auf öffentlichen steinernen Tafeln geschrieben, in: Das Bayerland 9 (1898), S. 68f., 80–82, hier S. 69:

Eine Gedächtnistafel am öffentlichen Wege, an seinem Sterbehause in der Langen Straße Nr. 27, hat erst vor wenigen Jahren durch den Verschönerungsverein ein wackerer Mann, Dr. Adalbert Friedrich Markus, der Leibarzt des großen Fürstbischofs Franz Ludwig und Organisator des heutigen Bürgerspitals, erhalten: „In diesem Hause

27 Carl Friedrich Kunz kombiniert hier in teilweise freier Paraphrase drei Abschnitte (Anfang, Mitte und Schluss) des 1816 erschienenen Nachrufs auf Marcus von Christoph Wilhelm Hufeland (1762–1836): „Das medizinische Firmament hat einen schönen Stern verloren; zwar keinen Planeten, aber einen recht hell stralenden [!] Kometen. War auch seine Bahn nicht immer die rechte, führte er auch zuweilen den Wandrer irre, so hat er doch herrlich geleuchtet, viel Licht verbreitet und Licht entzündet. Marcus hat so lange und so viel gewirkt, hat so lebendig in das medicinische Denken und Handeln eingegriffen, daß wir seinen Abgang in dieser Zeitschrift unmöglich mit Stillschweigen übergehen können." || „Es hat wohl wenig Menschen gegeben, die so wunderbare und ganz heterogene Sprünge in ihren Ansichten gemacht haben, wie er, und dennoch blieb er immer ein trefflicher Arzt." || „Möge der Himmel uns immer solche Geistesfermente geben, nur begabt mit eben so viel ächtem Kunstsinn und etwas weniger Rechthaberei und Streitsucht!"

28 Der nicht nachweisbare Name ist offenbar verschrieben.

lebte und starb | Dr. Adalbert Friedrich Markus. | Geboren zu Arolsen 1753, gestorben 1816.“[29]

Das Krankenhaus, das gleichfalls seine Organisation dem Dr. Markus verdankt, ist dem Andenken viel früher gerecht geworden. An einem Pfeiler des unteren Haupteinganges enthält eine Marmortafel die Aufschrift: [...].

Literatur:

[N. N.]: Unter den vielen Wohlthätigkeits-Stiftungen unserer Stadt [...], in: Tag-Blatt der Stadt Bamberg vom 22.01.1848 (Nr. 22), S. 95–97.

[N. N.]: Schwert und Pretti erfreuen die Bamberger, in: Hans Schneidmadl (Hrsg.): 10. Bamberger Jahrbuch 1937. Rück- und Ausblicke, Bamberg 1937, S. 144–146. – Als Autor ist der Herausgeber zu vermuten.

Breuer, Tilmann / Gutbier, Reinhard (Bearb.): Stadt Bamberg 5: Innere Inselstadt, Halbbd. 2 (Die Kunstdenkmäler von Bayern, Regierungsbezirk Oberfranken 7,5,2), München 1990.

Breuer, Tilmann / Gutbier, Reinhard (Bearb.): Stadt Bamberg 4: Bürgerliche Bergstadt (Die Kunstdenkmäler von Bayern, Oberfranken 6,4,1), Bamberg / München / Berlin 1997.

Einwohner-Buch Bamberg 1937. Nach amtlichen Quellen bearbeitet. Mit einem Stadtplan, Bamberg 1937.

Festschrift zum 100-jährigen Jubiläum des Allgemeinen Krankenhauses zu Bamberg. [Hrsg.: Der Stadtmagistrat], Bamberg 1889.

Gnirs, Anton: Topographie der historischen und kunstgeschichtlichen Denkmale in dem Bezirke Karlsbad (Prag 1933). Hrsg. vom Collegium Carolinum. Besorgt von Anna Gnirs (Handbuch der sudetendeutschen Kulturgeschichte 8), München 1996.

Häberlein, Mark / Schmölz-Häberlein, Michaela: Adalbert Friedrich Marcus (1753–1816). Ein Bamberger Arzt zwischen aufgeklärten Reformen und Romantischer Medizin (Stadt und Region in der Vormoderne 5), Würzburg 2016.

Hatzold, Carl: Geschichtliches und Statistisches über das allgemeine Krankenhaus zu Bamberg, in: Festschrift zum 100-jährigen Jubiläum des Allgemeinen Krankenhauses zu Bamberg, Bamberg 1889, Kapitel VIII.

Hirsching, Friedrich Karl Gottlob: Denkwürdigkeiten für die Länder- und Völkerkunde, Teil 1, Leipzig 1792.

Hufeland, Christoph Wilhelm: Marcus Tod, in: Journal der praktischen Arzneykunde 43 (1816), S. 128f. – Wiederabdruck bei Speyer / Marc / Klein 1817, S. 239–241 (Beilage IX).

Jaeck, Heinrich Joachim: Adalbert Friedrich Marcus, nach seinem Leben und Charak-

---

29 Die Anbringung dieser Gedenktafel hatte der „Verein zur Verschönerung der Stadt und zur Förderung des Fremdenverkehrs“ beim Magistrat der Stadt angeregt. Die rote Sandsteinplatte (36 × 115 cm) wurde 1895 von dem Bildhauer Philipp Dorsch (1851–1923) geschaffen. – Im Zuge eines 1936 vollendeten Hausumbaus verschwand sie von ihrem prominenten Platz über der Gebäudedurchfahrt. Die Gründe für die Gedächtnistilgung liegen auf der Hand: Nach der Umbenennung der Langen Straße 1933 in „Adolf-Hitler-Straße“ musste diese augenfällige Ehrung des konvertierten Juden Adalbert Friedrich Marcus gerade in diesem Ambiente unpassend erscheinen. Mehr noch: In dem Anwesen befand sich ein „Fachgeschäft für gute Herren- und Knaben-Bekleidung, feine Maaßschneiderei [!] für Zivil und Uniform“ (Einwohner-Buch Bamberg 1937, S. 48). Eigentümer war der Parteigenosse der NSDAP und Rottenführer der SA Georg Schwert (1885–1948). – Die Gedenktafel wurde bei der Geschäftsaufgabe 1959 dem Historischen Verein Bamberg übereignet. Als Leihgabe des Vereins erhielt sie 1974 ihren Platz im Eingangsbereich des Neubaus der Kreissparkasse von 1970 (Lange Straße 27–29). 2011, vor dem Start des Großbauprojektes „Quartier an der Stadtmauer“, wurde der Leihvertrag aufgehoben. – Hierzu vorerst Taegert 2021, S. 61–67, auch zu der 1858 am falschen Gebäude (Lange Straße 41) angebrachten Gedenktafel für Joachim Camerarius d. Ä. (1500–1574), der seinen Familienstammsitz in der Langen Straße 27 hatte. Vgl. [N. N.]: Schwert und Pretti 1937; Quast 1937; Breuer / Gutbier 1990, S. 955–961. – Weiteres künftig in dem eingangs angekündigten Aufsatz.

ter geschildert, in: Ders.: Pantheon der Litteraten und Künstler Bambergs, Erlangen 1811–1815 (1813), Sp. 697–752.

Jaeck, Heinrich Joachim: Lehrbuch der Geschichte Bambergs vom Jahre 1007 bis auf unsere Zeiten, 2. Ausg., Erlangen 1820.

Knoblach, Georg: Das Marcus-Grab bei der Altenburg, in: Bamberger Medizingeschichten. Medizingeschichtlicher Rundweg durch Bamberg. Hrsg. vom Ärztlichen Kreisverband Bamberg, Bamberg 2020, S. 104–107, 180f.

Kunz, Carl Friedrich: Panorama von Bamberg. Neuester Führer durch die Stadt und ihre Umgebungen. Mit einem Plane der Stadt, Bamberg 1842.

Leitschuh, Friedrich: Die Verordnungen des Fürstbischofs Franz Ludwig zur Hebung des Handwerks, in: Bayerische Gewerbezeitung 6 (1893), S. 25–32, 49–54

Marcus, Adalbert Friedrich: Von den Vortheilen der Krankenhäuser für den Staat., Bamberg / Würzburg 1790.

Meisenbach, Meinhard: Miscellanea zu Dr. Adalbert Friedrich Marcus und E. T. A. Hoffmann, in: Bericht des Historischen Vereins Bamberg 140 (2004), S. 151–186.

Musil, Robert: Gesammelte Werke in neun Bänden. Hrsg. von Adolf Frisé. Bd. 7: Kleine Prosa, Aphorismen, Autobiographisches, Reinbek bei Hamburg 1978, S. 604–608 („Denkmale", 1927).

Pfeufer, Christian: Geschichte des allgemeinen Krankenhauses zu Bamberg von seiner Entstehung bis auf die gegenwärtige Zeit, Bamberg 1825.

Quast, Wilhelm: Neue Häuser – neue Fassaden und gebändigte Schaufensterwut, in: Bamberg. Unsere schöne Stadt. Jahreskalender 1937 (Jahresblätter des Verkehrs- und Verschönerungsvereins e. V.). Vorschau und Rückblick über das Werden und Geschehen in Bamberg, Bamberg 1937, S. 95–101.

Schemmel, Bernhard: Das Allgemeine Krankenhaus Fürstbischof Franz Ludwig von Erthals in Bamberg von 1789. Ausstellung der Staatsbibliothek Bamberg, 2., verb. Aufl., Bamberg 1989.

Schuster, Anton: Bamberger Stadtgeschichte auf öffentlichen steinernen Tafeln geschrieben, in: Das Bayerland 9 (1898), S. 68f., 80–82.

Speyer, Karl Friedrich / Marc, Karl Moritz / Klein, Georg Michael: Dr. A. F. Marcus nach seinem Leben und Wirken, geschildert von seinen Neffen Dr. Speyer und Dr. Marc. Nebst Krankheits-Geschichte, Leichenöffnung, neun Beilagen und dem vollkommen ähnlichen Bildnisse des Verstorbenen, Bamberg / Leipzig 1817.

Taegert, Werner: ‚Dem größten Gelehrten Bambergs, auf welchen unsere spätesten Nachkommen stolz seyn können'. Der Spitzenhumanist Joachim Camerarius d. Ä. (1500–1574) im Fokus einer Spurensuche am Ort seiner Geburt, in: Barbara Christoph / Wolfgang Hegel / Marcus Mühlnikel (Hrsg.): ‚Und in Deutschlands Mitte Franken'. Günter Dippold zum 60. Geburtstag. Herausgegeben vom Historischen Verein für Oberfranken e. V., Bayreuth 2021, S. 45–76.

Man hielt Zeder, was ihn besonders ergötzte, viele Jahre lang für todt, während er noch als beschäftigter Arzt prakticirte.[1]

Dr. Johann Georg Heinrich Zeder (1764–1837) und sein Studentenstammbuch

Werner Taegert

Leben und Wirken eines gelehrten Landgerichtsphysikus

Johann Georg Heinrich Zeder wurde am 3. Mai 1764 in Lichtenfels getauft.[2] Seine Eltern waren der Metzger und Gastwirt zum Schwarzen Kreuz Pankraz Zeder und dessen Ehefrau Anna Kunigunda, geb. Göhner.

Zeder immatrikulierte sich an den Universtäten in Bamberg (1780), Ingolstadt (1787) und Erlangen (1788). Im Jahre 1792 wurde ihm in Bamberg der medizinische Doktorgrad verliehen.[3] Gegenstand der in lateinischer Sprache verfassten Dissertation war die Unzuträglichkeit bestimmter männlicher Kleidungsstücke für die Gesundheit. Seit 1793 war Zeder in Bamberg als Armenarzt tätig.[4] Im Jahre 1800 wurde er offiziell Stadt- und Garnisonsarzt in Forchheim; schon zuvor hatte er (auch) als Vertreter des erkrankten Forchheimer Garnisonsarztes fungiert.

Im Zuge der Errichtung des Landgerichts Forchheim 1803 wurde er zum Landgerichtsphysikus ernannt, bei einer neuen Einteilung der Landphysikate 1805 zum Physikus für die Landgerichte Forchheim und Neunkirchen am Brand.[5]

Im Offizierspersonalakt findet sich unter dem 22. Februar 1829 die Anzeige der Ortschaft Forchheim, „dass der Garnisons-Arzt Dr. Zeder die ärztliche Krankenpflege im Militär-Krankenhaus nicht pünktlich versehen könne, weil er öfters als Landgerichtsphysikus entfernt ist, soll derselbe zur Erklärung aufge-

1 Wagner 1857, S. 1040. – Hierzu unten S. 207 mit Anm. 23.

2 In der Taufmatrikel sind nur die ersten beiden Vornamen verzeichnet. – Über J. G. H. Zeder und seine familiäre Herkunft siehe (neben den im Anhang genannten archivalischen Quellen): Zeder 1800, Vorrede S. V–X; Jaeck 1811/1815, Sp. 1162f.; Wagner 1857, S. 1040; Weber 1881, S. 707f., Anm. 1; Meyer 1960; Ders. 1961; Geus 1974; Fambach 1976, S. 533, Nr. 623; Enigk 1986, bes. S. 36–38, 338; Taegert 1998, S. 314, Kat.-Nr. 136b; Spörlein 2004, Bd. 2, S. 1297–1301, hier S. 1298 (J. G. H. Zeder als Trauzeuge für den Provisor der Bamberger Hofapotheke Friedrich Felix Rumpf, 1792).

3 Bei Jaeck 1811/1815 Sp. 1162f. findet sich über die akademische Laufbahn von J. G. H. Zeder diese Angabe: „[...] erlangte [...] im Aug. 1784 das philos. [...] Doctorat". Der damalige Doktorand „Georgius Zeder Lichtenfels[ensis]" war ein naher Verwandter. Über ihn siehe Meyer 1960; Spörlein 2014, Bd. 2, S. 917. – Exemplare der von dem Praeses Eduard Georg Daum 1784 publizierten Disputationsschrift: Staatsbibliothek Bamberg, RB.Th.ph.q.26; RB.Diss.1784,1.

4 So Zeders Selbstauskunft in seinem Bericht über das Gerichtsphysikat Forchheim vom 04.09.1822 (Staatsarchiv Bamberg, K 3 F III, Nr. 1369/III). – Zur Stellung des Armenarztes vgl. Spörlein 2004, S. 848: „Nach dem Erwerb des Doktorgrades waren viele [Absolventen der medizinischen Fakultät] zunächst als Armenarzt in der Residenzstadt Bamberg tätig, eine zwar gefahrvolle, nicht gerade lukrative Arbeit, die aber – vor allem unter dem karitativ besonders engagierten Franz Ludwig von Erthal [Fürstbischof 1779–1795] – zugleich die Möglichkeit bot, durch besondere Leistungen auf sich aufmerksam zu machen und so den Grundstein für den erhofften Aufstieg zu legen."

5 Das Landgericht Neunkirchen bestand nur bis 1813. – Vgl. generell Volkert 1983, S. 40f. (Einrichtung der Landgerichte ä. O.); S. 461f. (Landgericht Forchheim).

fordert werden, welcher Stelle er sich widmen wolle."

Am 6. März 1837 starb Zeder in Forchheim. Nach seinem Ableben wurde im Offizierspersonalakt unter anderem dieser Vermerk eingetragen: „Derselbe war zugleich aktiver Landgerichts-Arzt. Bei dem hiesigen königlichen Rentamt bezog derselbe einen jährlichen Pensionsgehalt von 653 Gulden und war nicht im Besitz weder eines in- und ausländischen Ordens."

Am 12. September 1793 hatte Zeder in Bamberg die Ehe mit Katharina Pfretzschner geschlossen. Ihre Eltern waren Carl Sigmund Pfretzschner, seinerzeit Kastner und Forstmeister in Weismain, und seine Gemahlin Franziska, geb. Huneburg.[6] Nach dem Tod von Katharina Zeder in Forchheim am 21. Februar 1805[7] heiratete der Witwer am 18. August 1806 Maria Ursula Carl. Sie wurde am 17. Januar 1782 in Forchheim geboren als Tochter des Kaufmanns Sebastian Friedrich Carl und seiner Ehefrau Maria Anna, geb. Panzer.

Anlässlich der Wiederverheiratung hatte Zeder zur rechtlichen Absicherung seiner zwei Kinder aus erster Ehe ein Verzeichnis des Vermögensstandes vorzulegen. Die von ihm gefertigte Aufstellung wurde am 17. Juli 1806 von seinem Schwiegervater Carl Sigmund Pfretzschner gegengezeichnet. Das Dokument eröffnet diskrete Einblicke in seinen Hausrat, der penibel aufgelistet und Stück für Stück taxiert ist.

Unter den „Mannskleidern" fällt die „Gallauniform nebst weiß tuchenen Beinkleidern und Weste" ins Auge. Zu der repräsentativen Ausstattung gehörten des Weiteren „1 Huth neu" sowie „1 Degen nebst Port d'Epée".

Besonderes Interesse verdienen insgesamt auch die drei letzten der römisch bezifferten Sachrubriken des Verzeichnisses. Sie seien hier im Überblick mitgeteilt, unter Aussparung der jeweils beigefügten Taxierungen:

VII. An Instrumenten
α.) *Physikalische*
2 Zusammengesetzte Mikroscope
1 Sonnenmikroscop
3 Lupen
β.) *Chirurgische*
3 Barbiermesser
1 Impfnadel
2 Muttersprützen von Zinn[8]
Dtto. von folio mit einem langen gebogenen Rohr[9]
1 Tripper Sprützgen von folio[10]
1 Klystiermaschine von folio mit 2 Rohren
γ.) *Musikalische*
1 Flute traversiere mit 3 Mittelstucken von Buks und mit Elfenbein garnirt
1 großer Flügel ruinoes

VIII. An Büchern
400 Bände

IX. An Grundstücken
1 Hauß, nebst großer Scheuer, Stallung und großen Garten

Aus den einzelnen Taxierungen des Vermögensverzeichnisses errechnet sich – unter Abzug der Verbindlichkeiten, die auf dem Haus stehen – ein stattliches „Activ Vermögen" von 2551 fl. Dazu ergänzt Zeder diese Informatio-

6 Biographica zu den Eltern und dem Bruder Johann Baptist Pfretzschner bei Taegert 1996, S. 56f., Anm. 5–6.
7 Die Altersangabe im Kirchenbucheintrag (wohl: „33"?) ist durch Korrektur verunklärt.
8 Hierzu Schönfeld 1942.
9 Abkürzung für „detto" (entsprechend: „dito") = „ebenso".
10 Krünitz 1805, S. 430: „Mutterspritze, Muttertrichter, ist eine Spritze, deren Rohr sich in einen kugelförmigen, mit verschiedenen Löchern versehenen Theil endigt, welcher in die Mutterscheide gebracht wird, und womit man nach der Heilungsanzeige erforderliche Flüssigkeiten einspritzt."

nen: „Mein Gehalt beläuft sich nun, nachdem die Pferdsfourage den Physikern genommen worden ist, annoch auf 600 [fl.], dann als Garnisonsphysicus 359 [fl.] und meine Praxis betragt ein Jahr ins andere 250 [fl.], Summa 1209 fl. rh.“[11]

Ein Vermerk aus Zeders Todesjahr im Offizierspersonalakt dokumentiert drei seinerzeit (noch) lebende Kinder: aus erster Ehe den Sohn Karl, Tünchermeister in Forchheim, aus zweiter Ehe die Töchter Julie, 21 Jahre alt, und Carolina, 17 Jahre alt. Seine Witwe Ursula starb am 14. November 1855.

Ein Silberstiftbildnis, das der Maler und Radierer Ferdinand Frhr. von Lütgendorff-Leinburg (1785–1858) bei einem Kurzaufenthalt in Forchheim 1811 von Zeder anfertigte, ist verschollen. Der renommierte Porträtist zeichnete seinerzeit auch weitere Ortsprominenz, darunter den Landrichter Franz Xaver Geiger (1770–1846), dessen Ehefrau und den gleichnamigen Sohn.[12] Mit der Silhouette, die das Stammbuch Zeders eröffnet, hat aber doch immerhin ein eindrucksvolles Bildnis aus der Zeit seines Studiums überdauert (Abb. 1).

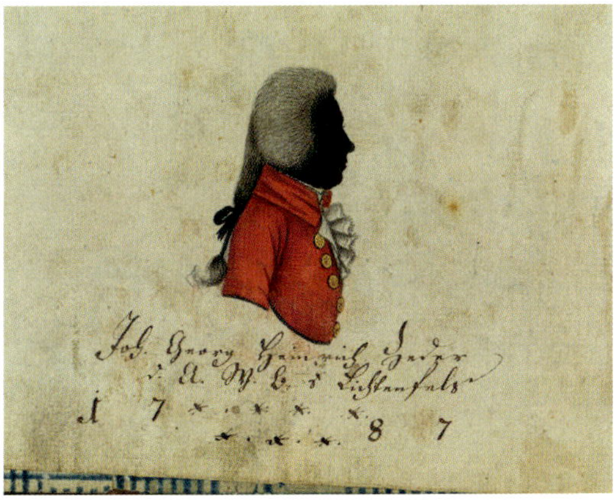

Abb. 1: Porträtsilhouette des Stammbucheigners Johann Georg Heinrich Zeder (1764–1837), „der Arznei Wissenschaft Beflissener aus Lichtenfels“ (so die aufgelösten Abkürzungen), 1787. Das in die Jahreszahl eingefügte Arrangement von sieben Sternen ist das Erkennungszeichen des studentischen Harmonistenordens in Erlangen (Staatsbibliothek Bamberg, JH.Autogr.14, Eröffnungsseite | Gerald Raab).

Parasitologische Spitzenforschung im Alleingang

Bleibendes wissenschaftliches Renommee erwarb sich Zeder durch bahnbrechende Forschungen auf dem Gebiet der Helminthologie, die sich den parasitisch lebenden Eingeweidewürmern (Helminthen) widmet.[13] Mit seinen Studien zur Systematik dieser Organismen führte er Pionierarbeiten des befreundeten evangelischen Pfarrers und Zoologen in Quedlinburg Johann August Ephraim Goeze (1731–1793)[14] substantiell vertiefend weiter.

> Eingeweidewürmer [...] waren bis zu Beginn des vorigen [d. h. des 19.] Jahrhunderts die einzigen bekannten Krankheitserreger. Über ihr Auftreten, ihre medizinische Bedeutung und ihre Bekämpfung gab es im Verlauf der Jahrhunderte unterschiedliche Vorstellungen.
> Von der Mitte des 18. Jahrhunderts ab bemühten sich vor allem deutsche Naturwissenschaftler, die von ihnen in ständig zunehmender Zahl gefundenen Helminthen zu beschreiben und zu ordnen. Anfang des vorigen [d. h. 19.] Jahrhunderts schuf Rudolphi[15], Anatom an der Universität Berlin ab 1810, die bis heute gültige systematische Grundlage. Anschließend haben wiederum im Wesentlichen deutsche Naturwissen-

11 Währungskürzel: „fl.“ (von „Florin“) = Gulden, „fl. rh.“ = rheinische(r) Gulden, „xr.“ = Kreuzer.
12 Lütgendorff 1906, S. 175f. – Über Franz Xaver Geiger siehe unten Anm. 32.
13 Helminthen: nach altgriechisch ἕλμις = Eingeweidewurm, Schmarotzerwurm.
14 Goeze 1782. – Über ihn siehe Enigk 1986, Register S. 351.
15 Karl Asmund Rudolphi (* 1771 in Stockholm, † 1832 in Berlin), Mediziner, Anatom und Physiologe, Botaniker und Zoologe. – Über ihn siehe Enigk 1986, Register S. 354.

schaftler und Ärzte die Biologie aller Helminthenklassen in ihren Grundzügen aufgeklärt.

Aus den Originalarbeiten geht hervor, mit welchem unendlichen Fleiß und Idealismus die damaligen Helminthologen unter primitiven Arbeitsbedingungen Schritt für Schritt die umständlich erscheinende Entwicklung parasitisch lebender Würmer aufklärten und völliges Neuland für die Biologie eroberten.[16]

Die hier zitierten Feststellungen eröffnen das Vorwort der grundlegenden Überblicksdarstellung „Geschichte der Helminthologie im deutschsprachigen Raum", die der Professor emeritus für Parasitologie der Tierärztlichen Hochschule Hannover Karl Enigk (1906–1997) im Jahre 1986 veröffentlichte. In der ausführlichen Würdigung, die Enigk dem Helminthologen Johann Georg Heinrich Zeder widmet, finden sich diese resümierenden Bemerkungen:

> Er war ein sehr sorgfältiger Beobachter [...]. Zeder stellte ein System auf, mit dem er die damals noch herrschende Verwirrung in der Einordnung der einzelnen Arten beseitigte [...]. Zeders System war [...] so gut begründet, daß es [...] zur Grundlage für die noch heute gültige Einteilung der Hauptgruppen wurde, die inzwischen zu Klassen erhoben worden sind.
>
> Zeders Beobachtungen waren für die damalige Zeit ausgezeichnet, obwohl er kein Mikroskop, sondern nur Lupen benutzte.[17] Rudolphi, der mit klarer Kritik nicht hinter dem Berg hielt, wenn es notwendig war, urteilte in einem strittigen Fall [1814] über Zeder: „Ich baue sehr viel auf Zeder, da ich in ihm einen sehr vorsichtigen, genauen Naturforscher gefunden habe, dergleichen wir wenige besitzen."[18]

Das im Jahre 1800 erschienene Werk „Erster Nachtrag zur Naturgeschichte der Eingeweidewürmer von Johann August Ephraim Goeze" (340 Seiten) konnte Zeder trotz massiver Erschwernisse fertigstellen: Wechselnde dienstliche Verpflichtungen an wechselnden Dienstorten waren seiner Forschungstätigkeit hinderlich. Gravierend kamen Kriegswirren hinzu, die in einer persönlichen Katastrophe gipfelten: Französische Soldaten verrichteten in Zeders Haus „eine feindliche vollkommene Plünderung, wobey alle meine Papiere durcheinander geworfen, zum Theil zerrissen, und mehrere Exemplare meiner Eingeweidewürmersammlung zerstört worden sind."[19]

Im Jahre 1803 publizierte Zeder seine „Anleitung zur Naturgeschichte der Eingeweidewürmer für Aerzte, Thieraerzte und Naturforscher" (448 Seiten). Im Vorwort legte er selbstkritisch Wert auf eine einschränkende Feststellung: „Zu meiner Entschuldigung will ich nur soviel beybringen, daß dieser Zweig der Naturgeschichte erst seit einigen Jahrzehnden ernstlich von einigen Naturforschern betrieben worden ist, daß also ebendeßwegen noch nicht Alles im Reinen seyn könne." Seine Ankündigung eines zweiten Bandes, den er „vielleicht bald" fertigzustellen hoffte, verband er mit einem Vorbehalt: „[...] wenn es anders meine Geschäfte erlauben und das gelehrte Publikum diesen ersten günstig aufnimmt".[20] Der in Aussicht gestellte Fortsetzungsband ist nicht erschienen. Der grundlegenden „Anleitung" von 1803 sind vier Abbildungstafeln des Nürnberger Kupferstechers Johann Nuß-

16 Enigk 1986, S. VII.

17 Dieser Feststellung von Enigk steht entgegen, dass in Zeders Auflistung seines Vermögensstandes von 1806 neben drei Lupen auch drei verschiedenartige Mikroskope verzeichnet sind.

18 Enigk 1986, S. 37.

19 Zeder 1800, S. V f.

20 Zeder 1803, S. V.

biegel (1750–1833) nach Zeichnungen des aus Ebermannstadt stammenden, in Bamberg tätigen Zeichner und Radierer Eustach Friderich (1768–1858) beigegeben (Abb. 2).[21]

An persönliche Begegnungen mit Zeder erinnerte sich in weitem zeitlichem Abstand 1857 der Anatom, Zoologe und Physiologe Rudolf Johann Wagner (1805–1864):

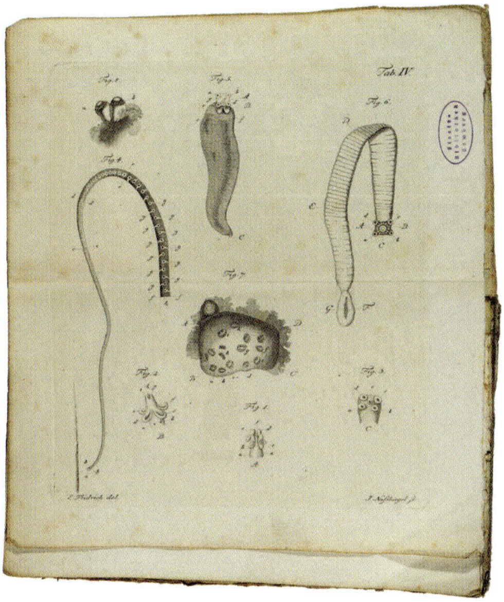

Abb. 2: Eingeweidewürmer. Kupferstichtafel von Johann Nußbiegel (1750–1833) nach Zeichnungen von Eustach Friderich (1768–1858) in dem Grundlagenwerk von Johann Georg Heinrich Zeder: Anleitung zur Naturgeschichte der Eingeweidewürmer, Bamberg 1803 (Staatsbibliothek Bamberg, RB.H.n.o.4 | Gerald Raab).

Dieser merkwürdige[22] Mann, der eigentliche Begründer unsrer jetzigen systematischen Helminthologie [...], war zuletzt Gerichtsarzt in der kleinen Stadt Forchheim bei Erlangen, wo ich ihn öfter besuchte. Er besaß da noch eine zahlreiche Sammlung von Helminthen, hatte aber seit 30 Jahren nichts mehr geschrieben, weil er behauptete, Rudolphi habe ihm, nachdem er demselben bei einem Besuche in Forchheim viele mündliche Mittheilungen gemacht, nicht hinreichende Gerechtigkeit wiederfahren lassen. Man hielt Zeder, was ihn besonders ergötzte, viele Jahre lang für todt, während er noch als beschäftigter Arzt prakticirte.[23]

Das Studentenstammbuch des J. G. H. Zeder – mit Ausblicken auf die dortselbst veranlassten Gedächtnistilgungen

Das Freundschaftsalbum des Dr. Johann Georg Heinrich Zeder hat die Zeiten mit Glück überdauert. Gehütet wird es im Handschriftenbestand der Staatsbibliothek Bamberg, dort eingereiht in die Kollektion der *Alba amicorum*, der Stammbücher und Poesiealben.[24]

Zu dem historisch „gewachsenen" Grundbestand dieser Spezialsammlung trugen die reichhaltigen Zuwendungen von zwei Mäzenen der Königlichen Bibliothek Bamberg

21 Zeder 1803, S. VII: „Damit ich aber dem angehenden Naturforscher verständlicher geworden bin, so habe ich auf den 4 Kupfertafeln zu jeder Gattung eine, auch mehrere Abbildungen veranstaltet, welche mein schätzbarer Freund, der Herr Ingenieurlieutenant Eustach Friedrich, durchgehends ganz getreu nach der Natur gezeichnet hat." – Ebd., S. VIII: „Mit dem Fleisse und der Pünktlichkeit des Herrn Nußbiegels schmeichle ich mir, daß die Naturforscher diesmal eben so zufrieden seyn werden, als sie es mit den 6 Kupfertafeln in meinem ersten Nachtrage zur Naturgeschichte der Eingeweidewürmer gewesen sind." – Über Johann Nußbiegel siehe Grieb 2007, Bd. 2, S. 1089f. – Über Eustach Friderich (Friedrich) siehe Jaeck 1821/1825, Teil 1, S. 198f.; Friedrich 1980, S. 161f.

22 Im positiven Sinne von „staunenswert" bzw. „bemerkenswert".

23 Wagner 1857, S. 1040. – Der gebürtige Bayreuther Rudolf Johann Wagner (1805–1864) begann sein Medizinstudium 1822 in Erlangen. Er setzte es 1824 in Würzburg unter anderem bei Johann Lucas Schönlein (1793–1864) fort. Als Professor wirkte er seit 1833 an der Universität Erlangen, seit 1840 an der Universität Göttingen. – Über ihn siehe Enigk 1986, Register S. 356. – Der Mediziner und Parasitologe Johann Gottfried Bremser (1767–1827) äußerte 1819 in einem Nebensatz (S. 67): „[...] Herr Zeder, ein Mann, der sich unendliche Verdienste um die Helminthologie erworben hat, leider aber derselben ganz abgestorben zu sein scheint [...]." Bremsers Bemerkung sollte offensichtlich darauf aufmerksam machen, dass Zeder nach 1803 keine Fachpublikationen mehr vorgelegt hatte. Bei Enigk 1986, S. 37 ist das Zitat kurios entstellt: „Bremser schreibt 1819: ‚Zeder [...] scheint gestorben zu sein.' Er starb aber erst 1837."

24 Die historische Buchbezeichnung *Album amicorum* bedeutet eigentlich „Verzeichnis der Freunde". – Zur Stammbuchgeschichte grundlegend Schnabel 2003; geraffter Überblick bei Taegert 1995, S. 11–46.

maßgeblich bei: Joseph Heller (1798–1849)[25] und Emil Frhr. Marschalk von Ostheim (1841–1903). Die auf verschiedene Handschriftenfonds verstreuten Stücke, denen sich in großer Zahl auch herausragend illustrierte Stammbuchblätter aus Hellers Graphiksammlung beigesellen, wurden um 1985 zusammengeführt und seither systematisch und forciert ausgebaut. Neben Ankäufen auf Auktionen und im Antiquariatshandel bescherten vielfältige Schenkungen aus Privatbesitz – darunter grandiose Zuwendungen wiederum von zwei Mäzenen der Bibliothek – außerordentlichen Zugewinn.

Aktuell umfasst dieser Spezialbestand mehr als 700 Objekte aus fünf Jahrhunderten. Durch die massive Bestandsmehrung seit Mitte der 1980er Jahre avancierte der Fundus zu einer der bedeutendsten Stammbuchsammlungen in Deutschland. Bayernweit nimmt er eine Spitzenstellung ein.[26]

Das Stammbuch Zeders gelangte über das reichhaltige Vermächtnis des Bamberger Kunstsammlers und Kunstforschers Joseph Heller in die (heutige) Staatsbibliothek Bamberg (Signatur: JH.Autogr.14).[27] Die aktive Nutzung des Albums erstreckt sich über den Zeitraum von 1787 bis 1796. Als Nachzügler mit (verständlichem) Sonderstatus durfte sich 1807 dann noch der junge Karl Zeder im *Album amicorum* seines Vaters verewigen (S. 177). Von seiner Hand könnte die kindliche Bleistiftskizze eines Pferdes nebst beigeselltem fragmentarischem Pferdekopf stammen (S. 193).

Auf der Eröffnungsseite des Albums stellt sich der Eigentümer selbst vor: mit seiner schwarz getuschten und durch farbige Zutaten verfeinerten Silhouette, mit seinem Namenszug sowie mit der Angabe seines Studienfaches und des Herkunftsortes: „Joh[ann] Georg Heinrich Zeder, d. A. W. B. aus Lichtenfels". Das Kürzel steht in konventioneller Weise für „der Arznei Wissenschaft Beflissener". Das beigefügte Jahr „1787" signalisiert den Beginn von Zeders Autographensammlung. In die Jahreszahl integriert ist ein Erkennungszeichen des studentischen Harmonistenordens (auch bekannt als Orden der Schwarzen Brüder), dem sich Zeder in Erlangen angeschlossen hatte: Es wird gebildet aus sieben Sternen (die Sieben als heilige Zahl!), die hier zu vier und drei Einheiten in zwei Zeilen gruppiert sind.[28]

In dem Stammbuch sind 126 Widmungseinträge versammelt. Das von Zeder eigenhändig geführte Namensregister am Ende des Bandes erfasst 116 Inskribenten. Die Einträge sind niedergeschrieben in Bamberg (1787–1794), Ingolstadt (1787–1788), Erlangen (1788–1790), Neunkirchen am Brand (1788–1789) und Forchheim (1796). Ein Eintrag von 1796 wurde bei einem späteren kurzweiligen Beisammensein mit einer zusätzlichen Freundschaftsbekundung aktualisiert (S. 142).

Bei den Inskribenten handelt es sich um Studienfreunde in Ingolstadt und (besonders zahlreich) in Erlangen. Viele Erlanger Kommilitonen bekunden durch typische Erkennungszeichen ihre Zugehörigkeit zum Harmonistenorden. Unter den Einträgern finden sich des

25 Über ihn zuletzt Ehrl 2018; Ehrl/Juntunen 2020.

26 Hierzu siehe Taegert 1995; Ders. 1999. – Drittmittel der Fritz Thyssen Stiftung ermöglichen seit 2023 die wissenschaftliche Bearbeitung und Digitalisierung der Bamberger Stammbuchsammlung.

27 Marmorierter brauner Kalbslederband (12,3 × 20,8 cm) mit Goldprägung und Goldschnitt. Auf dem Vorderdeckel Goldprägung: „Denkmal der Freundschaft. Für J. G. H. Z.". Auf dem Rückdeckel verblasste Tintenschrift „1787. Stambuch der Freundschaft. J. G. H. Z.". Vorsatz Kattunpapier. 207 alt (ab S. 205 neu) bezeichnete Seiten (bei der Paginierung überprungen S. 124 und 155). Zahlreiche Blätter herausgetrennt. – Zu dem Stammbuch siehe Taegert 1995, S. 125; Ders. 1998, S. 314, Kat.-Nr. 136b.

28 Über die Harmonisten siehe Meyer-Camberg 1971 (S. 57–61 Auflistung der Schwarzen Brüder 1796/1798, u. a. basierend auf Stammbüchern, ohne Nennung von J. G. H. Zeder); Jakob 1993, S. 295, 300f.; Kaupp 2001, S. 45–47; Hümmer 2001, S. 123–131; Golücke 2018, Bd. 2, S. 280 (Harmonisten); Bd. 4, S. 181–183 (Studentenorden).

Weiteren Verwandte und Bekannte, darunter Berufskollegen und Militärangehörige. Es gibt auch Wortmeldungen etlicher weiblicher Einträger. Vielfach dürften Frauen zudem hinter verhüllenden Namensinitialen zu vermuten sein.

Die Niederschriften sind zumeist in Deutsch abgefasst, vereinzelt in Französisch, Lateinisch und Englisch, einmal auch in Altgriechisch (S. 48). Der Jurastudent Joseph Janko aus dem sächsischen Langenberg trug „bei seiner Durchreise in Erlangen" 1789 einen schlichten zweistimmigen Tonsatz von vier Takten ein, der einer mit den Anfangsworten zitierten Gelegenheitsdichtung unterlegt ist (S. 67): „Ich bin dein Baßgeiger Freund".[29] Diese Selbstcharakterisierung lässt an die musikalischen Neigungen denken, die bei dem Stammbucheigner vermutet werden können: In seinem Inventar von 1806 sind eine Querflöre und ein Flügel (dieser allerdings „ruinoes"!) dokumentiert.

Sechs Einträger steuerten ihre geschnittene Silhouette[30] bei: 1787 Barbara Roppelt aus Bamberg (Abb. 3)[31]; am 25. und 26. Dezember 1788 in Neunkirchen am Brand K[arl] J[oseph] Molitor und Brigitte Geiger (S. 131/132) sowie Therese und Benigne Geiger (S. 145/146)[32]; schließlich 1789 in Erlangen der Jurastudent Benedikt Rop-

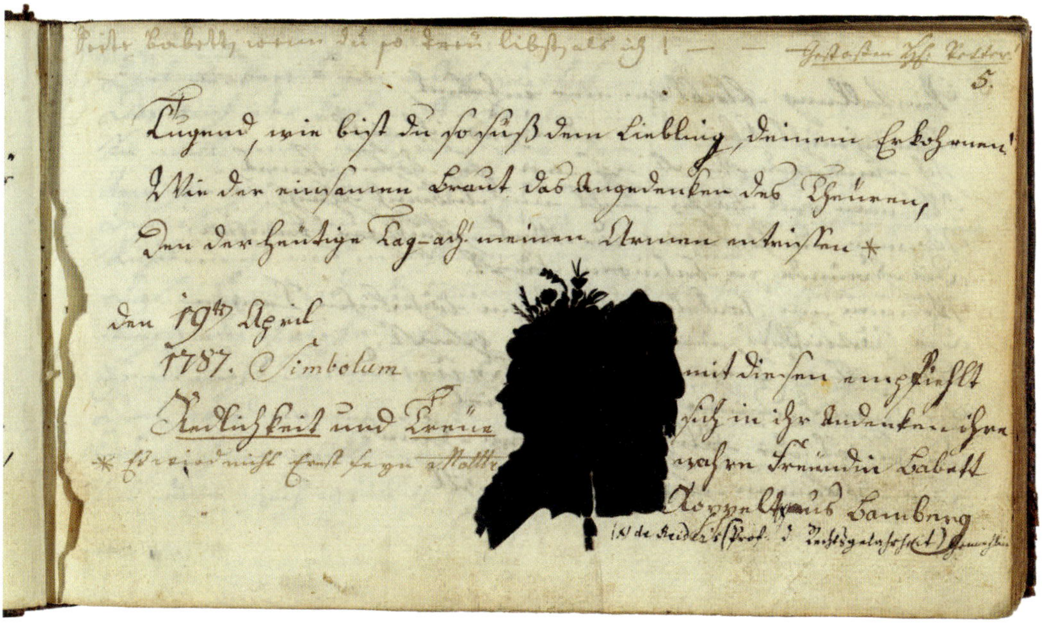

Abb. 3: Stammbuchwidmung von Barbara Roppelt mit Silhouette, (wohl) Bamberg, 19. April 1787: „[...] mit diesen empfiehlt sich in ihr Andenken ihre wahre Freundin Babett Roppelt aus Bamberg". Der Albumhalter ergänzte unter dem Namenszug diese biographische Information: „de Reider's (Prof. der Rechtsgelahrheit) Gemahlin" (Staatsbibliothek Bamberg, JH.Autogr.14, S. 5 | Gerald Raab). – Barbara Franziska Roppelt (1770–1842) und der Juraprofessor Elias Adam von Reider (1763–1807) schlossen 1791 in Bamberg den Bund der Ehe. Sie waren die Eltern Martin von Reiders (1793–1862), dessen gesammelte Kunstschätze den Grundstock des Bayerischen Nationalmuseums in München bilden.

---

29 Über musikalische Stammbuchbeiträge siehe Schnabel 2003, S. 489–491.

30 Über die Silhouettenmode in Stammbüchern siehe Biesalski 1956; Ders. 1960; Ders. 1978, S. 100–110.

31 Über Barbara Franziska Roppelt (1770–1842) siehe Genealogisches Handbuch 1957, S. 475; Spörlein 2004, S. 656, 1213.

32 Brigitte, Therese und Benigne Geiger waren Töchter des Amtsvogtes, Kastners und Klosterrichters in Neunkirchen Johann Heinrich Geiger († 1797, 84 Jahre) und seiner Ehefrau Maria Alexandrina Benigna Geiger, geb. Altenhofer. – Karl Joseph Molitor (1762–1835) war Bamberger Landgerichtsassessor und Regierungsadvokat. Über ihn siehe Zeilmann 1837. – Bei dem Albumeintrag von Brigitte Geiger steht der Vermerk: „Jetz M. Molitor 1789". Ihre Eheschließung erfolgte am 10. Februar 1789 in Neunkirchen (Angaben im Kirchenbuch: „Christina Brigida Geigerin",

pelt aus Bamberg (S. 162/163)[33]. Eine schwarz getuschte Silhouette mit farbiger Weste dient als Souvenir bei dem Erlanger Eintrag des Jurastudenten Elias Keller aus Ulm (S. 181).

Eine wörtliche Wiedergabe verdient hier der augenzwinkernde Eintrag von Andreas Benedikt Geiger (S. 147)[34]. Im Zentrum steht ein (hinter-)sinniges Denkwort: „Und wenn ich auch manchmal krank am Gemüthe bin, | ist J ... ph meine Lust und beste Doktorin." Daran schließen sich diese bedenkenswerten Überlegungen an: „Was meinst Du, Bruder, ist dies nicht besser, als Pillen, Pulver, und wie der Plunder all' heist, die ihr Doktoren verschreibt?"

Zeder hat das Leben zahlreicher Einträger mit buchhalterisch registrierendem Interesse weiterverfolgt und ihre Widmungstexte später mit biographischen Hinweisen zum Studium, zur beruflichen Laufbahn und zum Ableben ergänzt. Dabei galt seine Aufmerksamkeit – der nüchternen Betrachtung des Mediziners gemäß – immer wieder auch der Todesursache.

Ein bemerkenswertes Beispiel ist die Inskription des Erlanger Medizinstudenten Friedrich

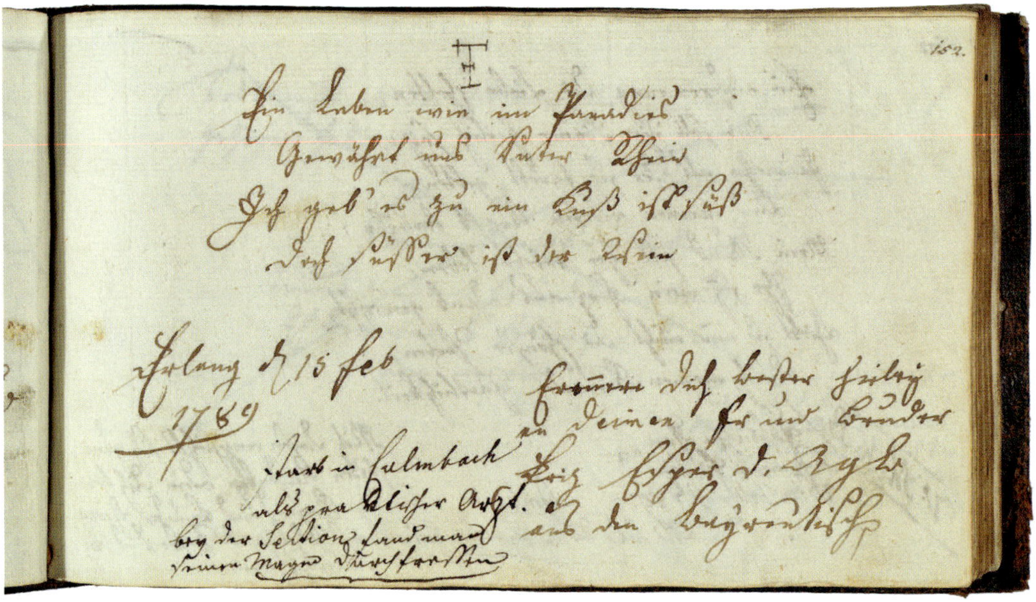

Abb. 4: Stammbuchwidmung von Friedrich Eugenius Esper (1766–1794) mit vorangestelltem Harmonistenzeichen, Erlangen 15. Februar 1789: „[...] Erinnere Dich Bester hiebey an Deinen Fr[eund] und Bruder Fritz Esper d. AgB [d. h. der Arzneigelahrtheit Beflissener] aus dem Beyreuthischen". Der Albumhalter fügte später Angaben zum Ableben des Einträgers und zum medizinischen Befund bei der Sektion hinzu (Staatsbibliothek Bamberg, JH.Autogr.14, S. 152 | Gerald Raab).

geb. 1760 in Hollfeld; die Mutter Benigna war bereits verstorben). – Die vier Einträge stehen paarweise auf einander gegenüberstehenden Seiten. Über die Einträge auf den Seiten 131/132 setzte Karl Joseph Molitor diese Verbindungszeile: „Enge und unzertrennbar | seye unsere Nachbarschafft." – Nahebei haben sich zeitnah weitere Kinder von Johann Heinrich und Benigna Geiger in Neunkirchen verewigt: am 7. Dezember 1788 A[ndreas] Benedikt Geiger (1768–1817), ab 1803 Landrichter in Banz, ab 1806 in Neunkirchen (S. 147); am 28. Dezember 1788 [Michael] F[ranz Xaver] Geiger (1770–1846), ab 1804 Landrichter in Neunkirchen, ab 1806 bis 1815 in Forchheim (S. 134) (über ihn siehe Zeilmann 1846 sowie oben Anm. 12); am 9. August 1789 „[...] Ihre ergebenste Baß u[nd] Fr[eundin] M. F. Geiger" (S. 143) (Verwandtschaftsbeziehung ungeklärt).

33 Über ihn siehe Spörlein 2014, Bd. 1, S. 932. Nr. 11.369.

34 Über ihn siehe oben Anm. 32.

Eugenius Esper (1766–1794) vom 15. Februar 1789 (Abb. 4). Er war der Sohn des protestantischen Uttenreuther Pfarrers Johann Friedrich Esper (1732–1781). Der als Naturforscher ambitionierte Geistliche erlangte durch seine wissenschaftlichen Erkundungen der Zoolithenhöhle bei Burggaillenreuth in der Fränkischen Schweiz bleibende Berühmtheit.[35] Dem Stammbucheintrag fügte Zeder folgende Notiz bei: „starb in Culmbach als praktischer Arzt, bey der Section fand man seinen Magen durchfressen."

Über Friedrich Eugenius Esper berichtet der Historiker Georg Wolfgang Augustin Fikenscher (1773–1813) unter anderem dies: „D[octor] der A[rznei]G[elahrtheit] und Land-Physicus in Culmbach, ein geschikter, besonders in der Chirurgie erfahrner, aber sehr schüchterner Arzt." Auch zum Ableben Espers äußert sich Fikenscher: „Kurz nach seiner Promotion gieng er als LandPhysikus nach Culmbach, wo er auf der BergVeste Plassenburg gefangene Franzosen zu besorgen hatte, deren epidemische Krankheit aber auch seinen Tod am 20. August 1794 befördert hat."[36] Gemeint ist die in Kulmbach 1793 durch die Kriegsgefangenen eingeschleppte Fleckfieber-Epidemie.[37] Der von Zeder mitgeteilte Sektionsbefund passt allerdings nicht zu dieser Krankheit. Denkbar wären ein Magenkarzinom oder ein perforiertes Magengeschwür.

Die Widmungen missliebig gewordener Bekanntschaften wurden von Zeder in einer unverkennbaren Aufwallung von Zorn und Verachtung mit allerlei Lästerungen angereichert, in einigen Fällen auch nachdrücklich durchgestrichen. Gedächtnistilgungen vergleichbar „vernichtender" Art begegnen traditionell auch sonst in Stammbüchern.[38]

Hier eine Auslese eindrücklicher Exempel: „[...] der Schurkenstreiche sind zu viele" (S. 1f., das zugehörige weitere Blatt mit Zueignung und Unterschrift ist ausgerissen); „Ist ein Schurke von der ersten Classe" (S. 103: „Schurke" nachdrücklich unterstrichen); „Ist jetzt in Erlang privilegirter Tagdieb" (S. 141). Lediglich durchgekreuzt ist der Eintrag des Juristen und beachtlichen Publizisten Johann Andreas Georg Friedrich Rebmann (1768–1824), dem Zeder biographische Notizen ohne jedwede Verunglimpfung zuteilte (S. 154).

Außerordentlich heftig traf der Unmut des Albumeigners den Erlanger Jurastudenten Gottfried Christoph Esper (1769–1812)[39]. Der hatte sich in dem Album am selben Tag verewigt wie sein Bruder Friedrich Eugenius Esper. Die geschwisterlichen Widmungen stehen (nahezu) Seit' an Seit' auf benachbarten Blättern (S. 150, 152). Der Eintrag Gottfried Christoph Espers wurde von Zeder energisch durchgestrichen. In Gestalt überdimensionierter Schriftzüge rief er dem in Ungnade Gefallenen einen Ausbruch von Verwünschungen hinterher: „Pereat. Tief! Tief! Tief!", „Schurke", „Spitzbube im strengsten Sinne". Auch dieser rigoros gemaßregelte „Schurke" hatte (sich) die strafverschärfende Unterstreichung ebendieser Schmähbezeichnung, wie man annehmen darf, vollends verdient (Abb. 5).[40]

---

35 Über Johann Friedrich Esper siehe Hilpert 2005; Hilpert / Kaulich / Rosendahl 2005. – Über seine Söhne Friedrich Eugenius und Gottfried Christoph Esper siehe Bischoff 1975, S. 15f.

36 Fikenscher 1801, S. 104f.

37 Eindringliche Erforschung dieser Epidemie bei Popp 1981.

38 Generelle Feststellung bei Harms 2003, S. 254: „Die schriftlich verfertigte imaginäre Gemeinschaft der Einträger und ihres Adressaten [im Stammbuch] kann jedoch wiederum auf nonverbale Weise teilweise aufgehoben werden. Wenn die *amicitia* als Basis der *memoria* nicht trägt, wenn gegen ihre Regeln verstoßen worden ist, können sich im Stammbuch Spuren einer *damnatio memoriae* zeigen: die Seiten des Eintrags jenes *amicus*, der dieses nicht mehr ist, können vom Besitzer ausgerissen werden oder, ein sichtbareres Zeichen der Absage, durch Striche mit affektgeleitet gespreizter Feder getilgt werden. Dabei ist dann noch lesbar, welche verbal ausgeführten Versicherungen dauerhafter Freundschaft und Erinnerung auf dieser Seite einmal für alle Zeit gültig sein wollten."

39 Über ihn siehe oben Anm. 35.

40 „Pereat!" im Sinne von: „Hol ihn der Teufel!", „Zur Hölle mit ihm!" – Das dreifach donnernde „Tief!" meint das Gegenteil eines Hochrufes.

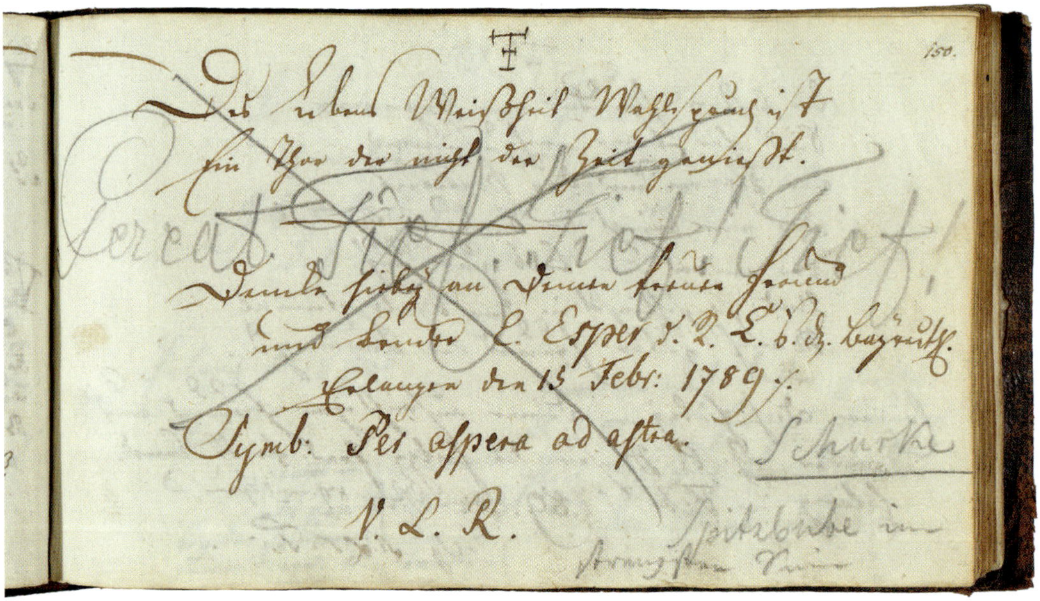

Abb. 5: Stammbuchwidmung von Gottfried Christoph Esper (1769–1812) mit vorangestelltem Harmonistenzeichen, Erlangen 15. Februar 1789: „[...] Denke hiebey an Deinen treuen Freund und Bruder C. Esper d. R. B. [d. h. der Rechte Beflissener] aus dem Bayreuthischen". Der Einträger verfiel der *damnatio memoriae* durch den Albumhalter. Das demonstrative Durchstreichen des Eintrages führte natürlich nicht wirklich zu einem Vergessen. Vielmehr wurde die Erinnerung an den in Ungnade gefallenen Inskribenten durch diese Maßnahme augenfällig wachgehalten (Staatsbibliothek Bamberg, JH.Autogr.14, S. 150 | Gerald Raab).

Archivalische Quellen:

Archiv des Erzbistums Bamberg

Matrikel Bamberg, St. Gangolph, Eheschließungen (J. G. H. Zeder ⚭ Katharina Pfretzschner: 12.09.1793).

Matrikel Forchheim, St. Martin, Geburten (Maria Ursula Carl: 17.01.1782); Eheschließungen (J. G. H. Zeder ⚭ Maria Ursula Carl: 18.08.1806); Sterbefälle (Katharina Zeder: 21.02.1805; J. G. H. Zeder: 06.03.1837; Maria Ursula Zeder: 14.11.1855).

Matrikel Lichtenfels, Unsere Liebe Frau, Taufen (J. G. H. Zeder: 03.05.1764).

Matrikel Neunkirchen am Brand, St. Michael, Taufen (Andreas Benedikt Geiger: 03.08.1768; Michael Franz Xaver Geiger: 04.12.1770); Eheschließungen (Karl Joseph Molitor ⚭ Brigitte Geiger: 10.02.1789); Sterbefälle (Johann Heinrich Geiger: 18.03.1797; Andreas Benedikt Geiger: 23.02.1817).

Bayerisches Hauptstaatsarchiv – Kriegsarchiv –

Offizierspersonalakten 86391 (J. G. H. Zeder, 1829 und 1837).

Staatsarchiv Bamberg

K 3 F III, Nr. 1367 (Verhältnisse der Landärzte), Bl. 407r–417v (J. G. H. Zeder: Beantwortung der Fragen über das landärztliche Institut und über die Landärzte selbst, 1818).

K 3 F III, Nr. 1369/III (Medicinal-Personale, hier: Etatjahr 1822/1823; darin die Aufstellung Zeders über das Gerichtsphysikat Forchheim, 04.09.1823).

K 3 F III, Nr. 1481/VI, darin Geheft von J. G. H. Zeder: Medicinische Topographie des Landgerichts Forchheim, undatiert (1828) und ohne Unterschrift (in § 72 autobiographische Erinnerung des Verfassers an volkskundliche Beobachtungen in der Region während seiner Bamberger Gymnasiums- und Lyzeumszeit 1770/1784).

Hochstift Bamberg, Bestallungen, Nr. 1806, Prod. 284 (dat. 06.05.1795).
Hochstift Bamberg, Bestallungen, Nr. 1807, Prod. 223 (dat. 17.01.1800).
Hochstift Bamberg, Geheime Kanzlei, Nr. 1431, ad Prod. 143 (dat. 07.02.1794).
Hochstift Bamberg, Geheime Kanzlei, Nr. 1574, Prod. 11 (dat. 18.04.1795); Prod. 45 (dat. 06.05.1795).
Hochstift Bamberg, Geheime Kanzlei, Nr. 1583, Prod. 106 (dat. 13.03.1798); Prod. 119 (dat. 24.03.1798).
Hochstift Bamberg, Geheime Kanzlei, Nr. 1587, Prod. 9 (dat. 13./17.01.1800).
Hochstift Bamberg, Geheime Kanzlei, Nr. 1589, Prod. 27 (dat. 15.01.1800); Prod. 33 (dat. 17.01.1800).
Hofgericht Bamberg Nr. 173 (Ehevertrag zwischen J. G. H. Zeder und Maria Ursula Carl, „Einkindschaftung" seiner beiden Kinder aus erster Ehe, Vermögensaufstellung, 1805/1806).

Literatur:

Amts-Blatt für die königl[ichen] Bezirksämter Ebermannstadt und Forchheim, dann die königl[ichen] Landsgerichte Ebermannstadt, Forchheim, Gräfenberg, Hollfeld vom 14.07.1863 (Nr. 84), S. 334, 422 (Nachlass Julie Zeder; Vormundschaft Karoline Zeder).
Fränkischer Merkur vom 09.03.1837 (Nr. 68), S. [4] (Traueranzeige für J. G. H. Zeder).
Regierungsblatt für die Churpfalz-baierischen Fürstenthümer in Franken vom 24.01.1805 (4. Stück), S. 30 („Neue Eintheilung der Landphysicate in dem Fürstenthum Bamberg und Personal Nomination").
Tag-Blatt der Stadt Bamberg vom 21.11.1855 (Nr. 321), S. 1511 (Traueranzeige für Ursula Zeder).

Biesalski, Ernst: Beitrag zur Kenntnis studentischer Silhouetten des KSCV und seiner Vorzeit, in: Einst und Jetzt 1 (1956), S. 77–84.
Biesalski, Ernst: Technik und Typ der studentischen Silhouette, in: Einst und Jetzt 5 (1960), S. 94–101.
Biesalski, Ernst: Scherenschnitt und Schattenriß. Kleine Geschichte der Silhouettenkunst, 2., erw. Aufl., München 1978.
Bischoff, Johannes E.: Magister Johann Friedrich Esper, 1764–1779. Pfarrer und Naturforscher in Uttenreuth, in: Matthäus-Bote. Nachrichten aus der Ev.-Luth. Gemeinde Uttenreuth, 30.11.1975 (Nr. 16). Zur Einweihung des neuen „Esper-(Jugend- und Gemeinde-)Hauses", Uttenreuth 1975.
Bremser, Johann Gottfried: Über lebende Würmer im lebenden Menschen. Ein Buch für ausübende Aerzte. Mit nach der Natur gezeichneten Abbildungen auf vier Tafeln, Wien 1819.
Ehrl, Franziska: Eine Freundschaft, eine Reise, eine Sammlung. Joseph Hellers (1798–1849) Nachlaß in der Staatsbibliothek Bamberg, in: Jahrbuch für Buch- und Bibliotheksgeschichte 3 (2018), S. 53–71.
Ehrl, Franziska / Juntunen, Eveliina: Joseph Heller und die Kunst des Sammelns. Ein Vermächtnis im Herzen Bambergs, Bamberg 2020 (https://nbn-resolving.org/urn:nbn:de:bvb:22-heller2020-3).
Enigk, Karl: Geschichte der Helminthologie im deutschsprachigen Raum, Stuttgart / New York 1986.
Fambach, Oscar: Richtigstellungen – Lösungen – Antworten (II), in: Deutsche Vierteljahrsschrift für Literaturwissenschaft und Geistesgeschichte 50 (1976), S. 511–536.
Fikenscher, Georg Wolfgang Augustin: Gelehrtes Fürstenthum Baireut, oder Biographische und literarische Nachrichten von allen Schriftstellern, welche in dem Fürstenthum Baireut geboren sind und in oder ausser demselben gelebet haben und noch leben. In alphabetischer Ordnung, 2., ganz umgearb., verm. u. verb. Aufl., Bd. 2, Erlangen 1801.

Friedrich, Franz: Bamberger Goldglasradierungen, in: Bericht des Historischen Vereins Bamberg 116 (1980), S. 157–163.

Genealogisches Handbuch des in Bayern immatrikulierten Adels, Bd. 6, Neustadt an der Aisch 1957, S. 467–475 (Familie von Reider).

Geus, Armin: Johann Georg Heinrich Zeder (1764–1837), in: Medizinhistorisches Journal 9 (1974), S. 77–79.

Goeze, Johann August Ephraim: Versuch einer Naturgeschichte der Eingeweidewürmer thierischer Körper, Blankenburg 1782.

Golücke, Friedhelm: Studentenwörterbuch. Student und Hochschule von A bis Z, 4 Bde. (Schriften des Instituts für Deutsche Studentengeschichte 1), 5., völlig überarb. u. erw. Aufl., Essen 2018.

Grieb, Manfred H. (Hrsg.): Nürnberger Künstlerlexikon. Bildende Künstler, Kunsthandwerker, Gelehrte, Sammler, Kulturschaffende und Mäzene vom 12. bis zur Mitte des 20. Jahrhunderts, 4 Bde., München 2007.

Harms, Wolfgang: Leser, Autoren und die Wahrnehmung von Zeitlichkeit in Stammbüchern des 16. bis 18. Jahrhunderts, in: Andreas Kablitz / Wulf Oesterreicher / Rainer Warning (Hrsg.): Zeit und Text. Philosophische, kulturanthropologische, literarhistorische und linguistische Beiträge, München 2003, S. 246–257.

Hilpert, Brigitte: Johann Friedrich Esper und seine Forschungen in der Zoolithenhöhle bei Burggaillenreuth, in: Abhandlungen der Naturhistorischen Gesellschaft Nürnberg 45 (2005), S. 129–142.

Hilpert, Brigitte / Kaulich, Brigitte / Rosendahl, Wilfried: Die Zoolithenhöhle bei Burggaillenreuth (Fränkische Alb, Süddeutschland). Forschungsgeschichte, Geologie, Paläontologie und Archäologie, in: Abhandlungen der Naturhistorischen Gesellschaft Nürnberg 45 (2005), S. 259–287.

Hümmer, Hans Peter: Die Stammbücher der Erlanger Westfalen Davidis, in: Einst und Jetzt 46 (2001), S. 99–152.

Jaeck, Heinrich Joachim: Pantheon der Litteraten und Künstler Bambergs, Erlangen 1811/1815.

Jaeck, Heinrich Joachim: Leben und Werke der Künstler Bambergs. In Verbindung mit Joseh Heller und Martin v. Reider beschrieben, 2 Teile (Pantheon der Literaten und Künstler Bambergs. Erste und Zweite Fortsetzung), Erlangen 1821/1825.

Jakob, Andreas: Politische Betätigung Erlanger Studenten im 19. Jahrhundert, in: Christoph Friederich (Hrsg.): Die Friedrich-Alexander-Universität Erlangen-Nürnberg 1743–1993. Geschichte einer deutschen Hochschule. Ausstellung im Stadtmuseum Erlangen 1993/1994 (Veröffentlichungen des Stadtmuseums Erlangen 43), Erlangen 1993, S. 292–309.

Kaupp, Peter: Freimaurerei und Burschenbrauch. Kontinuität von Ordenstraditionen im Korporationsstudententum, in: Einst und Jetzt 46 (2001), S. 33–68.

Krünitz, Johann Georg (Begr.): Oekonomisch-technologische Encyklopädie oder allgemeines System der Staats-, Stadt-, Haus- und Landwirthschaft in alphabetischer Ordnung, Bd. 99: Muskete – Nachhut, Berlin 1805.

Lütgendorff, Willibald Leo von: Der Maler und Radierer Ferdinand v. Lütgendorff, 1785–1858. Sein Leben und seine Werke, Frankfurt am Main 1906.

Meyer, Heinrich: Die Lichtenfelser Zeder. Bürgerstolz und Tradition, in: Lichtenfelser Tagblatt vom 01.08.1960 (Nr. 175), S. 4.

Meyer, Heinrich: Das Zeder-Haus am Marktplatz. In Kürze soll es einer neuen Aufgabe zugeführt werden, in: Lichtenfelser Tagblatt vom 04.04.1961 (Nr. 77), S. 4.

Meyer-Camberg, Ernst: Der Untergang der Orden in Erlangen, Teil 1, in: Einst und Jetzt 16 (1971), S. 47–61.

Popp, Ludwig: Die Fleckfieber-Epidemie in Kulmbach im Jahre 1793, in: Medizinhistorisches Journal 16 (1981), H. 3, S. 257–269.

Schnabel, Werner Wilhelm Schnabel: Das Stammbuch. Konstitution und Geschichte einer textsortenbezogenen Sammelform bis ins erste Drittel des 18. Jahrhunderts (Frühe Neuzeit 78), Tübingen 2003.

Schönfeld, Walther: Von der örtlichen Behandlung des Trippers beim Manne mit Einspritzungen bis zur Entdeckung des Gonokokkus und den dabei verwendeten Spritzenformen, in: Sudhoffs Archiv für Geschichte der Medizin und der Naturwissenschaften 35 (1942), H. 1/2, S. 43–67.

Spörlein, Bernhard: Die ältere Universität Bamberg (1648–1803). Studien zur Institutionen- und Sozialgeschichte (Spektrum Kulturwissenschaften 7), 2 Bde., Berlin 2004.

Spörlein, Bernhard: Die Matrikel der Akademie und Universität Bamberg 1648–1803, 2 Bde. (Veröffentlichungen der Gesellschaft für Fränkische Geschichte. Reihe 4: Matrikeln fränkischer Schulen, Bd. 12), Würzburg 2014.

Taegert, Werner: Edler Schatz holden Erinnerns. Bilder in Stammbüchern der Staatsbibliothek Bamberg aus vier Jahrhunderten. Lichtbilder von Alfons Steber. Ausstellung der Staatsbibliothek Bamberg, Bamberg 1995.

Taegert, Werner: Drei Stammbücher mit Einträgen aus Bamberger Studienzeiten (Stammbuch des Johann Georg Ignaz Schumann, 1767–1797 | Stammbuch des Johann Georg Heinrich Zeder, 1787–1807 | Stammbuch des Andreas Haupt, 1833–1937). – Dedikationssilhouetten für Johann Leonhard Endres, 1845–1847, in: Franz Machilek (Hrsg.): Haus der Weisheit. Von der Academia Ottoniana zur Otto-Friedrich-Universität Bamberg. Katalog der Austellungen aus Anlaß der 350-Jahrfeier, Bamberg 1998, S. 311–316, Kat.-Nr. 136–137.

Taegert, Werner: Stammbücher und Poesiealben aus fünf Jahrhunderten in der Staatsbibliothek Bamberg. Genese und Ausbau einer Spezialsammlung, in: Bibliotheksforum Bayern 27 (1999), S. 180–201.

Volkert, Wilhelm (Hrsg.): Handbuch der bayerischen Ämter, Gemeinden und Gerichte, 1799–1980, München 1983.

Wagner, Rudolf: [Rezension zu Rudolf Leuckart: Die Blasenbandwürmer und ihre Entwicklung. Zugleich ein Beitrag zur Kenntniss der Cysticercusleber, Gießen 1856], in: Göttingische gelehrte Anzeigen vom 29.06. und 02.07.1857 (104./106. Stück), S. 1038–1048.

Weber, Heinrich: Geschichte der gelehrten Schulen im Hochstift Bamberg von 1007–1803. In: Bericht des Historischen Vereins Bamberg 42 (1879), S. I–X, 1–312; 43 (1880), S. 313–582; 44 (1881), S. 583–782.

Zeder, Johann Georg Heinrich: Dissertatio inauguralis medica De luxu vestium quarundam virilium sanitati nocivo, una cum parergis ex medicina universa depromtis, quam [...] praeside Ioanne Baptista Dominico Fink [...] defendit ac publico eruditorum examini submittit auctor et defendens Ioannes Georgius Henricus Zeder, Bamberg 1792. – Hierzu Anzeigen bzw. Rezensionen: (1) Journal von und für Franken 5 (1792), H. 4, S. 489. – (2) Medicinisch-chirurgische Zeitung 1797, Bd. 1, S. 33f. – (3) Neue Leipziger Literaturzeitung 1804, Bd. 1, St. 22, Sp. 344–349.

Zeder, Johann Georg Heinrich: Erster Nachtrag zur Naturgeschichte der Eingeweidewürmer von Johann August Ephraim Goeze, weiland Diaconus aulicus bey der Kirche St. Servatii und des Collegii Canonicorum Senior zu Quedlinburg, Ehrenmitgliede der Gesellschaft Naturforschender Freunde zu Berlin, der herzoglich deutschen Gesellschaft zu Helmstädt, der Naturforschenden zu Halle, der königlich schwedischen Gesellschaft der Wissenschaften zu Stockholm und der physiographischen Gesellschaft zu Lund in Schonen. Mit Zusätzen und Anmerkungen herausgegeben von D. Johann Georg Heinrich Zeder. Mit 6 Kupfertafeln, Leipzig 1800.

Zeder, Johann Georg Heinrich: Anleitung zur Naturgeschichte der Eingeweidewürmer für Aerzte, Thieraerzte und Naturforscher, Bamberg 1803. – Hierzu Anzeige: Kurpfalzbaierische Bamberger Zeitung vom 16.01.1803, S. [2–3].

Zeilmann, [Friedrich]: Karl Joseph Molitor, in: Neuer Nekrolog der Deutschen, Jg. 13 (1835), Teil 2, Weimar 1837, S. 982–986.

Zeilmann, [Friedrich]: Franz Xaver Geiger, in: Neuer Nekrolog der Deutschen, Jg. 24 (1846), Teil 1, Weimar 1848, S. 75–84.

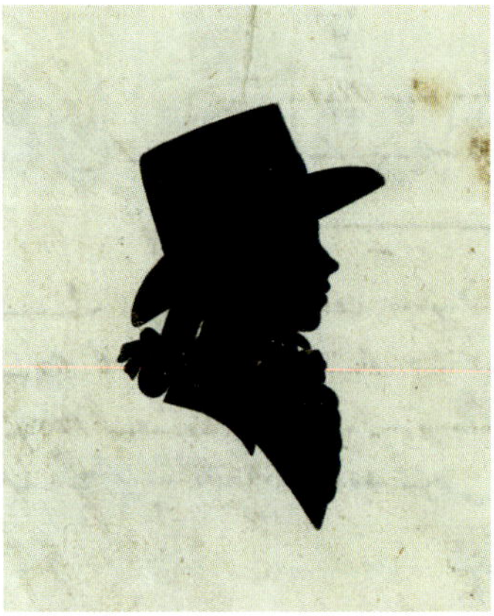

Abb. 6: Silhouette des späteren Landgerichtsschreibers Caspar Benedikt Roppelt aus Bamberg, 1789 (Staatsbibliothek Bamberg, JH.Autogr.14, S. 162 | Gerald Raab).

Habent sua fata libelli
(Bücher haben ihre Schicksale)[1]

Der Schatz auf dem Dachboden – Die weltweite Korrespondenz des Johann Lucas Schönlein (1793–1864)

Bernhard Manger / Philipp Teichfischer

Der in Bamberg geborene Johann Lucas Schönlein (1793–1864) gilt als Gründer und Hauptvertreter der naturhistorischen Schule[2] in der ersten Hälfte des 19. Jahrhunderts, aus der sich die moderne naturwissenschaftliche Medizin entwickelte.[3] Für seine Zeitgenossen war er einer der größten Ärzte jener Epoche. Viele namhafte Mediziner erfuhren ihre Ausbildung durch ihn. So schrieb der berühmte Chirurg Theodor Billroth (1829–1894): „[...] doch wer sich Schönlein geistig nahe fühlte, schwärmte, wurde begeistert für ihn und durch ihn für die Medicin als einer mit dem All, der Natur und den Schicksalen der gesammten Menschheit zusammenhängenden Wissenschaft."[4] Und sein wohl berühmtester Schüler an der Charité in Berlin, der Pathologe Rudolf Virchow (1821–1902), würdigte Schönleins Leistungen mit den Worten: „In der langen Reihe ruhmvoller Namen, welche die Annalen dieser Hochschule während der ersten 50 Jahre ihres Bestehens zieren, ist der seinige einer der ruhmvollsten."[5]

Schönlein war ein begnadeter Hochschullehrer, aber die Namen mancher seiner Schüler sind uns weitaus geläufiger als der seine. Was sind also die Gründe dafür, dass man einen der damals bedeutendsten deutschen Mediziner, heute kaum noch kennt, nicht einmal die Bewohner seiner Heimatstadt oder seine ärztlichen Kollegen? Der Hauptgrund für dieses Unwissen liegt wohl in Schönleins phänomenaler Schreibfaulheit. Gerade als naturwissenschaftliche und medizinische Journale wie Pilze aus dem Boden schossen und viele seiner Zeitgenossen zahlreiche und ausführlichste Arbeiten publizierten, hielt er sich auffällig zurück. Während der zeitgleich in Berlin lehrende Physiologe Johannes Müller (1801–1858) fast 40 Jahre lang etwa alle sieben Wochen eine wissenschaftliche Arbeit verfasste und sein Gesamtwerk aus etwa 950 Seiten

1 Aus dem Lehrgedicht des Terentianus Maurus: „De litteris, de syllabis, de metris" (2. Jahrhundert n. Chr.).
2 Johanna Bleker: Die Naturhistorische Schule 1825–1845. Ein Beitrag zur Geschichte der klinischen Medizin in Deutschland, Stuttgart 1981.
3 Über ihn siehe den Beitrag von Bernhard Manger in diesem Band (mit weiterer Literatur).
4 Theodor Billroth: Über das Lehren und Lernen der medicinischen Wissenschaften an den Universitäten der deutschen Nation nebst allgemeinen Bemerkungen über Universitäten, Wien 1876, S. 337–338.
5 Rudolf Virchow: Gedächtnisrede auf Joh. Lucas Schönlein gehalten am 23. Januar 1865, dem ersten Jahrestage seines Todes in der Aula der Berliner Universität, Berlin 1865.

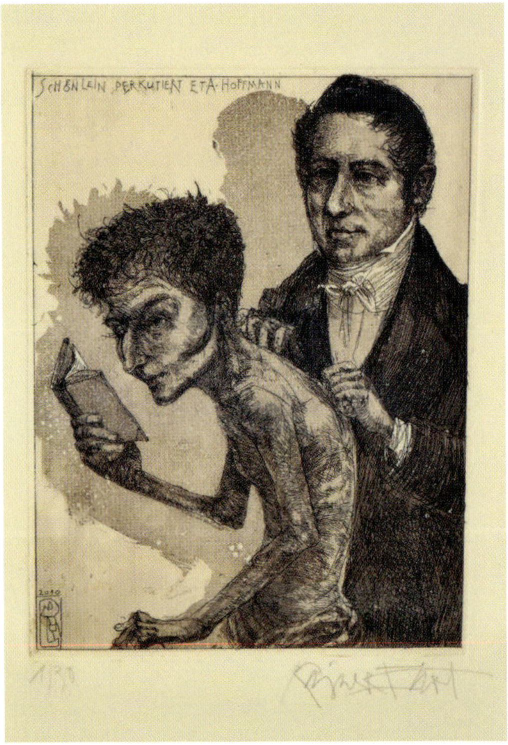

Abb. 1: Rainer Ehrt (geb. 1960): Johann Lucas Schönlein perkutiert E.T.A. Hoffmann. Radierung/Aquatinta, 20 × 15 cm, 2010. – Eine phantasierte Inszenierung: Als Hoffmann (1776–1822), der von 1808 bis 1813 in Bamberg weilte, die Regnitzstadt verließ, absolvierte Schönlein (1793–1864) gerade die letzten Hürden seines Medizinstudiums.
Johann Lucas Schönlein, Sohn Bambergs, demonstriert hier in einer fiktiven Begegnung seine berühmteste Untersuchungsmethode an einem illustren Gast der Stadt, dem Dichter und Juristen E.T.A. Hoffmann. Seine Lunge jedenfalls scheint gesund befunden worden zu sein, denn die Bamberger Erfahrungen gingen später in noch viele phantastische Geschichten des Meisters ein (Rainer Ehrt, 2023).

besteht[6], war Schönlein hier deutlich sparsamer. Abgesehen von seiner Doktorarbeit[7] existieren von ihm genau zwei gedruckte Arbeiten mit einem Gesamtumfang von vier Seiten.[8] Aus diesem Grund stammt das meiste, was wir über seine medizinischen Konzepte wissen, aus Mitschriften seiner Studenten und Publikationen seiner Mitarbeiter. So wurde sein Lebenswerk auch noch nach seinem Tod in wissenschaftlichen Kreisen durchaus gewürdigt, aber eben nur so lange, wie sein Vermächtnis durch diese Generation von Schülern aktiv hochgehalten wurde. Danach geriet er zunehmend in Vergessenheit, während die Medizin in der zweiten Hälfte des 19. Jahrhunderts gerade in Deutschland und Berlin einen steilen Aufschwung erlebte. Schönleins eminente Bedeutung für diese Entwicklung trat in den Hintergrund, denn es gab dafür ja keine gedruckten Zeugnisse, die seinen Namen trugen.

Durch das Fehlen gedruckter Belege zur Beurteilung seines wissenschaftlich-medizinischen und gesellschaftlichen Einflusses gewinnen vor allem Schönleins handschriftliche Notizen sowie seine Korrespondenz mit Kollegen, Patienten und anderen Zeitgenossen eine besondere Bedeutung. Aber auch dies alles schien unwiderruflich verloren, denn der Großteil des Briefnachlasses war im renommierten „Karl-Sudhoff-Institut für Geschichte der Medizin und der Naturwissenschaften" in Leipzig, dem ältesten medizinhistorischen Institut der Welt, vermutet worden, und von dort erfuhr im Jahr 1962 der Obermedizinalrat Paul Schrödl (1895–1973) aus Kronach: „Auf Ihre Anfrage nach den Briefen Schönleins müssen wir Ihnen leider mitteilen, daß wir solche Briefe nicht besitzen; der umfangreiche Nachlaß Schönleins, der sich in unserem Institut befand, ist durch Kriegseinwirkung verloren gegangen."[9]

Nur wenige Transkripte von Briefen von und an Schönlein waren durch den in Leipzig

6 Henry Ernest Sigerist: Große Ärzte. Eine Geschichte der Heilkunde in Lebensbildern, München 1932, S. 230.
7 Johann Lucas Schönlein: Von der Hirnmetamorphose, Diss. med. Würzburg 1816.
8 Johann Lucas Schönlein: Ueber Crystalle im Darmcanal bei Typhus abdominalis, in: Archiv für Anatomie, Physiologie und wissenschaftliche Medizin 1836, S. 258–261; Ders.: Zur Pathogenie der Impetigines, in: Archiv für Anatomie, Physiologie und wissenschaftliche Medizin 1839, S. 82.
9 Paul Schrödl: Unveröffentlichte Briefe von Johann Lucas Schönlein aus den Jahren 1818–1821, in: Bayerisches Ärzteblatt 19 (1964), S. 145–152.

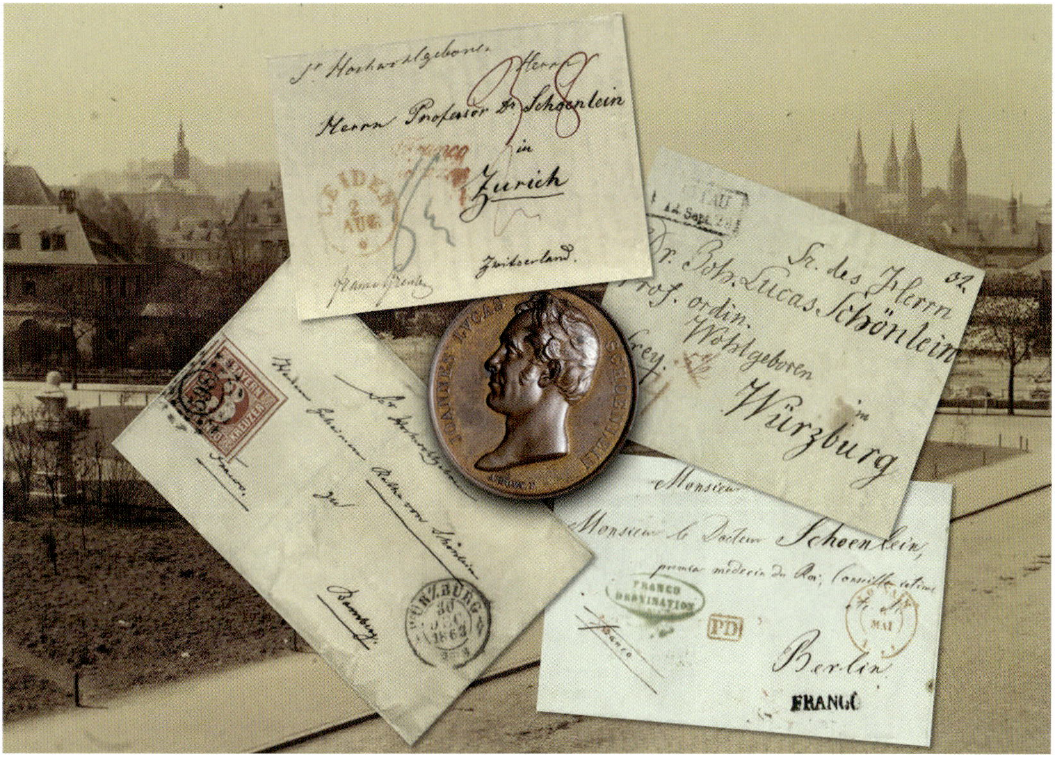

Abb. 2: Stücke der Schönlein'schen Korrespondenz[1] und Medaille von 1839 mit dem Portrait Schönleins[2] vor einem Foto des Bamberger Schönleinsplatzes von Alois Erhardt (1827–1902) aus dem Jahre 1893[3].

zu 1 Privatbesitz.
zu 2 Historischer Verein Bamberg, HVB MMS Nr. 608 | Jürgen Schraudner.
zu 3 Staatsbibliothek Bamberg, V Be 7 | Gerald Raab. – Komposition Bernhard Manger, 2022.

tätigen Mediziner und Medizinhistoriker Erich Ebstein (1880–1931) schon vor und kurz nach dem Ersten Weltkrieg veröffentlicht worden.[10] Teile dieser Korrespondenz und weitere Autografen Schönleins hatte Ebstein offensichtlich bei sich behalten, wodurch sie glücklicherweise der Zerstörung entgingen und 2012 in seinem Nachlass in der Staatsbibliothek Berlin wiederentdeckt wurden.[11] Von diesem Fund ausgehend war es durch akribische Nachforschungen möglich, noch einige weitere Briefe von und an Schönlein aufzuspüren.[12]

War dies schon eine große Überraschung, so ist es fast als ein kleines Wunder zu werten, dass nur fünf Jahre später ein noch erheblich größerer Anteil des Schönlein'schen Briefnachlasses auf einem Erlanger Dachboden auftauchte. Dieser hatte sich in der Obhut des in Bamberg gebürtigen Professors Maximilian Knorr (1895–1985) befunden. Der Inhaber des

10 Erich Ebstein: Ein Brief aus Schönleins Studentenzeit, in: Süddeutsche Monatshefte 9 (1912), S. 496–498; Ders.: Johannes Müller und Schönlein im Briefwechsel, in: Archiv für die Geschichte der Naturwissenschaften und der Technik 6 (1913), S. 68–77; Ders.: Ärzte-Briefe aus vier Jahrhunderten, Berlin 1920, S. 97–119.

11 Eva Brinkschulte / Philipp Teichfischer: „Nachlassgeschichten". Über den Schönlein-Biographen Erich Ebstein (1880–1931) und die Wiederentdeckung eines Teils des Schönlein-Nachlasses, in: Medizinhistorisches Journal 47 (2012), S. 1–30.

12 Philipp Teichfischer / Eva Brinkschulte: Johann Lukas Schönlein (1793–1864). Unveröffentlichte Briefe, Stuttgart 2014.

Lehrstuhls für Mikrobiologie und Hygiene in Würzburg hatte in den 1930er Jahren große Teile von Schönleins Korrespondenz direkt von dessen Enkel erhalten. Als Knorr nach dem Krieg eine neue Wirkungsstätte an der Universität Erlangen antrat, nahm er die Briefe dorthin mit, wo sie 2017 auf einem Dachboden wiederentdeckt wurden. Maximilian Knorrs Erben stellten den Nachlass sodann dem Erlanger Institut für Geschichte und Ethik der Medizin zur Digitalisierung und weiteren wissenschaftlichen Aufarbeitung zur Verfügung.[13]

Der Erlanger Nachlass umfasst über 1300 handschriftliche Dokumente, darunter 982 an Schönlein gerichtete Briefe sowie 77 Notizen und Briefe von eigener Hand. Dazu kommen 90 Kondolenzschreiben und Telegramme, die Schönleins Töchter nach dem Tode des Vaters erhielten. Eine erste Sichtung des Konvoluts ergab, dass die an Schönlein adressierten Schreiben aus allen Schaffensphasen seines Lebens stammen. Aus der Zeit als Hochschullehrer in Würzburg (1819–1833) stammen 12 %, aus der relativ kurzen Periode an der Universität Zürich (1833–1839) fast die Hälfte (49 %) und aus der Zeit an der Charité in Berlin (1840–1859) 36 % der Briefe. Der Rest (3 %) stammt aus der Zeit seines Ruhestands (1859–1864), den er wieder in Bamberg genoss. Eine deutliche Zunahme der Anzahl an erhaltenen Briefen lässt sich für die Phasen beruflichen und privaten Umbruchs in Schönleins Leben während der Jahre 1832/1833 und 1839/1840 feststellen. Die meisten Briefe sind in deutscher Sprache verfasst, nur einige wenige auf Französisch, Italienisch, Englisch oder Latein.

Nach einer ersten inhaltlichen Zuordnung haben 38 % der Schreiben allgemein-wissenschaftlichen Inhalt, bei 29 % geht es um die Beratung individueller Patienten. Bei 25 % handelt es sich um private, bei 8 % um institutionelle Korrespondenz. Allerdings ist diese Kategorisierung nicht immer ganz eindeutig, da bei vielen Briefen wissenschaftliche, ärztliche und private Themen vermischt vorliegen.[14]

Wer waren aber nun die Absender all dieser Briefe an Schönlein, und welche neuen Erkenntnisse über sein Leben und Wirken lassen sich aus dem Erlanger Dachbodenfund gewinnen? Beeindruckend ist vor allem die Dimension seines Korrespondenznetzwerks mit früheren Schülern. 168 Zuschriften von 67 verschiedenen Absendern zeugen von der großen Verehrung gegenüber ihrem ehemaligen Professor. Die Themen sind häufig medizinisch-wissenschaftlicher Art und beziehen sich zum Beispiel auf Pockenimpfung, Cholera- und Typhuserkrankungen. Er erhielt jedoch auch zahlreiche Briefe von Schülern, die nach ihrem Studium in den holländischen Kolonialdienst eingetreten waren und in Ost- oder Westindien[15] als Militärärzte arbeiteten. Daneben betätigten sie sich als Sammler von „Naturalien", d. h. Präparaten von ausgestopften oder in Alkohol konservierten Tieren, von tropischen Pflanzen und Mineralien, die sie an ihren Lehrer in die Heimat schickten.[16] Schönlein ließ diese wissenschaftlich klassifizieren und verteilte die Funde weiter an Universitäten, wissenschaftliche Kabinette und private Sammlungen. Auch hiervon zeugt ein erheblicher Anteil der Korrespondenz. Ein großer Nutznießer dieser Aktivitäten war das Bamberger Naturalienkabinett[17], in dem man auch heute noch von ihm gestiftete Exponate betrachten kann.

---

13 Fritz Dross / Bernhard Manger / Philipp Teichfischer: „Der Schatz auf dem Dachboden". Johann Lukas Schönleins Korrespondenznachlass, in: Medizinhistorisches Journal 56 (2021), S. 326–341.

14 Die Zuordnung erfolgte dann nach dem im Vordergrund stehenden Inhalt.

15 Indonesien und Surinam.

16 Philipp Teichfischer: „Bin ich aber nur einmal auf Java!" Johann Lukas Schönleins ostindische Schatztruhe. Grenzüberschreitender Naturalienhandel im 19. Jahrhundert, in: Florian Steger (Hrsg.): Medizin- und Wissenschaftsgeschichte in Mitteldeutschland. Beiträge aus fünf Jahren Mitteldeutscher Konferenz, Leipzig 2016, S. 121–131.

17 Heute: Naturkunde-Museum Bamberg.

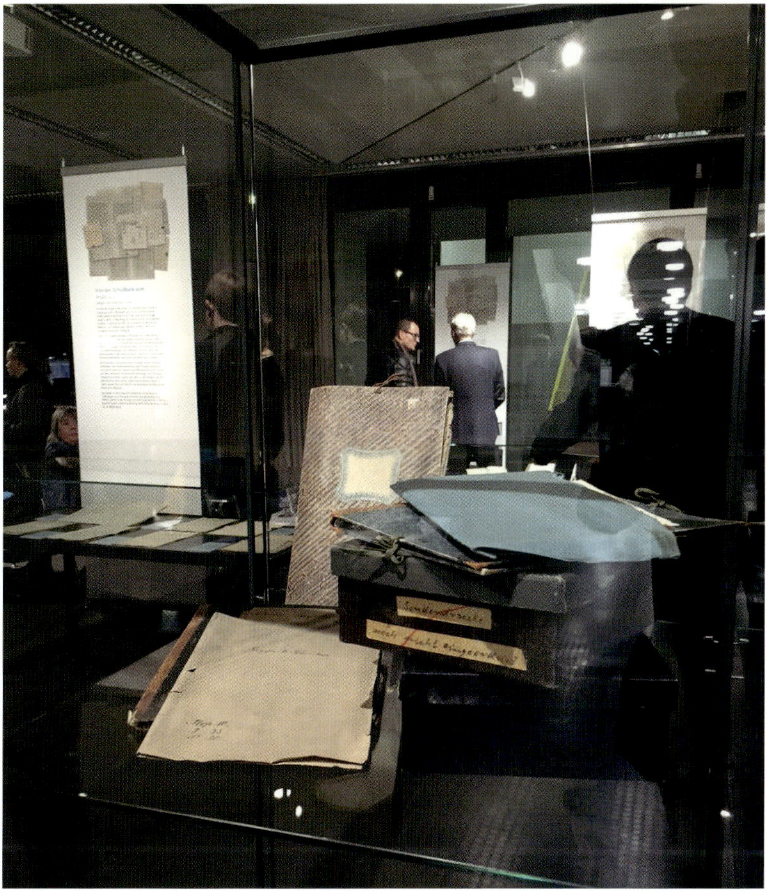

Abb. 3: Schachteln und Mappen, in denen der Korrespondenznachlass von Johann Lucas Schönlein auf einem Erlanger Dachboden aufbewahrt worden war. Ausstellung in der Universitätsbibliothek Erlangen-Nürnberg, November 2018. Foto Bernhard Manger.

Eine reichhaltige Quelle für bislang unbekannte Fakten aus Schönleins Leben bieten die Briefe von Ehefrau Therese (1800–1846) (davon 94 an ihren Mann, 78 an andere Familienangehörige) und ihre Aufzeichnungen über die Hochzeitsreise nach Venedig im Jahr 1827. Hier finden sich viele interessante und teils amüsante Details über die vielfältigen Aufgaben einer Professorengattin im 19. Jahrhundert, wie etwa die Probleme mit dem Hauspersonal: „Eine davon, angeblich 38 Jahre alt, soll sehr gut kochen, sehr reinlich, fleißig sein, goldgetreu, immer auf der Herrschaft Nuzen, aber – bös u. unverträglich mit den Neben Dienstboten u. eifersüchtig auf jedes gute Wort, das man mit andern redet. Was soll ich da machen? ihre Phüsiognomie sieht wirklich sehr bös aus – soll ich mich wieder halb zu Tod ärgern? – eine Andre, die auch gelobt wird, ist erst 28 Jahre alt u. noch nicht lang beim kochen. – Die wird ohne Zweifel Liebschaften anfangen! – Gott wie ist man doch geplagt auf der Welt!“[18] Aber auch zur politischen Rolle ihres Mannes bei zwei revolutionären Ereignissen der deutschen und schweizerischen Demokratiegeschichte, dem „Frankfurter Wachensturm“ von 1833 und dem „Züriputsch“ von 1839, bieten Thereses Briefe erhellende Einblicke.

18 Therese Schönlein an ihre Schwiegermutter, 02.06.1840 (ER 30000065). – Alle Literaturverweise, die mit dem Kürzel ER und einer achtstelligen Nummer bezeichnet sind, beziehen sich auf den Erlanger Dachbodenfund.

Selbst einige biografische Fakten, wie die Zahl der Kinder der Familie, müssen im Lichte der neuen Informationen korrigiert werden. Die Schönleins hatten nicht nur die Töchter Margarethe (1828–1906) und Cäcilie (1838–1919) sowie den Sohn Philipp (1834–1856), sondern noch eine weitere Tochter mit dem Namen Anna, die im Alter von nur zwei Jahren verstarb: „Das zarte Kind war der Krankheit nicht gewachsen, am verflossenen Sonntag befiel sie plötzlich eine große Schwäche, und – ich muß es Ihnen ja doch einmal sagen, gestern Mittag um ½12 hat sie der liebe Gott wieder zu sich genommen. Ihr Tod war sanft wie der Schlaf eines Engels, und ihre irdische Hülle trägt ordentlich noch den Abglanz der himmlischen Seeligkeit. Ich sage Ihnen weiter nichts über unsern Schmerz, Ihren Sohn kennen sie, er erträgt den Schmerz seines Herzens mit der Standhaftigkeit u. Ergebung des Christen – ach er hatte die Kleine so unendlich geliebt!“[19]

Viele der Briefe an Schönlein treten aufgrund ihrer berühmten Absender oder ihres Inhalts hervor. So schrieb etwa der Andenforscher und Erstbeschreiber der Quechua-Sprache Johann Jakob Tschudi (1818–1889): „Peru ist außerordentlich reich an medicinal Pflanzen; wenn Sie Intereße haben, dieselben in Europa in Hospitälern zu probieren, werde ich Ihnen dieselben mit kurzen Instruktionen zusenden.“[20] Der Chemiker Christian Friedrich Schönbein (1799–1868), Entdecker der Schießbaumwolle, berichtete: „Ob die präparirte Baumwolle je die Stelle des Pulvers ersetzen wird, wage ich nicht weiszusagen; weitere Versuche müssen über diese Frage entscheiden. Möglich ist es aber, daß die Kriegskunst eines Tags von dem furchtbaren Zündstoff Gebrauch macht; bei Feuerwerken dürfte er jedenfalls eine Stelle finden.“[21] Der englische Aristokrat Philip Henry Stanhope, 4th Earl Stanhope (1781–1855), erkundigte sich nach Schönleins Meinung zur Geschichte des rätselhaften Findelkindes Kaspar Hauser[22], und der Berliner Gynäkologe Eduard Arnold Martin (1808–1875) beklagte sich, dass er wegen einer Geburtsschädigung am Arm des Kronprinzen, des späteren Kaisers Wilhelm II. (1859–1941, reg. 1888–1918), am preußischen Hofe in Ungnade gefallen sei: „Ich höre die Frau Kronprinzessin soll mir wegen des unvollkommen entwickelten Armes des kleinen Prinzen zürnen; was kann ich für einen auf einer Bildungshemmung der Nerven des fraglichen Arms beruhenden Mangel?“[23] Jedes Schreiben erlaubt interessante Einblicke in das Leben und die vielfältigen Interessen des Adressaten.

Könnte es also einen günstigeren Zeitpunkt für den Versuch geben, die Lebensgeschichte des großen Mediziners Johann Lucas Schönlein aus neuen Blickwinkeln heraus zu beleuchten? Bis heute stammt die umfangreichste Darstellung aus der Feder seines berühmtesten Schülers Rudolf Virchow (1821–1902), der zum ersten Todestag seines Lehrers einen ausführlichen Nachruf verfasste.[24] Nachdem die Erschließung von Schönleins wiederentdecktem Korrespondenznachlass in den letzten Jahren große Fortschritte gemacht hat, sind die Voraussetzungen für die Erstellung einer umfassenden Biographie des berühmten Bamberger Arztes aktuell so günstig wie noch nie.

19 Therese Schönlein an ihre Schwiegermutter, 13.05.1832 (ER 33000025). – Siehe auch Sterbe-Matrickel der Dompfarrey zu Würzburg für das Jahr 1832, S. 12, fortl. Nr. 96 (Diözesanarchiv Würzburg, Amtsbücher aus den Pfarreien 5716, Fiche 123, S. 11–12).
20 Johann Jakob von Tschudi an Johann Lucas Schönlein, 09.02.1842 (ER 42020901).
21 Christian Friedrich Schönbein an Johann Lucas Schönlein, 13.06.1846 (ER 42121003).
22 Philip Earl of Stanhope an Johann Lucas Schönlein, 30.04.1839 (ER 39043001).
23 Eduard Arnold Martin an Johann Lucas Schönlein, 24.06.1862 (ER 62062401).
24 Rudolf Virchow: Gedächtnisrede auf Joh. Lucas Schönlein, gehalten am 23. Januar 1865, dem ersten Jahrestage seines Todes, in der Aula der Berliner Universität, Berlin 1865.

Wenn der Arzt zu einem Kranken gehet,
so verbindet er sich im Vorzimmer die Augen,
nimmt einen Stock, tritt in das Krankenzimmer, schlägt um sich,
und trifft er dann die Krankheit, so schlägt er die Krankheit todt:
trifft er den Kranken, so schlägt er den Kranken todt.[1]

Ein „Wunderheiler" in Bamberg – Kontroversen um den Fürsten Alexander von Hohenlohe 1821/1822

Georg Knoblach

Medizin, Spiritualität, Scharlatanerie

Heilkunst und Religion sind eng miteinander verquickt: Bei den Naturreligionen sind die „Behandlungen" der Schamanen oder Medizinmänner per se ein kultischer Akt. Kranke aller Epochen und Kulturkreise kennen das Flehen um überirdische Hilfe bei Gebrechen und Wunden. Dieses Bitten unterstützen Opfer, Votivgaben oder Gelübde.

Anders verhält es sich mit den Wundern im Neuen Testament. Jesus vollbrachte ohne Zuhilfenahme irgendwelcher Therapien Heilungen, die allen Naturgesetzen widersprachen: Tote wurden zum Leben erweckt, Blinde sehend gemacht. Direkt von Gott bewerkstelligt, Jesus war sein Werkzeug.

Die Manifestation göttlichen Willens ist das Kernwesen eines Wunders. Viele Zeitgenossen der Begebenheiten um den Geistlichen Rat Fürst Alexander von Hohenlohe (1794–1849) in Bamberg[2] glaubten fest daran, Augenzeugen solcher Wunder geworden zu sein. Andere hielten ihn jedoch für einen Scharlatan.

Diese Spezies von „Heilern" hat immer dann Hochkonjunktur, wenn die Schulmedizin die Erwartungen der Menschen nicht erfüllen kann. Das ist in der Gegenwart nicht anders: Im Nachkriegsdeutschland löste der „Krebs-Wunderheiler" Bruno Gröning[3] ähnliche Massenspektakel aus, wie sie sich 1821/1822 in Bamberg ereigneten. Die Zeit war ideal für Scharlatane: Die Ärzteschaft des 19. Jahrhunderts hatte erhebliche Schwierigkeiten, Krankheiten angemessen zu behandeln. Es gab noch keine auf die Pathogenese begründete medizinische Systematik. Krankheiten wurden über ihre Symptome definiert. Die Existenz von Bakterien, Viren und Pilzen war unbekannt. Therapieversuche orientierten sich an der uralten „Vier Säfte-Lehre" oder – zu der damaligen Zeit modern – am Magnetismus. Erfolge waren dementsprechend selten, wie das hier vorangestellte bissige Voltaire-Zitat trefflich

1 Zitat nach Baur 1822, S. 5: dort dem „Spötter Voltaire" (1694–1778) zugeschrieben.
2 Umfassende, zugleich gut lesbare Zusammenfassung der Ereignisse und umfassende Literaturangaben (knapp 150 Titel) bei Koskull 1988.
3 Bruno Gröning (1906–1959, von Beruf Tischler, zwischen 1948–1958 Auftritte als Wunderheiler. Er starb an Magenkrebs.

ausdrückt. Noch vernichtender äußerte sich seinerzeit der amerikanische Arzt und Schriftsteller Oliver Wendel Holmes (1809–1894): „Ich bin fest davon überzeugt, daß, wenn die ganze *Materia medica*, so wie man sie jetzt verwendet, auf den Grund des Meeres versenkt werden könnte, so würde es sehr gut für die Menschheit – und sehr schlimm für die Fische sein."[4]

Alexander von Hohenlohe – Herkunft und Werdegang

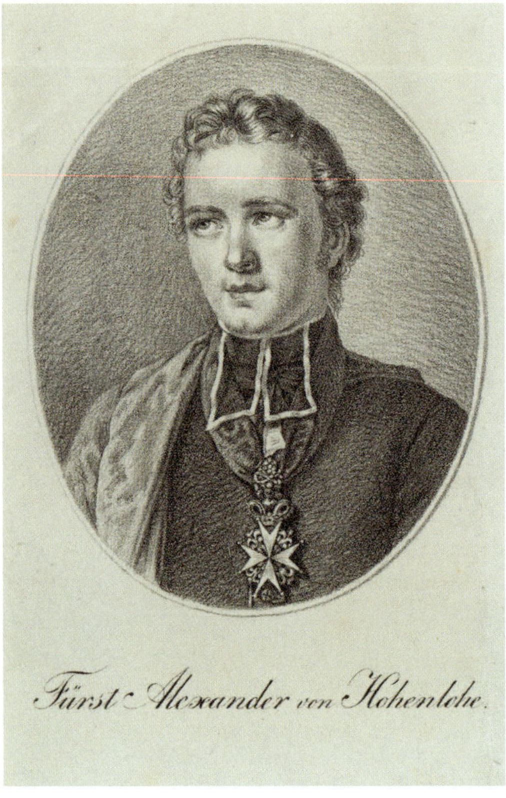

Abb. 1: Fürst Alexander von Hohenlohe-Waldenburg-Schillingsfürst (1794–1849). Frontispiz in Franz Nikolaus Baur: Wahre und kurze Beschreibung der merkwürdigen Ereignisse und wohlthätigen heiligen Handlungen [...], Heft 2, Würzburg 1821 (Staatsbibliothek Bamberg, RB.Bg.o.41(1b | Gerald Raab).

Fürst Leopold Alexander Franz-Joseph Emmerich von Hohenlohe-Waldenburg-Schillingsfürst wurde am 17.08.1794 in Kupferzell im Hohenlohischen geboren, im fränkisch geprägten Nordosten des heutigen Bundeslandes Baden-Württemberg.[5] Alexander war das letzte Kind des regierenden Fürsten Karl Albrecht in Schillingsfürst, der bereits zwei Jahre nach der Geburt des Sohnes starb. Das Gymnasium besuchte er zwischen 1804 und 1811 im Wiener Theresianum und im Akademischen Gymnasium in Bern. Es folgte die Ausbildung an den Priesterseminaren in Wien, ab Herbst 1813 in Thürnau/Ungarn und schließlich in Ellwangen an der Jagst. Schon mit 20 Jahren, im September 1815, wurde er zum Priester geweiht.

Über den Erfolg seiner theologischen Studienjahre findet sich in den Akten des Vatikans eine vernichtende Bewertung des römischen Nuntius Antonio Gabriele Severoli: „Was seine Fähigkeiten angeht, so hat er seine Studien nur mit mittelmäßigem Talent, sehr unregelmäßig, mit zahllosen Unterbrechungen absolviert und hat dafür keinerlei Fleiß aufgebracht; das Ergebnis bleibt fast null."[6] Im Juni 1817 wurde Hohenlohe zum „Wirklichen Geistlichen Rat" beim Bischöflichen Generalvikariat zu Bamberg ernannt. Im Juli 1819 kam es hier zu einer ersten Affäre mit heftiger, öffentlich geführter Diskussion. Der Redakteur des Fränkischen Merkur, Dr. Karl Friedrich Gottlob Wetzel (1779–1819), ein Protestant, war schwer erkrankt. Seine katholische Frau rief Hohenlohe ans Sterbebett. Der Priester spendete nicht nur die Krankensalbung, sondern betrieb darüber hinaus mutmaßlich Wetzels Übertritt zum katholischen Glauben. Diese Begebenheit wurde kontrovers – und durchaus nicht ohne Polemik – diskutiert.[7]

---

4 Zitiert nach Hertrich 1993, S. 136.
5 Zur Biographie Schuster 1918, S. 297–299; Koskull 1988, S. 5–12.
6 Bastgen 1938, S. 59.
7 [N.N.] 1819; Hohenlohe 1819. – Hierzu kurz Koskull 1988, S. 7.

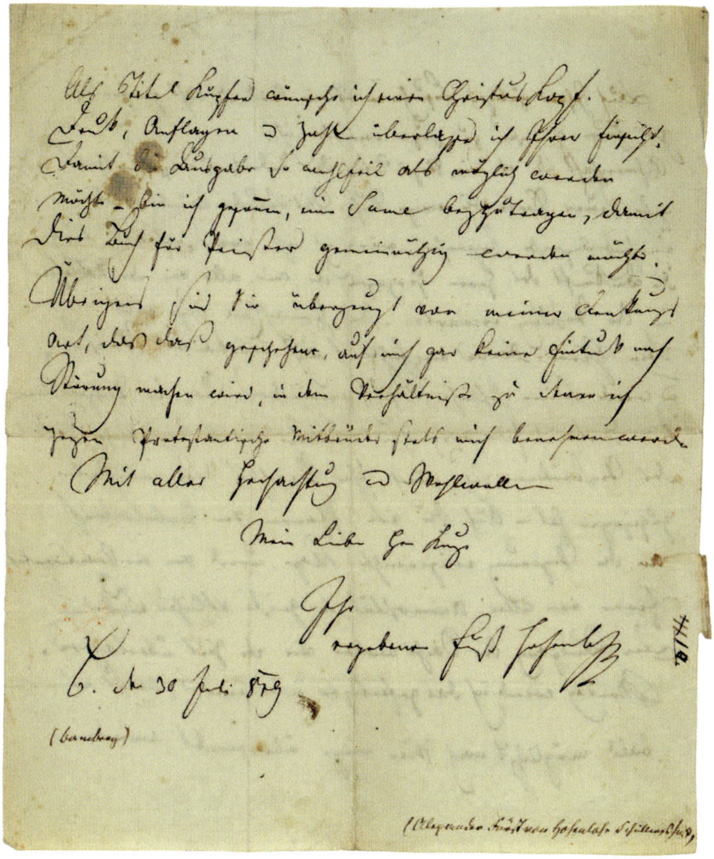

Abb. 2: Brief Alexander von Hohenlohes an Carl Friedrich Kunz (1785–1849) vom 30. Juli 1819. Angesprochen sind darin der Tod von Karl Friedrich Gottlob Wetzel (1779–1819) am Vortag sowie eine für 1819 angebahnte Publikation Hohenlohes im Verlag von Kunz (Staatsbibliothek Bamberg, Autogr.H.11 | Gerald Raab). – Hier reproduziert die Rückseite des zweiseitigen Schreibens, das in dieser Weise schließt: „Mit aller Hochachung und Wohlwollen | Mein Lieber Herr Kunz | Ihr ergebener Fürst Hohenlohe [mit manu-propria-Schnörkel] | B[amberg], den 30. Juli [1]819."

Der „Wunderheiler" Martin Michel

Während seiner Vikariatszeit besuchte der Fürst häufig den Haßfurter Stadtpfarrer Dr. Georg Martin Bergold. Bei einem dieser Besuche lernte er im Februar 1821 einen Verwandten des Pfarrers kennen, den Bauern Martin Michel aus Unterwittighausen im Großherzogtum Baden (nahe der Grenze zu Bayern), der für seine „Gebetsheilungen" bekannt war. Hohenlohe sollte am folgenden Tag, zu Mariä Lichtmess, eine Predigt halten, hatte aber Bedenken, aufgrund von Halsschmerzen zu versagen. Augenzeugen berichteten allerdings, beim vorherigen Abendessen habe man nichts von „Schluckbeschwerden" gemerkt; vielleicht hatte Hohenlohe ja nur Lampenfieber. Der Bauer bot dem Geistlichen an, „Gott um Hilfe zu bitten". Daraufhin kniete sich Hohenlohe nieder, Martin Michel betete und die „Halsschmerzen" verschwanden.[8] Hohenlohe beschrieb dies später als „Erweckungserlebnis". Seitdem war er überzeugt, auch ihm als Priester müsse es gelingen, durch Gebet zu heilen.

Im Herbst desselben Jahres besuchte Hohenlohe in Begleitung von Martin Michel den Stadtpfarrer im Würzburger Stift Haug Johann Peter Joseph Deppisch. Dort lernte er bei einem festlichen Essen die 17-jährige Prinzessin Mathilde von Schwarzenberg (1804–1886) kennen, die aufgrund einer extremen Wirbelsäulenverformung seit frühester Kindheit nur

8 Koskull 1988, S. 12f.

sitzen oder liegen, aber nicht stehen und gehen konnte.[9] Zur Behandlung dieses orthopädischen Leidens befand sie sich in Würzburg bei Professor Cajetan von Textor.[10] Intensiver therapierte sie jedoch der Universitäts-Instrumentenmacher und Bandagist Johann Georg Heine.[11]

Das erste „Wunder" des Alexander von Hohenlohe

Hohenlohe besuchte die Prinzessin wenige Tage danach zusammen mit Martin Michel. Beide bestärkten sie nachdrücklich in der Überzeugung, sie könne durch festes Vertrauen in Gott geheilt werden. Daraufhin beteten der Priester und der Bauer gemeinsam laut ein Gebet, das Hohenlohe in seinem Bericht an den Stadtmagistrat von Würzburg am 28. Juni 1821 wiedergegeben hat. Dieses Gebet wirkt nicht wie ein Flehen um ein Wunder, sondern eher wie eine „Zauberformel", ja es erinnert fast an einen Exorzismus. So heißt es da etwa:

> „Oh Gott [...], wie du unmittelbar mitwirkst bei der priesterlichen Lossprechung, so erwarte ich auch jezt, oh Gott!, dein unmittelbares Mitwirken, erwarte es im Namen Jesu, dem du alle Gewalt im Himmel und auf Erden übergeben [...]. Ich erwarte es wegen dir, damit dein Name, oh Gott, verherrlichet werde [...]. In diesem festen Glauben und Vertrauen, dass du nun unmittelbar mitwirken werdest, befehle ich [!] im Namen Jesu vermöge der Gewalt, die mir in der Heiligen Taufe eingeräumt ist worden, daß diese Schmerzen und Gebrechen weichen sollen, bekräftige dieses mein Verlangen oh Gott Vater, Gott Sohn und Gott Heiliger Geist."[12]

Der Fürst forderte nun das im Bett liegende Mädchen auf, sich anzukleiden und im Zimmer umherzugehen. Was ihr auch gelang. Mathilde nahm jetzt wieder am öffentlichen Leben teil, besuchte vor allem Gottesdienste und verbreitete überall ihre Überzeugung, sie sei durch ein Wunder geheilt worden.

Blinde sehen, Lahme gehen – weder in Würzburg noch in Bamberg ...

Die Kunde von dieser Begebenheit verbreitete sich in Windeseile in Würzburg und Umgebung. Die Kranken strömten zu Tausenden in die Stadt.[13] Der Magistrat, angesichts dieser Menschenmassen verunsichert, fragte bei der Regierung an, wie er sich verhalten solle. Der Generalkommissär des Untermainkreises, Franz Wilhelm Freiherr von Asbeck, gab die Anweisung, die Vorgänge genau zu beobachten und zu dokumentieren, „ohne Aufsehen zu erregen". Ausdrücklich wurde jede Einmischung der Polizei untersagt. Der Ansturm war so gewaltig, dass eine konsequente Dokumentation der vermeintlich Geheilten nicht möglich war.

Schließlich wandte sich Asbeck selbst an die übergeordnete Stelle in München. Dort war die Haltung zu Hohenlohe zwiespältig. König Max I. Joseph[14] misstraute Hohenlohe, da dieser bei einem früheren Besuch in München versucht hatte, die evangelische Königin, deren Konfession im Ehevertrag abgesichert war, zum katholischen Glauben zu bekehren. Demgegenüber trat sein ältester Sohn aus erster Ehe, der in Würzburg residierende Kronprinz

---

9 Zu den Ereignissen rund um Mathilde siehe Koskull 1988, S. 13–19.
10 Joseph Cajetan Ritter von Textor (1782–1860), Chirurg und Professor an der Universität Würzburg.
11 Johann Georg Heine (1770–1838), Bandagist und Orthopäde.
12 Wiedergabe des Gebetes bei Koskull 1988, S. 19.
13 Zu den Ereignissen in Würzburg siehe Koskull 1988, S. 19–23.
14 Maximilian I. Joseph (1756–1825), 1799 bis 1806 als Maximilian IV. Kurfürst, ab 1806 erster König von Bayern.

Ludwig[15], nachdrücklich für Hohenlohe ein. Er verbreitete auch die Botschaft, der Fürst habe seine angeborene Schwerhörigkeit geheilt – obwohl bekannt ist, dass er, der nachmalige König Ludwig I., sein ganzes Leben lang schlecht hörte. Ludwig stellte dem Fürsten sogar den Kaisersaal der Würzburger Residenz für seine Heilungsversuche zur Verfügung. Dort und bei Heilversuchen im Juliusspital waren Ärzte[16] zugegen, die die Ereignisse dokumentierten.

Am 1. Juni 1821 verließ der Fürst Würzburg und erreichte am nächsten Tag Bamberg.[17] Sein Ruf war ihm natürlich vorausgeeilt und dementsprechend gewaltig war der Andrang Heilsuchender in der Stadt. Hohenlohe kontaktierte Kranke und Sieche in deren Wohnung, in Krankenhäusern, im Kapitelhaus des Domkapitels, aber auch auf öffentlichen Plätzen wie dem Domplatz.

Sein Vorgehen bei den Heilungen blieb stets das gleiche: Er betete zusammen mit den meist knienden Kranken und forderte sie anschließend entsprechend ihres jeweiligen Gebrechens auf, aufzustehen oder zu hören, zu sehen usw. Wegen der Massen an Hilfesuchenden führte er solche „Heilungen" auch als „Gruppen-Behandlungen" durch, indem er etwa allen „Gichtigen" befahl aufzustehen und zu gehen. Natürlich misslangen praktisch alle diese „Heilversuche". Der Fürst machte die Kranken dann selbst dafür verantwortlich: sie würden nicht wirklich glauben und hätten nicht innig genug gebetet. Trotzdem hielt der stete Zustrom Heilsuchender an.

Anders als in Würzburg fand der Fürst beim Bamberger Magistrat kein Wohlwollen. Von Anfang an kam Polizei und Militär zum Einsatz. Nicht nur, um die öffentliche Ordnung aufrecht zu erhalten, sondern auch, um den Fürsten ständig zu überwachen. Eine Kommission unter Leitung des Bürgermeisters Franz Ludwig von Hornthal[18] – heute würde man sagen: ein Krisenstab – beschäftigte sich ausschließlich mit den Geschehnissen. Der Bamberger Stadtgerichtsphysikus[19] Dr. Rapp musste die Heilungsversuchen beobachten und protokollieren. Bamberg bat die zuständige Regierung des Obermain-Kreises in Bayreuth und das Ministerium des Inneren um Anweisung zum weiteren Vorgehen. Nachdem es aus Bayreuth nur eine „schwammige" Antwort gab, verbot der Bürgermeister von Horntahl, mit Hinweis auf die Aufrechterhaltung von Ruhe und Ordnung, dem Fürsten weitere Heilungsversuche in der Stadt.

… und auch nicht in Brückenau

Der reiste daraufhin hin am 8. Juli 1821 nach Brückenau, wo ihn der Kronprinz Ludwig erwartete.[20] Hier kam es sofort wieder zu Massenaufläufen. So meldete das Gendarmerie-Kommando: „Heute aber […] fand […] sich eine so große Menschenmenge auch von weiter Umgebungen auf dem Kurplatze ein, daß es wenigstens einige Tausende waren und bis 89 Wägen und 57 Reitpferde gezählt wurden."[21] Wohl durch die Anwesenheit des Kronprinzen beeinflusst, sah man dem Treiben Hohenlohes in Brückenau tolerant zu. Kein Vergleich mit Würzburg oder gar Bamberg.

Hohenlohe nutzte den Aufenthalt, um Papst und Öffentlichkeit über seine Heilmethoden zu informieren. In einer dieser „Rechtfertigungsschriften" erklärte er, welche

15 Ludwig I. (1786–1868), 1825 bis 1848 König von Bayern.
16 Darunter Johann Lucas Schönlein (1793–1864).
17 Zu den Ereignissen in Bamberg siehe Koskull 1988, S. 23–26, 31–37, 63–68.
18 Jurist und Politiker, erster Bürgermeister von Bamberg (1760–1833).
19 Vergleichbar dem heutigen Leiter eines Gesundheitsamtes.
20 Zu den Ereignissen in Brückenau siehe Koskull 1988, S. 26–30.
21 Bayerisches Hauptstaatsarchiv, MdInn 1549, F.880.

Heilsuchenden sich an ihn wenden könnten: „Ich lasse alle zu, die an Christus, den göttlichen Lehrer und Erlöser, glauben, und indem ich überzeugt bin, daß nur [!] in der katholischen Kirche die Lehre Jesu und die Mittel des Heils [...] rein und vollständig aufbewahrt werden (in welchem Sinn sie auch mit Recht die allein [!] Seligmachende heißt)."[22] Dieser Verweis auf die „allein seligmachende (katholische) Kirche" befeuerte den Religionszwist im Königreich. Das protestantische Konsistorium zu Bayreuth beschwerte sich in München.[23] Dieses Aufflammen konfessioneller Spannungen – die Protestanten waren erst seit kurzem im Religionsedikt den Katholiken im Königreich gleichgestellt – missfiel der Obrigkeit, denn das störte die Entwicklung eines einigen „Staatsvolkes". Schließlich veranlasste König Max Joseph, dem auch der intensive Umgang seines Sohnes mit Hohenlohe missfiel, dessen Rückkehr nach Bamberg, wo er im August 1821 wieder eintraf.

Die Eskalation in Bamberg

Dort hatte man vorgesorgt. Der Bürgermeister Franz Ludwig von Horntahl hatte für den Fall, dass Hohenlohe zurückkehren sollte, Heilungsversuche auf öffentlichen Plätzen verboten. Diese dürften nur in Gebäuden in Gegenwart „obrigkeitlicher Personen" und eines Arztes und nur an Kranken ausgeübt werden, die eine Legitimation ihrer Heimatbehörde sowie ein beglaubigtes ärztliches Zeugnis vorlegen könnten.

Über diese Anweisung entwickelte sich ein schriftlich ausgeführter heftiger Disput zwischen Hohenlohe und Hornthal, der ideologisch geprägt war: Auf der einen Seite der „Ultramontane", der am Liebsten die moralischen Verirrungen der Französischen Revolution, die Zerschlagung der Kirchenmacht in der Säkularisation und die Verweltlichung des Alltags in seiner Gegenwart rückgängig gemacht hätte. Auf der anderen Seite der Bürgermeister Horntahl – zum Katholizismus konvertierter Sohn eines Rabbiners –, ein Vertreter der Aufklärung und Repräsentant eines modernen, liberalen Staates. Hohenlohe verachtete ihn als Personifikation ketzerischen Gedankengutes. Sich selbst sah er als Märtyrer, als Opfer der Nachstellungen Hornthals. Da der Bürgermeister trotz mehrfacher Bitte keinerlei Weisung aus München erhielt, handelte er nach eigenem Ermessen und verbot alle weiteren „Heilungen". Hohenlohe ignorierte dies mit dem Hinweis: Weil dies eine rein religiöse Sache sei und eine höhere Verpflichtung ihm gebiete, Gott mehr als dem Menschen zu gehorchen.[24]

Daraufhin wurde ihm eine Geldstrafe von zehn Reichstalern auferlegt, die innerhalb von 24 Stunden zu bezahlen war, und eine Arreststrafe für den Wiederholungsfall angedroht.[25] Jetzt wurde die Bayerische Regierung aktiv. Die Stadt Bamberg hatte ihre Kompetenzen überschritten: Sie durfte keine Arrestmaßnahmen ohne Gerichtsverfahren androhen. Hornthal erhielt eine Rüge. Allerdings traf ein königlicher Kommissär in der Stadt ein, der zusammen mit einem Vertreter des Vikariats dafür sorgen sollte, dass sich Hohenlohe zurückhalte. Zudem wurde allen bayerischen Zeitungen und Tagesblättern verboten, weiterhin über den Fürsten zu berichten.[26]

Hohenlohes weiteres Schicksal

In der Folge gab es zwar noch einige Heilversuche in Bamberg und Umgebung, meistens ver-

22 Hohenlohe 1821, Nr. 5.
23 Bayerisches Hauptstaatsarchiv, MdInn 1549, F.92–93.
24 Ebd., MdInn 1549, F.98.
25 Ebd., MdInn 1549, F.500.
26 Ebd., MdInn 1549, F.810–811.

suchte der Fürst jetzt jedoch, den Kranken auf brieflichem Wege zu helfen. Im Mai 1822 beantragte Hohenlohe beim Bamberger Bischof Graf von Stubenberg Urlaub, um seine Mutter in Wien besuchen zu können. Dort blieb er bis 1825.[27] In diesem Jahr wurde er zum Domherrn im ungarischen Großwardein ernannt, 1829 zum Großprobst,1844 zum Weihbischof.

In Ungarn wurde es still um ihn. Heimisch hat er sich dort, wie seinen Lebenserinnerungen zu entnehmen ist, nie gefühlt. Wahrscheinlich, weil er das Ungarische nicht beherrschte. Damit war ihm auch die Möglichkeit für „Wunderheilungen" entzogen. 1848 reiste er nach Innsbruck. Obwohl er schon todkrank war, löste er noch einmal eine Massenhysterie aus. Er verstarb 55-jährig am 14. November 1849 wohl an Tuberkulose., nach einem fast ein Jahr währenden Todeskampf. Prinzessin Mathilde, der sein vermeintliches erstes Wunder zuteil geworden war, überlebte ihn deutlich: Sie starb im Alter von 82 Jahren 1886 in Wien.[28]

Wissenschaftliche Bewertung der Heilungen

Was ist von Hohenlohes „Wundern" zu halten? Viele seiner Behandlungen sind von zeitgenössischen Ärzten dokumentiert. Diese Beschreibungen sind so genau, dass die „Heilungen" mit heutigem medizinischem Wissen ausgewertet werden können. Bereits das erste „Wunder" an Prinzessin Mathilde hält keiner Überprüfung stand. Deren Krankengeschichte wurde von Prof. Textor und dem Instrumentenbauer Heine detailliert aufgeschrieben.[29] PD Dr. med. Albrecht Waschke, MBA (Chefarzt der Klinik für Neurochirurgie, Rhön-Klinikum, Campus Bad Neustadt), ein Spezialist für Wirbelsäulenoperationen, hat sich eingehend mit diesen Dokumenten befasst und kommt zu folgendem Ergebnis: „Die Prinzessin litt an einer postentzündlichen Veränderung der Wirbelsäule. Aus heutiger Sicht am ehesten infolge einer Tuberkulose bzw. von bakteriellen Infektionen.[30] Die Instabilität der Wirbelsäule ist typische Folge chronischer Entzündungen. Die exakt beschriebene Behandlung des Orthopädiemechanikers mit ‚Streckbetten' konnte durchaus zum Erfolg führen. Die Behandlung einer Spondylodiszitis[31] erfolgt auch heute zum Teil immer noch durch interne oder externe Ruhigstellung und ist bis in die 1970er Jahre hinein konservativ im Gipsbett erfolgt. Die Behandlung des Orthopädiemechanikers war in jedem Falle grundsätzlich richtig und für die damalige Zeit die einzig angemessene. Konsequent über längere Zeit durchgeführt, konnte sie zu dem beschriebenen Erfolg führen."[32]

Heine selbst schreibt in seiner Krankengeschichte, durch seine Behandlung sei die Struktur der Wirbelsäule schon so verändert gewesen, dass Geh- und Stehversuche möglich gewesen wären. Diese seien aber noch nicht erfolgt, wohl auch, weil die Prinzessin Angst davor hatte. Hohenlohes Verdienst lag also darin, ihr Mut gemacht zu haben!

Christian Pfeufer (1780–1852), seinerzeit dirigierender Arzt des Bamberger Allgemeinen Krankenhauses, berichtet als Augenzeuge über Heilungsversuche an 25 Patienten seiner Klinik.[33] Bei keinem einzigen kam es zur Heilung. Einige hätten allerdings Linderungen erhalten. Er macht dafür „eine starke seelische Erregung mit wachsender Erwartung und Hoffnung auf Heilung" verantwortlich, die er als „Seelen-

27 Hierzu Schuster 1918, S. 311f.
28 Koskull 1988, S. 20.
29 Original des Gutachtens im Bayerisches Hauptstaatsarchiv München, MdInn 1549, F.41–48. – Wiedergabe bei Koskull 1988, S. 115–131.
30 In der Akte werden „Drüsenschwellungen" und Granulome (körnchenförmige Gewebeneubildungen) beschrieben.
31 Entzündung im Wirbelsäulenbereich.
32 Interview am 24.05.2023.
33 Pfeufer 1822.

erdbeben" beschreibt. Eine durchaus moderne Interpretation mit psychosomatischer Deutung. Im Bamberger Garnisonslazarett hatte der Fürst Heilungsversuche im Beisein des Regimentsarztes Dr. Eberl[34] unternommen. Auch dessen Gutachten[35] listet überwiegend Misserfolge auf. Daneben beschreibt er allerdings den Fall eines Husaren, der drei Jahre zuvor durch einen Kanonenschuss hochgradig schwerhörig geworden war. Sämtliche Behandlungsversuche waren bei ihm erfolglos geblieben, so dass man ihn in den Invalidenstand versetzen wollte. Nach dem Gebet Hohenlohes trat bei dem Soldaten eine Besserung des Gehörs ein. Auf dem linken Ohr habe er völlig und auf dem rechten größtenteils wieder hören können. Eberl konnte sich dies mit dem medizinischen Wissen seiner Zeit nicht erklären. Schließlich vermutet auch er, die Heilungen könnten sich auf Krankheiten beschränken, die ihren Sitz im Nervensystem haben und die noch keine organischen Veränderungen bewirkt haben. Modern ausgedrückt: Hohenlohe hatte Erfolg bei psychosomatischen Störungen, im Falle des Husaren wohl bei einer posttraumatischen Belastungsstörung.

Selbst die kirchlichen Untersuchungen waren ernüchternd: 1822 wies der Papst die bayerischen Bischöfen an, Nachforschungen zu „Hohenlohes Wundern" anzustellen. Aus der Erzdiözese Bamberg wurden von 124 Pfarreien überwiegend erfolglose Heilversuche gemeldet. Bei dieser Erhebung sollte es bleiben. Eine offizielle kirchliche Würdigung der Ereignisse wurde nie publiziert.[36]

Das Leid der Heilsuchenden

Letztlich war das Wirken von Hohenlohe kein Angriff auf das damalige medizinische Establishment, sondern Ausdruck des Widerstreites zwischen Aufklärung und religiöser Restauration. Oder, wie Hohenlohe selbst schrieb: „Deswegen muss Außerordentliches geschehen, damit die allein seligmachende katholische Kirche ihre Glorie wieder erhalte."[37] Dieses „Außerordentliche" wollte er erzwingen. Seine Wirkung auf die Massen zeigt, dass seinem Vorhaben zumindest teilweise Erfolg beschieden war.

Das kann man nur verstehen, wenn man sich die „Kranken" näher anschaut. In der Staatsbibliothek Bamberg hat sich ein Konvolut von 136 Briefen an Hohenlohe aus den Jahren 1821/1822 erhalten.[38] Die Briefe stammen von Hilfesuchenden aus Deutschland, Frankreich, den Niederlanden und dem heutigen Belgien. Ein Hinweis darauf, wo überall in den Zeitungen über Hohenlohes „Heilungen" berichtet wurde. Diese Schriftstücke sind mehrheitlich in Deutsch verfasst, gut ein Drittel in Französisch; knapp zehn Schreiben (von Klerikern!) erscheinen in lateinischer Sprache. In der Mehrzahl handelt es sich um Bittbriefe. Einige wenige geben den Dank für erfahrene Hilfe wieder.

Der erste Brief in diesem Konvolut – sechs Seiten lang, in gestochener Kanzleischrift – berichtet in einem ersten Teil („A. Geschichte der Krankheit meines linken Fusses") von der Erkrankung des Absenders, der sich wohl 1767 die Füße erfror. Detailliert geschildert ist darin seine Leidens- und Krankengeschichte bis zum 25. November 1821. An dieser Stelle beginnt der zweite Briefteil („B. Geschichte der Heilung"). Das war der Tag, an dem er in Bamberg Hohenlohe begegnete und durch ihn von seinen Schmerzen befreit wurde. Es folgen ausführliche Beschreibungen der Verbesserung seiner Lebenssituation und ergreifende

34 Keine biographischen Daten bekannt.
35 Abgedruckt bei Koskull 1988, S. 146.
36 Ebd., S. 74.
37 Schuster 1918, S. 312.
38 Staatsbibliothek Bamberg, MvO.Msc.17.

Dankesworte. Am Schluss – daran sieht man, dass der Brief diktiert wurde – eine zittrige, kaum lesbare Unterschrift: „Friedrich von Ritter, quieszierter Raht der vormaligen Finanzdirection des Naabbezirkes."

Beeindruckt dieses Schreiben schon durch seine nachdrückliche Dankesbekundung, so geben die meisten anderen Briefe der Sammlung tiefe Verzweiflung, Schmerzen, mannigfaltige Beeinträchtigungen und hilfloses Unverständnis zu erkennen. Daneben spürt man aber auch die vage Hoffnung heraus, Hohenlohe könnte dieses kaum erträgliche Schicksal doch zum Guten wenden. Inständiges Flehen, so viel Leid, so viel Trübsal und zermarterndes Bangen. Man kann die Verzweiflung der Schreibenden noch heute greifen. Wie es ihnen wohl ergangen sein mag? Hat ihnen Hohenlohe überhaupt geantwortet? Die Briefe zeigen, dass das Volk sein ganzes Vertrauen auf die „Kunst" des Fürsten setzte!

Das Ausbleiben von Massenheilungen wurde damals von den Menschen nicht überbewertet, denn in ihrer Wahrnehmung versagte die zeitgenössische Schulmedizin noch häufiger als Hohenlohes Gebete! „Den Ärzten standen in der überwiegenden Mehrzahl der Krankheitsfälle keine Therapiemethoden zur Verfügung, die dem Verzicht auf jegliche Behandlung offensichtlich überlegen gewesen wären. Und manche Behandlung stiftete mehr Schaden als Nutzen."[39]

Literatur:

[N.N.]: Kaum glaubliche Proselytenmacherei, in: Oppositions-Blatt oder Weimarische Zeitung Bd. 11 (Juli – September 1819). Beilage zum Oppositions-Blatte 27.07.1819 (Nr. 73), Sp. 597–599 (Datierung des Berichtes: Bamberg, 10. Juli 1819).

Bastgen, Beda: Der Heilige Stuhl und Alexander v. Hohenlohe-Schillingsfürst. Nach Akten des Vatikanischen Geheimarchivs, Paderborn 1938.

Baur, Franz Nikolaus: Wahre und kurze Beschreibung der merkwürdigen Ereignisse und wohlthätigen heiligen Handlungen, welche S[ein]e Durchlaucht, der Herr Alexander, Fürst v. Hohenlohe, Domicellar von Olmütz, Vicariats-Rath des Bisthums Bamberg und Ritter des Maltheser-Ordens, während seiner Anwesenheit in den Kreishauptstädten Würzburg und Bamberg verrichtet hat. Dargestellt in vertrauten Briefen nach geschichtlich-, philosophisch-, medizinisch- und theologischen Ansichten, besonders mit Rücksicht auf die vom heiligen Kirchenvater Augustinus beschriebenen Erzählungen der Wunder, Heft 2, Würzburg 1821.

Baur, Franz Nikolaus: Unparteyliche Prüfung über die Wunderheilungen S[eine]r Durchlaucht, des Herrn Fürsten Alex. v. Hohenlohe, Domkapitulars des Erzbisthums Bamberg etc., und des J. Martin Michel. Nebst Würdigung einiger hierüber erschienen Gegenschriften. In fünf geheimen Briefen an Andreas R– in M–, Würzburg 1822.

Hertrich, Christoph: Medizin im ländlichen Oberfranken der ersten Hälfte des 19. Jahrhunderts im Spiegel der Gerichtsarztberichte von Hollfeld und Ebermannstadt in den Jahren 1830–1843, Diss. Erlangen-Nürnberg, Erlangen 1993.

Hohenlohe, Alexander Fürst zu: Abgedrungene Vertheidigung des Fürsten Alexander von Hohenlohe, Vikariatsrathes des Bisthums Bamberg, gegen einen Aufsatz in dem Weimarer Oppositionsblatte vom Jahre 1819, Nro. 73, überschrieben: Kaum glaubliche Proselytenmacherey in Bezug auf den Uebertritt des Dr. Wetzel zu Bamberg zur katholischen Kirche, Bamberg 1819.

---

39 Stolberg 1986, S. 84.

Hohenlohe, Alexander Fürst zu: Erklärung des Fürsten Alexander von Hohenlohe, erlassen aus Bad-Brückenau am 28. Juli 1821, Würzburg 1821.

Koskull, Stephan von: Wunderglaube und Medizin. Die religiösen Heilungsversuche des Fürsten Alexander von Hohenlohe in Franken 1821–1822 (Historischer Verein Bamberg. Beiheft 22), Bamberg 1988.

Manger, Bernhard: Johann Lucas Schönlein und die Geburt der modernen Medizin, Berlin 2023.

Pfeufer, Christian: Geschichte des allgemeinen Krankenhauses zu Bamberg von seiner Entstehung bis auf die gegenwärtige Zeit, Bamberg 1825.

Schindler, Christoph: Johann Lukas Schönlein (1793–1864), in: Bamberger Medizingeschichten. Medizingeschichtlicher Rundweg durch Bamberg. Hrsg. vom Ärztlichen Kreisverband Bamberg, Bamberg 2020, S. 83–85.

Schuster, Joseph: Die Heilversuche des Geistl. Rates Fürsten Alexander von Hohenlohe 1821 und 1822 zu Würzburg und Bamberg. Ein Beitrag zur Kultur- und Medizingeschichte Bayerns, in: Oberbayerisches Archiv für vaterländische Geschichte 61 (1918), S. 296–313.

Stolberg, Michael: Heilkunde zwischen Staat und Bevölkerung. Angebot und Annahme medizinischer Versorgung in Oberfranken im frühen 19. Jahrhundert, München 1986.

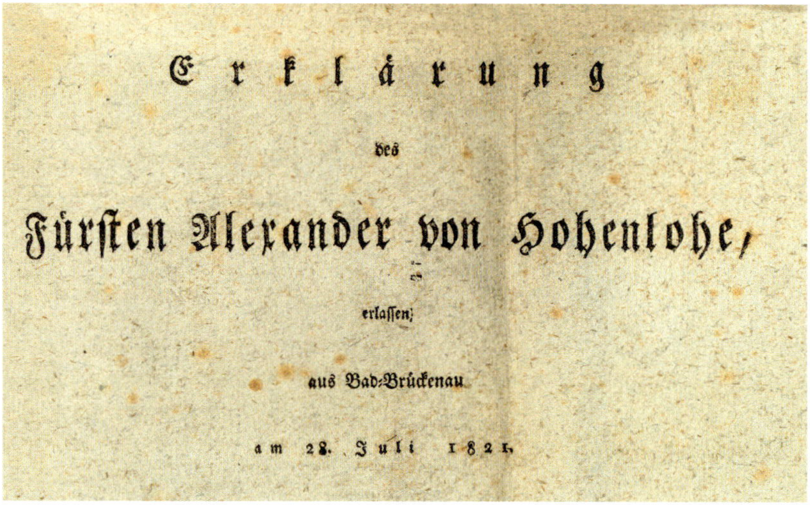

Erklärung

des

Fürsten Alexander von Hohenlohe,

erlassen;

aus Bad-Brückenau

am 28. Juli 1821.

Abb. 3: Erklärung des Fürsten Alexander von Hohenlohe, erlassen aus Bad-Brückenau am 28. Juli 1821, Würzburg 1821 (Staatsbibliothek Bamberg, MvO.Myst.o.1#6 | Gerald Raab).

Amsel, Adler, Aeskulap – Der Anteil von Ärzten an der Erfassung der fränkischen Vogelwelt im 19. und frühen 20. Jahrhundert

Christoph Schindler

Nicht wenige der großen Forschungsreisenden waren studierte und zeitweise praktizierende Ärzte, wie zum Beispiel Gustav Nachtigal (1834–1885) oder Emil Holub (1847–1902). Einige von ihnen, wie etwa Johann Baptist Spix (1781–1826)[1] oder Philipp Franz von Siebold (1796–1866)[2], stammten aus Franken. Die Rolle Johann Lucas Schönleins (1793–1864) als herausragender Mäzen des Bamberger Naturkundemuseums ist hinreichend bekannt.[3]

Dass auch die Erschließung der heimischen Fauna und Flora durch zahlreiche Mediziner als „Citizen Scientists"[4] erfolgte, wird noch immer nicht angemessen gewürdigt. In der Riege der nicht professionellen Forscher sind als bedeutende Insektenkundler beispielsweise Gottlieb Herrich-Schäffer (1799–1874) oder Adalbert Seitz (1860–1938)[5] zu nennen. Bis in die 1970er Jahre hinein enthielt die Ausbildungsordnung für Ärzte noch ein botanisches und ein zoologisches Praktikum.

Ignaz Kress (1806–1886)

Eine frühe, wenn nicht die erste systematische ornithologische Lokalfauna ist das Werk eines aus Bamberg stammenden Wundarztes: Ignaz Kress. Geboren wurde er am 31. Dezember 1806 in Bamberg als Sohn eines Bediensteten in der vormaligen fürstbischöflichen Residenz. Er besuchte die Lateinschule und ließ sich nach einer Ausbildung zum Wundarzt in Kloster Ebrach nieder. Dort wirkte er bis zu seinem Tode am 21. Januar 1886. Anfang 1879 wurde ihm – als erstem Ebracher überhaupt – die Ehrenbürgerwürde verliehen: in „Anerkennung seiner vielen Verdienste", was sich auf sein 50-jähriges Berufsjubiläum, seine Tätigkeit als Armenarzt und als zeitweiliger Inhaber einer Handapotheke bezog.[6]

Die Resultate seiner Leidenschaft, die der Erforschung der Flora und Fauna des Steigerwaldes galt, veröffentlichte er zumeist in den Berichten der Naturforschenden Gesell-

1 Klaus Schönitzer: Ein Leben für die Zoologie. Die Reisen und Forschungen des Johann Baptist Ritter von Spix (Berichte der Freunde der Zoologischen Staatssammlung München 3), München 2011, S.19–23.

2 Hans Körner: Die Würzburger Siebold. Eine Gelehrtenfamilie des 18. und 19. Jahrhunderts (Lebensdarstellungen deutscher Naturforscher 13), Leipzig 1967, S. 357–491.

3 Christoph Schindler: Johann Lukas Schönlein (1793–1864), in: Bamberger Medizingeschichten. Medizingeschichtlicher Rundweg durch Bamberg, hrsg. vom Ärztlichen Kreisverband Bamberg, Bamberg 2020, S. 83f.; Gerhard Aumüller / Christoph Schindler: Adalbert Friedrich Marcus – Johann Lucas Schönlein, Regensburg 2016, S. 114–179; Bernhard Manger: Johann Lucas Schönlein und die Geburt der modernen Medizin, Berlin 2023. – Hierzu siehe auch die Beiträge von Bernhard Manger (mit Philipp Teichfischer) in diesem Band.

4 „Mit Citizen Science (auch Bürgerwissenschaft oder Bürgerforschung) werden Methoden und Fachgebiete der Wissenschaft bezeichnet, bei denen Forschungsprojekte unter Mithilfe von oder komplett durch interessierte Laien durchgeführt werden." So die Wikipedia-Definition. Hierzu https://de.wikipedia.org/wiki/Citizen_Science.

5 Ellis Franz (Hrsg.): Adalbert Seitz. Als Naturforscher durch alle Erdteile (Senckenberg-Buch 26), Frankfurt am Main 1951.

6 Theodor Haas: Chronik der Marktgemeinde Ebrach, Ebrach 1969, S. 154, 242–244. – Landärzten, die in Gemeinden ohne Apotheke praktizierten, konnte das Privileg zum Vertrieb von Arzneimitteln erteilt werden.

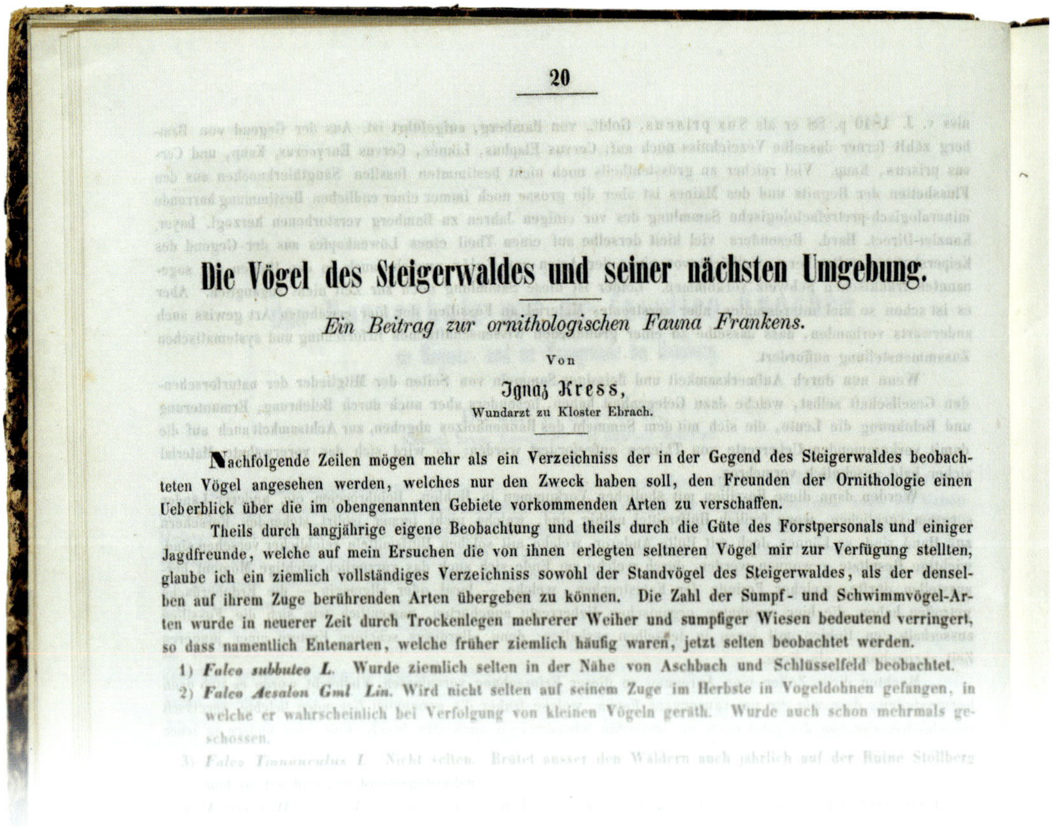
20

Die Vögel des Steigerwaldes und seiner nächsten Umgebung.

Ein Beitrag zur ornithologischen Fauna Frankens.

Von

Ignaz Kress,

Wundarzt zu Kloster Ebrach.

Nachfolgende Zeilen mögen mehr als ein Verzeichniss der in der Gegend des Steigerwaldes beobachteten Vögel angesehen werden, welches nur den Zweck haben soll, den Freunden der Ornithologie einen Ueberblick über die im obengenannten Gebiete vorkommenden Arten zu verschaffen.

Theils durch langjährige eigene Beobachtung und theils durch die Güte des Forstpersonals und einiger Jagdfreunde, welche auf mein Ersuchen die von ihnen erlegten seltneren Vögel mir zur Verfügung stellten, glaube ich ein ziemlich vollständiges Verzeichniss sowohl der Standvögel des Steigerwaldes, als der denselben auf ihrem Zuge berührenden Arten übergeben zu können. Die Zahl der Sumpf- und Schwimmvögel-Arten wurde in neuerer Zeit durch Trockenlegen mehrerer Weiher und sumpfiger Wiesen bedeutend verringert, so dass namentlich Entenarten, welche früher ziemlich häufig waren, jetzt selten beobachtet werden.

1) *Falco subbuteo L.* Wurde ziemlich selten in der Nähe von Aschbach und Schlüsselfeld beobachtet.

2) *Falco Aesalon Gml Lin.* Wird nicht selten auf seinem Zuge im Herbste in Vogeldohnen gefangen, in welche er wahrscheinlich bei Verfolgung von kleinen Vögeln geräth. Wurde auch schon mehrmals geschossen.

3) *Falco Tinnunculus L.* Nicht selten. Brütet ausser den Wäldern auch jährlich auf der Ruine Stollberg

Abb. 1: Ignaz Kress: Die Vögel des Steigerwaldes und seiner nächsten Umgebung, in: Bericht über das Bestehen und Wirken des Naturforschenden Vereins zu Bamberg 2 (1854), S. 20–25 (Staatsbibliothek Bamberg, RB.Csl.o.2(2 | Gerald Raab).

schaft in Bamberg. Seine Beobachtungen gab er auch an befreundete Naturforscher weiter. Davon profitierte vielfach der später in Windsheim ansässige evangelische Pfarrer Johannes Jäckel (1822–1885), der damals als einer der bedeutendsten Vogelkundler Bayerns galt. Er veröffentlichte später eine Bayerische Avifauna (Vogelfauna).[7] Jäckel hatte zuvor eine Pfarrstelle in Neuhaus (heute: Adelsdorf) inne, die er aufgrund einer Malariaerkrankung aufgeben musste.[8]

Die Sammlungen von Ignaz Kress sind teilweise noch erhalten. Etliche von ihm eigenhändig erjagte und präparierte Vögel werden im Bamberger Naturkundemuseum gehütet.[9] Die nur wenige Seiten umfassende Liste der Vögel des Steigerwaldes[10] dient noch heute als Grundlage von Untersuchungen zum Faunen-

7 Andreas Johannes Jäckel: Systematische Übersicht der Vögel Bayerns mit Rücksicht auf das örtliche und quantitative Vorkommen der Vögel, ihre Lebensweise, ihren Zug und ihre Abänderungen. Hrsg. von Rudolf Blasius, München / Leipzig 1891.

8 Christiane Kolbert: Von den Vögeln und Fischen in Bayern. Die Welt des Pfarrers Andreas Johann Jäckel (6.1.1822 – 12.7.1885), in: Ornithologischer Anzeiger 40 (2001), S. 201–209.

9 Persönliche Mitteilung von Frau Gertrud Döllner (2021).

10 Ignaz Kress: Die Vögel des Steigerwaldes und seiner nächsten Umgebung. Ein Beitrag zur ornithologischen Fauna Frankens, in: Bericht über das Bestehen und Wirken des Naturforschenden Vereins zu Bamberg 2 (1854), S. 20–25.

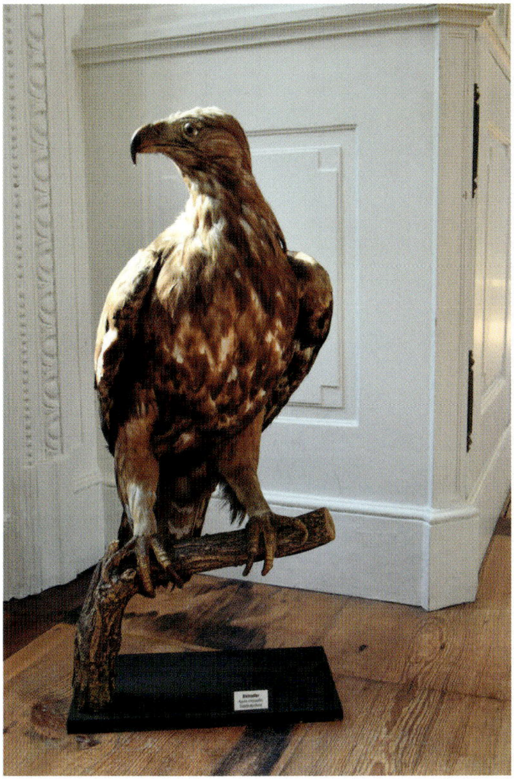

Abb. 2: Steinadler im Vogelsaal des Bamberger Naturkundemuseums, präpariert von Ignaz Kress im Jahre 1854. Foto Sophie Krackhardt, 2023.

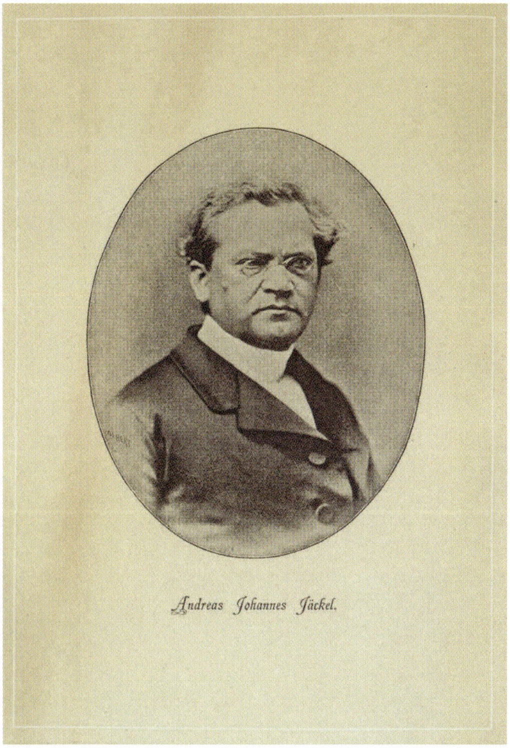

Abb. 3: Andreas Johannes Jäckel (1822–1885). Frontispiz in Andreas Johannes Jäckel: Systematische Übersicht der Vögel Bayerns, München / Leipzig 1891 (Staatsbibliothek Bamberg, Zool.o.47-b | Gerald Raab).

wandel und zu staatlichen Naturschutzplänen.[11] Auch Kress beklagte schon Veränderungen des Bestandes, die durch den Menschen verursacht wurden, namentlich den Schwund von Wasser- und Sumpfvögeln nach der Trockenlegung von Weihern und sumpfigen Wiesen. Von den hier nachgewiesenen 169 Arten – entsprechend etwa 55% der heute in Bayern dokumentierten Brutvögel[12] – lassen sich einige im Arteninventar nicht mehr auffinden, Neozoen (neu eingewanderte Species) sind hinzugekommen. Zahlreiche seiner Sichtungen haben Eingang in die Veröffentlichungen Jäckels gefunden, der die Umstände meist auch eindrücklich mitüberlieferte, wie nachstehendes Beispiel veranschaulicht:

> *Aquila chrysaëtos* L. Am 5. November erschien in den Moorweihern ein sehr schöner, 2jähriger Steinadler, erwürgte bei Hesselberg 2 zahme Gänse, Tags darauf eine bei Kairlindach, stiess noch an demselben Tage wiederholt auf eine im grossen Hesselberger Weiher liegende Gänseheerde und zog endlich, da sich diese durch schnelles Tauchen rettete, unverrichteter Sache weiter. Am Sonntag Mittags den 7. November erwürgte er ganz nahe an der Schäferei bei

11 Amt für Ernährung, Landwirtschaft und Forsten Schweinfurt (Hrsg.): Managementplan für das Vogelschutzgebiet 6029-471 Oberer Steigerwald, Schweinfurt 2021.

12 Ebd.

> Buch abermals einen Ganser. Als der Gänsebube ihm denselben wieder abgejagt und der Adler sich unter einer hohen Linde an der Schafscheuer niedergelassen hatte, holte der weinende Junge den Förster Mattick herbei, welcher durch die Scheuer sich anpürschend das stark knarrende Thor öffnen ließ, und durch eine hohe dichte Hecke gedeckt, auf den Knieen sich näherte. Jetzt erhob sich der Adler, empfing einen Schuss mit Haasenschroten, liess die Fänge hängen, strich aber doch noch mühsam auf ein Birnbäumchen, wo er auf 50 Gänge einen weiteren Schuss erhielt. Er fiel herab, raffte sich aufs Neue zusammen und empfing im Abstreichen den dritten Schuss, der ihn mit ausgebreiteten Flügeln auf einen Acker niederwarf. Gleichwohl wurde das mächtige Thier noch lebend von dem Schützen und seinem Sohne an den Spitzen der auseinander gezogenen Schwingen heimgetragen und hier erst mit einem Prügel getödtet. Während des Tragens griff er mit solcher Gewalt in den Rasen ein, dass dem zum Tode verwundeten gegenüber noch die grösste Vorsicht geboten war. Er steht ausgestopft im Naturalienkabinet zu Bamberg.[13]

Wie groß die Individuenzahlen im 19. Jahrhundert, verglichen mit der heutigen Zeit, im Allgemeinen waren, lässt sich aus der folgenden Notiz ableiten:

> *Anas boschas* L. [...]. Tag und Nacht streichen von der Aisch und der Regnitz in die Weiher, in diesen bald da, bald dorthin, und wieder auf die Flüsse zahlreiche grössere oder kleinere Flüge; fällt ein Schuss, und erhebt sich mit einem Male eine nach Tausenden zählende, Wolken ähnliche Entenmasse, dann ist's ein Brausen wie ferner Donner, ein buntes Durcheinander von Stock-, Krick-, Knäk, Pfeif-, Spiess-, Schell-, Reiher-, Moor-, Tafel- und anderen Arten Enten.[14]

Ebenso gewissenhaft dokumentierte Kress die einheimischen Fledermäuse[15] und legte Herbarien und Insektensammlungen an.

Josef Gengler (1863–1931)

Im späten 19. und frühen 20. Jahrhundert war der Erlanger Arzt Josef Gengler der maßgebliche Ornithologe Frankens. Gengler, am 13. April 1863 als Sohn eines Sprachwissenschaftlers in Erlangen geboren, studierte in seiner Heimatstadt, in München und in Jena Medizin. In Jena wurde er 1884 promoviert. Er schlug die Laufbahn eines Militärarztes ein, die ihn in die damals bayerische Festung Metz und die Heimat nach Erlangen führte. Im Jahre 1910 zur Disposition gestellt[16], übernahm er 1914 das Kommando über einen Lazarettzug; 1918 schied er als Generaloberarzt aus dem Dienst.

Zeitlebens frönte er der Vogelkunde, die er nicht nur mit profundem lokalfaunistischem Wissen, sondern auch mit Reisebeschreibungen und Gedanken zur Stammesgeschichte

13 Andreas Johannes Jäckel: Die Vögel des unteren Aisch-, Seebach- und Aurachgrundes. Ein Beitrag zur Ornithologie Frankens, in: Berichte der Naturforschenden Gesellschaft zu Bamberg 6 (1863), S. 39–40. – Laut mündlicher Mitteilung von Frau Gertrud Döllner (2021) wurde der Adler von Ignaz Kress eigenhändig präpariert und anschließend übergeben,

14 Jäckel 1863 (wie Anm. 13).

15 Andreas Johannes Jäckel: Die bayerischen Chiroptern. Ein Beitrag zur Kenntniss der Lebensweise und der geographischen Verbreitung der deutschen Fledermäuse, in: Abhandlungen des Zoologisch-Mineralogischen Vereins in Regensburg 8 (1860), S. 1–110.

16 Im deutschen Kaiserreich konnten Offiziere vorzeitig aus dem aktiven Dienst ausscheiden und erhielten Pensionszahlungen bis zu einer erneuten Einberufung (meist im Kriegsfall).

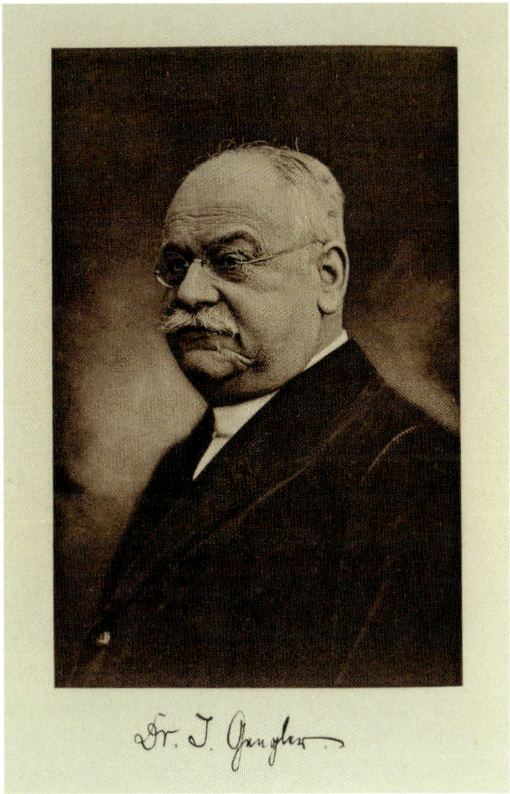

Abb.4: Josef Gengler (1863–1931). Frontispiz in Josef Gengler: Die Vogelwelt Mittelfrankens, München 1925 (Staatsbibliothek Bamberg, Csl.o.139-p(16,S.H. | Gerald Raab).

der Drosseln bereicherte. Seine Balgsammlung umfasste zuletzt etwa 3000 Exemplare. Drei Jahre vor seinem Tod, der ihn am 27. April 1931 ereilte, hatte er sie den Staatlichen Sammlungen für Naturkunde in München vermacht.[17]

Die sieben Jahrzehnte zwischen der Publikation von der Fauna von Kress und der Genglers[18] hatten die Vogelwelt in Franken bemerklich verändert. So schrieb Gengler beispielsweise über den Kolkraben dies:

> *Corvus corax corax* L. Kolkrabe. [...]. Das, was ich über den mittelfränkischen Kolkraben berichten kann, ist eigentlich nichts anderes als der Nachruf auf einen, der uns für immer verlassen hat [...]. Der moderne Jagdbetrieb scheint den Vogel vertrieben zu haben.[19]

Ebenso beklagte er das Verschwinden der Mandelkrähe, die von Albrecht Dürers Aquarellen „Blaurackenflügel" und „Tote Blauracke" her kunstinteressierten Menschen vertraut ist.[20] Mahnend oder augenzwinkernd – dies zu beurteilen, bleibt dem Leser überlassen – schloss Gengler zu guter Letzt den in Solnhofen gefundenen Archaeopteryx in die fränkische Vogelfauna mit ein.[21]

Alois Ries (1867–1937)

Ergänzend sei auf eine 1915 im Privatdruck veröffentlichte Fauna des Gymnasialprofessors Alois Ries[22] hingewiesen: „Die Vögel Bambergs und seiner Umgebung". Ries wirkte zwischen 1903 und 1920 am Lyzeum in Bamberg, ab 1920 an der Philosophisch-Theologischen Hochschule Freising. Er hatte noch etliche, heute fast vollkommen verschwundene Spezies in seinem Arteninventar: so zum Beispiel auch eine am 10. September 1905 bei Haßfurt erlegte Großtrappe.[23]

---

17 A[ndreas] Laubmann: Dr. Josef Gengler †, in: Verhandlungen der Ornithologischen Gesellschaft in Bayern 19 (1931), S. 380–383.

18 J[osef] Gengler: Die Vogelwelt Mittelfrankens. Ein Beitrag zu Avifauna Bayerns. Nach der Literatur und eigenen 40-jährigen Studien bearbeitet, in: Verhandlungen der Ornithologischen Gesellschaft in Bayern 16 (1925) (Sonderheft), S. 1–388.

19 Gengler 1925 (wie Anm. 18), S. 110, 113.

20 Ebd. S. 202.

21 Ebd. S. 108.

22 Über ihn: https://hdbg.eu/biografien/detail/prof-dr-alois-ries/3417.

23 A[lois] Ries: Die Vögel Bambergs und seiner Umgebung, Bamberg 1915.

Dr. Carl Reiner von Schallern (1813–1878) – Augenarzt und Achtundvierziger

Günter Dippold

Zu den vergessenen Persönlichkeiten der Bamberger Medizingeschichte wie der dortigen demokratischen Bewegung der Jahre 1848/49 zählt der Arzt Dr. Carl Reiner von Schallern. Erstmals wird hier sein Leben nachgezeichnet.

Herkunft

Carl Reiner Heinrich Simon Friedrich Wilhelm Adolph Edler von Schallern – so der vollständige Name – wurde am 13. Mai 1813 in Bayreuth geboren.[1] Sein Vater Gottlieb Adam von Schallern (1766–1827) entstammte einer im frühen 18. Jahrhundert nobilitierten Familie, die etliche Beamte und Pfarrer im Markgrafentum Brandenburg-Bayreuth gestellt hatte. Er war in zweiter Ehe verheiratet mit Charlotta Ludovica Friederika Beer (1775–1849), einer Enkelin des Großkaufmanns und Montanunternehmers Jakob Friedrich Püttner (1710–1798) in Hof, der als reichster Mann des Fürstentums Bayreuth galt. Einer der sechs Taufpaten von Carl Reiner von Schallern war mit Obermedizinalrat Simon von Haeberl (1772–1831)[2] der führende medizinische Fachbeamte des Innenministeriums.

Der Arzt Gottlieb Adam von Schallern wirkte seit 1792 als Beamter in Bayreuth, zuletzt als Kreismedizinalrat, das heißt: als für medizinische Fragen zuständiger Referent der Regierung des Obermainkreises. Er war mit Alexander von Humboldt (1769–1859) befreundet und unterstützte ihn bei seinen Forschungen zur Nervenfaser.[3] Carl Reiner von Schallern war das jüngste von zehn Geschwistern und hatte ferner einen Halbbruder aus der ersten Ehe seines Vaters.

Medizinische Karriere

Nachdem er früh seinen Vater verloren hatte, besuchte Carl Reiner von Schallern Gymnasien in Bayreuth und in München.[4] Anschließend studierte er vier Jahre lang Medizin an den Universitäten München, Erlangen und Berlin. Die Staatsprüfung legte er 1839 in Bestnote in München ab. Den Doktorgrad erlangte er im selben Jahr in Erlangen mit der Dissertation „Ueberpflanzung der Hornhaut“ (Hornhaut-

---

Zitierte Internetseiten wurden letztmals konsultiert am 20.8.2023.

1 Landeskirchliches Archiv der Evangelisch-Lutherischen Kirche in Bayern, Kirchenbücher Bayreuth-Stadtkirche, Taufen 1813–1820, pag. 38. – Zur Genealogie der Familie grundlegend Harald Stark: Genealogie der Familie Edle von Schallern, Kulmbach 2018 (unveröffentlicht). Für die Überlassung der Arbeit wird Kreisheimatpfleger Harald Stark gedankt.

2 Raphaela Holzer: Pioniere des Gesundheitswesens in München. Simon von Haeberl und Max von Pettenkofer, in: Richard Loibl (Hrsg.): Gsund samma (HDBG Magazin 10), Regensburg 2022, S. 68f.

3 Günter Dippold: Alexander von Humboldt, die Rinderpest und die Erregungstheorie. Eine Miszelle zum fränkischen Wirken des Gelehrten, in: Archiv für Geschichte von Oberfranken 99 (2019), S. 149–162, hier S. 155–160.

4 Daten zu Schulbesuch, Studium und Examina in: Stadtarchiv Bamberg, C 2 + 7272, Matrikel. Zum Gymnasialbesuch auch: Jahres-Bericht über das königliche neue Gymnasium in München im Studienjahre 1830/31, München 1831, S. 11.

Transplantation), die er in Bayreuth verfasste.[5] Offenbar hatte ihn Professor Johann Christian Jüngken (1793–1875), Leiter der 1828 gegründeten Augenklinik der Charité, für die Augenheilkunde begeistert[6], der sich Schallern in der Folge zuwandte. Die Doktorarbeit freilich stieß alsbald auf Kritik: Der Münchner Arzt Dr. Franz Xaver Mühlbauer († 1877) nannte sie 1840 „ein Elaborat, compilirt am Studiertische, nicht aber in der Praxis geprüft".[7]

Vor seinen Schlussprüfungen hatte Schallern in seinen Studienorten, aber auch in Wien und Bayreuth praktiziert. Studienreisen führten ihn später nach Greifswald, Leipzig, Halle, Gräfenberg und Dresden.

Bereits am 27. April 1840 wandte sich Schallern an die Regierung von Oberfranken. Er habe „besonders der Augenheilkunde und höheren Chirurgie meine Kräfte gewidmet"; namentlich erwähnte er seinen Besuch bei Professor Friedrich Jaeger (1784–1871)[8] in Wien, der seit 1825 Ophthalmologie an der Medizinisch-chirurgischen Josephs-Akademie lehrte und eine private Augenklinik betrieb.

Schallern beabsichtigte ebenfalls die „Gründung einer eigenen Anstalt für Augenkranke", wobei er dafür besonders Bamberg im Blick hatte, und bat um die „Anweisung einer Stelle in einem größeren Orte im Kreise Oberfranken".[9] Schon nach wenigen Tagen, am 7. Mai 1840, gestattete ihm die Regierung von Oberfranken die Erlaubnis, im ganzen „Kreis" (Regierungsbezirk) „die Augenheilkunde in ihrem ganzen Umfange auszuüben". Als seinen Wohnsitz durfte er eine oberfränkische Stadt wählen.

Er ließ sich am 4. Oktober 1840 in Bamberg nieder.[10] Nach ein paar Wochen fiel seine Anwesenheit dem Kreis- und Stadtgerichtsarzt Dr. Johann Jakob Ludwig Fink[11] auf, der sich daraufhin irritiert an den Stadtmagistrat wandte: „Seit einiger Zeit befindet sich in hiesiger Stadt ein Doktor der Medizin von Schallern aus Bayreuth, welcher als Augenarzt dahier angestellt seyn soll." Er habe ihm, Fink, „weder sein Diplom als Doktor noch sein Anstellungsdekret [...] vorgelegt".[12] Der Magistrat holte daraufhin Erkundigungen ein. Schallern, von einer Reise zurück, präsentierte die Entschließung der Regierung, die seinen Aufenthalt und sein berufliches Wirken legitimierte.[13]

Am 11. Januar 1841 veröffentlichte Schallern im „Fränkischen Merkur" eine Anzeige: „Nachdem die königl. Regierung von Oberfranken mir die Ausübung der Augenheilkunde im ganzen Kreise übertragen hat, mache ich hiermit bekannt, daß ich in Bamberg meinen Aufenthalt gewählt habe. Entfernte Kranke, deren Leiden meine unmittelbare Gegenwart auf einige Zeit erfordert, können bei mir Unterkunft finden."[14] Offenbar nutzten Patienten das Angebot. Im Juli 1841 forderte Schallern Auswärtige auf, sich rechtzeitig anzumelden, da sonst die Aufnahme in sein Haus nicht

---

5 Karl Rainer Schallern: Ueberpflanzung der Hornhaut, München 1839.

6 Ebd., S. 3. – Zu Jüngkens Wirken: Rainer Nabielek: Zur Entwicklung der Augenheilkunde in Berlin 1800–1850. In: Peter Schneck / Hans-Uwe Lammel (Hrsg.): Die Medizin an der Berliner Universität und an der Charité zwischen 1810 und 1850 (Abhandlungen zur Geschichte der Medizin und der Naturwissenschaften 67), Husum 1995, S. 167–177, hier S. 172–176; Hans Joachim Küchle: Augenkliniken deutschsprachiger Hochschulen und ihre Lehrstuhlinhaber im 19. und 20. Jahrhundert, Köln 2005, S. 109f.

7 Franz Xaver Mühlbauer: Ueber Transplantation der Cornea, München 1840, S. 49.

8 Über ihn Maria Schneider: Dr. med. Friedrich Jäger von Jaxtthal (1784–1871). Augenarzt zu Wien und Leibarzt des Fürsten Metternich: Autobiographie mit Kommentar (Medizin und Gesellschaft 4), Münster 1988.

9 Staatsarchiv Bamberg, K 3 F III, Nr. 1437a, Schreiben vom 27.4.1840.

10 Stadtarchiv Bamberg, C 2 + 7272, Prot. vom 2.11.1840.

11 Er wurde 1839 von Landshut nach Bamberg versetzt. Königlich-Bayerisches Intelligenz-Blatt von Niederbayern für das Jahr 1839, Passau 1839, S. 186. – 1847 trat er in den Ruhestand. Medicinisches Correspondenz-Blatt bayerischer Aerzte 8 (1847), S. 496.

12 Stadtarchiv Bamberg, C 2 + 7272, Schreiben vom 24.10.1840.

13 Ebd., Prot. vom 2.11.1840.

14 Fränkischer Merkur vom 11.1.1841.

gewährleistet sei.[15] Um diese Zeit beantragte er beim Stadtmagistrat, „mir im städtischen Krankenhause ein Zimmer für solche Augenkranke einzuräumen, um selbe dort aufnehmen und behandeln zu können".[16] Ein Jahr zuvor hatte er im Bayreuther Krankenhaus eine Operation durchgeführt.[17] In Bamberg konnte er auf ein Vorbild Anfang des 19. Jahrhunderts verweisen: Der dirigierende Arzt des Krankenhauses, Christian Pfeufer (1780–1852)[18], hatte in seiner 1825 gedruckten Geschichte des Bamberger Krankenhauses erwähnt, dem Arzt Philipp Walther (1782–1849) sei 1803 „ein eigenes Zimmer für Augenoperationen und Augenkranke eingerichtet" worden.[19]

Pfeufer, der noch immer an der Spitze des Krankenhauses stand, zeigte sich reserviert gegenüber Schallerns Bitte um Belegbetten, denn er sah darin einen Schaden für die Klinik; er überließ die Entscheidung aber dem Chirurgen, dem sogenannten „Oberwundarzt".[20] Adam Kaspar Hesselbach (1788–1856)[21], seit 1828 Professor an der Chirurgischen Schule und Oberwundarzt des Allgemeinen Krankenhauses, wies das Ansinnen brüsk zurück. Er fühlte sich durch Schallerns Argumente, es hätten sich diverse Augenleidende an diesen gewandt, geradezu in seiner Berufsehre verletzt. „Alle Augenkranken ohne Unterschied gehören [...] in die chirurgische Klinik, und sind auch bis daher (sowohl die Armen als die auf eigener Rechnung Aufgenommenen) daselbst von mir behandelt und geheilt worden." Er „habe schon Augenkranke behandelt und geheilt, als der Dr. v. Schallern noch in die Elementarschule ging".[22] Allerdings war Hesselbach offenbar mehr auf Bauchchirurgie spezialisiert.[23]

Wie groß die Erfolge Schallerns als Augenarzt waren, ist schwer zu ermessen. Ein Bayreuther gab bereits im Juli 1840 durch eine Zeitungsanzeige bekannt, er sei, auf „beiden Augen blind", erfolgreich durch Schallern operiert worden.[24] Vermutlich auf die Veranlassung des Arztes hin publizierte 1843 der Schäfereipächter in Sassanfahrt eine Annonce in der Bamberger Tageszeitung „Fränkischer Merkur": „Durchdrungen von der innigsten Freude über das glückliche Gelingen der eifrigen Bemühungen und besonders der so geschickt vollzogenen Operation des Herrn Dr. v. Schallern zu Bamberg, vermöge deren er dem bis zur völligen Blindheit gesteigerten Augenübel meiner Frau [...] nun gänzlich abgeholfen, und ihr die unschätzbare Gabe des Augenlichtes wiedergegeben hat, kann ich nicht unterlas-

---

15 Fränkischer Merkur vom 25.7.1841.

16 Stadtarchiv Bamberg, C 2 + Nr. 7272, Schreiben vom 27.7.1841.

17 Bayreuther Zeitung 1840, S. 716.

18 Über ihn Clarissa Renner: Maßnahmen gegen die Cholera um 1830, in: Mark Häberlein (Hrsg.): Pest und Cholera. Seuchenbewältigung und Medizinalwesen in Bamberg in der Frühen Neuzeit. Begleitband zur Ausstellung in der Staatsbibliothek Bamberg (Bamberger historische Studien 20 / Bamberger Buch-Geschichten 2), Bamberg 2023, S. 87–91, hier S. 89f.

19 Christian Pfeufer: Geschichte des allgemeinen Krankenhauses zu Bamberg von seiner Entstehung bis auf die gegenwärtige Zeit, Bamberg 1825, S. 26.

20 Stadtarchiv Bamberg, C 2 + 7272, Schreiben vom 29.8.1841.

21 Über ihn Helmut Lermann: Die Prosektoren Hesselbach. Franz Caspar Hesselbach und Adam Kaspar Hesselbach als Prosektoren der Würzburger Anatomischen Anstalt, Med. Diss., Würzburg 1962.

22 Stadtarchiv Bamberg, C 2 + 7272, Schreiben vom 25.8.1841.

23 Hierzu legte er eine Reihe von Schriften vor: Die sicherste Art des Bauchschnittes in der Leiste, Bamberg / Würzburg 1819; Über den Ursprung und Verlauf der unteren Bauchdeckenschlagader und der Hüftlochbeinschlagader. Nachtrag zu seiner Schrift über die sicherste Art des Bruchschnittes in der Leiste, Bamberg / Würzburg 1819; Die Lehre von den Eingeweidebrüchen, 2 Teile, Würzburg 1829/30; Die Erkenntnis und Behandlung der Eingeweidebrüche – durch naturgetreue Abbildungen erläutert, Nürnberg 1840. – Allerdings hatte er auch eine augenheilkundliche Publikation vorzuweisen: Bericht von der Königlichen anatomischen Anstalt zu Würzburg, mit einer Beschreibung des menschlichen Auges und der Anleitung zur Zergliederung desselben, Würzburg 1820.

24 Bayreuther Zeitung 1840, S. 716.

sen Demselben nochmals meinen wärmsten Dank [...] nachzurufen."[25]

Andererseits genügte die augenärztliche Praxis in wirtschaftlicher Hinsicht nicht. Im Oktober 1841 beantragte Schallern bei der Regierung von Oberfranken – offenbar nicht zum ersten Mal –, in Bamberg als praktischer Arzt zugelassen zu werden.[26] Der Magistrat, den die Regierung anhörte, sprach sich dagegen aus: Eine Vermehrung der Ärzte in der Stadt sei „nachtheilig u[nd] gefährlich [...]. Die hiesige Stadt zählt bereits 22 Civil- u[nd] 6 Militärärzte [...]. Diese Zahl ist für die hiesigen Verhältnisse u[nd] Bedürfnisse vollkommen genügend."[27] Anders sah es der Kreis- und Stadtgerichtsarzt: Die Zahl der Ärzte vor Ort sei „im Vergleich mit anderen Städten [...] nicht übersetzt"; man könne den Anträgen von Schallern und einem weiteren Kollegen getrost stattgeben.[28] Die Regierung jedoch folgte der Einschätzung des Magistrats. Schallern musste sich noch gedulden. Erst am 20. September 1843 wurde ihm aufgrund einer erneuten Bitte die „Erlaubnis zur Ausübung der allgemeinen medizinischen Praxis ertheilt".[29]

1848 äußerte Schallern – zum wiederholten Mal – eine weitere Bitte: Er wollte zum Professor für Augen- und Ohrenheilkunde an eine der drei bayerischen Universitäten berufen werden. Doch das Innenministerium wies ihm im Juli des Jahres ab: „Nachdem an keiner der bayerischen Hochschulen ein besonderer Lehrstuhl für Augen- und Ohren-Heilkunde besteht", könne Schallerns Gesuch „eine Folge nicht gegeben werden".[30] Tatsächlich gab es keine spezialisierten Lehrstühle für diese Disziplin, und an keiner Universität des Landes bestand eine Augenklinik. In Würzburg wurde sie erst 1857 eröffnet.[31]

Insgesamt tritt uns Carl Reiner von Schallern als ehrgeiziger Arzt gegenüber, der auch wissenschaftliche Ambitionen hatte. Hierzu passt sein Auftritt bei der Versammlung deutscher Naturforscher und Ärzte, die im September 1845 in Nürnberg stattfand: Er hielt in der medizinischen Sektion einen Vortrag über „Pupillenbildungen".[32] Seine Karriere weist keine Auffälligkeiten auf.

Familie

Kurz nach seiner Ansiedlung in Bamberg heiratete Carl Reiner von Schallern. Am 24. November 1840 nahm er die 1817 geborene Maria Anna (genannt Nanette) Gräfin von Hirschberg zur Frau, deren Familie erst 1790 die Grafenwürde erlangt hatte. Ihrem früh verstorbenen Vater gehörte das Rittergut Riglasreuth in der Oberpfalz.[33] Er hinterließ drei Töchter, von denen eine den Rittergutsbesitzer Carl von Haubner auf Brand bei Marktredwitz, die dritte den Offizier Carl Molitor in Bamberg heiratete.[34]

Aus der Ehe Schallerns gingen in seinen Bamberger Jahren vier Kinder hervor, die alle evangelisch getauft wurden: Eugen Ludwig Johannes Joseph August (geboren 9. September 1841), Ida Elisa Anna Friederike Maximiliana (11. August 1843), Ottmar Anton Christian

25 Fränkischer Merkur vom 16. und 17.4.1843.
26 Stadtarchiv Bamberg, C 2 + 7272, Schreiben vom 27.10.1841.
27 Ebd., Konz. vom 10.11.1841; ausgelaufenes Schreiben in Staatsarchiv Bamberg, K 3 F III, Nr. 1437a.
28 Stadtarchiv Bamberg, C 2 + 7272, Schreiben vom 7.11.1841; auch in Staatsarchiv Bamberg, K 3 F III, Nr. 1437a.
29 Stadtarchiv Bamberg, C 2 + 7272, Schreiben vom 20.9.1843.
30 Staatsarchiv Bamberg, K 3 F III, Nr. 1437a, Schreiben vom 24.7.1848.
31 Franz Grehn / Gerd Geerling / Frank Krogmann / Michael Stolberg (Hrsg.): Geschichte der Augenheilkunde in Würzburg, Pfaffenhofen 2007, S. 50, 55f.
32 Johann Simon Dietz / Georg Simon Ohm (Hrsg.): Amtlicher Bericht über die dreiundzwanzigste Versammlung deutscher Naturforscher und Ärzte in Nürnberg im September 1845, Nürnberg 1846, S. 267.
33 Gothaisches genealogisches Taschenbach der gräflichen Häuser, Bd. 43, Gotha 1870, S. 450.
34 Staatsarchiv Bamberg, Amtsgericht Bamberg, VV vor 1863, Nr. 2092/I.

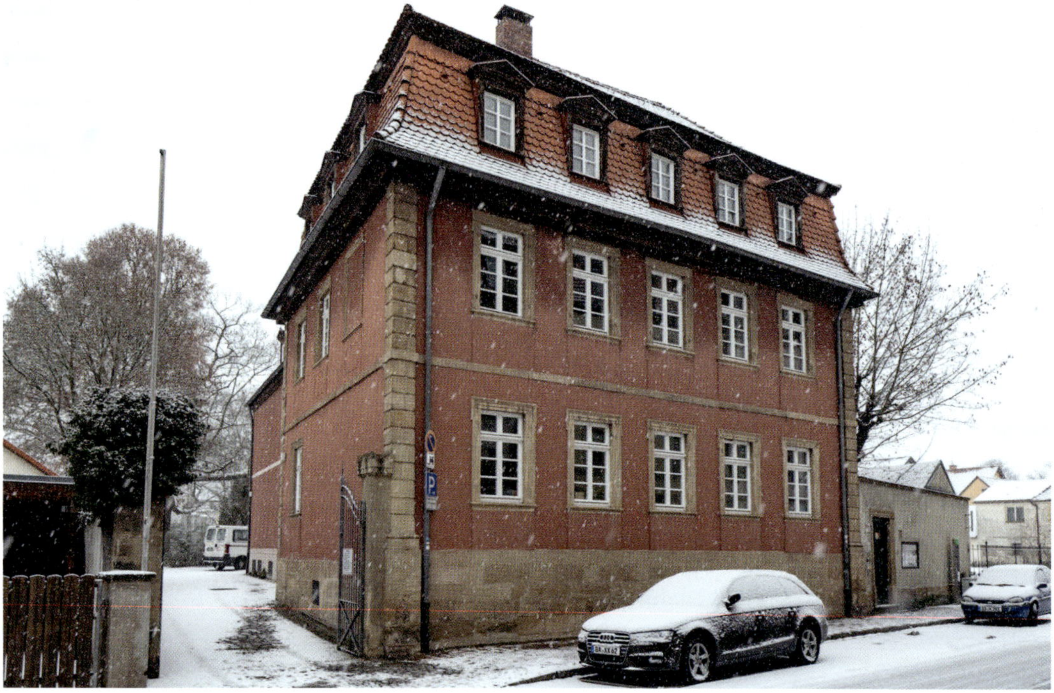

Abb. 1: Der letzte Wohnsitz von Dr. Carl Reiner von Schallern in Bamberg, Egelseestraße 51. Foto Tilman2007, aufgenommen am 2. Januar 2017 um 12:04 Uhr bei Schneefall (Lizenz CC BY-SA 4.0).

Theobald (25. Januar 1845) und Bertha Christine Amalia (10. März 1847).[35]

Die Familie lebte später im 2. Stadtdistrikt, genauer: in der Egelseestraße. Schallern gehörten die Häuser Nr. 658 (heute nicht mehr bebaut) und 659 (jetzt Egelseestraße 51, derzeit Sitz des CVJM).[36] Es handelt sich hierbei um ein barockes Palais aus dem ersten Viertel des 18. Jahrhunderts, das in der Nachbarschaft von Gärtnerhäusern steht, mit einem ausgedehnten, ummauerten Grundstück.[37] Möglicherweise gestattete der Verkauf des Anteils von Maria Anna von Schallern am Rittergut Riglasreuth im Jahr 1843[38] den Erwerb des repräsentativen Anwesens.

Aus unbekannten Gründen verließ Schallern im Mai 1846 seinen Wohnsitz und mietete sich im Haus eines Kollegen ein, des literarisch ambitionierten Dr. Ludwig August Siebert (1805–1855)[39], der soeben an die Universität

35 Stadtarchiv Bamberg, C 2 + 2558, Familienzeugnis.

36 Staatsarchiv Bamberg, Amtsgericht Bamberg, VV vor 1863, Nr. 2092/I, Schreiben vom 22.8.1848.

37 Bayerischer Denkmal-Atlas (https://geoportal.bayern.de/denkmalatlas), Akten-Nr. D-4-61-000-115. – In einer Verkaufsanzeige wird es 1856 beschrieben als „das die reizendste Aussicht hier auf die Altenburg, Dom, Residenz etc. etc. dort auf das Giechschloß bietende [...] zweistöckig mit Mansarden-Dach erbaute, 1 Salon, 8 heizbare Zimmer, 9 Kammern, 3 Küchen, 2 Abtritte, 4 Vorplätze, 3 Keller und einen durchaus gedielten Speicher bietende Wohnhaus sammt Nebengebäuden an Stallung, Remise, Waschhaus und Holzlegen daran liegenden von einer Mauer vollständig umschlossenen mit Brunnen, Gartenhäuschen und tragbaren Obstbäumen ausgestatteten Garten – 1,22 bayer. Tagw. Gesammt-Areal". Neueste Nachrichten aus dem Gebiete der Politik 9 (1856), S. 2242.

38 Käufer war ihr Schwager Carl von Haubner. Staatsarchiv Bamberg, Amtsgericht Bamberg, VV vor 1863, Nr. 2092/I, Kaufvertrag vom 4.8.1843.

39 Über ihn Heinrich Joachim Jaeck: Zweites Pantheon der Literaten und Künstler Bambergs vom XI. Jahrhunder-

Jena berufen worden war.[40] Dabei handelte es sich um das Schrottenberg-Palais Obere Sandstraße 6 (damals Nr. 1647).[41] Im Februar 1847 kehrte Schallern in sein eigenes Haus in der Egelseestraße zurück.[42]

1848/49

Carl Reiner von Schallern stand im fachlichen Austausch mit Dr. Johann Gottfried Eisenmann (1795–1865), der ihn als Freund bezeichnete.[43] Der renommierte Mediziner hatte sich schon als Student für ein einiges, freies Deutschland ausgesprochen und setzte sich später entschieden für Pressefreiheit in Bayern ein. Sein publizistisches Auftreten brachte ihm ab 1832 eine mehrjährige Untersuchungshaft ein, an deren Ende er zu einer Festungshaft unbestimmter Dauer verurteilt wurde. Ab 1844 saß er als Gefangener auf der Festung Rosenberg ob Kronach.[44]

Die Vermutung liegt nahe, dass auch Schallern mit liberalen Ideen sympathisierte und für eine stärkere Teilhabe der bayerischen Bürger an der politischen Macht eintrat. Doch während Eisenmann in der Revolution von 1848/49 eine gemäßigte Position einnahm, stellte sich Schallern auf die Seite der demokratisch-republikanischen Bewegung. Im Rückblick charakterisierte ihn der Regierungspräsident 1852 als „Agent der roten republik[anischen] Propaganda".[45]

Im Herbst 1848 galt Schallern als „ein sehr thätiges Mitglied des Bamberger Volksvereins".[46] Der Bamberger Stadtkommissär zählte ihn zu den „Hauptagenten des Volksvereins".[47] Dieser Zusammenschluss, im Juli 1848 gegründet, soll im November des Jahres bereits rund 2500 Mitglieder gezählt haben.[48] Organisiert in 20 Kränzchen (Untervereinen) in Stadt und Land[49], warb und stritt der Verein für die Sache der Demokratie.

Schallern versuchte am 8. Oktober 1848, in Strullendorf für die Gründung eines Kränzchens zu werben. In der Darstellung einer regierungstreuen Zeitung habe er bei einer Volksversammlung „mit rothen Fahnen die rothe Republik gepredigt".[50] Der Stadtkommissär unterstellte ihm „staatsverrätherische Reden".[51] Daraufhin erhob das Kreis- und Stadtgericht Bamberg Anklage gegen ihn. Er wurde, so der Bericht in einer Münchner demokratischen Zeitung, am 21. Oktober „von dem Büttel unter einer brutalen Behandlung in das Zuchthaus bei hellem Tage abgeführt".[52]

---

te bis 1843, Bamberg 1843, S. 104f.; Friedhelm Petermann: Der Arzt August Siebert (1805–1855) als Kritiker medizinischer und politischer Zustände im Vormärz, Med. Diss., Berlin 1986; Christina Apfel: Erbbegräbnis der Familie Siebert – Wegbereiter der naturwissenschaftlichen Medizin in Jena (Lebensskizzen. Schriftenreihe zu Gräbern bekannter Jenaer Persönlichkeiten auf dem Johannisfriedhof 25), Jena 2020.

40 Tag-Blatt der Stadt Bamberg 1846, S. 528.

41 Identifizierung durch Bamberger Zeitung vom 1.4.1852. Über das Haus vgl. Tilmann Breuer / Reinhard Gutbier: Stadt Bamberg, Bürgerliche Bergstadt (Die Kunstdenkmäler von Bayern, Oberfranken VI, 4), Bamberg / München / Berlin 1997, S. 1189–1198.

42 Tag-Blatt der Stadt Bamberg 1847, S. 180.

43 Johann Gottfried Eisenmann: Zur Pathologie und Therapie der Chlorose, in: Zeitschrift für die gesammte Medicin, mit besonderer Rücksicht auf Hospitalpraxis und ausländische Literatur 34 (1847), S. 445–474, hier S. 453.

44 Hans Hoffmann: Johann Gottfried Eisenmann (1795–1867). Ein fränkischer Arzt und Freiheitskämpfer (Mainfränkische Hefte 49), Würzburg 1967; über seine Kronacher Jahre S. 45–52.

45 Bernd Zinner: Zur Revolution von 1848/49 in Oberfranken. „Schwarze und weiße Listen" der Regierung über das politische Verhalten der Bevölkerung, in: Archiv für Geschichte von Oberfranken 63 (1983), S. 97–123, hier S. 120.

46 Würzburger Stadt- und Land-Bote 1848, S. 661.

47 Staatsarchiv Bamberg, K 3 Präs.reg., Nr. 813/IV, fol. 90v–91r.

48 Stephan Link: Politischer Katholizismus, Liberalismus, Sozialdemokratie. Das politische Bamberg im 19. Jahrhundert (Historischer Verein Bamberg. Schriftenreihe 38), Bamberg 2005, S. 69.

49 Liste der Kränzchen in Bamberger Volks-Blatt vom 1.2.1849.

50 Würzburger Stadt- und Land-Bote 1848, S. 661.

51 Staatsarchiv Bamberg, K 3 Präs.reg., Nr. 813/IV, fol. 92v.

52 Vorwärts! (München) 1848, S. 466.

Vier Tage später ließen 42 Bamberger Augenzeugen eine Erklärung drucken und in der Stadt öffentlich anschlagen. Sie verteidigten Schallern gegen den Vorwurf, „daß er zur Auflehnung gegen die bestehende Ordnung [...] aufgefordert habe". In Wahrheit habe er seine Zuhörer in Strullendorf „zur Ruhe und Ordnung und zur Handhabung des Gesetzes" gemahnt. Er habe wörtlich gesagt: „Wir haben jetzt die Zeit, wo wir unsere Freiheit auf gesetzlichem Wege erreichen können, und dies können wir nur dann, wenn wir in Vereine zusammentreten, wo wir uns über unsere Rechte belehren. Durch diese Belehrung betreten wir nicht nur den Gesetzesweg, sondern beugen auch jeder Anarchie vor [...]. Seit den Märztagen sind uns die Ketten abgenommen worden. Wir wollen uns dieselben nicht neuerdings anlegen lassen. Läßt doch selbst das Vieh die Ketten nicht gutwillig auflegen, wenn es losgelassen ist."[53]

Erst am 13. Dezember 1848 stand Schallern vor den Schranken des Appellationsgerichts, das ihn freisprach. Die demokratische Presse empörte sich: „Dr. Schallern hat Familie, hat Praxis, und nun hat man für nichts und wieder nichts den Familienvater zwei Monate seiner Familie und den Arzt zwei Monate von seiner Praxis gerissen!"[54] Nach der Unterdrückung der Revolution in Bayern Mitte 1849[55] mag Schallern eine Strafverfolgung befürchtet haben. Sein Kollege Dr. Heinrich Heinkelmann (1807–1866), ein Wortführer der Bamberger Demokraten, war bereits am 9. Juni 1849 verhaftet worden.[56] Weitere Haftbefehle gegen prominente Anhänger der Linken in der Stadt Bamberg und deren Umland folgten im Juli 1849.[57]

Am 27. Juni 1849 erschienen Carl Reiner und Maria Anna von Schallern in einer privaten Rechtsangelegenheit vor dem Kreis- und Stadtgericht. Eine Woche darauf, am 4. Juli 1849, erteilten sie dem Bruder des Arztes, dem Landgerichtsassessor Friedrich August von Schallern (1809–1880)[58] in Kissingen, eine Universalvollmacht.[59] Kurz darauf verließ wohl die Familie Bamberg in Richtung USA. August von Schallern sprach später von „der übereilten Abreise meines Bruders".[60]

Kurz zuvor hatte dieser sein Anwesen in der Egelseestraße bis zum 1. November 1854 an den Kaufmann Paul Schruck († 1871) verpachtet, der darin eine Ultramarinfabrik einrichtete. Ihr Betrieb scheiterte jedoch aufgrund der Emissionen am Widerspruch der umliegenden Gärtner und des Stadtgerichtsarztes.[61] Ein Verkauf der Immobilie gelang erst 1857.[62]

Einige Jahre nach seiner Flucht aus Bamberg – darum dürfte es sich gehandelt haben – legitimierte Schallern seine Emigration nach

53 Flugblatt in der Universitätsbibliothek Frankfurt a. Main: https://sammlungen.ub.uni-frankfurt.de/1848/content/pageview/2238839.

54 Vorwärts! (München) 1848, S. 466.

55 Hierzu Link 2005 (wie Anm. 48), S. 79.

56 Günter Dippold: Heinrich Heinkelmann. Arzt und Vorkämpfer von Demokratie und Republik, in: Bamberger Medizingeschichten. Medizingeschichtlicher Rundweg durch Bamberg. Hrsg. vom Ärztlichen Kreisverband Bamberg, Bamberg 2020, S. 108–110.

57 Staatsarchiv Bamberg, K 3 Präs.reg., Nr. 813/VI, fol. 436r–451v; Nr. 813/VII, fol. 4r–5r. Unter den Arretierten war der Lichtenfelser Arzt Dr. Theodor Rimberger, der entkam und in die USA floh. – Über ihn Günter Dippold: Theodor Rimberger – ein vergessener 48er in Oberfranken, in: Nadja Bennewitz / Gesa Büchert / Mona Kilau, (Hrsg.): Positionen, Projekte, Perspektiven. Zwischen Geschichtsdidaktik und fränkischer Kulturgeschichte. Festschrift für Charlotte Bühl-Gramer, Göttingen 2023 (im Druck).

58 Er starb als Oberlandesgerichtsrat a.D. in München. Augsburger Abendzeitung vom 27.9.1880.

59 Staatsarchiv Bamberg, Amtsgericht Bamberg, VV vor 1863, Nr. 2092/II.

60 Ebd., Schreiben vom 3.12.1855.

61 Ebd., Schreiben vom 11.6.1855 in Zusammenschau mit Helm Wienkötter (Hrsg.): Die Bamberger Industrie. Ein Adreßbuch und Führer durch die Industrie des Stadt- und Landkreises Bamberg und ihre Erzeugnisse, Bamberg 1949, S. 235f. – Zur Fabrik auch Stadtarchiv Bamberg, C 2 + 15891.

62 Staatsarchiv Bamberg, Amtsgericht Bamberg, VV vor 1863, Nr. 2092/II, Kaufvertrag 15.7.1857.

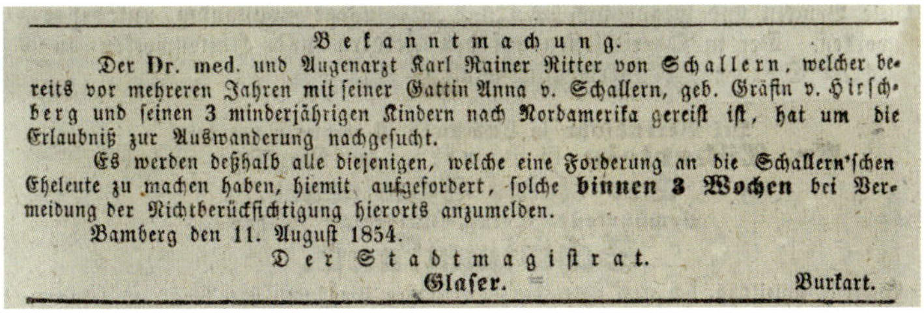

Bekanntmachung.

Der Dr. med. und Augenarzt Karl Rainer Ritter von Schallern, welcher bereits vor mehreren Jahren mit seiner Gattin Anna v. Schallern, geb. Gräfin v. Hirschberg und seinen 3 minderjährigen Kindern nach Nordamerika gereist ist, hat um die Erlaubniß zur Auswanderung nachgesucht.

Es werden deßhalb alle diejenigen, welche eine Forderung an die Schallern'schen Eheleute zu machen haben, hiemit aufgefordert, solche **binnen 3 Wochen** bei Vermeidung der Nichtberücksichtigung hierorts anzumelden.

Bamberg den 11. August 1854.

Der Stadtmagistrat.

Glaser. Burkart.

Abb. 2: Amtliche Bekanntmachung zur förmlichen Auswanderung von Dr. Carl Reiner von Schallern, veröffentlicht im Tag-Blatt der Stadt Bamberg am 26. August 1854 (Nr. 233) (Staatsbibliothek Bamberg, RB.Eph.10(1854 | Gerald Raab).

Amerika. Sein Bruder beantragte am 1. Juli 1854 stellvertretend für ihn und seine Familie die Auswanderungserlaubnis und die Entlassung aus dem bayerischen Untertanenverband. Die politischen Gründe für den Fortgang blieben unerwähnt. Sein Bruder habe, schrieb August von Schallern, „einen seinen Familienverhältnissen angemessenen Nahrungsstand“ in Bamberg nicht finden können. Daher habe er „vor einiger Zeit eine Reise nach Nordamerika unternommen, um sich einen neuen Wohnsitz zu suchen, auch zu Mansfield, im Staate Ohio eine passende Gelegenheit zur Ansiedlung für sich und die Seinigen gefunden“. Wie üblich, wurden durch Zeitungsannoncen mögliche Gläubiger aufgefordert, sich zu melden. Nachdem den Vorschriften Genüge getan war, wurde dem Antrag stattgegeben.[63]

In den USA

Durch Lebensbilder von drei seiner Söhne, die im frühen 20. Jahrhundert erschienen, erfahren wir vom Schicksal Carl Reiner von Schallerns in den USA.[64] Nachdem er New York erreicht hatte, arbeitete er einige Zeit in einem Lager für Tuberkulosekranke auf Wards Island nahe Manhattan. Anschließend ließ er sich erst in Mansfield, dann in Cleveland, schließlich in Columbus als Arzt nieder.[65] Im Bürgerkrieg kämpfte er, ebenso wie sein Sohn Ottmar, auf Seiten der Nordstaaten als Arzt im Rang eines Majors in einem Infanterieregiment des Staates Ohio.[66] 1864 erhielt er aus gesundheitlichen Gründen den Abschied.[67] Der älteste Sohn Eugen fiel 1863 in der Schlacht um Vicksburg.[68]

Nach seiner Entlassung aus dem Militär reiste Carl Reiner von Schallern nach Deutschland, um Vermögensangelegenheiten zu regeln.[69] Bei dieser Gelegenheit referierte er im Dezember 1864 bei einer Sitzung der freimaurerischen Großloge Zur Sonne in Bayreuth. Er gab einen offenbar durchaus kritischen Bericht über den Zustand der Freimaurerei in den USA.[70] Mit Hilfe des Geldes, das er aus seiner Heimat mitbrachte, kaufte Schallern eine Farm nahe Versailles, Indiana, praktizierte aber weiter als Arzt. Seine folgenden Lebensstationen waren Batesville, Indiana,

63 Stadtarchiv Bamberg, C 2 + 2558. – Beispiel für eine Anzeige: Tag-Blatt der Stadt Bamberg 1854, S. 1114f.

64 Compendium of History and Biography of North Dakota, Chicago 1900, S. 839f.; Maurice McKenna: Fond Du Lac County, Wisconsin. Past and Present, Chicago 1912, Bd. 2, S. 198–201; Clara K. Fuller: History of Morrison and Todd Counties, Minnesota. Their People, Industries and Institutions, Bd. 2, Indianapolis 1915, S. 486–488 (mit falschen Daten zum Geburtsjahr und zum Studienort Schallerns).

65 In Bamberger Quellen ist 1854 Mansfield, 1856 Cleveland und 1862/63 Columbus als Wohnort genannt. Stadtarchiv Bamberg, C 2 + 2558; Staatsarchiv Bamberg, Amtsgericht Bamberg, VV vor 1863, Nr. 2092/II. – Die Reihenfolge bei Fuller 1915 (wie Anm. 64), S. 487, ist demnach zu korrigieren.

66 Compendium 1900 (wie Anm. 64), S. 839; Fuller 1915 (wie Anm. 64), S. 487. Ottmar von Schallern wurde in der Schlacht am Chickamauga (September 1863) schwer verwundet. Freundliche Mitteilung der Ripon Historical Society.

67 McKenna 1912 (wie Anm. 64), S. 198.

68 Freundliche Mitteilung der Ripon Historical Society; erwähnt bei Fuller 1915 (wie Anm. 64), S. 487.

69 McKenna 1912 (wie Anm. 64), S. 198.

70 Die Bauhütte 8 (1865), S. 119.

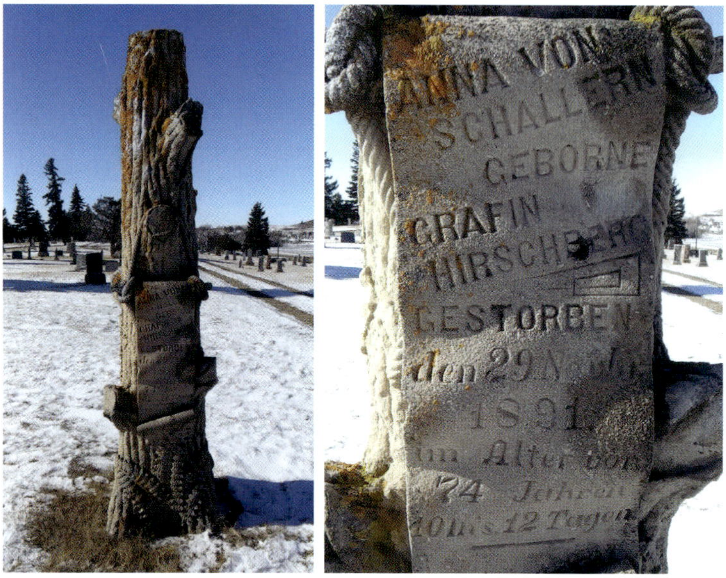

Abb. 3a/b: Grabmal für Maria Anna von Schallern auf dem Peace Cemetery in New Salem, North Dakota. Fotos Bonnie Maier (New Salem), 2024.

dann Manitowoc, Wisconsin – wo er sechs Jahre wohnte – und schließlich ab 1875 Ripon, Wisconsin.[71] Dort erfand er ein für die Seefahrt nutzbares Hodometer.[72] Als er sich in New York aufhielt, um es patentieren zu lassen, erkrankte er[73] und starb am 2. Februar 1878 in Mount Vernon, nördlich von New York, wo seine Tochter Ida (1843–1905) lebte.[74]

Aus der Ehe mit Maria Anna Gräfin Hirschberg gingen in den USA weitere vier Kinder hervor: Bruno, Arthur, Lillie und Victor. Die Söhne Ottmar von Schallern (1846–1918) und Bruno von Schallern (1854–1936)[75] wurden Ärzte in Ripon wie ihr Vater; Bruno amtierte 1898 auch als Bürgermeister der Stadt. Arthur von Schallern betrieb eine Drogerie sowie einen Holz- und Eisenwarenhandel in New Salem, North Dakota, wo er obendrein lange als Postmeister, als Rechnungsprüfer des County und als Friedensrichter wirkte.[76] Das jüngste Kind, Victor von Schallern (1861–1928)[77], arbeitete in Little Falls, vorübergehend auch in Ripon, als Makler und Versicherungsagent.[78]

Die Witwe von Carl Reiner von Schallern, Maria Anna von Schallern, starb am 29. November 1891 im Alter von 74 Jahren bei ihrem Sohn Arthur in New Salem, North Dakota[79], wo sie mit ihrer jüngsten Tochter Lillie (1860–1924) seit 1889 wohnte.[80]

---

71 Fuller 1915 (wie Anm. 64), S. 487. Jahr der Übersiedlung nach Ripon laut freundlicher Mitteilung der Ripon Historical Society.

72 Ein Bericht hierüber (mit falschem Vornamen) in: Fortschritt der Zeit 2 (1876), S. 57.

73 Fuller 1915 (wie Anm. 64), S. 487.

74 Freundliche Mitteilung der Ripon Historical Society. Todesjahr und -ort bei Ralph G. Plumb: A History of Manitowoc County, Manitowoc 1904, S. 277; auch McKenna 1912 (wie Anm. 64), S. 198. – Ida von Schallern war verheiratet mit dem Arzt Dr. Louis Jeschinsky (1844–1918) aus Magdeburg. Freundliche Mitteilung der Ripon Historical Society. Über den Ehemann: Louis Jeschinsky: Ueber die Reposition spontaner Luxationen des Hüftgelenks nebst einem Falle von mit Glück reponirter luxatio femoria ischiadica spontanea in Folge von acutem Gelenkrheumatismus entstanden. Med. Diss., Halle 1869. – https://gemmag.dynv6.net/1802/09/ofb3k8144.html.

75 McKenna 1912 (wie Anm. 64), S. 198–201 (mit Bild).

76 Compendium 1900 (wie Anm. 64), S. 839f.; Frank E. Vyzralek: Brickmaking in North Dakota, 1868–1998. In: North Dakota History 65 (1998), Heft 2/3, S. 33–49, hier S. 37.

77 Lebensdaten aus https://de.findagrave.com/memorial/241908540/victor-schallern.

78 Fuller 1915 (wie Anm. 64), S. 486–488; ferner freundliche Mitteilung der Ripon Historical Society.

79 https://de.findagrave.com/memorial/91202779/anna-schallern. – Die Gestaltung des Gedenksteins für Anna von Schallern als Baumstamm entsprach einer Modeerscheinung der Grabmalkunst in den USA zwischen den 1880er und 1920er Jahren („Tree-stump tombstones"). Hierzu Traci I. Langworthy: Standing guard. The Chapman Rustic Monument and the „Pioneering Spirit", in: Material Culture 47 (2015), Nr. 2, S. 1–22. – http://www.lovettsvillehistoricalsociety.org/index.php/trees-made-of-stone-2-0.

80 Compendium 1900 (wie Anm. 64), S. 839.

Zu den hervorragenden Männern der Stadt Bamberg kann auch der [...] pr. Arzt Dr. Brandis gezählt werden, der als gewissenhafter und sehr tätiger Arzt ein halbes Jahrhundert lang dahier erfolgreich wirkte.[1]

Dr. Max Brandis (1821–1912) und sein Freundschaftsalbum mit Porträtsilhouetten aus der Studienzeit

Werner Taegert

Leben und Wirken eines hochgeachteten jüdischen Arztes

Mayer Brandis, der um 1847/1848 den Vornamen Max annahm, wurde am 16. Oktober 1821 in Dormitz (heutiger Landkreis Forchheim) geboren.[2] Er war der Sohn des Vorsängers der jüdischen Kultusgemeinde Dormitz Jakob Abraham Brandis und seiner Ehefrau Sofie, geb. Stein.[3]

Ab 1831 besuchte Mayer/Max Brandis die Kgl. Studienanstalt in Erlangen. Ihm war die halbe Schulgeldfreiheit bewilligt worden. Während seiner Gymnasialzeit erteilte er Lateinschülern Nachhilfeunterricht. 1841 immatrikulierte er sich als Medizinstudent an der Universität in Erlangen, 1845 in Würzburg. Am 13. August 1847 wurde er in Erlangen mit einer Dissertation über das Thema „Exstirpa-

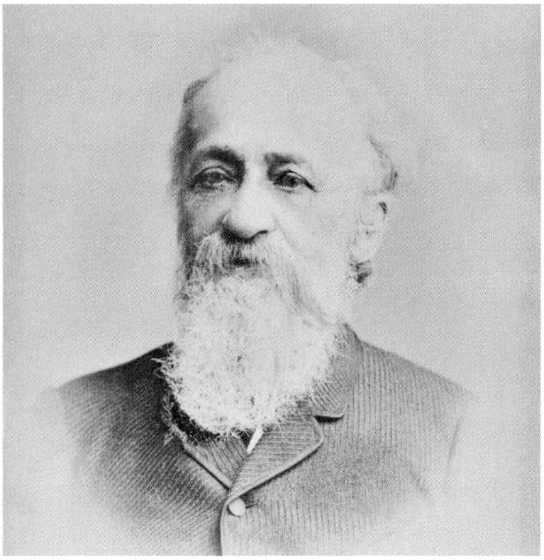

Abb. 1: Porträtfoto Dr. Max Brandis (1821–1912). Auf der Rückseite handschriftlich: „Zur freundlichen Erinnerung an meinen 70. Geburtstag. Bamberg, den 16. October 1891." Aufnahme Gustav Sternitzki (Stadtarchiv Bamberg, BS (B) + 483 Brandis - H001 B001 | Jürgen Schraudner).

Zitierte Internetseiten wurden letztmals konsultiert am 29.02.2024.

1 Christian Pfau (1871–1936) in seiner Bamberger Chronik zum Jahr 1922 (Stadtarchiv Bamberg, D 2072 + 39/25), dort am Schluss des Bandes. Beigefügt ist ein Altersporträtfoto von Max Brandis. – Lediglich eine Abschrift dieser biographischen Notizen findet sich unter der Archivsignatur BS (T) + 483 Brandis, Dr. Max.

2 Quellen für die biographischen Angaben, soweit nicht anders angeben: Stadtarchiv Bamberg, C 2 + 7308; ferner ebd., C 9 + 59, Familienkarte Brandis. – Appell 2021 (dort auch Altersporträtfotos von Max und Babette Brandis sowie von seinen Eltern); Deusel / Beisbart / Fichtl 2010, S. 9, 60. – Fleischmann 1992, S. 66; Fichtl 1998, S. 235.

3 Vgl. Appell 2021: „Jakob Abraham Brandis war in erster Ehe mit einer Tochter des Jakob Juda Eisenbrand, Schnittwarenhändler in Dormitz, verheiratet. Vermutlich ist sein Familienname Brandis eine ‚Vereinfachung' des Namens Eisenbrand." – Über ihn auch https://www.alemannia-judaica.de/dormitz_synagoge.htm.

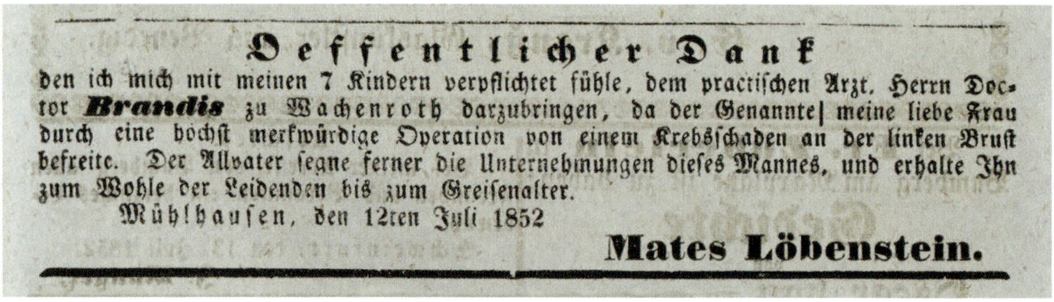

Oeffentlicher Dank

den ich mich mit meinen 7 Kindern verpflichtet fühle, dem practischen Arzt, Herrn Doctor **Brandis** zu Wachenroth darzubringen, da der Genannte| meine liebe Frau durch eine höchst merkwürdige Operation von einem Krebsschaden an der linken Brust befreite. Der Allvater segne ferner die Unternehmungen dieses Mannes, und erhalte Ihn zum Wohle der Leidenden bis zum Greisenalter.

Mühlhausen, den 12ten Juli 1852

Mates Löbenstein.

Abb. 2: Der fromme Segenswunsch des Familienvaters Mates Löbenstein für den operativ erfolgreichen Dr. Max Brandis sollte sich erfüllen: Dem Arzt war „zum Wohle der Leidenden" tatsächlich ein Leben „bis zum Greisenalter" beschieden. Tagblatt der Stadt Bamberg vom 15.07.1852 (Nr. 192), S. 1055 (Staatsbibliothek Bamberg, RB.Eph.10(1852 | Gerald Raab).

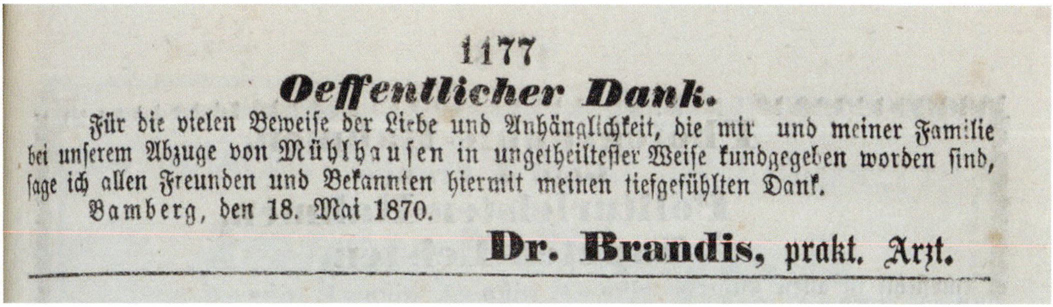

1177

Oeffentlicher Dank.

Für die vielen Beweise der Liebe und Anhänglichkeit, die mir und meiner Familie bei unserem Abzuge von Mühlhausen in ungetheiltester Weise kundgegeben worden sind, sage ich allen Freunden und Bekannten hiermit meinen tiefgefühlten Dank.

Bamberg, den 18. Mai 1870.

Dr. Brandis, prakt. Arzt.

Abb. 3: Anzeige von Dr. Max Brandis anlässlich seiner Übersiedelung von Mühlhausen an der Reichen Ebrach in die 22 Kilometer entfernte Regnitzstadt Bamberg. Bamberger Tagblatt vom 19.05.1870 (Nr. 137), S. 1177 (Stadtarchiv Bamberg, ZA 2 + 1870, 19. Mai | Jürgen Schraudner).

tio ovarii" (Die operative Entfernung des Eierstocks) zum Doktor der Medizin promoviert.[4]

Die Approbation wurde Brandis im selben Jahr erteilt. 1848 ließ er sich als praktischer Arzt in Wachenroth nieder (heutiger Landkreis Erlangen-Höchstadt).[5] Das Jahr 1850 bescherte ihm einen denkwürdigen Auftritt beim Schwurgericht in Bayreuth: Er war Sachverständiger im Prozess über ein spektakuläres Tötungsdelikt, das sich bei einer nächtlichen Schlägerei in der Nähe von Wachenroth ereignet hatte.[6] 1856 publizierte Brandis im „Aerztlichen Intelligenz-Blatt" Erfahrungsberichte zu Krankheitsfällen aus seiner Praxis.[7] Im Folgejahr wurde seinem Gesuch stattgegeben, seinen Wohnsitz in das fünf Kilometer entfernte Mühlhausen verlegen zu dürfen.[8]

Nach 13 Jahren Tätigkeit in dieser Marktgemeinde am Südrand des Steigerwaldes suchte

4 Kein Exemplar der Dissertation nachweisbar. Vgl. Poll 2009, Bd. 2, S. 416.

5 Anzeige zur Eröffnung der Praxis im Tag-Blatt der Stadt Bamberg vom 02.11.1848 (Nr. 302), S. 1592.

6 Nürnberger Kurier vom 09.02.1850 (Nr. 40), S. [2]; ebd., Beilage zum Nürnberger Kurier Nr. 40. Abend-Ausgabe, S. [1].

7 Brandis 1856.

8 Königlich Bayerisches Kreis-Amtsblatt von Oberfranken vom 06.05.1857 (Nr. 38), Sp. 504: „Dienstes-Nachricht. Von der K. Kreisregierung ist auf die Bitte des praktischen Arztes Dr. Brandis dessen Uebersiedelung von Wachenroth nach Mühlhausen, Landgerichts Höchstadt an der Aisch, genehmigt worden." – Hierzu bei Matthes/Fleischmann 1928/2008, S. 286 diese Mitteilung nach dem Gemeindesitzungsprotokoll: „1854 [!] hat man nichts dagegen, dass der prakt. Arzt Dr. Brandis zu Wachenroth sich hier ansässig machen und mit der Kaufmannstochter Babette Herzfelder von Obernbreit verehelichen will." Vgl. Heller 1968, S. 59: Wachenroth habe die Arztpraxis 1854 (!) an Mühlhausen verloren, „weil Wachenroth dem jüdischen Arzt Dr. Brandis das Bürgerrecht verweigerte."

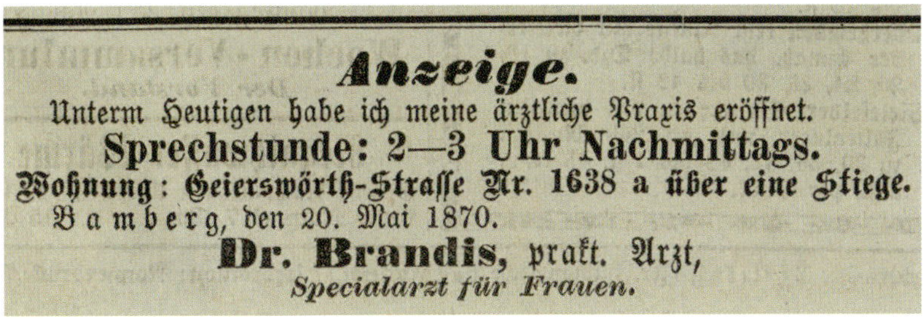

Anzeige.

Unterm Heutigen habe ich meine ärztliche Praxis eröffnet.

Sprechstunde: 2—3 Uhr Nachmittags.

Wohnung: Geierswörth-Straſſe Nr. 1638 a über eine Stiege.

Bamberg, den 20. Mai 1870.

Dr. Brandis, prakt. Arzt,

Specialarzt für Frauen.

Abb. 4: Anzeige von Dr. Max Brandis zur Eröffnung seiner Bamberger Praxis. Beachtenswert erscheint die annoncierte Sprechstundenzeit. Bamberger Neueste Nachrichten vom 23.05.1870 (Nr. 141), S. 3 (Staatsbibliothek Bamberg, RB.Eph.8(1870 | Gerald Raab).

Max Brandis seine weitere berufliche Zukunft in Bamberg.[9] Am 20. Mai 1870 eröffnete er dort seine Praxis als „prakt. Arzt, Specialarzt für Frauen" in der Geyerswörthstraße Nr. 1638a (heute: Haus-Nr. 16). Er residierte in dem grandiosen dreistöckigen Mietshaus in exponierter Ecklage, das 1863 in Verbindung mit dem Anwesen Geyerswörthstraße 14 errichtet worden war. Die architektonischen Zierformen des Ensembles zeigen markante historisierende Züge der Neugotik und verweisen stolz auf den „Maximilianstil", der in Bayern zur Zeit des Königs Maximilian II. (reg. 1848–1864) *en vogue* war. 1876 ging das stattliche Gebäude in

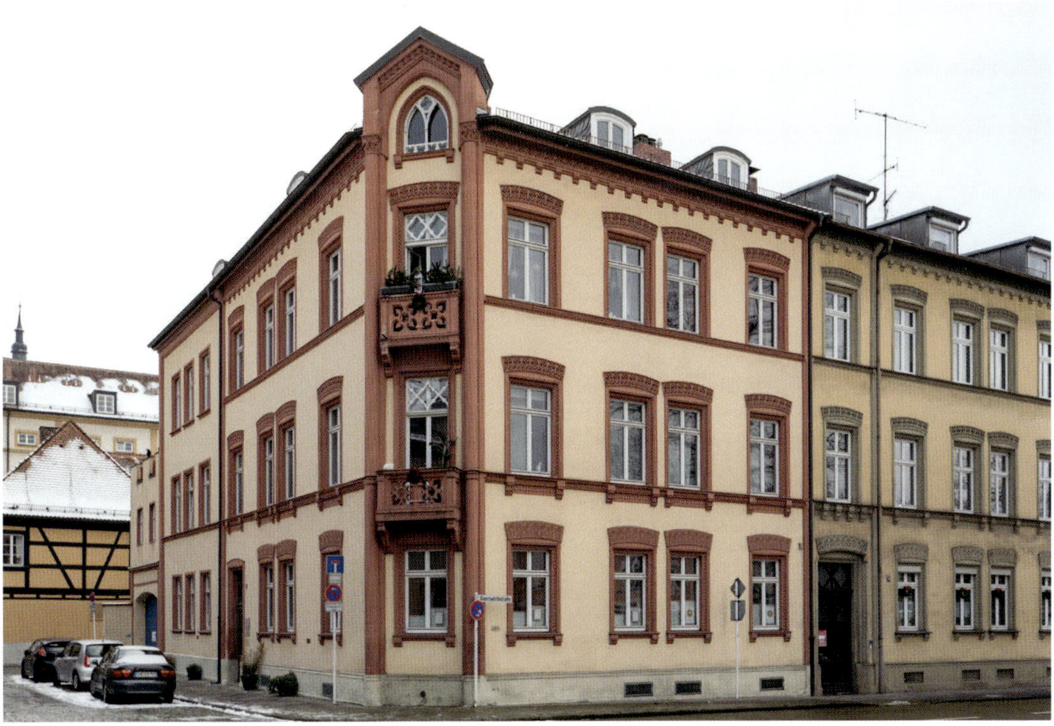

Abb. 5: Bamberger Domizil von Dr. Max Brandis seit 1870: das Eckgebäude Geyerswörthstraße 16. Foto Tilman2007, 2017 (Lizenz CC BY-SA 4.0).

9 Königlich Bayerisches Kreis-Amtsblatt von Oberfranken vom 25.01.1871 (Nr. 9), Sp. 3/4 („Schematismus sämmtlicher Civil-Aerzte im Regierungsbezirke Oberfranken"); dazu Sp. 19/20.

das Eigentum von Max Brandis über.[10] Das seinerzeit von ihm beantragte Bürgerrecht wurde im Folgejahr bewilligt.[11]

Kaum in Bamberg angekommen, entfaltete Max Brandis vielfältige freiwillige Aktivitäten: im tätigen Einsatz für medizinische Belange außerhalb seiner Privatpraxis wie auch für kulturelle und politische Angelegenheiten.

Während des Deutsch-Französischen Krieges 1870/1871 „hat er sich [...] in seinem Berufe große Verdienste erworben."[12] Ein Pressebericht vom 10. August 1870 verdeutlicht die Dringlichkeit des ärztlichen Einsatzes im Lazarett:

> Aus den öffentlichen Magistratssitzungen vom 9. August. Eine Anfrage der k. Stadtcommandantschaft wegen Uebernahme des Sanitätsdienstes im hiesigen Militärspitale, welches mit 200 Betten für Verwundete in der Koppenhofkaserne etablirt worden ist, sei dahin zu beantworten, daß nach einer Mittheilung des Hilfsvereins für verwundete Krieger dahier in dessen Generalversammlung vom 28. Juli l[aufenden] J[ahres] sich die H[erren] Dr. Rapp, Dr. Dessauer, Dr. Funk, Dr. Roth, Dr. Frensdorf und Dr. Brandis zur Uebernahme bereit erklärt haben.[13]

Die Sorge um das Wohlbefinden der Patienten im „Militärspitale" schloss einen (aus heutiger Sicht eigentümlich anmutenden) Spendenaufruf am 26. September 1870 ein:

> Die unterzeichneten Aerzte des Koppenhof-Spitals wenden sich an die Opferwilligkeit der Bewohner Bambergs mit der Bitte, für die im genannten Spitale verpflegten verwundeten und reconvalescenten Krieger, deren Zahl sich jetzt auf 180 beläuft, Cigarren und Tabak spenden zu wollen. Jeder der Unterzeichneten ist zur Entgegennahme bereit. Dr. Brandis, Dr. Funk, Dr. Roth, Dr. Wildberger.[14]

Diesem Appell folgte am 8. Oktober 1870 eine hochgestimmte Erfolgsmeldung:

> Die Unterzeichneten danken bestens im Namen der kranken und verwundeten Soldaten für die so reichlichen Gaben von Cigarren und Tabak. Die nach Auflösung des Koppenhoflazarethes noch restirenden Vorräthe werden dem Verpflegungsvereine zu weiterer Verwendung überlassen werden. Bamberg, den 8. Okt. 1870. Dr. Brandis, Dr. Funk, Dr. Roth, Dr. Wildberger.[15]

Dem Ärztlichen Bezirksverein Bamberg gehörte Max Brandis seit dessen Gründung am 28. Oktober 1871 an.[16] Er übernahm sogleich das Amt des Kassiers, für das er bis in das Jahr 1898 hinein verantwortlich blieb.[17] Seine

---

10 Paschke 1962, S. 15 (Hauseigentümer: 1864 Maurermeister Adam Mößmeringer, der Erbauer des Ensembles Geyerswörthstraße 14 und 16; 1876 Max Brandis; 1913 seine Witwe Babette Brandis; 1922 Michael Müller, Besitzer der Schwalbenmühle). – Zu dem unter Denkmalschutz stehenden Gebäudekomplex siehe Breuer/Gutbier 1997, Halbbd. 1, S. 777–779, 792–795. – Vermietungsanzeigen von Max Brandis lassen sich später wiederholt in der lokalen Presse aufspüren. Beispielsweise im Bamberger Tagblatt vom 25.01.1892 (Nr. 20), S. [15]: „Meine Hochparterre-Wohnung event. auch 1. Etage mit Gas- und Wasserleitung ist mit oder ohne Stallung sofort oder später zu vermiethen. Dr. Brandis."

11 Stadtarchiv Bamberg, C 9 + 63 B 218.

12 Chronik Pfau zum Jahr 1922 (wie Anm. 1).

13 Bamberger Neueste Nachrichten vom 11.08.1870 (Nr. 217), S. 3. – Über die Koppenhofkaserne in der Wunderburg siehe Gehringer 2005; Wiesemann 2019.

14 Bamberger Neueste Nachrichten vom 26.09.1870 (Nr. 263), S. 4.

15 Bamberger Neueste Nachrichten vom 08.10.1870 (Nr. 275), S. 4.

16 Satzungen und Standesordnung sind überliefert in den beiden Publikationen des „Aerztlichen Bezirksvereins" von 1904 und 1905 (dort das Gründungsdatum). In den 1950er Jahren erfolgte die Umbenennung in „Ärztlicher Kreisverband Bamberg". Die Vereinsakten aus der Zeit vor dem Zweiten Weltkrieg sind verschollen.

17 Vgl. etwa Aerztliches Intelligenzblatt vom 26.09.1882, S. 445: „In die Vorstandschaft wurden die seit dem Bestande des

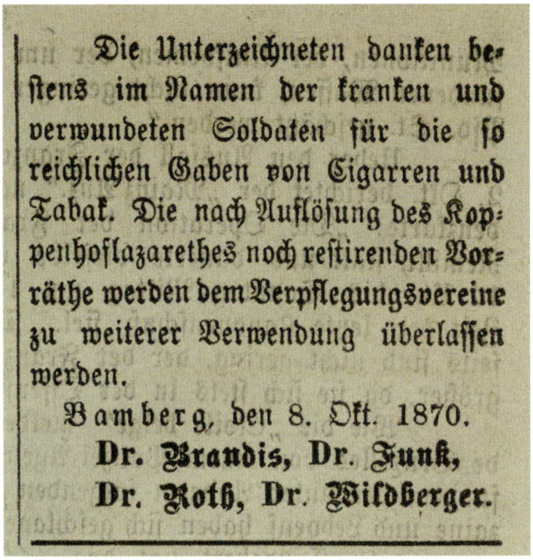
Die Unterzeichneten danken bestens im Namen der kranken und verwundeten Soldaten für die so reichlichen Gaben von Cigarren und Tabak. Die nach Auflösung des Koppenhoflazarethes noch restirenden Vorräthe werden dem Verpflegungsvereine zu weiterer Verwendung überlassen werden.

Bamberg, den 8. Okt. 1870.

Dr. Brandis, Dr. Funk,
Dr. Roth, Dr. Wildberger.

Abb. 6: „Cigarren und Tabak“ – ärztlicherseits erbeten für Patienten des Lazaretts in der Bamberger Koppenhofkaserne. Der Aufruf in der Lokalpresse vom 26.09.1870 war, wie hier von den Herren *doctores* dokumentiert, sogleich mit überaus „reichlichen Gaben“ honoriert worden. Bamberger Neueste Nachrichten vom 08.10.1870 (Nr. 275), S. 4 (Staatsbibliothek Bamberg, RB.Eph.8(1870 | Gerald Raab).

herausragenden Verdienste um den Verein wurden mit der Verleihung der Ehrenmitgliedschaft gewürdigt.[18] Er war des Weiteren ordentliches Mitglied der Naturforschenden Gesellschaft in Bamberg – von 1871 bis 1876 diente er ihr als Sekretär[19] – sowie der Schützengesellschaft.[20]

Für die große Politik setzte sich Max Brandis auf lokaler Ebene werbend ein: Bei den Reichstagswahlen am 3. März 1871 und am 10. Januar 1877 ergriff er Partei für den liberalen Bürgerverein des Bezirks Bamberg. Er gehörte seinerzeit dem „geschäftsleitende[n] Comité“ im „liberalen Wahl-Ausschuß“ an.[21] Zur Reichstagswahl am 15. Juni 1893 traf das linksliberale „Comité der Deutschfreisinnigen in Bamberg“ die Entscheidung, den Berliner Pathologen Rudolf Virchow (1821–1902), seinerzeit Deutschlands berühmtesten Mediziner, als Zählkandidaten zu benennen.[22] An der Spitze der neun Unterzeichnenden stand Max Brandis, der – als einziger Arzt in diesem Gremium – für das Votum maßgeblich gewesen sein dürfte. „Sicher diente diese aussichtslose Kandidatur vor allem der Sicherung und Sammlung der linksliberalen Anhängerschaft.“[23]

Dr. Max Brandis starb mit 90 Jahren am 2. Februar 1912 in Bamberg. Am 13. September 1854 hatte er in Ebelsbach Babette Herzfelder geheiratet. Sie wurde am 31. Mai 1836 in Obernbreit (heutiger Landkreis Kitzingen) geboren und starb am 2. Februar 1919 gleichfalls in Bamberg.[24]

Der Ehe entsprangen sechs Kinder. Zwei Töchter kamen 1855 und 1856 in Wachenroth zur Welt, drei weitere Töchter und ein Sohn

Vereines bewährten Dr. Roth und Dr. Brandis, ersterer als Vorsitzender, letzterer als Cassier, wieder gewählt.“ – In dieser Funktion ist Max Brandis noch 1897 bezeugt. Im Folgejahr trat der Augenarzt Dr. Karl Geßner an seine Stelle. Siehe Sitzungs-Protokolle der Acht Aerztekammern Bayerns vom 30.10.1897, S. 46; Münchener medicinische Wochenschrift vom 13.12.1898 (Nr. 50), S. 1620. – Dr. Franz Friedrich Roth (1835–1924), seit 1862 als praktischer Arzt in Bamberg tätig, wurde 1875 zum Bezirksarzt ernannt. Von 1881 bis 1907 war er Direktor des Krankenhauses. – Über ihn Stadtarchiv Bamberg, BS (T) + 483 Roth, Dr. Franz Friedrich. – [N. N.]: Zum 70. Geburtstage 1905 (dort S. 3 über den Bezirksverein, „dem er bei seiner Gründung als Pate gestanden […]“); Baumgartl 1984; Link 2005, Register S. 457.

18 Chronik Pfau zum Jahr 1922 (wie Anm. 1).

19 Hübsch 1884, S. 15, 18.

20 Namens-Verzeichniss 1874, S. 4.

21 Wahlaufrufe in den Bamberger Neuesten Nachrichten vom 25.02.1871 (Nr. 56), S. 2f. und 10.01.1877 (Nr. 10), S. 3. – Über diese Reichstagswahlen siehe Link 2005, bes. S. 155–159, 197–201, 412.

22 Wahlaufruf in der Beilage zu den Bamberger Neuesten Nachrichten vom 12.06.1893 (Nr. 141), S. 2. – Hierzu Erinnerung in der Beilage zur Ausgabe vom 15.06.1903 (Nr. 143), S. 2: „An die Reichstags-Wähler: Wählt morgen den deutschfreisinnigen Kandidaten Professor Dr. Virchow in Berlin. Wahlzettel stehen zu Gebote in den Wahllocalen. Das Comité der Deutschfreisinnigen.“ – Über diese Reichstagswahl siehe Link 2005, bes. S. 282–284, 413.

23 Link 2005, S. 283.

24 Ihr Zwillingsbruder Isaak Herzfelder (1836–1904) ließ sich 1873 als promovierter Rechtsanwalt in Augsburg nieder. Über ihn https://www.alemannia-judaica.de/augsburg_texte.htm.

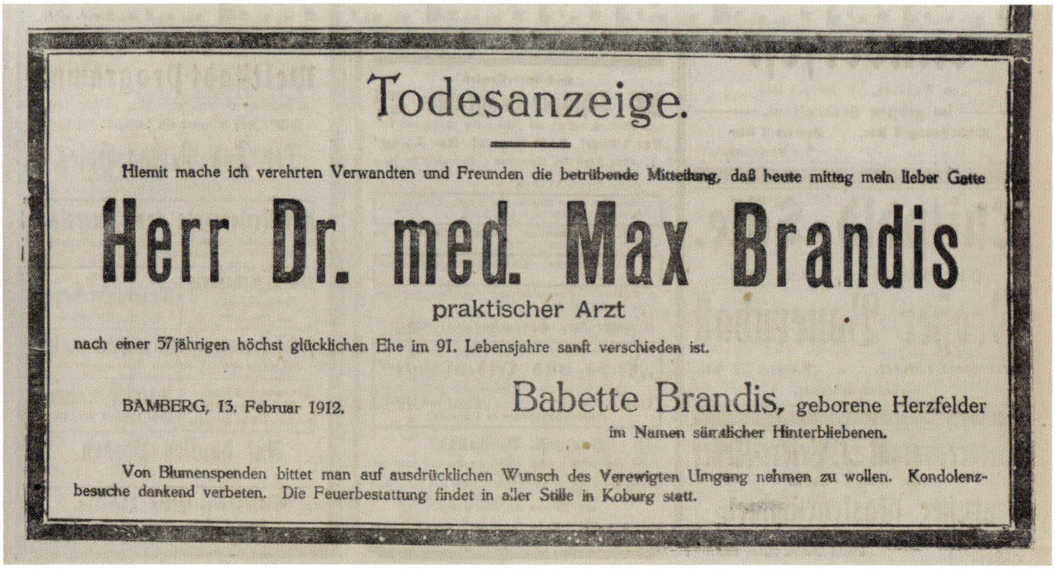

Todesanzeige.

Hiemit mache ich verehrten Verwandten und Freunden die betrübende Mitteilung, daß heute mittag mein lieber Gatte

Herr Dr. med. Max Brandis

praktischer Arzt

nach einer 57jährigen höchst glücklichen Ehe im 91. Lebensjahre sanft verschieden ist.

BAMBERG, 13. Februar 1912. Babette Brandis, geborene Herzfelder

im Namen sämtlicher Hinterbliebenen.

Von Blumenspenden bittet man auf ausdrücklichen Wunsch des Verewigten Umgang nehmen zu wollen. Kondolenzbesuche dankend verbeten. Die Feuerbestattung findet in aller Stille in Koburg statt.

Abb. 7: Die in der Traueranzeige für Dr. Max Brandis mitgeteilte Feuerbestattung ist bemerkenswert: Im Judentum besteht traditionell ein Verbot der Kremation. Bamberger Tagblatt vom 14.02.1912 (Nr. 37), S. [5] (Stadtarchiv Bamberg, ZA 2 + 1912, 14. Feb. | Jürgen Schraudner).

zwischen 1858 und 1865 in Mühlhausen. Der Sohn Albert emigrierte nach New York, wo er als Kaufmann tätig war.[25] Die Töchter Franziska (Fanny) und Emma heirateten jüdische Männer; die Töchter Ida und Anna wurden nach ihrer Konversion katholisch getraut. Die zuletzt, am 26. Juli 1865, geborene Tochter Marie blieb unverheiratet.[26] Sie war in Bamberg bis zu ihrem Berufsverbot 1935 „Privatlehrerin für fremde Sprachen".[27] 1934 stand sie auf der Liste verarmter Angehöriger der Israelitischen Kultusgemeinde, auf deren Zuwendungen sie angewiesen war. Am 9. September 1942 wurde sie nach Theresienstadt deportiert. Dort wurde sie am 23. Januar 1943 ermordet. In der „Todesfallanzeige" ist unter „Todesursache" lapidar dies vermerkt: „Enterokolitis (Darmkatarrh)".[28]

Studentische Dedikationssilhouetten für Mayer / Max Brandis

An die Universitätszeit von Max Brandis erinnert eine Sammlung von 51 Silhouettenporträts, die ihm von Studienfreunden zugeeignet

---

25 Albert Brandis, geb. 12.12.1857, ist beispielsweise als Schüler des „Ersten Cursus" hier zu finden: Jahresbericht Gewerb-Schule 1871, S. 9. Er starb am 01.01.1935. Hierzu https://de.findagrave.com/memorial/214462826/albert-t-brandis (Beth David Cemetery, Elmont, Nassau County, New York). – Zwei Brüder seines Vaters Max Brandis waren bereits in die USA ausgewandert: Löb Brandis hatte in Cincinnati Arbeit gefunden. Der 1834 geborene Simon Brandis gab 1850 in seinem Auswanderungsgesuch an, zu seinem emigrierten Bruder ziehen zu wollen. Die benötigten finanziellen Mittel hatten Löb mit 50 fl. und Max mit 125 fl. bereitgestellt. Hierzu Staatsarchiv Bamberg, Landgericht ä.O. Gräfenberg (K 9) 2661.

26 Stadtarchiv Bamberg, C 9 + 59, Familienkarte Brandis. – Fichtl 1998, S. 235; Deusel / Beisbart / Fichtl 2010, S. 9, 60.

27 In diesem Zusammenhang allerdings auch bemerkenswert eine Meldung im Amtsblatt der Königlichen Regierung zu Düsseldorf von 1886, Stück 41, S. 358: „Der Maria Brandis aus Bamberg ist die Erlaubniß zur Annahme einer Hauslehrerinstelle im diesseitigen Regierungsbezirke ertheilt worden."

28 https://www.holocaust.cz/de/opferdatenbank/opfer/7030-marie-brandis. – Der „Stolperstein" zum Gedenken an Marie Brandis wurde vor dem Anwesen Vorderer Bach 7 verlegt. Sie wohnte dort von 1934 bis 1939. Hierzu https://de.wikipedia.org/wiki/Liste_der_Stolpersteine_in_Bamberg.

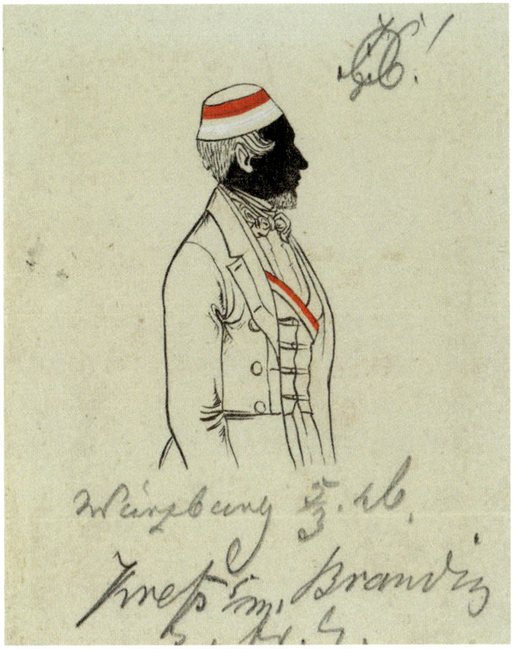

Abb. 8: Ludwig Kreß aus Nördlingen
Corps Onoldia, Erlangen

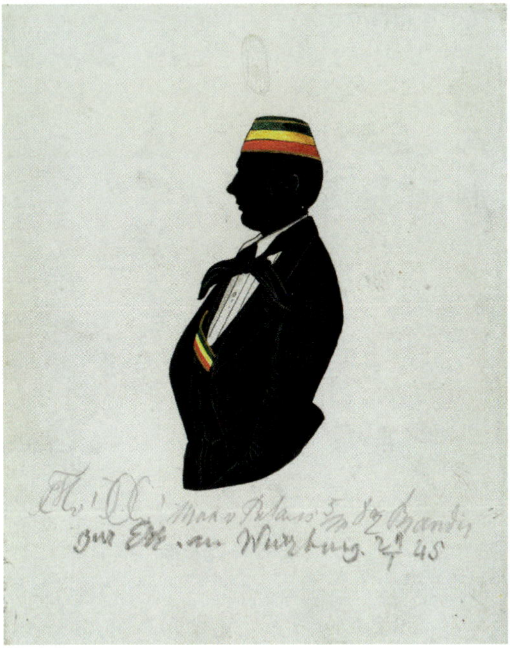

Abb. 9: Max Frhr. von Palaus aus Bamberg
Corps Moenania, Würzburg

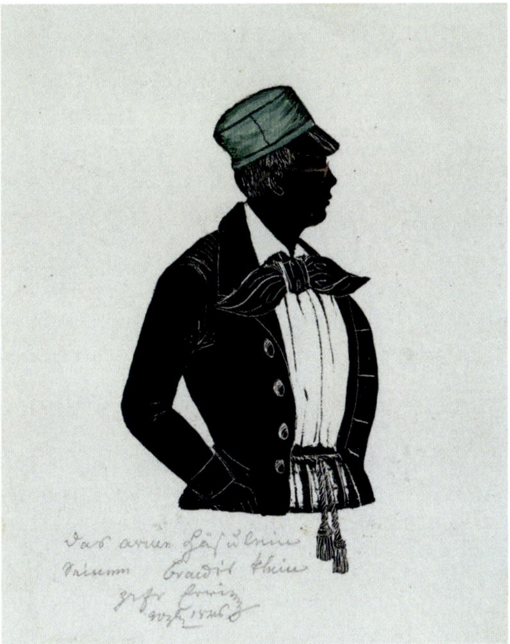

Abb. 10: Eduard Haas aus Straßburg (?)
Corps Rhenania, Würzburg

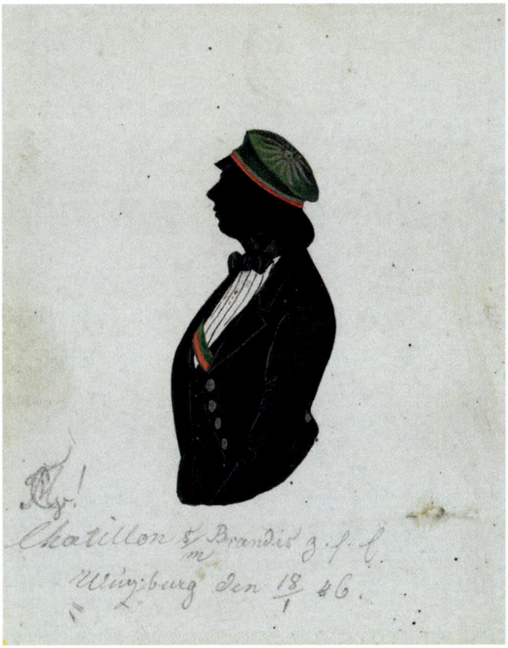

Abb. 11: Friedrich Chatillon aus Ansbach
Corps Moenania, Würzburg

Dedikationssilhouetten korporierter Erlanger und Würzburger Studienfreunde von Max Brandis mit Widmungen aus den Jahren 1845/1846. Die Widmungen sind aufs Äußerste reduziert. Ludwig Kreß etwa teilt dies mit: „Würzburg, 5.3.[18]46. Kreß s[eine]m Brandis z[ur] fr[eundlichen] E[rinnerung]" (Staatsbibliothek Bamberg, HV.Rar.1, Bl. 13, 1, 39, 5 | Gerald Raab).

wurden.[29] Diese Erinnerungsstücke werden als Depositum des Historischen Vereins in der Staatsbibliothek Bamberg verwahrt (Signatur: HV.Rar.1).

Es handelt sich in der Regel um schablonisierte oder druckgraphisch vervielfältigte Schattenrisse auf stärkerem Papier in Visitenkartengröße. Die Konterfeis sind mehrheitlich von Hand nachbearbeitet und teilkoloriert. Die daruntergesetzten handschriftlichen Widmungen geben sich, dem kleinen Format gemäß, minimalistisch, dabei einem formelhaften Standard verpflichtet. Sie stammen aus der Zeit zwischen 1845 und 1847. Die meisten Einträge erfolgten in Würzburg. Mit jeweils nur *einer* Dedikationssilhouette sind Bamberg, Erlangen, Frankfurt am Main und Nürnberg vertreten.

Zahlreiche Porträtierte sind als Angehörige einer farbentragenden studentischen Verbindung ausgewiesen: durch die typische Kopfbedeckung (Mütze bzw. Tönnchen) und/oder durch das Couleurband. Vielfach sind neben den Widmungen auch die Verbindungszirkel beigefügt. Erkennbar sind anhand solcher Kennzeichen Mitglieder der Würzburger Corps Bavaria (1), Franconia (4), Moenania (10) und Rhenania (1), des Erlanger Corps Onoldia (3) sowie des Freiburger Corps Suevia (1).[30]

Dem Studenten Brandis wäre die Mitgliedschaft in einer solchen Korporation, wofern er sie überhaupt angestrebt hätte, prinzipiell verwehrt geblieben. Für die Jahre 1851 und 1852 ist erstmals die Reception jüdischer Studenten in eine Würzburger Studentenverbindung nachgewiesen: Seinerzeit wurden zwei Söhne – Carl und Joseph – des einflussreichen Würzburger Bankiers und Kaufmanns Joel Jakob Julius von Hirsch auf Gereuth (1789–1876) kurz hintereinander in das Corps Nassovia aufgenommen.[31] Bei diesen Vorreitern dürfte die Prominenz des Vaters eine förderliche Rolle gespielt haben.

Archivalische Quellen:

Stadtarchiv Bamberg

BS (T) + 483 Brandis, Dr. Max.

BS (T) + 483 Roth, Dr. Franz Friedrich.

C 2 + 7308 (Dr. Max Brandis: Niederlassung und Praxisausübung, 1848–1870).

C 9 + 59 (Familien- und Personalbogen 1848–1906), hier: Familienkarte Brandis.

C 9 + 63 B 218 (Erteilung des Bürgerrechts an Dr. Max Brandis, 1876/1877).

D 2072 + 39/1 bis 39/27 (Christian Pfau: Chronik der Stadt Bamberg, 1914–1924).

Staatsarchiv Bamberg

Landgericht ä.O. Gräfenberg (K 9) 2661 (Auswanderungsgesuch Simon Brandis, Dormitz, nach Nordamerika).

Internetquellen:

Appell, Wolfgang (1946–2023): Juden in Erlangen. Familienbuch der jüdischen Familien aus Erlangen, Bruck und Büchenbach, Bd. 1: A–D, Erlangen 2021, unpaginiert (unter: Brandis) (http://www.lorlebergplatz.de/juden_in_erlangen_I_A-D.pdf).

Deusel, Antje Yael / Beisbart, Ortwin / Fichtl, Franz (Hrsg.): Gedenkbuch der jüdischen Bürger Bambergs – Opfer des nationalsozialistischen Terrors 1933–1945. Herausgegeben vom Verein zur Förderung der jüdischen Geschichte und Kultur Bambergs e. V. 2. Aufl., Bamberg 2010 (urn:nbn:de:bvb:473-opus-2426).

---

29 Über Wandlungen der studentischen Silhouettenmode siehe Biesalski 1956; Ders. 1960; Ders. 1978, S. 100–110.

30 Die Identifizierungen stützen sich auf die von Otto Gerlach 1961 herausgegebenen Kösener Corpslisten.

31 Gerlach 1961, S. 1646, Nr. 124 und Nr. 132; Gehring-Münzel bei Flade 1996, S. 130f.; Gehring-Münzel 1992, S. 512.

Literatur:

150 Jahre Historischer Verein Bamberg. Dokumente aus den Sammlungen, in: Bericht des Historischen Vereins Bamberg 116 (1980) S. 9–59, hier S. 44, Nr. G 30.

[N. N.]: Zum 70. Geburtstage von Medizinalrat Dr. Friedrich Franz Roth. Separatdruck aus: Münchener medizinische Wochenschrift 52 (1905), Bd. 2, S. 2109–2110. – Der Separatdruck mit gesondert betiteltem Umschlag und eigener Paginierung (4 Seiten). – Exemplar: Stadtarchiv Bamberg, BS (T) + 483 Roth, Dr. Franz Friedrich.

Aerztlicher Bezirksverein Bamberg (Gegründet am 28. Oktober 1871), Bamberg 1904. – Darin: Satzungen. Genehmigt in der Versammlung vom 28. November 1895. – Exemplar: Stadtarchiv Bamberg, BS (T) + 6958-20.

Aerztlicher Bezirksverein Bamberg (Gegründet am 28. Oktober 1871), Bamberg 1905. – Darin: Standesordnung. Festgesetzt durch Vereinsbeschluss vom 18. August 1896. – Exemplar: Stadtarchiv Bamberg, BS (T) + 6958-20.

Baumgartl, Wolfgang: Der Bamberger Kliniker Franz Friedrich Roth (1835–1924). Leben und Werk, Diss. Marburg 1984.

Biesalski, Ernst: Beitrag zur Kenntnis studentischer Silhouetten des KSCV und seiner Vorzeit, in: Einst und Jetzt 1 (1956), S. 77–84.

Biesalski, Ernst: Technik und Typ der studentischen Silhouette, in: Einst und Jetzt 5 (1960), S. 94–101.

Biesalski, Ernst: Scherenschnitt und Schattenriß. Kleine Geschichte der Silhouettenkunst, 2., erw. Aufl., München 1978.

Brandis, Max: Zur medizinischen Casuistik, in: Aerztliches Intelligenz-Blatt vom 14.03.1856 (Nr. 11), S. 134–136.

Brandis, Max: Mittheilungen aus der ärztlichen Praxis II: Eine Schädelverletzung, in: Aerztliches Intelligenz-Blatt vom 16.05.1856 (Nr. 20), S. 248f.

Breuer, Tilmann / Gutbier, Reinhard: Stadt Bamberg, Bürgerliche Bergstadt (Die Kunstdenkmäler von Bayern, Oberfranken VI, 4), Bamberg / München / Berlin 1997.

Fichtl, Franz: „Bambergs Wirtschaft judenfrei“. Die Verdrängung der jüdischen Geschäftsleute in den Jahren 1933 bis 1939, Bamberg 1998.

Flade, Roland: Die Würzburger Juden. Ihre Geschichte vom Mittelalter bis zur Gegenwart. Mit einem Beitrag von Ursula Gehring-Münzel, 2., erw. Aufl., Würzburg 1996.

Fleischmann, Johann: Juden-Matrikel von Mühlhausen, in: Heimatbote aus dem Reichen Ebrachgrund 5 (1992), S. 54–73.

Gehring-Münzel, Ursula: Vom Schutzjuden zum Staatsbürger. Die gesellschaftliche Integration der Würzburger Juden 1803–1871 (Veröffentlichungen des Stadtarchivs Würzburg 6), Würzburg 1992.

Gehringer, Horst: Die Wunderburg als Militärstandort. Eine Stadtteilgeschichte, in: Ders. (Hrsg,): Die Wunderburg in Bamberg. Hrsg. im Auftrag des Bürgervereins Wunderburg, Bamberg 2005, S. 151–172.

Gerlach, Otto (Bearb.): Kösener Corpslisten. Eine Zusammenstellung der Mitglieder der bestehenden und der nach dem Jahre 1892 suspendierten Corps mit Angabe von Farben, Zirkel, Jahrgang, Chargen und Personalien, Bochum o. J. [1961].

Heller, Hartmut: Zur Sonderstellung ehemals reichsritterschaftlicher Dörfer in Franken, in: Berichte zur deutschen Landeskunde 41 (1968), S. 57–66.

Hübsch, Georg: Geschichtlicher Rückblick auf das 50[-]jährige Bestehen und Wirken der naturforschenden Gesellschaft zu Bamberg (1834–84), in: Bericht der naturforschenden Gesellschaft Bamberg 13 (1884), S. 1–29.

Jahresbericht über die Königliche Gewerb-Schule in Bamberg. Schuljahr 38 (1870/71), Bamberg 1871.

Link, Stephan: Politischer Katholizismus – Liberalismus – Sozialdemokratie. Das politische Bamberg im 19. Jahrhundert (Schriftenreihe des Historischen Vereins Bamberg 38), Bamberg 2005.

Matthes, Richard: Die Gemeinde Mühlhausen in Vergangenheit und Gegenwart. Nachdruck der 1928 erstellten Ortschronik. Bearbeitet von Johann Fleischmann (Materialien Reicher Ebrachgrund 7), Mühlhausen 2008.

Namens-Verzeichniss der Mitglieder der Schützen-Gesellschaft in Bamberg pro 1874, Bamberg 1874.

Paschke, Hans: Nonnenbrücke und Zwinger zu Bamberg (Studien zur Bamberger Geschichte und Topographie 25), Bamberg 1962.

Poll, Roswitha (Red.): Verzeichnis der Erlanger Promotionen 1743–1885, 2 Bde. (Erlanger Forschungen. Sonderreihe 14,1/2), Erlangen 2009.

Wiesemann, Gabriele: Symbol und Funktion. Zur Baugeschichte der Bamberger Kasernen, in: Gabriele Wiesemann / Sabine Freitag (Hrsg.): Bamberg. Militär und Stadt (Veröffentlichungen des Bayerischen Armeemuseums 17), Petersberg 2019, S. 10–41.

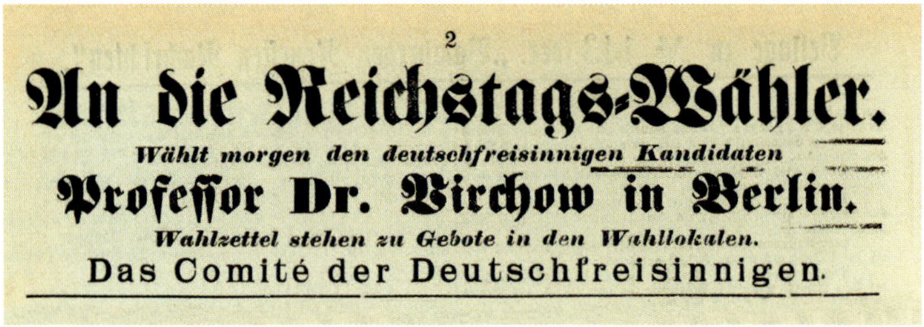

Abb. 12: Wahlempfehlung zur Reichstagswahl 1893. Dem „Comité der Deutschfreisinnigen" in Bamberg gehörte Dr. Max Brandis an. Bamberger Neueste Nachrichten vom 15.06.1893 (Nr. 143), Beilage, S. 2 (Staatsbibliothek Bamberg, RB.Eph.8(1893 | Gerald Raab).

Zwischen Wissenschaft und Kunst – Die Familie Boveri in Bamberg

Christoph Schindler

Die Familie Boveri ist um 1600 aus Savoyen ins Fränkische eingewandert.[1] Mit Albert Boveri, einem angesehenen Richter, lässt sie sich im 19. Jahrhundert auch in Bamberg nachweisen. Dessen Sohn Theodor sen. studierte Medizin und nahm ebenfalls Bamberg zum Wohnsitz, wo er seinen Beruf jedoch nur unregelmäßig ausübte. Wie es heißt, habe er seine Praxis mit der Methode „hinten auszugehen, wenn vorne ein Patient hereinkam" ruiniert.[2] Tatsache ist, dass der künstlerischen Dingen zugewandte Lebemann Grundstück um Grundstück, zuletzt schließlich das Stadthaus veräußerte und nur noch einem seiner vier Söhne ein Studium finanzieren konnte. Dabei waren gerade die zwei nachfolgenden Söhne, Theodor und Walter, hochbegabt und kreativ.

Mit Theodor Boveri jun. (1862–1915) ist einer der bedeutendsten Biologen Deutschlands gebürtiger Bamberger. Er wurde im Alter von 13 Jahren auf ein Nürnberger Realgymnasium geschickt, um ihm eine Laufbahn als Ingenieur zu ermöglichen. Der zurückhaltende, auch musisch begabte Schüler legte 1881 als einer der vier Jahrgangsbesten im Königreich Bayern die Reifeprüfung ab und erhielt ein Stipendium der Maximilianeums-Stiftung. In einem im gleichen Jahr aufgenommenen Studium entwickelte er schon früh sein Interesse für die damals noch in den Anfängen befindliche Zellbiologie. Bei dem Anatomen Karl Wilhelm Kupffer (1829–1902, seit 1889 Ritter von Kupffer) wurde er 1885 mit einer Arbeit über markhaltige Nervenfasern promoviert.[3]

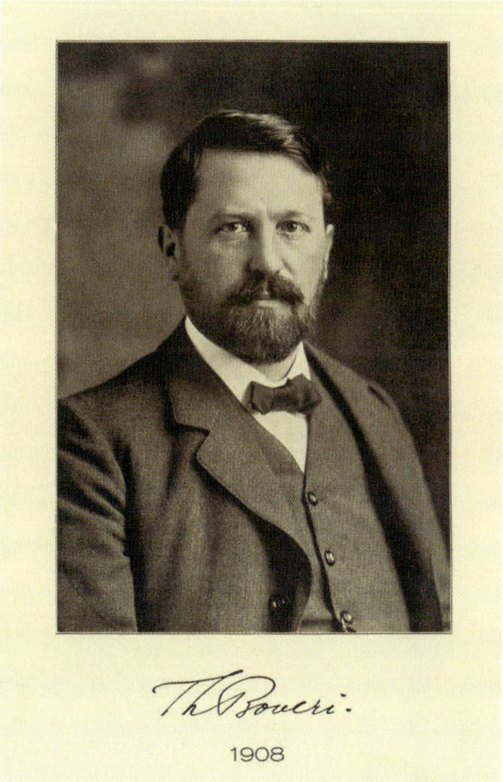

Abb. 1: Theodor Boveri (1862–1915). Frontispiz in: Erinnerungen an Theodor Boveri, Tübingen 1918 (Staatsbibliothek Bamberg, RB.Bg.o.4-m | Gerald Raab).

---

1 Fritz Baltzer: Theodor Boveri. Leben und Werk eines großen Biologen, 1862–1915 (Große Naturforscher 25), Stuttgart 1962, S. 6–10.

2 Herbert A. Neumann: Vom Ascaris zum Tumor. Leben und Werk des Biologen Theodor Boveri (1862–1915) (Ex Libris <Roche> 10), Berlin / Wien 1998, S. 64.

3 Theodor Boveri: Beiträge zur Kenntnis der Nervenfasern (Abhandlungen der Mathematisch-Physikalischen Classe

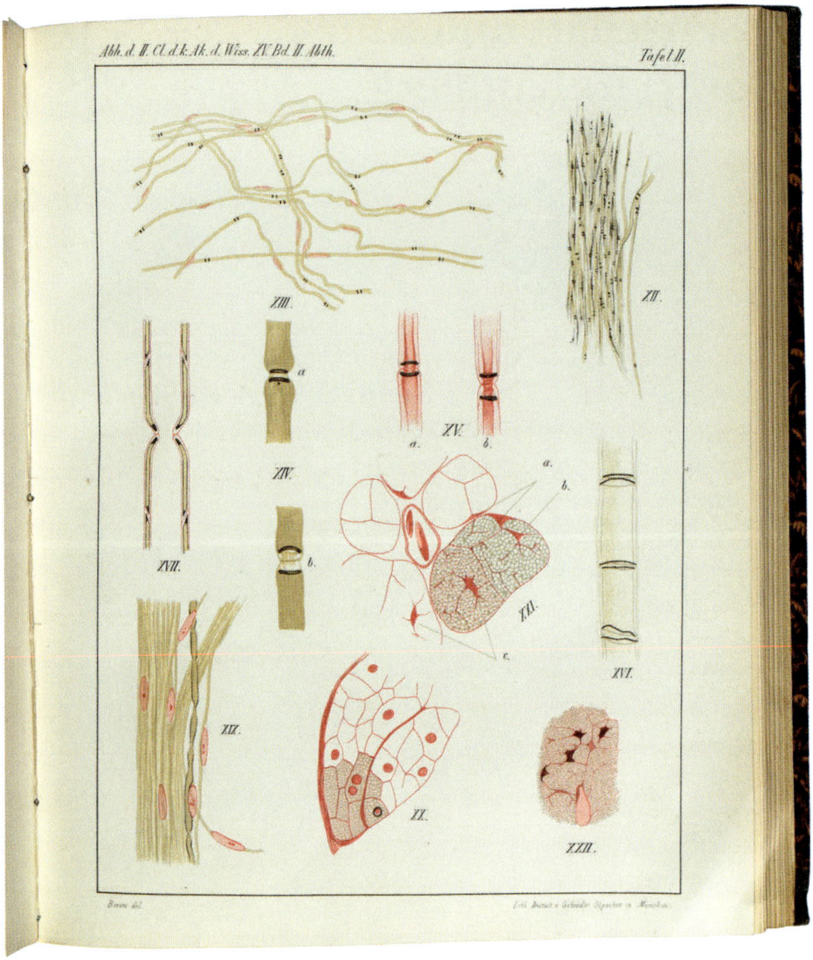

Abb. 2: Neurohistologische Abbildungstafel zu der Dissertation von Theodor Boveri: Beiträge zur Kenntnis der Nervenfasern. Mit 2 Tafeln, München 1886 (Staatsbibliothek Bamberg, Csl.q.39-e(15 | Gerald Raab). Anilinfärbungen waren damals gerade in Gebrauch gekommen und eröffneten neue Einblicke in Gewebepräparate.

Angeregt unter anderem durch die Arbeitsgruppe des Psychiaters Bernhard Aloys Gudden (1824–1886, seit 1875 Ritter von Gudden) war München zu dieser Zeit eines der Zentren der Neurohistologie. Ein weiteres, fünfjähriges Stipendium erlaubte es Theodor Boveri, bei Richard Hertwig (1850–1937), einem bedeutenden Biologen und Schüler Ernst Haeckels (1834–1919), zytologische Studien zu betreiben. Diese weckten sein Interesse an der Zellteilung und den Chromosomen. 1888/89 arbeitete er erstmals an der Zoologischen Station in Neapel. Sie wurde geleitet von Anton Dohrn (1840–1909), einem Deutschen, der seinerzeit unter anderem von Rudolf Virchow (1821–1902)[4] und Charles Darwin (1809–1882)[5] Unterstützung erhielt.

Nach dem Tod seines Vaters im Jahre 1891, den er in dessen letztem Lebensjahr in Bamberg betreut hatte, konnte Theodor Boveri jun. nach München zurückkehren, als regulärer Assistent Hertwigs. Das Angebot, als Dozent

der Königlich Bayerischen Akademie der Wissenschaften, Bd. 15, Abth. 2), München 1886, S. 421–495, mit 2 Abb.-Tafeln.

4 Christiane Groeben (Hrsg.): Charles Darwin 1809–1882, Anton Dohrn 1840–1909. Correspondence, Neapel 1982.

5 Christiane Groeben / Klaus Wenig (Hrsg.): Anton Dohrn und Rudolf Virchow. Briefwechsel 1864–1902, Berlin 1992.

in die Vereinigten Staaten zu gehen, lehnte er ab. 1893 erhielt er dann – hauptsächlich betrieben durch den Botaniker Julius von Sachs (1832–1897) – den Ruf auf einen Lehrstuhl für Zoologie und Vergleichende Anatomie in Würzburg. Hier lernte er auch seine spätere Ehefrau Marcella O'Grady (1863–1950), kennen, eine studierte Biologin aus den USA, die an Frauen-Colleges als Dozentin tätig gewesen war. 1896 kam sie nach Würzburg, um bei Boveri, dem führenden Zytologen, ihre Dissertation anzufertigen. Im selben Jahr wurde sie dort als Gast in die renommierte Physikalisch-Medizinische Gesellschaft aufgenommen. Zu dieser Zeit stellte hier Wilhelm Conrad Röntgen (1845–1923) seine „Neue Art von Strahlen" erstmals vor. Mit Röntgen verband das Ehepaar Boveri später eine lebenslange Freundschaft.[6]

Theodor Boveri galt als eher ruhig und unauffällig, manchmal aber auch als direkt, vor allem, wenn ihn ausufernde Diskussionen langweilten. Er wird von Zeitgenossen als Freigeist und begabter Zeichner beschrieben. In seinen Forschungen widmete er sich vorwiegend Fragestellungen der Zellteilung und den Chromosomen. Dieses Interesse war möglicherweise angeregt durch das Postulat Darwins, dass in der Vererbungslehre der Schlüssel zur Stammesgeschichte zu finden sei. Zu seinen Entdeckungen gehören das Centrosom, die Konstanz und Individualität der Chromosomen innerhalb einer Spezies und die Beobachtung pathologischer Teilungen, bei denen er bereits eine mögliche Bedeutung bei der Entstehung von Krebs annahm. Seine lichtmikroskopischen Forschungen unternahm er meist an den Eiern Niederer Tiere, speziell Seeigel und Spulwürmern (Ascaris lumbricoides). In den folgenden Jahren wurde er in die Bayerische Akademie der Wissenschaften aufgenommen, der Mitgliedschaften in der Petersburger, Berliner, Kopenhagener Akademie der Wissenschaften sowie in drei amerikanische Akademien folgten. 1913 erhielt er ein Ehrendoktorat in Marburg.

Rufe an andere Universitäten lehnte er ab, dies nicht zuletzt, weil er zunehmend gesundheitlich eingeschränkt war. Die Art der Erkrankung ist nicht sicher geklärt. Von einer Gallenblasenoperation 1915 erholte er sich nicht mehr. Er verstarb am 15. Oktober 1915, drei Tage nach seinem 53. Geburtstag. In dem Präparat der Gallenblase wurden Spulwürmer nachgewiesen. Möglicherweise hatte er sich bei seinen Studien unwissentlich infiziert.[7] Bestattet wurde Theodor Boveri (konfessionslos) im Bamberger Familiengrab. Auch zu seinen Lebzeiten war er Bamberg verbunden geblieben und verbrachte viel Zeit im Seehaus in Höfen, bekannt als das „Boveri-Schlösschen".[8]

Theodors jüngerer Bruder Walter (1868–1924)[9] besuchte die Maschinenbauschule in

6 Über das Ehepaar Boveri umfassend Helga Satzinger: Differenz und Vererbung. Geschlechterordnungen in der Genetik und Hormonforschung 1890–1950, Köln / Weimar / Wien 2009, passim. – Über Marcella Boveri geb. O'Grady siehe auch Christine Weisner (Hrsg.): Lebenswege. Sieben ausgewählte Biographien Würzburger Akademikerinnen. Begleitheft zur Ausstellung „Forschen, Lehren, Aufbegehren. 100 Jahre Akademische Bildung von Frauen in Bayern", Würzburg 2004, S. 15–26. – Adolf von Hildebrand (1847–1921, ab 1903 Ritter von Hildebrand), einer der führenden deutschen Bildhauer seiner Zeit, schuf im Jahre 1915 eine Bildnisbüste von Röntgen (zu dessen 70. Geburtstag im Auftrag seiner Freunde und Kollegen, darunter Theodor Boveri). Im selben Jahr erhielt er von Röntgen den Auftrag für eine (postume) Bildnisbüste von Boveri; sie wurde 1919 ausgeführt. Hierzu siehe Angela Hass: Adolf von Hildebrand. Das plastische Portrait, München 1984, S. 204f., Kat.-Nr. 222; S. 217, Kat.-Nr. 245 (mit Abb.); Fabian Pius Huber: Adolf von Hildebrand (Bayerische Staatsgemäldesammlungen. Neue Pinakothek. Katalog der Skulpturen, Bd. 2), Berlin / München 2021, S. 37f., Kat.-Nr. B 97; S. 106, Kat.-Nr. B 466 (mit Abb.).

7 Neumann (wie Anm. 2), S. 221–223.

8 Hierzu Margret Boveri: Verzweigungen. Eine Autobiographie. Herausgegeben und mit einem Nachwort von Uwe Johnson, München / Zürich 1977, S. 75–86; Winfried Schleyer: Ein Sprung ins 19. Jahrhundert. Aus dem Höfen-Kapitel von Margret Boveris Autobiografie „Verzweigungen", in: Fränkischer Sonntag. Beilage zum Fränkischen Tag 24.09.1982, S. 5; Michael Schulbert: Im „Seehaus" ist wieder Leben eingezogen. Nachlass der Schriftstellerin Margret Boveri gibt Einblick in wechselvolle Geschichte des Schlösschens bei Höfen, in: Fränkischer Tag 14.08.2000, S. 14.

9 Walter Boveri: Ein Weg im Wandel der Zeit. Jugendjahre, München 1964; Ders.: Ein Weg im Wandel der Zeit. Die

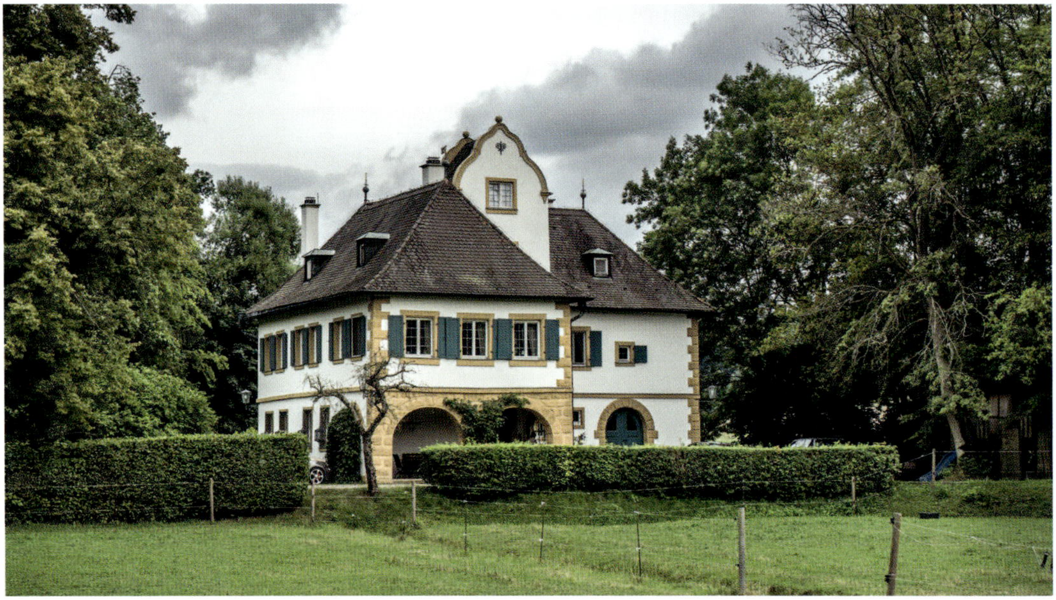

Abb. 3: Das „Boveri-Schlösschen" in Höfen. Foto Reinhold Möller / Ermell, 2016 (Lizenz CC BY-SA 4.0 Deed).

Nürnberg. Er verdingte sich dann als Ingenieur in der Schweiz. Seine kürzlich aufgefundenen Konstruktionszeichnungen lassen auch bei ihm eine künstlerische Ader erkennen.[10]

Ein glücklicher Zufall wollte es, dass sein Vorgesetzter bei der Maschinenfabrik Oerlikon, Charles Eugene Lancelot Brown (1863–1924), Sohn eines aus England eingewanderten Ingenieurs und Fabrikanten, auf ihn aufmerksam wurde und ihm 1887 anbot, nach der Gründung seines eigenen Unternehmens bei ihm einzutreten. Da Boveri durch seine Heirat über beträchtliche Geldmittel verfügte, schlossen sie 1891 einen Assoziationsvertrag und gründeten damit die Brown, Boveri & Cie., die sich um 1900 bereits zu einem Großunternehmen entwickelt hatte. Beide Gründer verstarben 1924; die Firma bestand in Familienbesitz bis 1988 fort. Die 1897 errichtete Villa Boveri in Baden/Schweiz ist heute als Kulturgut von nationaler Bedeutung gelistet.[11]

Tatsächlich hat ein Familienmitglied eine künstlerische Laufbahn eingeschlagen: Otto Boveri (1868–1946), ein Cousin der Brüder Walter und Theodor. Otto Boveri[12] meldete sich zunächst zum preußischen Militär, schied aber 1893 krankheitsbedingt aus. Nach zehnjährigen Studien an der Kunstakademie Mün-

---

Laufbahn, München 1969.

10 Tobias Haudenschild: Spektakulärer Fund. Frühe Dokumente von Walter Boveri, dem „zweiten B" in BBC, in: ABB Dialog, 15.8.2015: https://www.abb-conversations.com/DACH/2018/08/spektakularer-fund-dokumente-von-walter-boveri.

11 Norbert Lang: Charles E. L. Brown, 1863–1924 | Walter Boveri, 1865–1924. Gründer eines Weltunternehmens (Schweizer Pioniere der Wirtschaft und Technik 55), Meilen 1992.

12 J[ohann] A[dam] Meisenbach / J[ohann] J[oseph] Morper: Dem Maler Otto Boveri zum Gedächtnis, in: Bamberger Stadt- und Landkalender 1947, S. 83–87; Kleine Galerie / Bamberg (Hrsg.): Otto Boveri 1868–1946. Ölbilder, Aquarelle, Handzeichnungen. Gedächtnisausstellung, Bamberg 1971 (darin Franz Friedrich: Otto Boveri und seine Familie, sein Leben, sein Schaffen. Ein Gedenkblatt zum 25.Todestag am 16. September 1971); Karl-Georg Pfändtner: Der Bamberger Maler Otto Boveri 1868–1946. Zum 50. Todestag, in: Heimat Bamberger Land 8 (1996), Heft 2, S. 41–45; Lothar Hennig / Karl-Georg Pfändtner: Unser Jahrhundert. Kunst in den Sammlungen der Stadt Bamberg (Schriften des Historischen Museums Bamberg 3), Bamberg 1998, S. 21–24, 50f., 116. – Handschriftlicher „Kurzer Lebensbriß" von Otto Boveri, datiert auf den 10.04.1938, in: Stadtarchiv Bamberg, BS (T) + 483 Boveri, Otto.

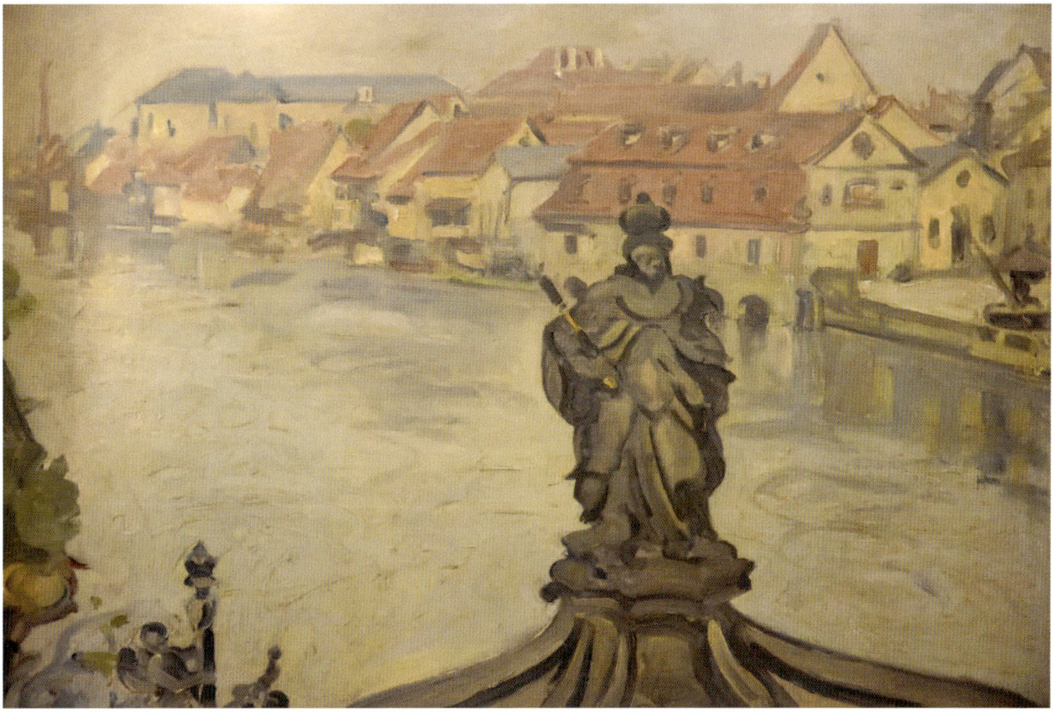

Abb. 4: Otto Boveri (1868–1946): Blick über die Untere Brücke in Richtung Klein Venedig. Öl auf Leinwand, 67,5 × 93,5 cm, unbezeichnet, undatiert. Besitz Café Graupner, Bamberg, Lange Straße 5. Foto Sophie Krackhardt, 2023.

chen, unter anderem bei dem griechisch-stämmigen Genre- und Historienmaler Nikolaos Gysis (1842–1901), kehrte er als freischaffender Künstler nach Bamberg zurück. Im Ersten Weltkrieg an der Ostfront eingesetzt und hochdekoriert, fand er 1919 ein Atelier im Pavillon des Wieckingschen Gartens (Mußstraße, Ecke Weide) und wandte sich mehr und mehr der modernen Kunst zu. Als Obmann der Bezirksgruppe Oberfranken im Reichsverband der Bildenden Künstler war er Mitorganisator der Bamberger Expressionistenausstellung 1922. Von 1933 bis zu seinem Tod schuf er – ins Privatleben zurückgezogen – zahlreiche Gemälde mit Bamberger Ansichten, von denen etliche in den Räumen des Café Graupner in der Langen Straße 5 zu bewundern sind.

Margret Boveri (1900–1975)[13], in Würzburg geborene Tochter von Theodor Boveri jun., dürfte älteren Bambergern noch in Erinnerung sein. Als Professorentochter mit amerikanischer Mutter wuchs sie großbürgerlich auf und sah bereits als Kind Italien und die Neue Welt. So kosmopolitisch und weltanschaulich offen die Eltern auch grundsätzlich waren, so restriktiv waren sie bei Kontakten mit Gleichaltrigen: Spielgefährten aus der „Pleich“, einem ärmlichen, katholisch geprägten Würzburger Stadtteil nahe der Universitätsinstitute, durfte Margret nicht haben, wie sie sich in ihrer Autobiographie erinnerte.[14]

Nach dem Tod des Vaters 1915 – in schlechten wirtschaftlichen Verhältnissen in der Zeit nach dem Ersten Weltkrieg – entschied sie

13 Heike B. Görtemaker: Ein deutsches Leben. Die Geschichte der Margret Boveri, 1900–1975, München 2005. – Vgl. oben Anm. 8.

14 Margret Boveri: Spiegelungen, München 1977.

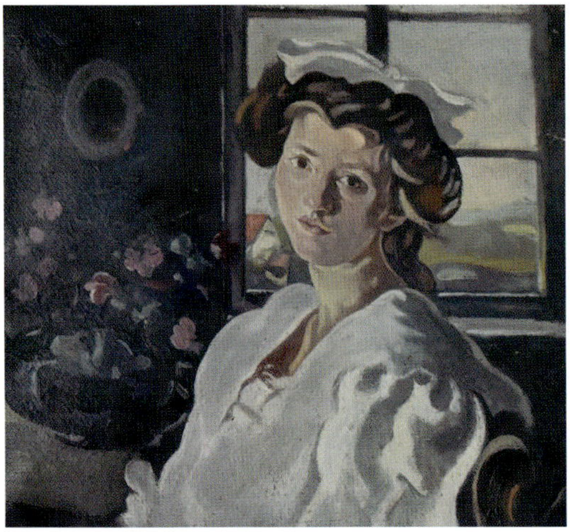

Abb. 5: Margret Boveri (1900–1975). Porträtgemälde von Otto Boveri (1868–1946). Öl auf Malkarton, 43 × 47 cm, unbezeichnet, undatiert. Besitz Thomas und Silvia Herzog, „Boveri-Schlösschen“, Höfen. Foto Sophie Krackhardt, 2024.

sich auf Drängen der Mutter zum Lehramtsstudium, schloss daran aber geisteswissenschaftliche Studien in München und Berlin an. Ab 1993 war sie als Journalistin tätig, unter anderem für die Frankfurter Zeitung und das Berliner Tagblatt. Wenngleich überwiegend als Auslandskorrespondentin eingesetzt, verbanden sie Freundschaften mit so unterschiedlichen Persönlichkeiten wie Theodor Heuss (1884–1963), Gottfried Benn (1886–1956), Ernst Jünger (1895–1998) und Uwe Johnson (1934–1984).

Nach dem Zweiten Weltkrieg hatte sie zunächst Schwierigkeiten, wieder zu publizieren. Doch dann erlangte sie mit der 1956 erschienenen Tetralogie „Der Verrat im 20. Jahrhundert“[15] einige Bekanntheit. In diesem Werk forderte sie unter anderem als eine der ersten für den Hitler-Attentäter Claus Schenck von Stauffenberg (1907–1944) nicht nur die militärische Rehabilitation ein. Mit Bundespräsident Theodor Heuss, der eine Biographie Anton Dohrns (des Gründers der Zoologischen Station Neapel) verfasst hatte[16], fand sie einen bedeutenden Fürsprecher in der jungen Bundesrepublik. Gestorben ist sie in Berlin. Sie wurde im Bamberger Familiengrab bestattet.

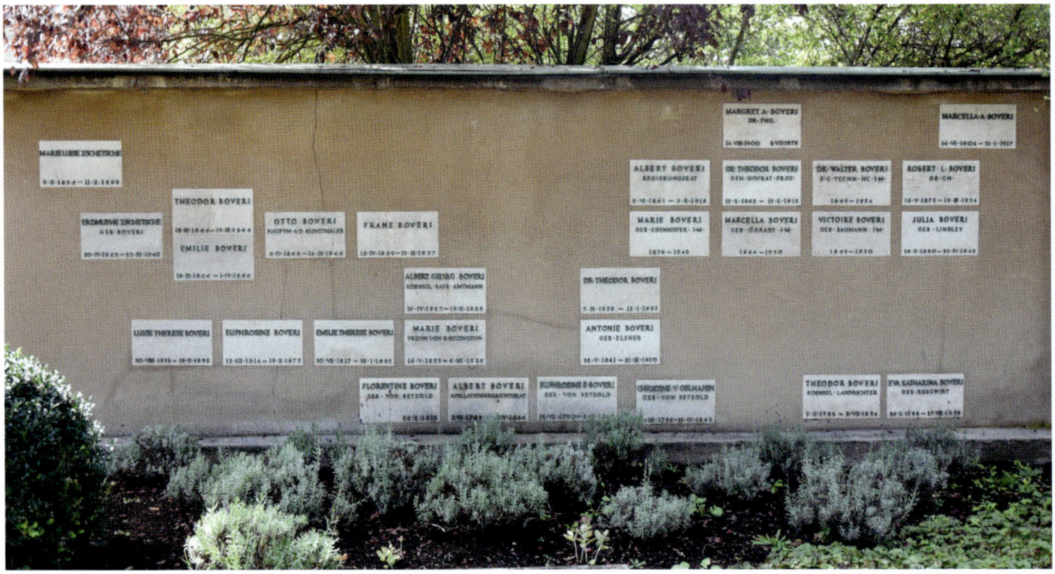

Abb. 6: Familiengrabstätte Boveri auf dem Bamberger Hauptfriedhof. Foto Sophie Krackhardt, 2023.

15 Margret Boveri: Der Verrat im 20. Jahrhundert, 4 Bde., Reinbek bei Hamburg 1956–1960. (Bd. 1: Für und gegen die Nation. Das sichtbare Geschehen; Bd. 2: Für und gegen die Nation. Das unsichtbare Geschehen; Bd. 3: Zwischen den Ideologien. Zentrum Europa; Bd. 4: Verrat als Epidemie. Amerika. Fazit).

16 Theodor Heuss: Anton Dohrn in Neapel, Berlin 1940.

Prof. Dr. Victor Emil Freiherr von Gebsattel (1883–1976)

Christoph Schindler

„Helf' Gott! Ein Mann, ein Wort! Allzeit am rechten Ort!": so lautet der Wappenspruch der Freiherren von Gebsattel.[1] Kaum ein Mitglied der weitverzweigten fränkischen Familie[2] ist diesem Motto so gerecht geworden wie Victor Emil Klemens Franz von Gebsattel.[3] Obwohl er in seinem ausgesprochen wechselvollen, weit über 90 Jahre währenden Leben die unterschiedlichsten Persönlichkeiten, Metropolen und Weltanschauungen kennenlernen sollte, blieb er bis zuletzt seinem katholischen Glauben und seinen fränkischen Wurzeln verbunden.

Geboren am 4. Februar 1883 in München als Sohn des Kavallerieoffiziers Konstantin Freiherr von Gebsattel (1854–1932)[4], verbrachte Viktor Emil die Kindheit und Jugend – den Einsatzorten des Vaters folgend – an vielfach wechselnden Orten: in Bamberg die Volksschuljahre und die ersten zwei Gymnasialjahre (am Neuen Gymnasium, heute: Franz-Ludwig-Gymnasium). In Bamberg gehörte sein Vater wie viele seiner Verwandten vor und nach ihm dem Offizierskorps der Bamberger Ulanen an. Der Regimentsinhaber, Kaiser Wilhelm II. (1859–1941, reg. 1888–1918), soll deswegen in seiner jovialen Art gelegentlich vom „Regiment Gebsattel" gesprochen haben. Viktor Emil konnte sich nach der Reifeprüfung 1901 am Würzburger Kgl. Neuen Gymnasium (heute: Riemenschneider-Gymnasium)[5] jedoch nicht für eine Berufsoffizierslaufbahn begeistern und leistete

---

1 Zitierte Internetseiten wurden letztmals konsultiert am 25.06.2023.
Michael Peters: Konstantin Frhr. von Gebsattel (1854–1932), General, Politiker, in: Fränkische Lebensbilder, Bd. 16, Neustadt an der Aisch 1996, S. 175.

2 Dieter J. Weiß, Gebsattel, Adelsfamilie, in: Historisches Lexikon Bayerns (publiziert 12.10.2015): https://www.historisches-lexikon-bayerns.de/Lexikon/Gebsattel,_Adelsfamilie. Vgl. auch Genealogisches Handbuch der Freiherrlichen Häuser (Genealogisches Handbuch des Adels. Gesamtreihe Bd. 44 / Freiherrliche Häuser A, Bd. 7), Limburg an der Lahn 1969, S. 104–108; Genealogisches Handbuch des in Bayern immatrikulierten Adels, Bd. 16, Neustadt an der Aisch 1986, S. 244–248.

3 Über ihn siehe Burkhard Stefan Scheible: Viktor Emil von Gebsattel (1883–1976), Leben und Werk, Diss. med. Tübingen 2008. Vgl. etwa auch Dietrich von Engelhardt: Gebsattel, Victor-Emil von, in: Werner E. Gerabek / Bernhard D. Haage / Gundolf Keil / Wolfgang Wegner (Hrsg.): Enzyklopädie Medizingeschichte, Bd. 1, Berlin / New York 2007, S. 462f.; Manfred Berger: Viktor Emil von Gebsattel, in: Biographisch-Bibliographisches Kirchenlexikon (BBKL), Bd. 26, Nordhausen 2006, Sp. 443–457; Volkmar Sigusch: Geschichte der Sexualwissenschaft, Frankfurt am Main / New York 2008, S. 393–412, 479–484; Volkmar Sigusch / Günter Grau (Hrsg.): Personenlexikon der Sexualforschung, Frankfurt am Main / New York 2009, S. 221–226.

4 Konstantin von Gebsattel wurde 1910 aus Krankheitsgründen zur Disposition gestellt und, anders als sein Bruder Ludwig, im Ersten Weltkrieg nicht mehr reaktiviert. (Im deutschen Kaiserreich konnten Offiziere vorzeitig aus dem aktiven Dienst ausscheiden und erhielten Pensionszahlungen bis zu einer erneuten Einberufung, meist im Kriegsfall.) Er wirkte bis zu seinem Tod 1932 als Funktionär des Alldeutschen Verbandes und des Deutschen Schutz- und Trutzbundes.

5 Jahres-Bericht über das Kgl. Neue Gymnasium zu Würzburg für das Schuljahr 1900/1901, Würzburg 1901, S. 63 (Klasse IX, Abt. A). – Gebsattel war seinerzeit Zögling des „Königlich adeligen Julianums" (so die Bezeichnung seit

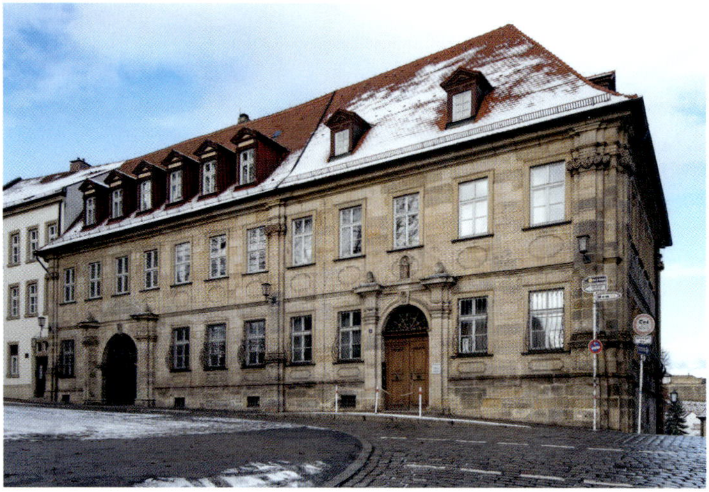

Abb. 1: Palais Gebsattel, Bamberg, Jakobsplatz 4 (rechts) und 5 (links). Foto Tilman2007, 2017 (Lizenz CC BY-SA 4.0).

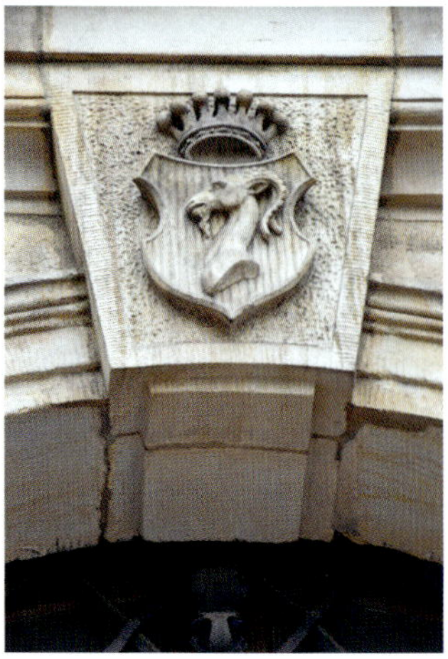

Abb. 2: Familienwappen von Gebsattel, Bamberg, Jakobsplatz 4. Foto Sophie Krackhardt, 2023.

seinen Wehrdienst als Einjährig-Freiwilliger in einem von seinem Vater geführten Reiterregiment in der Bayerischen Pfalz.

So entschieden Viktor Emil dem väterlichen Berufswunsch widersprochen hatte, so unentschlossen verfolgte er zunächst seine Studien. Nach einem Semester Jurisprudenz in Berlin brach er dieses Studium ab und reiste für einige Monate aus kunstgeschichtlichem Interesse nach Paris, wo er Rainer Maria Rilke (1875–1926) – zu dieser Zeit Privatsekretär von Auguste Rodin (1840–1917) – und dessen Freundin Lou Andreas-Salomé (1861–1937) erstmals begegnete.[6] Zurück in Deutschland, nahm er im Wintersemester 1903 Ludwig-Maximilians-Universität München ein Studium der Philosophie auf. Dabei folgte er zunächst seinen kunstgeschichtlichen Neigungen, gab dann aber philosophischen und psychologischen Themen immer mehr Raum. Hier wurde er Schüler von Henri Bergson (1859–1941), der mit seiner „Lebensphilosophie“ eine Synthese von Geistes- und Naturwissenschaften anstrebte. Seine Dissertation „Bemerkungen zur Psychologie der Gefühlsirradiation“ fertigte Gebsattel bei Theodor Lipps (1851–1914) an, der sich wie Wilhelm Wundt (1832–1920) in Leipzig der Experimentalpsychologie verschrieben hatte.

Nach der Promotion im Jahre 1906 verbrachte der aus wirtschaftlich gesicherten Verhältnissen stammende Gebsattel sieben Jahre als Privatgelehrter. Reisen zu klassischen antiken Stätten, nach Frankreich und in die Schweiz, Begegnungen mit bedeutenden Zeitgenossen wie Rainer Maria Rilke, Harry Graf Kessler (1860–1937) oder Henry van de Velde (1863–1957) und die Publikation seines einzigen als alleiniger Autor publizierten Buches „Moral in Gegensätzen“ dienten der kontemplativen intellektuellen Weiterentwicklung.

Der Besuch des ersten öffentlich zugänglichen Psychoanalytiker-Kongresses 1911 in

---

der Wiedereröffnung 1880). Das Internat in der Kapuzinerstraße 6 ging auf das 1607 durch Fürstbischof Julius Echter von Mespelbrunn gegründete „Seminarium Nobilium“ zurück, das der Ausbildung junger Adeliger diente. Hierzu https://wuerzburgwiki.de/wiki/Julianum.

6 Michaela Wiesner-Bangard / Ursula Welsch: Lou Andreas-Salomé. „...wie ich Dich liebe, Rätselleben“. Eine Biographie, Leipzig 2002.

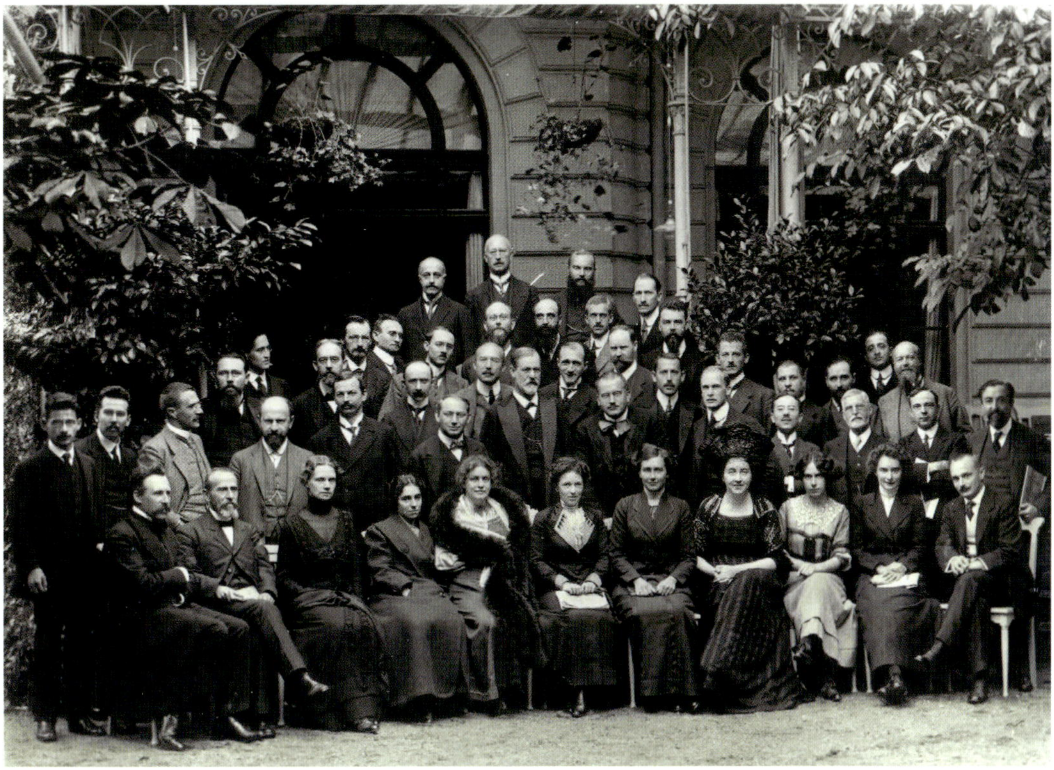

Abb. 3: Gruppenbild mit den Teilnehmern des Psychoanalytiker- Kongresses in Weimar, 1911. Viktor Emil von Gebsattel ist die fünfte Person in der zweiten Reihe von rechts (Archiv der Sigmund Freud Privatstiftung, Wien).

Weimar[7] gab ihm den Anstoß, sich mit der Medizin, speziell mit der Seelenheilkunde auseinanderzusetzen. Auf dieser Tagung wurden erstmals auch öffentlich die Konflikte zwischen Sigmund Freud (1856–1939) und einigen seiner Schüler – Carl Gustav Jung 1875–1961), Alfred Adler (1870–1957) oder Wilhelm Reich (1897–1957) – offen ausgetragen. Somit waren die in Weimar anwesenden, noch keiner psychoanalytischen Richtung zugehörigen Gäste potentielle Bündnispartner der Kontrahenten und wurden entsprechend umworben.[8]

So sehr Gebsattel von Freud fasziniert war, befremdete ihn doch dessen Hang zur Dogmatik. Auch dessen auf einer Psychologie des Unterbewussten fußende Lehre einer Tiefenpsychologie behagte dem von der katholischen Sexualmoral geprägten Freiherrn nicht uneingeschränkt, vielmehr vermisste er eine Ergänzung durch eine „Höhenpsychologie" oder „Vogelperspektive".[9] So dürfte auch eine

7 Diercks, Christine (Bearb., 2010): 1911 – Weimar, III. Internationaler Psychoanalytischer Kongreß, in: psyalpha. Wissensplattform für Psychoanalyse (https://www.psyalpha.net/de/chronik/ipv-internationale-psychoanalytische-vereinigung/internationale-psychoanalytische-kongresse-seit-1908/1911-weimar-iii-interationaler-psychoanalytischer-kongress).

8 Stephan von Minden: Viktor Emil v. Gebsattel und Maria v. Stach. Neue Aufschlüsse über zwei Teilnehmer am 3. Psychoanalytischen Kongress in Weimar, in: Luzifer-Amor. Zeitschrift zur Geschichte der Psychoanalyse 24 (2011), S. 99–105.

9 Christof Goddemeier: Victor Emil von Gebsattel: „Werden und Handeln", in: Deutsches Ärzteblatt 105 (2008), S. 70.

kolportierte Affäre[10] mit Lou Andreas-Salomé (1861–1937), die damals schon im Alter seiner Mutter war, seinen moralischen Prinzipien zutiefst widersprochen haben.

Seine Sinnsuche brachte ihn in diesen Jahren auch in die Nähe des erklärten Gegners der Psychoanalyse Ludwig Klages (1872–1956) und des Philosophen Max Scheler (1874–1928).[11] Das Interesse an der menschlichen Seele führte ihn aber nicht zu Theologie, vielmehr schrieb er sich 1913 an der Münchner Ludwig-Maximilians-Universität für das Fach Medizin ein. Überschattet durch den Ersten Weltkrieg, den Gebsattel auf Grund einer Verletzung des rechten Kniegelenks, die er Anfang des Jahrhunderts erlitten hatte, nicht bei der kämpfenden Truppe erlebte, konnte er sein Studium 1919 beenden.

Er wandte sich nun endgültig der Psychiatrie zu. An der Münchner Universitätsnervenklinik (dem heutigen Max-Planck-Institut für Psychiatrie) unter Emil Kraepelin (1856–1926) unter Emil Kraepelin (dem heutigen Max-Planck-Institut für Psychiatrie) mit ihrer morphologisch-experimentellen Ausrichtung lernte er zudem eine vollkommen gegensätzliche Methodik kennen. Promoviert wurde Gebsattel 1920 mit einer im Pathologischen Institut unter Max Borst (1869–1946) entstandenen Arbeit zur Frage atypischer Tuberkuloseformen, die retrospektiv wohl als Sarkoidose interpretiert werden müssen.[12] Eine der damals noch wenigen weiblichen Studierenden in Bayern, überdies Protestantin, Karoline Franziska von Falkenhayn, Nichte des letzten kaiserlichen Kriegsministers, die sich zur Kinderärztin ausbilden ließ, wählte Gebsattel wenige Monate später zur Ehefrau.

Nach einem kurzen Intermezzo 1922–1925 als Psychiater an den Kuranstalten Westend in Berlin übernahm er 1925 die Leitung des Privatsanatoriums Schloß Fürstenberg in Brandenburg. Seine therapeutischen Methoden waren sehr individuell, keiner psychiatrischen Schule verhaftet. Neben schulmedizinischen ließ er auch psychoanalytische oder anthropologische Ansätze einfließen. Während dieser Zeit folgte er auch intensiv seinen kulturellen, vor allem literarischen Neigungen. Wenige Tage vor Kriegsbeginn wurde das Sanatorium von der Wehrmacht als Lazarett requiriert.[13]

Für die Jahre 1939 bis 1944 ist eine freie Mitarbeit an dem von Matthias Heinrich Göring (1879–1945), einem Cousin des Reichsmarschalls Hermann Göring (1893–1946), im Jahre 1936 gegründeten und geleiteten Zentralinstitut für psychologische Forschung und Psychotherapie in Berlin belegt; einem Versetzungsgesuch an eine Zweigstelle nach Wien wurde 1944 stattgegeben. Das Institut, das offiziell zur Ausarbeitung einer „Deutschen Seelenheilkunde" geschaffen worden war, fußte auf Räumlichkeiten und „arischem" Personal des Berliner Psychoanalytischen Institutes. Eine aktive Rolle in einer nationalsozialistischen Organisation verneinte Gebsattel. Ob er allerdings – wie von manchen Autoren behauptet der familiären Nähe zu Claus Schenk Graf von Stauffenberg (1907–1944) und Henning von Tresckow (1901–1944) wegen – im aktiven Widerstand war, ist anzuzweifeln.

Nach dem Zweiten Weltkrieg leitete Viktor Emil von Gebsattel Sanatorien in Überlingen und Freiburg. Im Jahre 1950 erhielt er einen Ruf in seine fränkische Heimat, auf eine Professur für Medizinische Anthropologie und Psychotherapie an der Julius-Maximilians-Universität Würzburg. Verbunden mit dieser Professur war die kommissarische Leitung der Psychiatrischen Universitätsklinik. Sein verbindliches und respektvolles Auftreten auch

10 Scheible 2008 (wie Anm. 3), S. 47–54.
11 Ebd., S. 54–60.
12 Eckart Wiesenhütter (Hrsg.): Werden und Handeln. V. E. Freiherr von Gebsattel zum 80. Geburtstag, Stuttgart 1963.
13 Scheible 2008 (wie Anm. 3), S. 251.

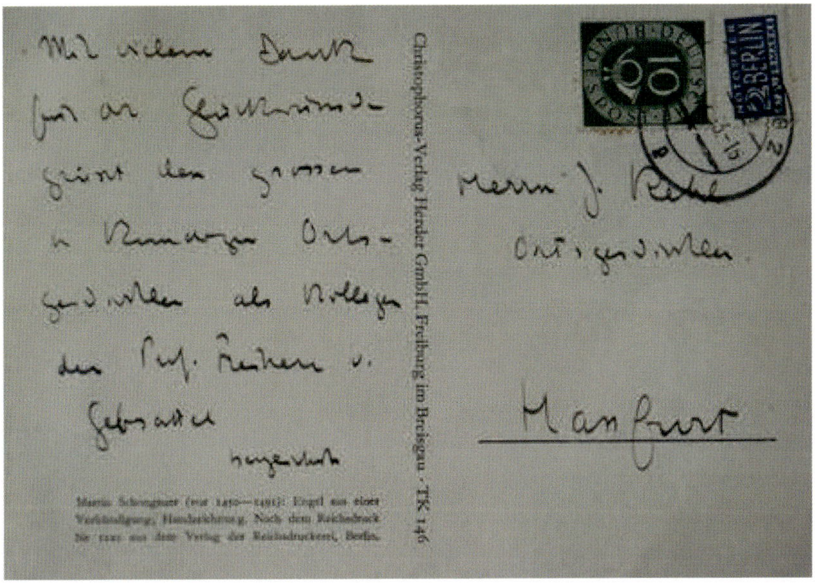

Abb. 4: Postkarte von Viktor Emil von Gebsattel an „Herrn J. Kehl, Ortsgeschichtler, Hassfurt“ (1953), als Antwort auf eine Geburtstagsgratulation: „Mit vielem Dank für die Glückwünsche grüsst den grossen u[nd] kundigen Ortsgeschichtler als Kollegen der Prof. Freiherr v. Gebsattel herzlichst.“ Privatbesitz| Repro Sophie Krackhardt. – Josef Kehl (1885–1967) war neben seinem Hauptberuf als Malermeister beflissener Chronist der Stadt Haßfurt, Heimatforscher und namhafter Fossiliensammler.

gegenüber Studierenden brachte ihm bald den Spitznamen „Neurosenkavalier“ ein.[14]

Mit Ende des Sommersemesters 1969 trat er im Alter von 86 Jahren in den Ruhestand, den er zunehmend dem Studium vor allem der regionalen Geschichte und Erdgeschichte widmete.[15] Hatte er schon mit der Rückkehr nach Franken Bamberg zu seinem Erstwohnsitz erkoren, siedelte er – seit 1966 verwitwet – nun vollständig in das dortige von Johann Dientzenhofer (1663–1726) erbaute Palais Gebsattel am Jakobsplatz 4 über.[16] Seinen Wohnsitz nahm er im benachbarten Haus Jakobsplatz 7[17], nachdem er im Jahre 1967 die dort ansässige Rosmarie Renz, verw. von Minden (1919–2004), geehelicht hatte.[18] Eine Privatpraxis unterhielt er noch bis kurz vor seinem Tod am 22. März 1976.

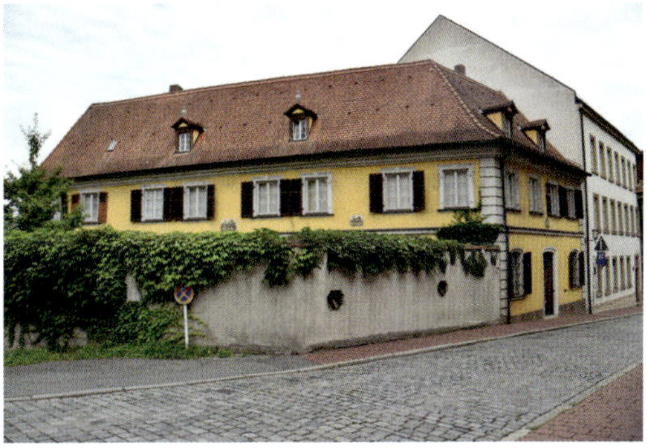

Abb. 5: Bamberg, Jakobsplatz 7. Wohnsitz Viktor Emil von Gebsattels nach seiner zweiten Eheschließung 1967. Foto Sophie Krackhardt, 2023.

Einer Aussage seiner zweiten Ehefrau zufolge wird vieles aus Gebsattels Vita im Verborgenen bleiben, da er die Angewohnheit pflegte, erledigte Korrespondenzen und Manuskripte sogleich dem Papierkorb zu überantworten.[19]

14 Andreas Mettenleiter: „Der „Neurosenkavalier“ von blauem Blut, in: Mainpost Würzburg, 03.01.2003.

15 Postkarte an Josef Kehl (1885–1967), Malermeister, Stadtchronist und Fossiliensammler in Haßfurt, datiert 15.2.1958.

16 Tilmann Breuer / Reinhard Gutbier / Peter Ruderich: Stadt Bamberg 3. Immunitäten der Bergstadt. 3. Viertelband: Jakobsberg und Altenburg (Die Kunstdenkmäler von Bayern, Regierungsbezirk Oberfranken 5), Bamberg / München / Berlin 2008, S. 469–481.

17 Ebd., S. 493-497.

18 Genealogisches Handbuch 1969 (wie Anm. 2), S. 105; Genealogisches Handbuch 1986 (wie Anm. 2), S. 245. – https://de.findagrave.com/memorial/261016723/rosmarie-von_gebsattel.

19 Sigusch/Grau 2009 (wie Anm. 3), S. 222.

Die Anzeichen des Todes sind trügerisch.
Ein jeder ist in Gefahr, zu früh und
damit lebendig begraben zu werden.
Einzig die Fäulnis zeigt den Tod an.[1]

Leichenschau-Ärzte in Bamberg vom 19. Jahrhundert bis heute

Georg Knoblach

Vorschriften und Gebühren

Regelungen zur Feststellung des Todeseintritts gibt es seit Jahrhunderten. Seit Mitte des 18. Jahrhunderts sind in Bayern Ärzte mit dieser Aufgabe betraut. Die Leichenschau sollte zum einen verhindern, dass ein Scheintoter beerdigt wird: eine Furcht, die im 18. und im

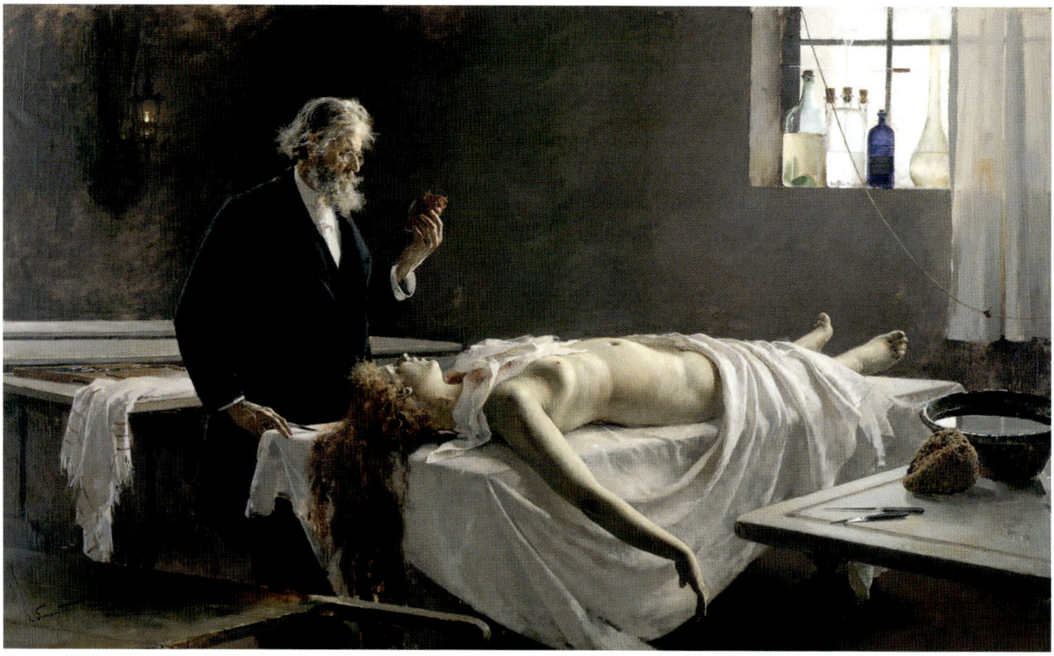

Abb. 1: Enrique Simonet (1866–1927): „La autopsia". Öl auf Leinwand, 177 × 291 cm, 1890 (Museo Nacional del Prado, Madrid). – So schaurig schön und romantisch, wie es dem Künstler vorschwebt, ist weder eine Leichenschau noch eine Sektion. Das ist auch sicher nichts für „schwache Nerven". Dennoch bleibt es eine notwendige letzte ärztliche Handlung für den Patienten.

1 Nach Jaques-Jean Bruhier (1685–1756). Vgl. Bruhier 1754.

frühen 19. Jahrhundert epidemisch unter der Bevölkerung verbreitet war. Sie sollte mögliche Verbrechen aufdecken. Und sie sollte nicht zuletzt die Einhaltung hygienischer Vorschriften sicherstellen. Zuständig für die Organisation des Bestattungswesens war das Bayerische Innenministerium, in der Ämterhierarchie nachgeordnet sodann die Bezirksverwaltung in Bayreuth und schließlich vor Ort der Magistrat der Stadt Bamberg.

Detailliert war geregelt, wie mit einer Leiche bis zu ihrer Beerdigung umzugehen ist.[2] Leichenfrauen, es wurde für jeden Stadtdistrikt eine bestellt, hatten die Toten herzurichten, die anfallenden Gebühren einzutreiben sowie Daten und Dokumente an die zuständige Behörde weiterzuleiten. Wichtigster Bestandteil der Verordnung war die Leichenschau mit nachfolgender Ausstellung des „Todtenscheins". Eine vor Ausstellung dieses Dokumentes vorgenommene Beerdigung oder Sektion war „mit schwerer Strafe" bedroht.[3] Die Leichenschauärzte, ebenfalls einer für jeden Distrikt und ein Stellvertreter, wurden vom Magistrat, nach Rücksprache mit dem Ärztlichen Bezirksverband (entspricht dem heutigen Ärztlichen Kreisverband) und dem Bezirksamtsarzt (entspricht dem Leiter des heutigen Gesundheitsamtes) ernannt.

Eine erste Leichenschau war am „Auffindungsort" durchzuführen und eine zweite – 12 Stunden später – im Leichenschauhaus. Im frühen 19. Jahrhundert wurden die städtischen Friedhöfe um die innerstädtischen Kirchen aufgelöst und an die Peripherie der Städte verlegt. In dem Friedhof, der in Bamberg seinerzeit an der Siechenstraße geschaffen wurde, weihte man im Oktober 1835 ein „Leichenschauhaus" ein (d.i. am heutigen Portikus).

Kein schönes Amt – aber meist nicht schlecht bezahlt

Eine Motivation für die Ärzteschaft, das Amt des „Leichenbeschauers" mit all seinen Unannehmlichkeiten anzunehmen, war oft finanzielles Zubrot. So erhielt vor dem Ersten Weltkrieg der Arzt für die erste Leichenschau in seinem Bezirk 1200 Mark im Jahr, der für die zweite Leichenschau zuständige Kollege 840 Mark.[4] Im Oktober 1894 bewarb sich der praktische Arzt Dr. Herdt erfolgreich um einen vakant gewordenen Platz der ersten Leichenschau, da er von den Erlösen seiner Praxis nicht leben könne.[5] Im März 1902 bat er um Ablösung von dem Amt, da ihm seine Privatpraxis keine Zeit mehr für andere Tätigkeiten gestatte.[6] Deutlicher kann man den finanziellen Anreiz dieses Amtes nicht dokumentieren.

Die galoppierende Inflation

Im März 1920 wurde der praktische Arzt Dr. Karl Hoock (1888–1939), der in der Promenade 7 eine Praxis mit angeschlossenem Röntgen-Laboratorium betrieb, zu einem der Leichenschauärzte ernannt.[7] Er übte das Amt gewissenhaft und gesetzeskonform aus. Zunächst ist er jedoch inflationsbedingt zu einem lang andauernden „Briefkrieg"[8] um sein Honorar gezwungen. Am 20. Juli 1920 bittet er zum ersten Mal um eine „zeitgemäße" Entlohnung. Akribisch rechnet er die Teuerung und den Wertverlust der Mark vor. Er weist auch darauf hin, dass bei der GOÄ (Gebührenordnung, nach der die Ärzteschaft liquidiert) eine 50%ige Teuerungsrate anerkannt worden

2 Pechmann 1865, S. 107–109.
3 Pechmann 1865, S. 108.
4 Stadtarchiv Bamberg, C 2 + 7597, Bl. 948.
5 Ebd., C 2 + 7597, Bl. 19015.
6 Ebd., C 2 + 7597, Bl. 5243.
7 Ebd., C 2 + 7597, Bl. 1068.
8 Ebd., C 2 + 7597, gesamter Schriftwechsel ab Bl. 4439.

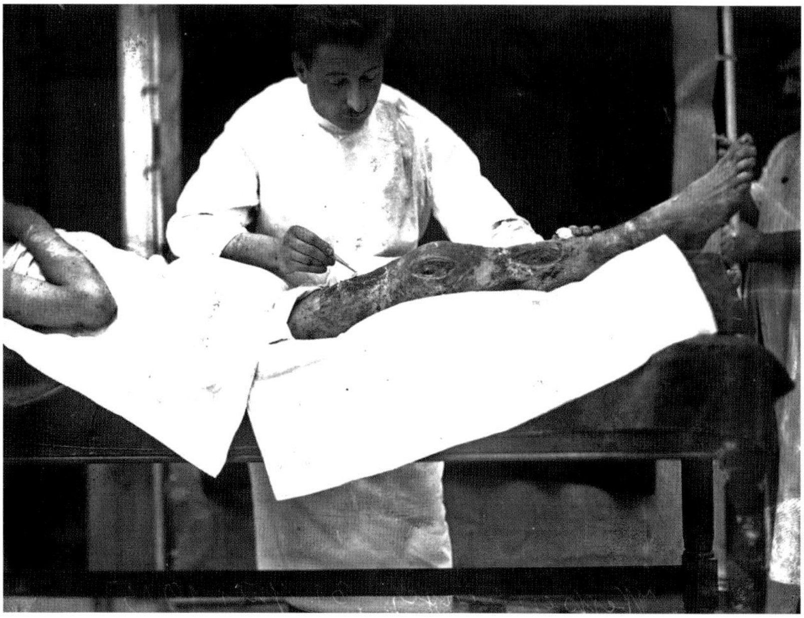

Abb. 2: Dr. Karl Hoock (1888–1939), Assistenzarzt in dem Allgemeinen Krankenhaus Bamberg, bei der Versorgung einer Schusswunde während des Ersten Weltkrieges. Foto im Nachlass Karl Hoock (Stadtarchiv Bamberg, D 1090 + 1060 | Jürgen Schraudner).

sei. Im ersten Halbjahr habe er 320 Leichenschauen durchgeführt. Damit sei das Fixum von 1200 Mark gemäß seiner Umrechnung bereits aufgezehrt. Zudem ist er der Meinung, die angestiegene Kindersterblichkeit sowie die allgemein erhöhte Sterblichkeit aufgrund von Tbc werde die Anzahl der Leichenschauen im zweiten Halbjahr noch steigern. Er beschwert sich auch darüber, dass jede der fünf Leichenfrauen 90 Mark bekäme, bei etwa 10 Todesfällen im Monat. Der Leichenschauarzt müsse sich hingegen für 50 Hausbesuche ebenfalls mit 90 Mark begnügen.

Der Magistrat befragte daraufhin den (in heutiger Terminologie) „Ärztlichen „Kreisverband" und das „Gesundheitsamt", die beide die Auffassung des Arztes teilten. So wurde das Salär für die erste Leichenschau auf 3400 Mark im Jahr und für die Zweite auf 1200 Mark erhöht. Aber der Währungsverfall schritt fort und Hoocks weitere Anträge – die anderen Leichenschauärzte verzichteten angesichts seines Engagements auf eigene Aktivitäten – beschäftigten die Stadt bis Herbst 1923. Denn wenn nach einem seiner Anträge die erhöhte Gebühr endlich zugestanden wurde, war deren reelle Kaufkraft durch die galoppierende Inflation schon längst wieder aufgezehrt. Mindestens zehn Anträge lassen sich in den Akten nachweisen. Der letzte wird am 25. September 1923 mit dem unfassbaren Betrag von 9 Millionen Mark beschieden.[9]

Betrug und Konkurrenz

Weitere finanzielle Aspekte des Amtes wurden teilweise schamlos ausgenutzt. Im April 1925 wurde als Nachfolger von Dr. Karl Hoock der praktische Arzt Dr. Franz Schmitt, Generaloberarzt a.D., ernannt. Bald wurde ihm vorgeworfen, er würde den Angehörigen

9 Das Geld verlor 1923 unglaublich schnell an Wert. Schon als Kind hat mich die Geschichte meines Großvaters fasziniert, der bei der Reichsbahn arbeitete. Der Lohn wurde wöchentlich ausbezahlt. Er holte ihn mit einem Schuhkarton ab. Einmal musste er sofort nach der Auszahlung wieder auf die Lokomotive. Am Bahnhof Probstzella, dem nächsten längeren Halt, bekam er für seinen Karton voller Geld, also für einen Wochenlohn, nur noch einen Laib Brot.

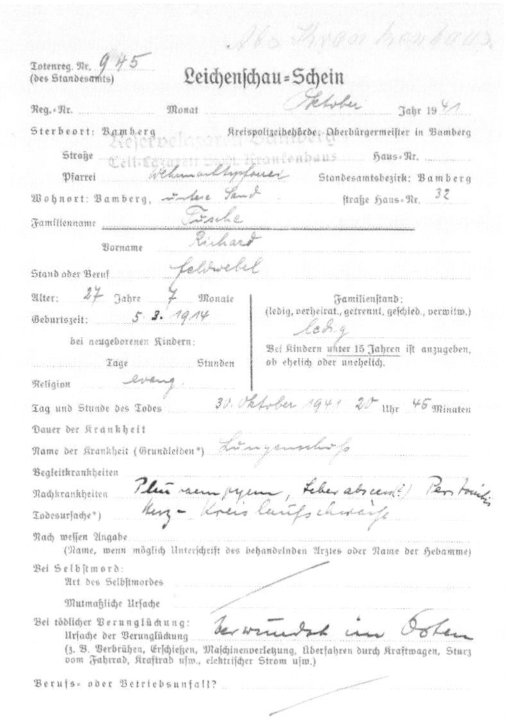

Totenreg. Nr. 945 (des Standesamts)

Leichenschau-Schein

Reg.-Nr. Monat Oktober Jahr 1941

Sterbeort: Bamberg Kreispolizeibehörde: Oberbürgermeister in Bamberg

Straße Haus-Nr.

Pfarrei Standesamtsbezirk: Bamberg

Wohnort: Bamberg, untere Sand straße Haus-Nr. 32

Familienname

Vorname Richard

Stand oder Beruf Feldwebel

Alter: 27 Jahre 7 Monate

Geburtszeit: 5. 3. 1914

bei neugeborenen Kindern: Tage Stunden

Familienstand: (ledig, verheirat., getrennt, geschied., verwitw.) ledig

Bei Kindern unter 15 Jahren ist anzugeben, ob ehelich oder unehelich.

Religion evang.

Tag und Stunde des Todes 31. Oktober 1941 20 Uhr 45 Minuten

Dauer der Krankheit

Name der Krankheit (Grundleiden*)

Begleitkrankheiten

Nachkrankheiten

Todesursache*)

Nach wessen Angabe (Name, wenn möglich Unterschrift des behandelnden Arztes oder Name der Hebamme)

Bei Selbstmord: Art des Selbstmordes

Mutmaßliche Ursache

Bei tödlicher Verunglückung: Ursache der Verunglückung Verwundet im Osten (z. B. Verbrühen, Erschießen, Maschinenverletzung, Überfahren durch Kraftwagen, Sturz vom Fahrrad, Kraftrad usw., elektrischer Strom usw.)

Berufs- oder Betriebsunfall?

Abb. 3: Natürlich wurde eine Leichenschau auch bei verstorbenen Kriegsverletzten durchgeführt, wie hier bei einem 27-jährigen Feldwebel: Er hatte an der Ostfront einen Lungenschuss erhalten und verstarb im Lazarett Bamberg (Stadtarchiv Bamberg, C 12 Leichenschauscheine für das Jahr 1941, Nr. 945. noch unverzeichnet | Jürgen Schraudner).

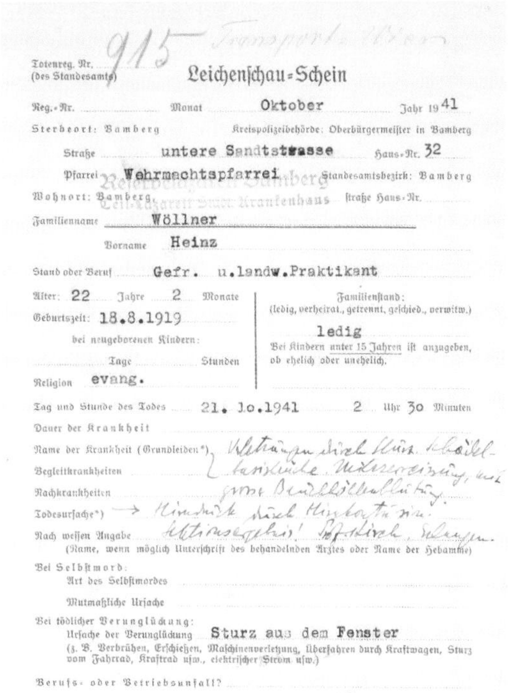

Totenreg. Nr. 915 (des Standesamts)

Leichenschau-Schein

Reg.-Nr. Monat Oktober Jahr 1941

Sterbeort: Bamberg Kreispolizeibehörde: Oberbürgermeister in Bamberg

Straße untere Sandtstrasse Haus-Nr. 32

Pfarrei Wehrmachtspfarrei Standesamtsbezirk: Bamberg

Wohnort: Bamberg, straße Haus-Nr.

Familienname Wöllner

Vorname Heinz

Stand oder Beruf Gefr. u.landw.Praktikant

Alter: 22 Jahre 2 Monate

Geburtszeit: 18.8.1919

bei neugeborenen Kindern: Tage Stunden

Familienstand: (ledig, verheirat., getrennt, geschied., verwitw.) ledig

Bei Kindern unter 15 Jahren ist anzugeben, ob ehelich oder unehelich.

Religion evang.

Tag und Stunde des Todes 21. 10.1941 2 Uhr 30 Minuten

Dauer der Krankheit

Name der Krankheit (Grundleiden*)

Begleitkrankheiten

Nachkrankheiten

Todesursache*)

Nach wessen Angabe (Name, wenn möglich Unterschrift des behandelnden Arztes oder Name der Hebamme)

Bei Selbstmord: Art des Selbstmordes

Mutmaßliche Ursache

Bei tödlicher Verunglückung: Ursache der Verunglückung Sturz aus dem Fenster (z. B. Verbrühen, Erschießen, Maschinenverletzung, Überfahren durch Kraftwagen, Sturz vom Fahrrad, Kraftrad usw., elektrischer Strom usw.)

Berufs- oder Betriebsunfall?

Abb. 4: Bei diesem 22-jährigen Gefreiten wird als Ursache seiner tödlichen Verletzung ein Fenstersturz angegeben. Es könnte sich natürlich auch um Suizid gehandelt haben. Für an der Front Gefallene, die fern der Heimat beerdigt wurden, erhielt das Standesamt die einem Leichenschauschein entsprechenden Informationen. Bei den im KZ Ermordeten wurde lediglich das Todesdatum mitgeteilt (Stadtarchiv Bamberg, C 12 Leichenschauscheine für das Jahr 1941, Nr. 915. noch unverzeichnet | Jürgen Schraudner).

gegen Gebühr (!) Todesbescheinigungen für Sterbeversicherungen aufdrängen, obwohl diese wertlos waren, da die Sterbekassen ausschließlich amtliche Dokumente anerkannten. Schließlich wurde ihm im Februar 1928 ein Verweis erteilt: Er habe dies zukünftig zu unterlassen. Nachdem er sich weiterer Verfehlungen schuldig gemacht hatte, wurde er am 11. Mai 1932 „wegen eingeschränkter Sehfähigkeit“ von seinem Amt entbunden.[10]

Der Kampf um die vermeintlich gut dotierte Stelle beschäftigte die Stadtverwaltung noch oft. So bewarb sich ein aus Preußen zugezogener Dr. Kästner im November 1933: Er sei seit 1900 Arzt, Kriegsteilnehmer mit Orden, 50 % schwer kriegsbeschädigt und habe „immer eine nationale Einstellung mit Hass gegen das System Braun-Severing[11] gehabt“. Deswegen sei er von einem Kassenarztsitz ferngehalten worden. Auch, „weil er am Ort seiner Praxistätigkeit Schulter an Schulter mit der NSDAP und als deren Schildträger gekämpft habe.“ Der Brief endet mit „Heil Hitler“![12] Der Antrag wurde abgelehnt. Ausschlaggebend dafür

10 Stadtarchiv Bamberg, C 2 +7597, Bl. 4766.

11 Otto Braun (1872–1955), SPD-Politiker, Ministerpräsident in Preußen; Carl Severing (1875–1952), SPD-Politiker, Reichsinnenminister, später Innenminister in Preußen.

12 Gesamter Vorgang: Stadtarchiv Bamberg, C 2 + 56633, November 1933.

war die angeforderte Stellungnahme Dr. Carl Schusters (1884–1965), des Vorsitzenden des Ärztlichen Bezirksverbandes: Kästner habe keinen Kassenarztsitz, weil es zur Zeit keinen freien Sitz gäbe und zudem: „Im Allgemeinen dürfte es nicht üblich sein, sich um einen Posten zu bewerben, der in festen Händen ist und dessen Inhaber zu keinen Beanstandungen Anlass gegeben hat." Dr. Schuster unterzeichnete seinen Brief mit einem „Hochachtungsvoll".

Doch Kästner ließ nicht locker und schrieb im September 1935 an den Reichsärzteführer mit dem Hinweis, die Systemparteien würden ihn missachten.[13] Die Reichsärztekammer forderte vom Magistrat Aufklärung. Letztlich war es wieder Dr. Schuster, der die Argumentation für die Ablehnung verfasste. Dieser verwies auf die finanziell schlechte Lage und die Bedürftigkeit der aktuell amtierenden Leichenschauärzte. Zudem habe der Antragsteller jetzt eine Kassenarztzulassung, habe bis jetzt aber noch keine Abrechnung eingereicht. „Wenn man das tut, dann darf man sich nicht wundern, wenn man auch nichts bekommt." Die Argumentation von Kästner sei „querulatorisches Jammern". Er schließt mit diesen Worten: „Den Ausführungen des Herrn Dr. Kästner, welcher sich als Opfer eines ganzen Verfolgungssystems empfindet und darstellt, vermag ich nicht zu folgen. Jedenfalls sind diese Schreiben kennzeichnend für die Einstellung des Herrn Dr. Kästner in sonstigen Dingen, er ist dafür in hiesigen Kollegenkreisen bekannt."[14] Kästner blieb hartnäckig und verwies auf seine (jetzt) 70%ige Kriegsbeschädigung. Schließlich wurde er im Dezember 1942 auf Initiative des NSDAP-Ärztebundes zum Stellvertreter des ersten Leichenschauarztes ernannt. Seinerzeit waren bereits mehrere Ärzte zur Wehrmacht einberufen. Einen Monat später wurde er wieder von dieser Aufgabe entbunden, da er „unzuverlässig" sei.[15] Störrisch wie ein kleines Kind weigerte er sich aber, seinem Nachfolger das Leichenschaubuch zu übergeben!

Kriegsende 1945

Bei Kriegsende, mit dem Einmarsch der amerikanischen Truppen, brach die öffentliche Ordnung zusammen und es wurden keine Leichenschauen mehr vorgenommen.[16] Die Akte vermerkt, die Leichenschau sei in den Tagen nach der Besetzung wegen Verkehrsschwierigkeiten (u.a. keine intakten Brücken) aufgegeben worden. Nunmehr sei es Zeit, diese wiedereinzuführen, zumal anormale (!) Sterbefälle nicht selten seien. Wer sich jetzt für die Stelle des Leichenschauarztes bewarb, musste einen Entnazifizierungsbogen vorweisen können und vom Public Health Officer der amerikanischen Militärregierung nach Überprüfung durch den militärischen Nachrichtendienst bestätigt werden.

... und wieder reizt das gut dotierte Amt

Die Bewerbungen als Leichenschauarzt sind wieder von finanzieller Not geprägt. So stellte im Februar 1948 der Arzt Dr. Anton Westermeir, wohnhaft St.-Getreu-Straße 34, einen Antrag: Er sei 1915 in Würzburg geboren, habe 1941 das Staatsexamen abgelegt, sei von 1939 bis 1945 Soldat gewesen. 1943 sei er an der Ostfront schwer verwundet worden und 50 % beschädigt. 1945 in amerikanische Kriegsgefangenschaft geraten, sei er nach Bamberg entlassen worden, weil seine Wohnung in Würzburg ausgebombt gewesen sei und er sein ganzes Hab und Gut verloren habe. Bis zum

13 Stadtarchiv Bamberg, C 2 + 56633, September 1935.
14 Ebd., C 2 + 56633, September 1935.
15 Stadtarchiv Bamberg, C 2 + 56633, Dezember 1942 und Januar 1943.
16 Ebd., C 2 + 56633, Eintrag vom 07.08.1945.

1. Februar 1948 im Krankenhaus Bamberg als unbezahlter Volontär tätig, sei er jetzt praktischer Arzt, allerdings ohne Kassenzulassung. Er falle unter die Weihnachts-Amnestie und sei als Mitläufer entnazifiziert worden.[17] Etwa zeitgleich bewarb sich Dr. Wilhelm Beck, geboren 1911, wohnhaft in der Luisenstraße 10. Er sei drei Jahre in Gefangenschaft gewesen, seine Wohnung sei von der Besatzungsmacht beschlagnahmt, er habe zwar die Kassenzulassung, aber eine „sehr beschränkte Praxis" und könne nur stundenweise in den Räumen seines Bruders – eines Zahnarztes – ordinieren. Beide Antragsteller wurden berücksichtigt: Westermeir als Vertreter eines amtierenden ersten Leichenschauarztes und Beck als zweiter Leichenschauarzt.

Auch das Gesundheitsamt ist an der Stelle interessiert

Im Dezember 1949 schrieb das Gesundheitsamt an den Stadtrat: Früher seien immer ältere, bedürftige Ärzte zu Leichenschauärzten ernannt worden, jetzt seien es junge und leistungsfähige (Jahrgänge 1911–1915), die auch noch Praxen in günstiger Lage hätten (Lange Straße, Grüner Markt, Siechenstraße). Man möge ihnen kündigen und älteren Ärzten, deren Existenz bedroht sei, das Amt überlassen. Welche Ärzte dies seien, könne man beim Ärztlichen Bezirksverband erfragen. Die zweite Leichenschau solle nur noch von einem Amtsarzt (!) durchgeführt werden.[18] Der Leiter des Gesundheitsamtes spekulierte offensichtlich auf einen Nebenverdienst. Dazu kam es freilich nicht. Allerdings beschloss der Stadtrat bei der Beratung über diesen Antrag, die Leichenschauärzte nur noch „auf Zeit" zu ernennen.

Die verbeamteten Ärzte des Gesundheitsamtes gaben nicht auf. Obermedizinalrat Dr. Julius Aub forderte 1953 gar die Stelle des ersten Leichenschauarztes für sich – wieder vergeblich.[19] 1950 wurde bei der anstehenden Nachbesetzung der Vertreterstelle eines ersten Leichenschauarztes Dr. Bruno Rümmler ernannt. Ein praktischer Arzt, geboren 1909 im Sudetenland, Flüchtling mit vierköpfiger Familie. Der finanzielle Gewinn aus diesem Amt war aber offensichtlich nicht ausreichend. Im Juni 1952 wurde er wegen gewerbsmäßiger Abtreibung zu zwei Jahren Zuchthaus verurteilt.[20] Schließlich wurde das Stadtgebiet in zwei Leichenschaubezirke aufgeteilt, die mit jeweils zwei Ärzten besetzt wurden, die sich gegenseitig zu vertreten hatten. Die bisherige zweite Leichenschau im Friedhof entfiel.[21]

Ein Amt mit Risiken und Fallstricken

Naturgemäß ist die Tätigkeit eines Leichenschauarztes nicht unproblematisch. Hier einige markante Beispiele aus den Akten:

Dr. Karl Hoock, seit 1920 im Amt, besticht durch seine Zuverlässigkeit und Paragraphentreue. Gemäß geltendem Recht durfte die erste Leichenschau frühestens 8 Stunden nach Todeseintritt durchgeführt werden (um sichere Todeszeichen nachweisen zu können). Dies war mit den jüdischen Bestattungsriten – vor allen Dingen am Sabbat – nicht einzuhalten: die Leiche musste frühzeitig aus der Wohnung entfernt werden.

Im August 1921 kam es zum Konflikt.[22] Hoock wurde an einem Samstagnachmit-

17 Ebd., C 2 + 56633a, Einträge Februar – März 1948.
18 Ebd., C 2 + 56633, Eintrag vom 17.11.1949.
19 Ebd., C 2 + 56633, Eintrag vom 09.10.1953.
20 Ebd., C 2 + 56633, Eintrag Juni 1952.
21 Ebd., C 2 + 56633, Eintrag vom 02.04.1954.
22 Gesamter Vorgang: Stadtarchiv Bamberg, C 2 + 7597, Bl. 14616.

tag um 17 Uhr in die Wohnung der Familie Kronacher gebeten, um „sofort“ die Leichenschau durchzuführen. Den Auftrag nahm sein Dienstmädchen entgegen, da er nicht zuhause war. Am nächsten Morgen begab er sich ins Sterbehaus. Dort überreichte ihm der jüdische Leichendiener einen Leichenschauschein, unterschrieben von Dr. Dessauer. Die Leiche war bereits im Leichenhaus. Daraufhin beschwerte sich Hoock beim Magistrat: „Da es am System liegt und durch ein derartiges Hinwegsetzen der jüdischen Kultusgemeinde die bestehenden Vorschriften und der Zweck der Leichenschau illusorisch gemacht wird, ersuche ich hiermit den Stadtrat, die jüdische Kultusgemeinde darauf hinweisen zu wollen, dass die bestehenden Vorschriften auch für Juden gelten, dass die Leichenschau innerhalb der gesetzlichen Frist erfolgt und nicht jedes Mal sofort verlangt werden kann und dass zur Vornahme der Leichenschau nur der amtlich verpflichtete Leichenschauarzt berechtigt ist. Herr Dr. Dessauer wolle vom letzten Satz amtlich verständigt werden.“ Die Stadt schrieb am 7. September 1921 diplomatisch an die Regierung von Oberfranken, die ebenfalls von Hoock informiert war: „Die Angelegenheit wurde in direktem Benehmen mit den in Betracht kommenden Personen geregelt.“ In der Folge blieb alles wie es war: Die jüdische Gemeinde behielt ihre Bestattungsriten bei und Hoock akzeptierte dies.

Mord oder Selbstmord?

Schließlich unterlief ihm ein Fehler, der überhaupt nicht zu seinem Charakter passte. Am 24. Januar 1925 wurde er gegen 8 Uhr in die Weide 22 gerufen.[23] Dort traf er auf einen Schutzmann und den Gärtner Rost. In dem kleinen Hof des Anwesens befand sich ein Abort mit einer offenen Jauchegrube. Etwa zwei m von dieser Grube entfernt lag auf einem Strohhaufen eine über und über mit Kot und Unrat bedeckte Leiche, die vom Nabel abwärts nackt war, da das Hemd nach oben über den Kopf gezogen war. Dem Arzt wurde mitgeteilt, der Tote sei in der Jauchegrube ertrunken (!). Gärtner Rost, ein Nachbar, gab dies zu Protokoll: Der Tote habe sich ertränkt (!), weil er heute heiraten sollte. Wohl auch damals nicht der typischste Suizidgrund. Hoock stellte den Leichenschauschein aus, allerdings ohne Beerdigungserlaubnis. Auf dem Dokument vermerkte er dies: „Friedmann Wilhelm, ledig, 42 Jahre und 6 Monate, tot 6¼ durch Ertrinken, laut Angabe vom Angehörigen.“

Im Leichenschauhaus, beim Zurechtmachen für den Sarg, bemerkte der Leichenbestatter einen „haarscharfen“ Schnitt in einer Hautfalte des Halses. Jetzt erst kam es zur polizeilichen Untersuchung. In der Montagsausgabe der Tageszeitung wird über den Fall berichtet und der ebenfalls im Hause wohnende Bruder Georg des „Mordes“ verdächtigt.[24] In derselben Ausgabe findet sich eine Todesanzeige, unterschrieben vom Bruder und seiner Frau, in der von einem „Unglücksfall“ gesprochen wird.[25] Die Beerdigung ist für diesen Montag auf 16 Uhr terminiert. Und sie fand auch statt! Obwohl die Sektion erst an diesem Morgen um 9 Uhr durchgeführt worden war. Dabei fand sich ein 5,5 cm langer und 3 cm tiefer Schnitt im Hals. Die Luftröhre war durchschnitten, ein großes Gefäß verletzt. Diese Wunde war nach Meinung des Arztes nicht tödlich, aber so schwer, dass das Opfer sich damit nicht mehr bewegen konnte. Der Mann war letztlich, wie die Jauche in der Lunge bewies, tatsächlich in der Mistgrube ertrunken. In seinem Bett

23 Gesamter Vorgang: Ebd., C 2 + 7597, Bl. 3210.
24 Bamberger Tagblatt 26.01.1925, S. 3.
25 Ebd., 26.01.1925, S. 4.

im ersten Stock des Hauses fand man Blut und ein geöffnetes blutiges Rasiermesser. Im Schlafzimmer sowie auf der gesamten Strecke zum Abort waren dagegen keinerlei Blutspuren nachweisbar.

Daraufhin nahm man den Bruder des Toten, den Gärtnermeister Georg Friedemann, und seine Ehefrau noch vor der Beerdigung unter Mordverdacht fest. Als Motiv vermutete man wohl Erbstreitigkeiten. Allerdings fehlten, da der „Tatort" erst so spät gründlich untersucht wurde, belastbare Indizien. Schon am 26. Januar wurde die Schwägerin wieder auf freien Fuß gesetzt, einen Tag später auch der Bruder. Am 27. Februar stellte das Landgericht die Ermittlungen gegen beide ein.[26] Die Staatsanwaltschaft informierte daraufhin umgehend die Regierung und diese schrieb am 25. März 1925 an den Stadtrat, der Leichenschauarzt habe seine Tätigkeit in mehreren Punkten sehr nachlässig ausgeübt.[27] Die Regierung forderte die Stadt zum Handeln auf und um Antwort innerhalb von 14 Tagen, was sie zu tun gedenke.

Objektiv betrachtet, ist dem Arzt kein „großer" Fehler unterlaufen. Bei einem unnatürlichen Tod hat er die Leichenschau abzubrechen und unverzüglich die Behörde zu informieren. Diese Meldung hatte er unterlassen, weil schon ein „Schutzmann", ein bei der Stadt angestellter Polizist, vor Ort war. Dieser unternahm ohne offiziellen Auftrag allerdings nichts und informierte nicht die Kriminalpolizei. Auch diesen Fall löst der Magistrat elegant. Am 1. April bittet Karl Hoock, ihn wegen Arbeitsüberlastung ab 1. Mai von seinem Amt zu entbinden. Seinem Antrag wurde stattgegeben.[28]

Verleumdung oder doch Antisemitismus?

Der Nachfolger von Dr. Hoock, Generalsoberarzt a.D. Dr. Franz Schmitt, war schon auffällig geworden, weil er „Todesbescheinigungen" verkaufte. Im Dezember 1927 wurde er zu einem verstorbenen Kind, Katharina Schraudner, gerufen.[29] Bei der Leiche befand sich ein Brief des behandelnden Arztes, Dr. Siegmund Bauchwitz[30], mit dem Hinweis, beim Kind habe eine Bronchopneumonie[31] mit Herzlähmung bestanden. Nach Aussage der Mutter war das Kind bereits länger krank gewesen und der Tod sei plötzlich nach zweimaliger Einspritzung durch den behandelnden Arzt eingetreten.[32] Dr. Schmitt drängte die Familie zu einer Anzeige gegen Bauchwitz, mit der Begründung: „[...] wie kann so ein kräftiges Kind an einer Verschleimung sterben."

Nachdem die Eltern von einer Anzeige absahen, veranlasste er eine Sektion, die nichts Auffälliges erbrachte. Seine Ehefrau und sein Dienstmädchen verbreiteten den Vorfall mit entsprechenden Ausschmückungen und Anschuldigungen in der Stadt. Bauchwitz setzte sich zur Wehr, verklagte die Frauen und den Kollegen wegen Verleumdung, letzteren auch beim Berufsgericht. Die beiden Frauen wurden wegen Verleumdung und Beleidigung verurteilt. Schmitt selbst wurde im August 1928 freigesprochen. Während des Prozesses wurde bekannt, dass auch er im Herbst 1927 wegen fahrlässiger Tötung angeklagt war. Vom Stadtrat – und später auch vom Berufsgericht – wurde er wegen der Äußerung, wie so ein kräftiges Kind sterben könne, gerügt. Er solle „zukünftig streng sachlich und ohne jegliche Bemerkungen arbeiten."

26 Ebd., 27.02.1925, S. 3.
27 Stadtarchiv Bamberg, C 2 + 7597, Bl. 5314.
28 Bamberger Tagblatt 26.01.1925, S. 3.
29 Zum gesamten Vorgang: Stadtarchiv Bamberg, C 2 + 7597, 15170.
30 Über Bauchwitz siehe Knoblach 2020, S. 157–159.
31 Lungenentzündung
32 Serumbehandlungen besonders bei Diphtherie, aber auch bei Influenza und ähnlichem, waren damals nicht ungewöhnlich.

Die Leichenschau heute

Mittlerweile hat die Leichenschau mehrere Gesetzesänderungen erfahren. Aktuell ist eine ausführliche körperliche Untersuchung vorgeschrieben und die Festlegung auf eine Diagnose, die zum Tod geführt hat. Ohne Vorkenntnisse der Krankengeschichte und ohne technische Untersuchungen ist das eigentlich nicht möglich. Der Staat erspart sich dadurch jedoch einen (teuren) öffentlichen Leichenbeschauer, wie es ihn beispielsweise in allen angelsächsischen Ländern gibt. Zur Leichenschau ist jeder niedergelassene Arzt verpflichtet: Wird er benachrichtigt, hat er die Leichenschau „unverzüglich" durchzuführen. Natürlich kommt es vor, dass dabei etwas übersehen wird, jedoch nicht in dem Umfang, wie es oft reißerisch in den Medien kolportiert wird. Und es sind beileibe nicht nur die Ärzte, die hier Fehler machen können.

Mord oder Totschlag?

Hierzu eine Episode aus dem Jahr 1990, in die ich involviert war. Da alle Beteiligten einschließlich des betreffenden Kollegen verstorben sind, kann ich offen darüber berichten:

An einem Sonntag wird in Bamberg eine alleinlebende ältere Dame tot von ihren Nachbarn aufgefunden. Diese benachrichtigen den „Kassenärztlichen Notdienst", der Mitarbeiter dort gibt die Meldung an die Polizei und den diensthabenden Arzt weiter. Da dieser durch dringende Hausbesuche noch verhindert ist, wird parallel der Notarzt alarmiert, der in der Wohnung ankommt, als dort bereits die Streife anwesend ist. Die Polizisten sind von diesem „unnötigen Einsatz" sichtlich genervt.

Der Kollege untersucht die Leiche eingehend und glaubt, Einblutungen in den Bindehäuten zu erkennen. Daraufhin weist er die Polizisten an, die Kripo zu verständigen. Die Polizisten unternehmen – nichts! Die Leiche wird von den Nachbarn „schön für den Sarg hergerichtet", die Wohnung wird aufgeräumt. Mittlerweise trifft der Dienstarzt ein, der auf die bereits eingesargte Leiche und den ungeduldigen Bestatter trifft. Dieser bittet ihn, nur die Bescheinigung auszustellen, die Leichenschau sei schon vom Notarzt durchgeführt worden, der habe jedoch „den Papierkrieg vergessen".

Der Dienstarzt wird skeptisch und nimmt Kontakt mit dem Notarzt auf. Nach dem Telefonat weigert er sich, die Bescheinigung auszustellen und informiert die Kriminalpolizei. Diese sieht sich, nach wüsten Beschimpfungen der Ärzteschaft im Allgemeinen und der beiden beteiligten unfähigen Ärzte im Besonderen, doch noch bemüßigt, die Angelegenheit in die Hand zu nehmen. Bei der Sektion wird die Diagnose des Notarztes bestätigt: die Frau wurde erwürgt. An dem „grundgereinigten" Tatort lassen sich keinerlei Spuren mehr finden. Die Tat bleibt ungesühnt. Die Beamten haben zwar einen dringenden Tatverdacht, aber keine stichhaltigen Beweise. Der Tatverdächtige war zudem sowieso schuldunfähig – und auch er ist längst verstorben.

Archivalische Quellen / Stadtarchiv Bamberg:

C 2 + 7597 (Aufstellung der Leichenschauärzte und Vornahme der Leichenschau, Band I und II).

C 2 + 56633 (Die Vornahme der Leichenschau und die Aufstellung der Leichenschauärzte, Band III).

Literatur:

Bruhier, Jaques-Jean: Abhandlung von der Ungewißheit der Kennzeichen des Todes und dem Misbrauche, der mit übereilten Beerdigungen und Einbalsamirungen vorgeht. Aus dem Französischen übersetzet und mit Anmerkungen und Zusätzen vermeh-

ret herausgegeben von D. Johann Gottfried Jancke, Leipzig / Kopenhagen 1754.
Knoblach, Georg: Jüdische Ärzte in Bamberg, in: Bamberger Medizingeschichten. Medizingeschichtlicher Rundweg durch Bamberg. Hrsg. vom Ärztlichen Kreisverband Bamberg, Bamberg 2020, S. 154–159.
Pechmann, Wilhelm Frhr. von: Wirkungskreis der bayer[ischen] Distrikts-Verwaltungsbehörden, zunächst der Bezirksämter, 2. Aufl., Bamberg 1865.

Denn ein Arzt ist höher denn viele andre zu achten,
Pfeile herauszuschneiden und lindernde Kräuter zu streuen.[1]

Dr. Heinrich Schellerer (1910–1974), der Gründer der bedeutendsten Bamberger Privatklinik

Georg Knoblach

Benötigte man in den 1960er oder 1970er Jahren chirurgische Hilfe bei einer Verletzung oder hatte man vom Hausarzt eine stationäre Einweisung für eine Operation erhalten, zog es die Bamberger nicht unbedingt in das städtische Krankenhaus. Die erste Wahl in solchen Fällen war oft die „Schellerer-Klinik" am Heinrichsdamm! Das vergleichsweise moderne Haus und der charismatische Chefarzt waren vielgerühmte „Patienten-Magnete".

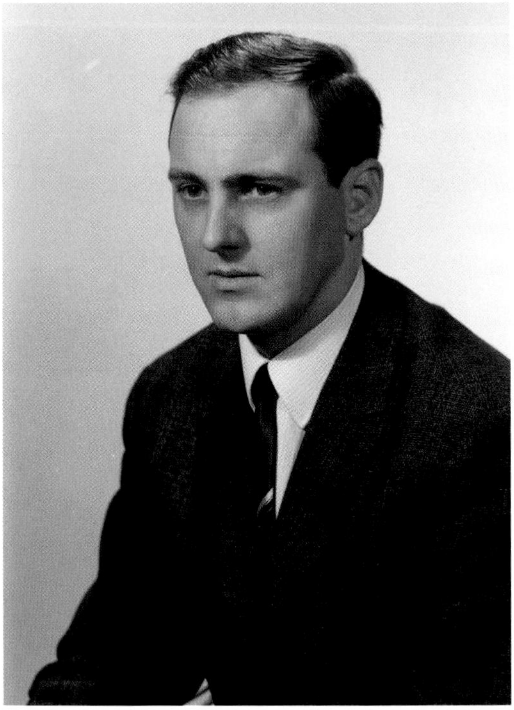

Abb. 1: Dr. Heinrich Schellerer (1910–1974), Ausweisfoto, späte 1940er Jahre. Foto Ingeborg Limmer (Stadtarchiv Bamberg, D 1046 + 4505 | Jürgen Schraudner).

Herkunft und medizinische Ausbildung

Heinrich Schellerer wurde am 11. Oktober 1910 in Burgebrach geboren, wo sein Vater am Amtsgericht tätig war.[2] Nach seiner Volksschulzeit zog die Familie nach Coburg um. Dort legte er sein Abitur ab. Es folgte das Medizinstudium in Würzburg, München und Erlangen.

In München trat er in die Burschenschaft „Danubia" ein. Dass Luitpold Weegmann

1 Homer, Ilias 11,514f. Diese viel zitierten Verse stellen die älteste Würdigung des Arztberufes in der abendländischen Literatur dar. Das vorliegende Zitat nach der vielfach aufgelegten Übersetzung von Hans Rupé (Erstpublikation in zwei Bänden, Leipzig 1922/1929). Hierzu etwa 16. Aufl., Berlin 2013 (Sammlung Tusculum), S. 374f.
Die Daten im vorliegenden Beitrag beruhen, soweit nicht anders vermerkt, auf Angaben der Söhne von Heinrich Schellerer.

2 Er war kein Justizbeamter, sondern in der Verwaltung des Amtsgerichts tätig, dieses vergleichbar einem heutigen Landratsamt.

(1885–1966, Bamberger Oberbürgermeister von 1924 bis 1934 sowie von 1945 bis 1958) seit 1904 ebenfalls dieser Burschenschaft angehörte, war beim Aufbau der Privatklinik in den Nachkriegsjahren zumindest nicht hinderlich. Schellerer brachte es in der schlagenden Studentenverbindung auf unglaubliche 29 Mensuren! Bei einem dieser Fechtkämpfe wurde ihm ein Stück der Kopfschwarte weggeschlagen. Seine Mutter bewahrte es als Alkoholpräparat auf und zeigte es später noch stolz ihren Enkeln. Bei einer anderen Mensur erlitt er als Sekundant durch einen Stich in den Brustkorb sogar eine Lungenverletzung.

Nach dem Studium arbeitete Heinrich Schellerer bei Prof. Dr. Wilhelm Lobenhoffer (1879–1945)[3] in Bamberg. Dessen Spezialgebiet waren Schilddrüsenoperationen. Dieser Eingriff war später auch in Schellerers Klinik überproportional vertreten. Im Jahre 1939 – er war zwischenzeitlich schon Oberarzt geworden – heiratete er seine am 22. September 1912 geborene Frau Margarete (sie starb am 3. August 2008). Die beiden kannten sich schon seit ihrer gemeinsamen Schulzeit in Coburg. Sie hatte als kleines Mädchen wegen eines Ellenbogenbruchs einen Gips erhalten. Allerdings war dieser zu eng angelegt und letztlich musste ihr der linke Arm amputiert werden. So von einem Chirurgen verunstaltet, war es fast ein Wunder, dass sie einen Chirurgen heiratete.

Beim Deutschen Afrikakorps

Schon bald nach seiner Hochzeit wurde Dr. Schellerer zur Wehrmacht eingezogen. Während des gesamten Krieges war er als Chirurg eingesetzt, unter anderem bei Erwin Rommels Afrikakorps in Nordafrika. Dort stürzte einmal in unmittelbarer Nähe seines Verbandsplatzes ein deutsches Flugzeug ab.[4] Der schwer verletzte Pilot – Erwin Spohn, ein Bamberger, was Schellerer zu diesem Zeitpunkt nicht wusste – wurde ins Operationszelt gebracht. Es bestand ein offener Schädelbruch im linken Stirn- und Scheitelbereich. Das Gehirn war ausgetreten. „Der stirbt ja doch“: das waren Schellerers erste Worte, als er den Verletzten sah. Trotzdem begann er, ohne größere neurochirurgische Vorkenntnisse, mit der Operation. Seine Bemühungen kommentierte er fortlaufend mit weiteren derart pessimistischen und fatalistischen Aussprüchen. Trotz der defizitären Ausstattung des Verbandsplatzes überlebte der Pilot dank des handwerklichen Könnens des Operateurs. Freilich hatte Spohn alles, was während der Operation gesprochen wurde, mitbekommen und konnte es auch noch Jahrzehnte später Wort für Wort wiedergeben.

Dr. Dieter Geimer, ein Bamberger Zahnarzt, lernte Mitte der 1960er Jahre Erwin Spohn in einer Klinik in München kennen. Der brachte dort jedes Jahr zur Weihnachtszeit einer Krankenschwester ein Geschenk vorbei: Sie hatte ihn auf dem Verbandsplatz und bei der anschließenden zweijährigen Evakuierung in die Heimat begleitet. Spohn war minimal gehbehindert und sprach etwas langsamer, ansonsten war von seinen schweren Verletzungen nichts mehr zu bemerken. Er bat Geimer darum, seinem Lebensretter die Grüße seines dankbaren Patienten zu überbringen – was natürlich geschah.

Mit dieser Episode war der Kriegseinsatz Heinrich Schellerers freilich noch nicht beendet. Er gehörte zu den Kontingenten des Afrikakorps, die vor der Kapitulation nach Italien verlegt wurden. Dort machte er den Rest des Krieges vom Süden bis in den Norden mit, meistens in Hotels, die zu Lazaretten umfunktioniert waren. Aufgrund des seit 1938 dra-

---

3 Über ihn siehe Knoblach 2020.
4 Diese Episode hat mir dankenswerterweise Dr. Dieter Geimer (Bamberg) Oktober 2021 mitgeteilt.

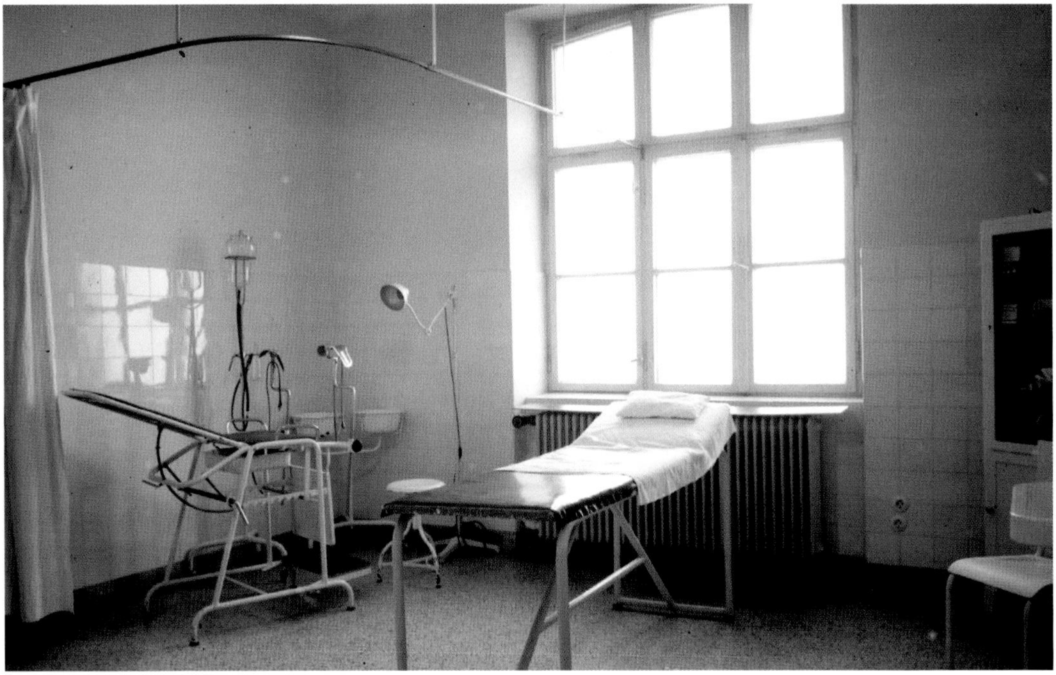

Abb. 2: Der septische OP-Saal in der 1965 neuerbauten Schellerer-Klinik. Foto Ingeborg Limmer (Stadtarchiv Bamberg, D 1046 + 14791 | Jürgen Schraudner).

matisch zunehmenden Qualitätsverlustes der Medizinerausbildung in Deutschland[5] dürfte er schon damals als sehr erfahrener Chirurg gegolten haben und eine große Stütze für viele junge Assistenzärzte gewesen sein.

Klinikgründung in der Nachkriegszeit

Nach dem Krieg kehrte er als Oberarzt in die Chirurgische Klinik des Allgemeinen Krankenhauses in Bamberg zurück. Ende der 1940er Jahre hatte er beschlossen, sich als Chirurg niederzulassen und – was damals nicht unüblich war – neben der Praxis eine Privatklinik zu eröffnen. Die Räumlichkeiten hierfür schuf er in der Heinrichstraße 6. Das Gebäude war in den letzten Kriegstagen weitgehend zerstört worden. Es standen nur noch die Außenmauern und die Kamine. Die Familie Schellerer erwarb 1949 die Kriegsruine und ließ sie aus- und um-

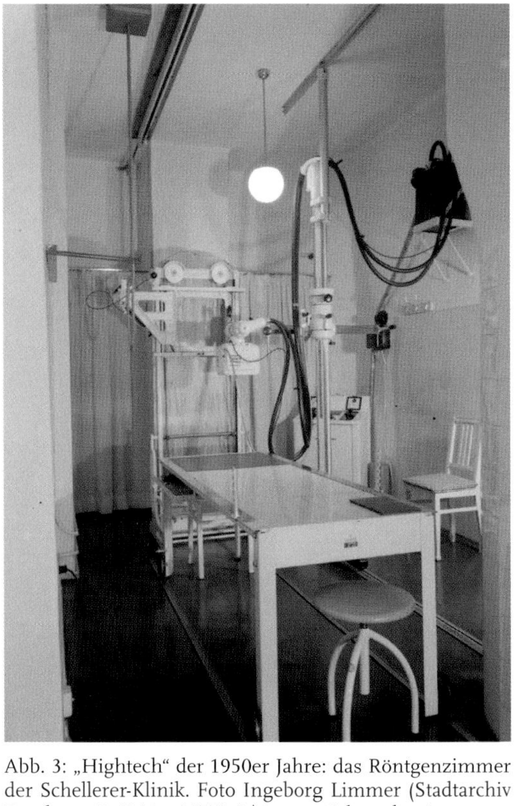

Abb. 3: „Hightech" der 1950er Jahre: das Röntgenzimmer der Schellerer-Klinik. Foto Ingeborg Limmer (Stadtarchiv Bamberg, D 1046 + 14774 9 | Jürgen Schraudner).

5 Hierzu Kater 2000, S. 237–259.

bauen. Im Parterre lagen die Praxisräume, im 1. Stock die Klinik mit 12 Betten, im 3. Stock lebte die Familie. Der 2. Stock war für einige Jahren an Prof. Dr. Schmelzer vermietet, der eine Augenarztpraxis mit Klinikbetten betrieb.

Den damaligen „schlechten Zeiten" geschuldet, hat Frau Margarete Schellerer Stoffballen aus ehemaligen Wehrmachtsbeständen erworben und die gesamte Klinik- sowie Operationswäsche selbst genäht. Im Jahre 1965 wurde das Nachbaranwesen Heinrichsdamm 2 dazugekauft, die Klinik modernisiert, erweitert und ein neuer OP-Saal mit dazugehörigen Funktionsräumen eingerichtet.

Im Prinzip operierte Schellerer alles, was im chirurgischen Gebiet anfallen konnte. Selbst Billroth II-Eingriffe wurden routinemäßig durchgeführt. Vor der Identifizierung des Magenkeims Helicobacter pylori war die einzig zielführende Therapie des chronischen Magengeschwürs diese Operation, bei der Zweidrittel des Magens entfernt wurden. Das Gros seiner Operationen aber waren Operationen an Schilddrüse und im Bauchbereich. Bis in den Schweinfurter Raum hinein hatte er Zuweiser, die seinem Können vertrauten. Zu einer Zeit, in welcher dieser Kalauer galt: „Große Chirurgen, große Schnitte", war er dafür bekannt, durch entsprechende Schnittführungen „ästhetische Narben" zu erzielen.

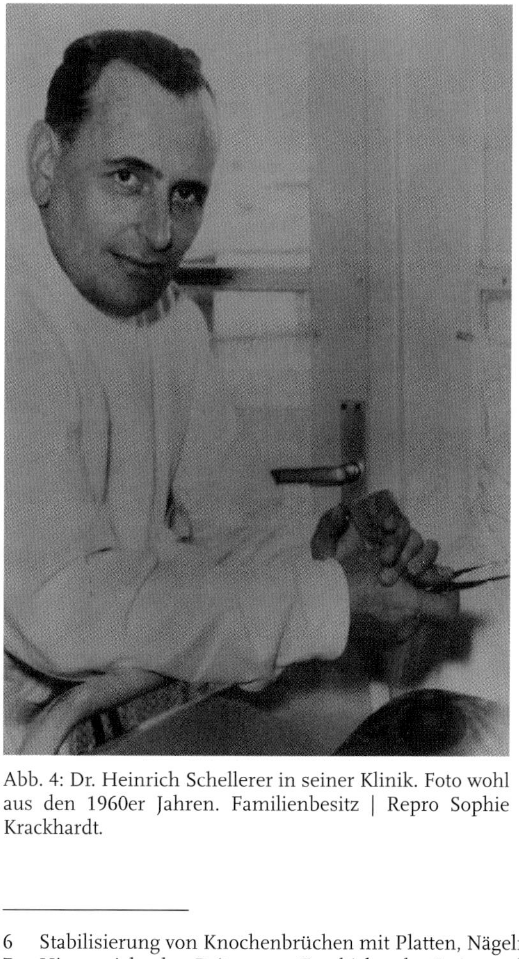

Abb. 4: Dr. Heinrich Schellerer in seiner Klinik. Foto wohl aus den 1960er Jahren. Familienbesitz | Repro Sophie Krackhardt.

Osteosynthetische Eingriffe[6] wurden seinerzeit seltener durchgeführt. Gab es dann doch einmal eine solche Operation und man hatte nicht das nötige Equipment zur Verfügung, half man sich kollegial aus. Ein Freund aus der gemeinsamen Oberarztzeit bei Professor Lobenhoffer, Dr. Erich Stahl (1909–1988), der ebenfalls dem Afrikakorps angehört hatte, übernahm am 1. März 1948 in Burgebrach das alte Amtsgerichtsgebäude, aus dem er ein funktionierendes Kreiskrankenhaus aufbauen sollte.[7] Die beiden Kollegen unterstützten sich gegenseitig und nutzten ihre Ressourcen gemeinsam. Die Kooperation blieb auch später bestehen, als sich die Zeiten gebessert hatten. Und so konnte es schon vorkommen, dass ein Burgebracher Sauerstoffzelt im Heinrichsdamm zum Einsatz kam.

Heinrich Schellerer war praktisch immer im Dienst. Egal ob nachts, am Wochenende oder im vermeintlichen Urlaub: Wenn eine Platzwunde, Bauchschmerzen oder Magenbluten ihren Weg in die Klinik fanden – der Chef wurde geholt und gab sein Bestes. Aufgrund dieses Engagements und auch wegen seines leutseligen Wesens war er in der Bevölkerung äußerst beliebt und in der Gesellschaft gut vernetzt. Die „Schellerer-Klinik" war eine „Institution" in Bamberg.

6 Stabilisierung von Knochenbrüchen mit Platten, Nägeln, Schrauben und Drähten.
7 Hierzu siehe den Beitrag zur Geschichte der Steigerwaldklinik in Burgebrach in diesem Band.

Als in den 1970er Jahren der Stadtrat wieder einmal über den dringend notwendigen Neubau des Allgemeinen Krankenhauses diskutierte, wurde der Antrag eingebracht, man möge auf die teuren Baupläne verzichten: Bamberg habe doch genügend Privatkliniken und vor allem eben die Klinik Dr. Schellerer![8] Der Antrag wurde (nur knapp) abgelehnt.

Im Februar 1974 erlitt Heinrich Schellerer einen Schlaganfall und konnte nicht mehr arbeiten. Am 1. Oktober 1974 verstarb er an den Folgen eines zweiten Schlaganfalls. Auf seinen Wunsch hin wurde er in „aller Stille" beigesetzt, ohne große offizielle Trauerfeier. Im Nachruf der Regionalzeitung ist die Bestürzung, den dieser Verlust für die Stadt bedeutete, herauszulesen. Gewürdigt werden dort noch einmal sein fachliches Können, seine Tatkraft und sein ausgesprochen fürsorglicher Umgang mit den Patienten.[9]

Die Schellerer-Klinik heute

Der Klinikbetrieb wurde von seinen Söhnen Klaus – der sich damals zur Facharztausbildung an der Universität Erlangen befand – und Wolf – der sich gerade in Erlangen bei Prof. Gerd Hegemann habilitierte – in „ihrer Freizeit" weiterbetrieben. Maßgebenden Anteil am Fortbestand der Klinik in dieser schwierigen Phase hatte auch das chirurgische Engagement des Stadtrats Dr. Eduard Winkelmann, ein ehemaliger Oberarzt der Chirurgie, der sich als Allgemeinarzt in Bamberg niedergelassen hatte. Im Oktober 1975 wurde Dr. Klaus Schellerer offiziell der neue Klinikchef. Sein Bruder, Prof. Dr. Wolf Schellerer, folgte ihm 1984 als Mitinhaber nach. Im Jahr darauf wurde die Klinik umfassend modernisiert und 1998 ein neuer Operationstrakt angebaut.

Im Jahre 2004 übernahm die Sozialstiftung Bamberg die Privatklinik Schellerer und integrierte sie in die chirurgische Abteilung der Sozialstiftung. So ist diese Einrichtung als einzige der über zehn Privatkliniken, die es einmal im 20. Jahrhundert in der Stadt gegeben hat, erhalten geblieben. Ihr offizieller Name lautet heute „Gesundheitszentrum am Heinrichsdamm". Unter diesem Namen ist sie jedoch den wenigsten Bambergern bekannt. Sie bleibt in der Bevölkerung nach wie vor – so wie es ja auch noch am bis heute erhaltenen alten Eingang steht – die „Schellerer-Klinik".

Vielleicht verwirklicht sich ja doch noch der Traum von Prof. Dr. Gerhard Seitz, dem die geographischen Namen vom „Klinikum am Bruderwald" bis „Steigerwaldklinik" seit jeher ein Dorn im Auge sind. Für ihn müsste das Haus am Bruderwald angemessenerweise „Schönlein-Klinik" heißen, das ehemalige St. Getreu „Marcus-Klinik". Die „Schellerer-Klinik" würde ihren Namen behalten und im Landkreis könnten die „Stahl-Klinik" (in Burgebrach) und die „Schuster-Klinik" (in Scheßlitz) entstehen.[10]

Literatur:

Kater, Michael H.: Ärzte als Hitlers Helfer, Hamburg / Wien 2000.

Knoblach, Georg: Prof. Dr. Lobenhoffer und das Kriegsende in Bamberg, in: Bamberger Medizingeschichten. Medizingeschichtlicher Rundweg durch Bamberg. Hrsg. vom Ärztlichen Kreisverband Bamberg, Bamberg 2020, S. 160–164.

Weis, Kathrin: Das Bamberger Klinikum und seine Vorläufer, Diss. Erlangen-Nürnberg, Erlangen 1997.

---

8 Weis 1997, S. 46.

9 Fränkischer Tag 04.10.1974 (Nr. 229), S. 13.

10 Hierzu siehe die Beiträge zur Geschichte der Steigerwaldklinik in Burgebrach sowie zu Dr. Josef Schuster in diesem Band.

Dr. Josef Schuster (1920–1989), der Chefarzt des Landkreiskrankenhauses Scheßlitz – Eine Legende schon zu Lebzeiten

Georg Knoblach

Die Legende

Dr. Josef Schuster, bei dem viele der älteren Kollegen aus der Region ihre Assistenzarztzeit absolviert haben, war zwischen März 1958 und Mai 1983 Chefarzt des Kreiskrankenhaus Scheßlitz (heute: „Juraklinik").[1] Er übte dieses Amt so engagiert aus, dass die Klinik mit seinem Namen verbunden war, oder wie es der damalige Landrat Otto Neukum formulierte: „Hört man Scheßlitz, denkt man an Schuster!"[2]

Sein Ruf als Operateur war so legendär, dass viele Bamberger sich lieber in der Landkreisklinik als im altersschwachen Bamberger Krankenhaus operieren ließen. Der Landtagsabgeordnete Lorenz Niegel drückte es einmal so aus: Schuster habe ein Krankenhaus aufgebaut, das wie ein Magnet wirke.[3] Er war zwar der (für diese Zeit typische) „Halbgott in Weiß", trotzdem traf er – sicher auch aufgrund seiner Herkunft – immer den richtigen Ton im Umgang mit der ländlichen Bevölkerung. Diese vertraute ihm blind und war ihm ehrfürchtig zugetan. Legendär sein Arbeitseifer! Man hatte den Eindruck, dass er immer im Dienst, dass er unablässig in „seiner" Klinik präsent war.

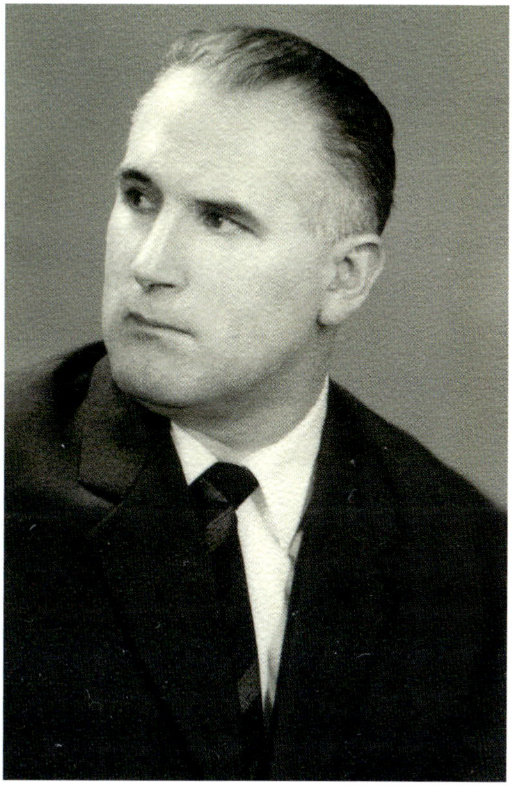

Abb. 1: Dr. Josef Schuster (1920–1989), Ausweisfoto (Gemeinnützige Krankenhausgesellschaft, Scheßlitz).

Als ich mich in den frühen 1970er Jahren im Kreiskrankenhaus Scheßlitz bewarb, wurde ich zu einem Termin am Sonntagvormittag (!) einbestellt: Der Chefarzt würde sich nach der Visite mein Anliegen anhören. Über eine Stunde wartete ich auf ihn, mittlerweile fanden sich

1 Aufgrund der spärlichen Quellenlage fließen, soweit nicht anders angegeben, eigene Erinnerungen des Autors ein. – Das Kürzel „Chronik / Archiv GKG" bezeichnet die „Chronik des Kreiskrankenhauses Scheßlitz" im Archiv der Gemeinnützigen Krankenhausgesellschaft (GKG) des Landkreises Bamberg.
2 Chronik / Archiv GKG, Eintrag zum 12.10.1985.
3 Ebd., Eintrag zum 29.03.1983.

auch Patienten zur Privatsprechstunde ein. Wie gesagt, an einem Sonntagvormittag.

Er war in der Gesellschaft der Stadt Scheßlitz und des Landkreises vielfältig verankert. Eine Vorzeigeperson des Landratsamtes und ein engagierter Kolonnenarzt des Bayerischen Roten Kreuzes, der im Umland seiner Klinik „nach Feierabend" zahllose Erste-Hilfe-Kurse durchführte.

Herkunft und Ausbildung

Dr. Josef Schuster wurde am 16. September 1920 als Bauernsohn in Langenreichen (Landkreis Augsburg) geboren. Das Abitur legte er 1939 am Humanistischen Gymnasium in Dillingen an der Donau ab. Im selben Jahr nahm er das Medizinstudium an der Universität Erlangen auf. 1940 wurde er zum Kriegsdienst nach Russland eingezogen. Trotzdem konnte er während Zeiten der Beurlaubung sein Studium fortsetzen, zunächst in Erlangen, später in Würzburg und schließlich, nach kurzer US-Kriegsgefangenschaft, 1945 in München. Dort legte er 1946 die Ärztliche Prüfung ab. Die Pflichtassistentenzeit verbrachte er im Reserve-Lazarett in Pfarrkirchen und im Städtischen Krankenhaus in Dillingen. Seine Weiterbildung zum Chirurgen begann er 1949 am Städtischen Krankenhaus in Schweinfurt, wo er bereits 1953 den Facharzt für Chirurgie erhielt und danach zum Ersten Oberarzt aufstieg.

Das Kreiskrankenhaus Scheßlitz

In Scheßlitz wurde Ende der 1950er Jahre das Krankenhaus umgebaut. Im Vorgängerbau hatten die am Ort niedergelassen Ärzte Zimmer „angemietet" und ihre Patienten selbst behandelt. Es wurde nun im Kreistag diskutiert, ob es bei dieser „Belegklinik" bleiben solle oder ob man ein „Anstaltskrankenhaus" mit Chefarzt gründen wolle. Letzteres wurde mehrheitlich beschlossen, obwohl die Gegner fürchteten, diese Lösung könnte dafür sorgen, dass viele Patienten nach Bamberg abwandern würden.[4] Was jedoch tatsächlich eintreten sollte, war das Gegenteil dieser pessimistischen Prognose!

Im Jahre 1958 bewarb sich Josef Schuster erfolgreich um den Chefarztposten in dem neuen 150-Betten-Haus. Das Salär der ersten Jahre war mager: Pro belegtem „Kassenpatienten-Bett" erhielt er eine Mark! Und seine Frau Elfriede – sie hatte die Oberarztstelle inne – bekam überhaupt keine Entlohnung.[5] Bereits in seiner zweijährigen „Probezeit" erwarb sich Schuster großes Vertrauen in der Bevölkerung; seinen Dienstherrn konnte er mit guten Belegzahlen überzeugen. So kam es, dass schon 1959 im Kreistag ein Erweiterungsbau beschlossen wurde, der 1962 in Betrieb ging. Kurze Zeit später wurde noch eine Schwesternhelferinnen-Schule mit Wohnheim eröffnet, um dem eklatanten Personalmangel abzuhelfen.

1960 wurde Josef Schuster verbeamtet; 1975 folgte die Beförderung zum Leitenden Medizinaldirektor. Am 30. März 1983 wurde er in den Ruhestand verabschiedet. Bis dahin waren im Kreiskrankenhaus 75.000 Patienten aufgenommen, 100.000 Operationen durchgeführt und über 5000 Kinder geboren worden.[6] In seiner Abschiedsrede führte Schuster aus, er habe hier 25 Jahre als Allrounder gearbeitet. In dieser Zeit habe sich in der Medizin und der Chirurgie viel gewandelt. Es sei nun an der Zeit für ihn, rechtzeitig von der Bühne zu gehen und Jüngeren den Vortritt zu lassen.[7]

---

4 [N.N.]: Erfreuliche Zwischenbilanz der Landkreisverwaltung. Krankenhaus Scheßlitz erhält Chefarzt, in: Fränkischer Tag 08.11.1957 (Nr. 258), S. 10.
5 Chronik / Archiv GKG, Eintrag zum 29.03.1983.
6 Ebd., Eintrag zum 29.03.1983.
7 Ebd., Eintrag zum 29.03.1983.

Ganz ging er freilich noch nicht von der Bühne. Im Ruhestand wirkte er noch drei Jahre als Lehrer an der Berufsschule für Medizinische Fachangestellte in Bamberg. In seiner Abschiedsrede dort definierte er das berufliche Ethos der Heilberufe so: Der opferbereite Dienst am Nächsten müsse im Mittelpunkt des beruflichen Wirkens stehen![8]

Für seine Verdienste wurde ihm 1985 das Ehrenbürgerrecht der Stadt Scheßlitz verliehen. 1983 hatte er schon den päpstlichen Silvesterorden erhalten, eine Auszeichnung, mit der herausragende Verdienste um die römisch-katholische Kirche gewürdigt werden. 1988 folgte dann noch das Bundesverdienstkreuz am Bande.

Dr. Schuster, ein Geburtshelfer der modernen Anästhesie

Während seiner Facharzt-Ausbildung zum Chirurgen hatte Josef Schuster engen Kontakt zur Anästhesie. Damals gab es noch keinen Facharzt für diese spezielle Disziplin. Die Operateure selbst waren dafür zuständig, dass ihr Patient schmerzfrei und kreislaufstabil die Operation überstand. Nicht bei allen Chirurgen, die ihre Berufung natürlich primär in der operativen Tätigkeit sahen, war die Narkose sonderlich beliebt. An einer Ausbildungsstelle habe ich erlebt, dass derjenige, der als Letzter zum „Waschen" in die OP-Vorbereitung kam, die Anästhesie übernehmen musste. Dabei war es unerheblich, ob es sich um Arzt oder OP-Schwester handelte. Die Vorstellung, auch der Famulus könnte in diese Regelung mitaufgenommen werden, bescherte mir Angstschweiß und Bauchgrimmen. Vor jeder Operation, an der ich teilzunehmen hatte, verabschiedete ich mich mit allerlei Ausreden von anderen Aufgaben, um sicher als einer der ersten im Waschraum präsent zu sein.

Josef Schuster war nicht nur – wie man das damals so bezeichnete – ein begnadeter Operateur, er erkannte auch den Wert der Anästhesie. Und so gründete er am 10. April 1953, während des 70. Jahreskongresses der Deutschen Gesellschaft für Chirurgie in München, mit 45 Gleichgesinnten die „Deutsche Gesellschaft für Anästhesie". Er selbst hat – was damals durchaus möglich gewesen wäre – die Facharzt-Anerkennung als Anästhesist nicht erworben. Auch nicht seine Frau Elfriede. So kam es, dass es in Scheßlitz keinen Anästhesisten gab. Aber er machte aus der Not eine Tugend und lernte seinen Hausmeister, einen begnadeten Handwerker, dafür an. Dieser, Lukas mit Namen, war ein Faktotum, das – wie auch sein charismatischer Chef – weit über die Grenzen der Kleinstadt hinaus bekannt war. Und dieses Beispiel machte Schule! In der zweiten Landkreisklinik, in Burgebrach, lernte man den Gärtner als „Narkotiseur" an.

Dr. Josef Schuster verstarb am 15.10.1989, knapp 69-jährig. In zahlreichen Nachrufen wurden seine Autorität, seine unermüdliche Schaffenskraft und seine Selbstlosigkeit gewürdigt, auch sein Mut zu beherzt und souverän zupackender Verantwortung.[9]

Literatur:

Schwarz, Wolfgang / Goerig, Michael: Die Gründungsmitglieder der Deutschen Gesellschaft für Anaesthesie, in: Anästhesiologie & Intensivmedizin 44 (2003), S. 552f.

8 Ebd., Eintrag zum 02.08.1986.
9 Ebd., Eintrag vom 17.10.1989.

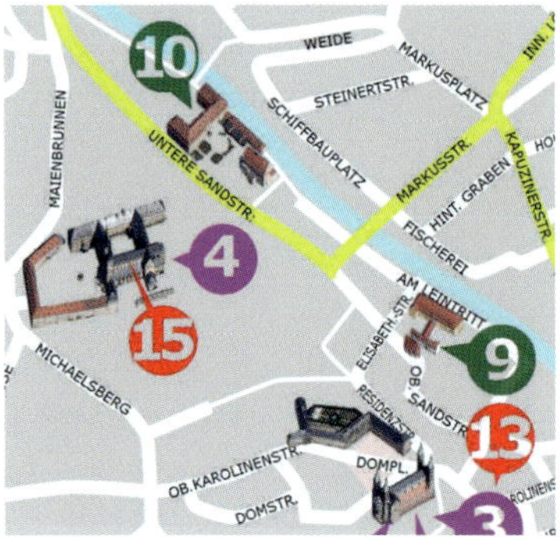
10
WEIDE
MARKUSPLATZ
STEINERTSTR.
SCHIFFBAUPLATZ
MAIENBRUNNEN
UNTERE SANDSTR.
MARKUSSTR.
HINT. GRABEN
KAPUZINERSTR.
FISCHEREI
4
AM LEINRITT
15
ELISABETH-STR.
9
MICHAELSBERG
OB. SANDSTR.
RESIDENZSTR.
13
OB. KAROLINENSTR.
DOMPL.
DOMSTR.
3

Anhang

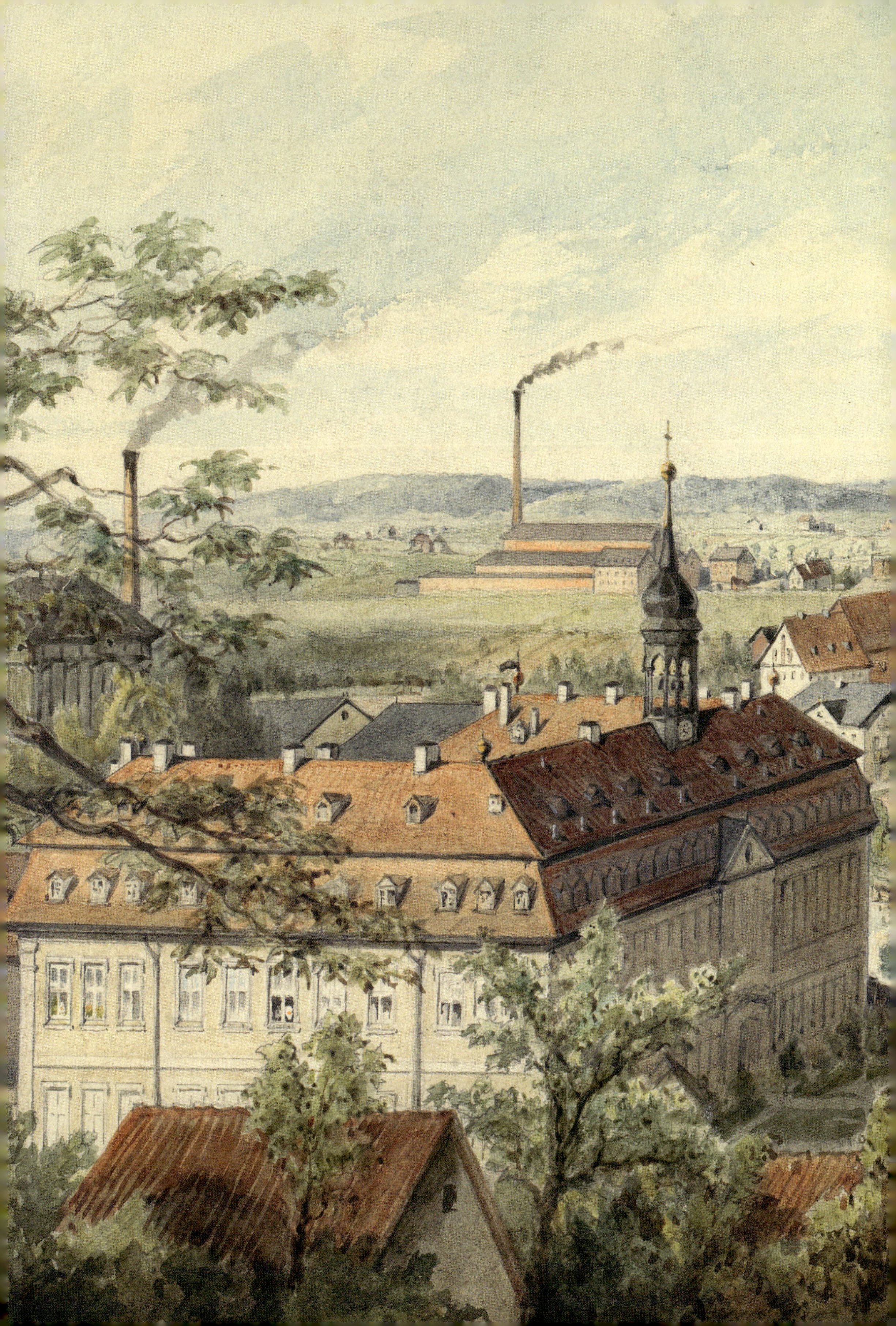

Medizinhistorischer Rundweg in Bamberg

Bamberg ist seit 1993 Weltkulturerbe, unter diesem Aspekt werden überwiegend das historische Stadtbild, die Architektur und damit der kunstgeschichtliche Aspekt wahrgenommen. Als weiteres besteht als immaterielles Erbe die Gärtnerstadt mit ihren lebendigen Traditionen.

In der Staatsbibliothek Bamberg befinden sich mehrere Handschriften, die zum UNESCO- Weltdokumentenerbe gehören, darunter das **Lorscher Arzneimittelbuch**. Diese medizinisch-pharmazeutische Handschrift (www.staatsbibliothek-bamberg.de) ist das früheste sicher datierbare Kompendium antiker Rezepte griechisch-römischer Tradition aus dem Frühmittelalter, der karolingischen Bildungsreform um 800.

Dies zeigt wie früh die reiche, medizinhistorische Bedeutung Bambergs beginnt, die bis heute nicht annähernd erfasst oder aufgearbeitet ist.

Mit diesem Flyer zu einem medizinhistorischen Rundgang durch die Stadt werden mehr Stationen aufgeführt, als tatsächlich abgeschritten werden können. „Rundweg" ist hier nur virtuell gemeint, der viele medizingeschichtlich relevanten Orte Bambergs erfasst und zu dem einmal auch eine Aufsatzsammlung zur lokalen Medizingeschichte kommen soll, die ausgesprochen vielseitig und nicht nur von lokaler Bedeutung ist.

Im Dom zu Bamberg befindet sich die **Tumba des Hl. Kaisers Heinrich** mit einem Relief der Blasensteinoperation 1 des Kaisers in Monte Casino. Dieses Relief zeigt anschaulich, dass man am Übergang zum Hochmittelalter sehr wohl die antike Medizin anwenden konnte, aber auch, dass man in der frühen Neuzeit, wie das Operationsmesser nahelegt, mit den zeitgemäßen medizinischen Techniken vertraut war.

Wie in allen europäischen Städten des Mittelalters hatte Bamberg im **Volksglauben** eine reiche Anzahl an Heiligen als Fürsprechern für die irdischen Beschwerden. Hier soll nur kursorisch angeführt werden: **der Gürtel der Hl. Kunigunde** in Geburtsnöten 3, der **Hl. Nagel** 2 bei Krebserkrankungen und das begehbare Grabmal des **Hl. Otto** im Benediktinerkloster auf dem Michaelsberg 4 bei Kreuzleiden.; desweitere St. Sebastian als Pestheiliger und natürlich auch die Muttergottes, hier das Gnadenbild in der Oberen Pfarre.

Orte einer obrigkeitlichen Gesundheitsfürsorge im weitesten Sinn waren **Pestfriedhöfe, mittelalterliche Spitäler und Siechhöfe** vor der Stadt 5 6 am Ende des Mittelalters, von denen es eine Reihe gab. Seit dem Ende des 13. Jahrhunderts sind in Bamberg **Beginen** nachzuweisen. Diese ambulante Betreuung Kranker durch Frauen - meist Witwen -, bestand bis ins 19. Jahrhundert in den sogenannten Schwesternhäusern fort.

Die bürgerlichen Spitäler, das **Katharinen- und Elisabethenspital** waren caritative Einrichtungen der Bürgerschaft 7 8, den Zustiftern ermöglichten sie sich des ewigen Heils zu versichern. In Form der Vereinigten Spitäler bestehen sie bis in die heutige Zeit als Bürgerspital fort.

Die **Baderstuben** der Stadt dienten der Bevölkerung der Hygiene und Freizeitgestaltung.

Apotheken in Bamberg sind seit dem 12. Jahrhundert nachweisbar und manche bestehen bis heute, so die Hofapotheke 13 seit 1437. Die ehemalige Mohrenapotheke 14 ist ab 1444 nachweisbar.

Eine Sammlung medizinischen Wissens ist an die Decke der Michaelkirche gemalt mit über fünfhundert Heil- und Zierpflanzen 15. Sie wurden unter Abt Johannes V. Molitor von einem unbekannter Künstler zwischen 1614 und 1617 ausgeführt.

Im Zeitalter der Aufklärung erbaute **Fürstbischof Franz Ludwig von Erthal** aus sozialer Fürsorge 1789 das erste Bamberger Krankenhaus, damals eine der modernsten medizinischen Einrichtungen Europas 10.

Gleichzeitig wurde dieser Fürstbischof zusammen mit Adalbert Friedrich Marcus zum Begründer des modernen Krankenversicherungswesen durch die Errichtung des „Handwerksgesellen- und Dienstboteninstituts".

1805 wurde auf das Betreiben von Dr. **Adalbert Friedrich Marcus** 18 hin **St. Getreu**, die Propstei 11 des säkularisierten **Klosters Michaelsberg**, zur Kreisirrenanstalt umgewandelt. Bamberg hatte damit die erste psychiatrische Klinik auf deutschen Boden, in der die Patienten nicht nur verwahrt, sondern auch therapiert wurden.

Ein weiterer bedeutender Arzt im 19. Jahr-hundert war der in Bamberg geborene **Johann Lucas Schönlein**, der als einer der Begründer der Medizin als Naturwissenschaft (Naturhistorische Schule) gilt. Auf Schönlein gehen laborchemische Analysen, der Gebrauch des Mikroskops in der Medizin und die in der heutigen Form praktizierten Visiten am Krankenbett zurück 16.

Mit **Dr. Heinrich Heinkelmann**, geboren 1807 in Bamberg und ab 1847 in seiner Vaterstadt praktizierend 17 hatte die Stadt einen bedeutenden Revolutionär von 1848. Heinkelmann forderte unter anderem: freie Presse-, Gewissens- und Lehrfreiheit, allgemeine, staatlich finanzierte, Bildung, Geschworenengerichte, die nationale Einheit, aber auch den Ausgleich des Missverhältnisses zwischen Arbeit und Kapital. Er war mit Urheber der 14 Bamberger Artikel.

Damit ist aber die Medizingeschichte Bambergs bei weitem nicht erschöpft, sondern allein der Umfang des Flyers.

Text: Dr. Norbert Ruß
Gestaltung: Dr. Ulrich von Streitberg

Impressum:

Medizinhistorischer Arbeitskreis im Ärztlichen Kreisverband Bamberg, Schillerplatz 4
info@kreisverbandbamberg.de

Ärztlicher Kreisverband Bamberg

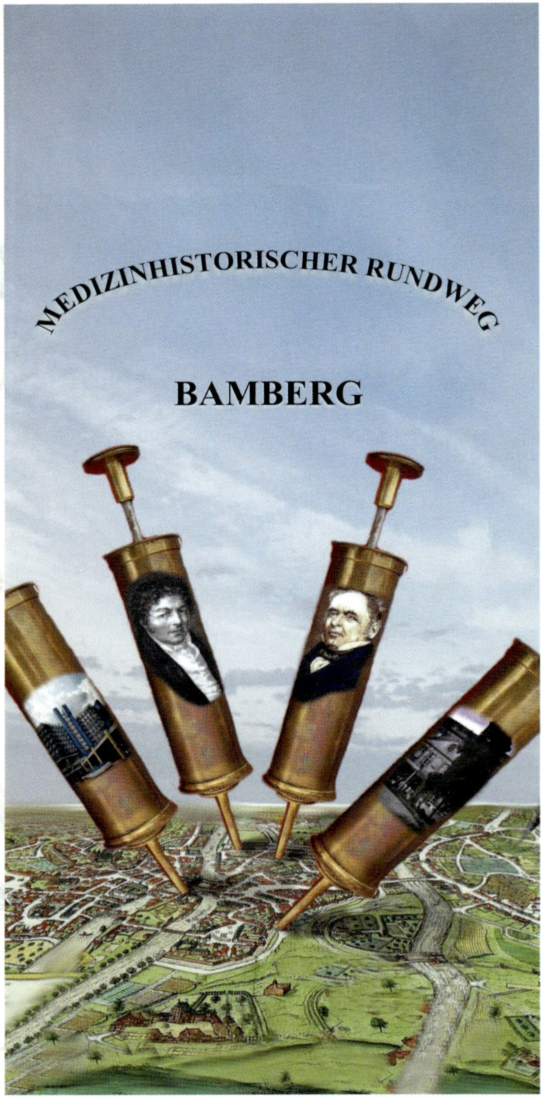

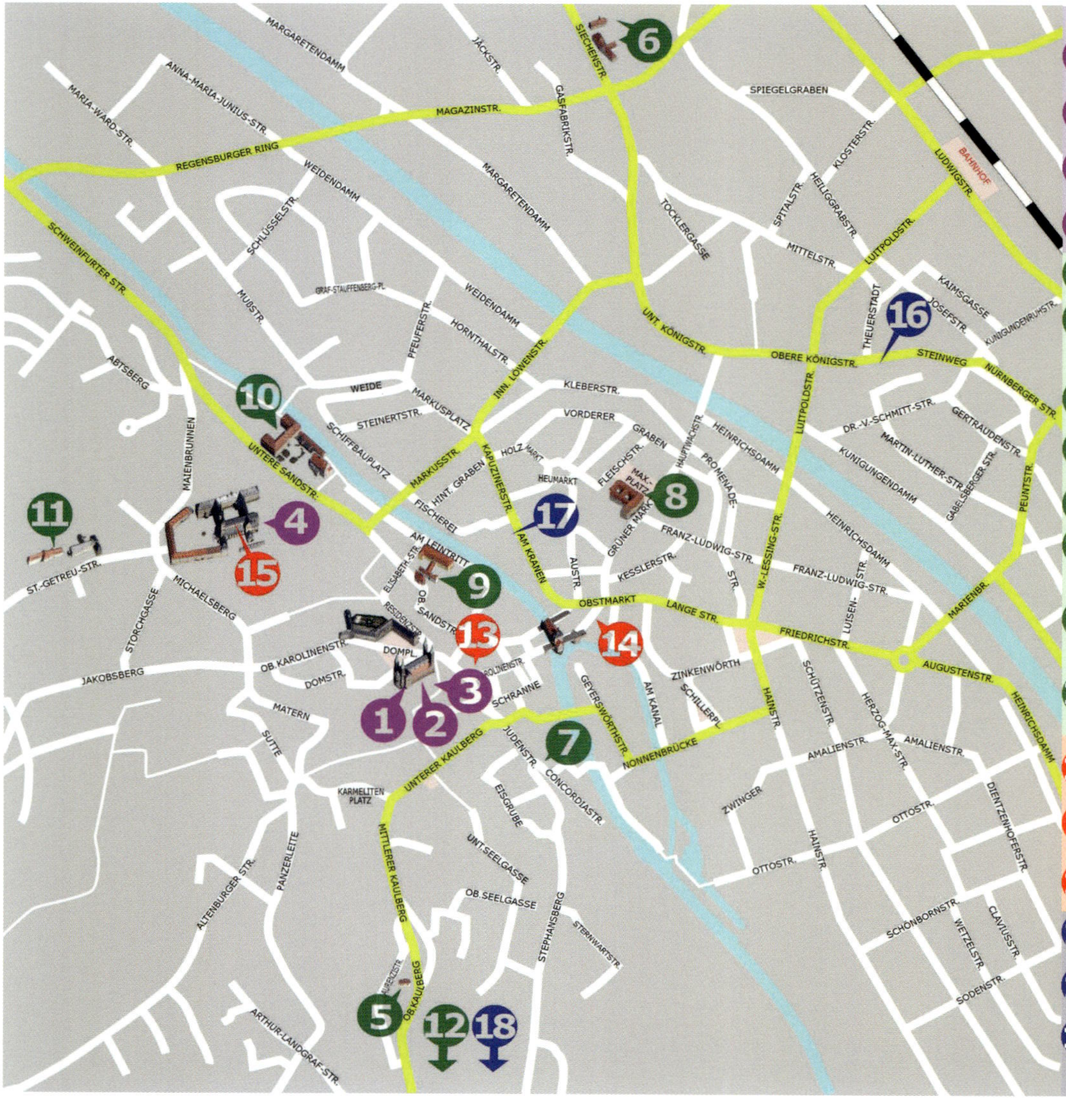

1 Dom zu Bamberg mit Tumba des Hl. Kaisers Heinrich (Relief der **Blasensteinoperation**),

2 Nagelkapelle: Hl. **Nagel**

3 Diözesanmuseum, *Domplatz 5*, **Gürtel** der Hl. Kunigunde

4 *Michaelsberg 10*: ehemalige Klosterkirche: begehbares **Grabmal des Hl. Otto**

5 *Laurenzistraße 9-13*:**Antoniussiechhof**

6 *Siechenstraße 92*: **Liebfrauen-Siechhaus,** *Siechenstraße 94*: **Sebastiansspital** (mittelalterliche Spitäler)

7 *Concordiastr. 1*:**Riegelhof**: Wohnstätte f. Beginen.

8 *Grüner Markt 31* und *Fleischstraße 4*: **Katharinenspital**

9 *Obere Sandstraße 38 und 42*: **Elisabethenspital**

10 *Untere Sandstraße 30a und 32*: **erstes Bamberger Krankenhaus** 1789,

11 *St. Getreustraße 14-18*: säkularisierte **Propstei St. Getreu** seit 1805 **Kreisirrenanstalt**. Jetzt **Klinikum am Michelsberg.**

12 *Buger Str. 80*: **Klinikum am Bruderwald**/ Teil der Sozialstiftung Bamberg

13 *Karolinenstraße 20*: **Hofapotheke** seit 1437

14 *Obere Brücke 14*: ehem. **Mohrenapotheke** ab 1444

15 *Michaelsberg 10*: Michaelskirche mit über 500 gemalten **Heil- und Zierpflanzen** 1614/17.

16 *Ob. Königstr. 50*: Haus **Johann L. Schönlein,**

17 *Kapuzinerstraße 11*: **Haus Dr. Heinrich Heinkelmann,**

18 *Buger Str. 80, Altenburg*: **Adalbert Friedrich Marcus** (Grabplatte, Grabstätte)

Zu den exponierten Bildern

Titelbild

Rainer Ehrt (geb. 1960): „Apocalypse NOW nach Dürer". Tuschezeichnung mit digitaler Montage, 2023. – Vgl. Abb. S. 8.

Abb. S. 1

Stephan Klenner-Otto (geb. 1959): „E.T.A. Hoffmann und Dr. Adalbert Friedrich Marcus. Eine Begegnung in Bamberg". Blei- und Farbstift auf Roma-Büttenpapier, 36 × 26 cm, 2023.

Abb. S. 8

Rainer Ehrt (geb. 1960): „Apocalypse NOW nach Dürer". Tusche auf Zeichenkarton, 32 × 22 cm, 2012. – Vgl. Titelbild.

Apocalypse NOW nach Dürer: Eine von medialem Hype beherrschte Gegenwart hat die alttestamentarische Apokalypse abgelöst: Der Weltuntergang ist zum Geschäftsmodell geworden (Rainer Ehrt, 2023).

Abb. S. 12

Ausschnitt aus S. 19, Abb. 1.

Abb. S. 13

Anonymer Zeichenkünstler des Hohen Mittelalters: Federzeichnung eines „Krankheitsmannes" in einer medizinischen Sammelhandschrift, letztes Viertel des 12. Jahrhunderts (Staatsbibliothek Bamberg, Msc.Med.6, Bl. 142v | Gerald Raab). – Zu dem Kodex siehe den Beitrag auf S. 14f.

Abb. S. 22

Ausschnitt aus S. 102, Abb. 11.

Abb. S. 23

Rainer Ehrt (geb. 1960): Johann Lucas Schönlein (1793–1864) am Sterbebett von Georg Büchner (1813–1837). An Büchners Seite auch seine Braut Wilhelmine Jaeglé (1810–1880). Tusche/Acryl auf Zeichenkarton, 52 × 42 cm, 2013.

Georg Büchner gehört mit Heine, Hölderlin, Kleist zu meinem ‚Club der toten Dichter' – alles unzeitgemäße Genies oder geniale Unzeitgemäße der deutscher Dichtung (in der ersten Hälfte) dieses wild bewegten neunzehnten Jahrhunderts, deren poetische Energie bis heute wirkt und deren sprachliche Höhe nach ihnen lange niemand mehr erreichte.

Währenddessen aber wurde Napoleon geschlagen, eine bürgerliche Revolution zusammengeschossen und aus Preußen-Deutschland ‚Deutschpreußen' mit schnauzbärtigen sporenklirrenden adligen Herren an der Spitze. Neureicher Kitsch und Gründerzeithybris begannen zu wuchern, das Bürgertum bereicherte sich – auch als Ersatz für eine fehlende politische Rolle nebst demokratischer Kultur – und es vereinnahmte nebenbei die einstigen underdogs Heine, Hölderlin, Kleist als ‚nationalromantische Klassiker' – mit Goldschnitt im Bücherschrank und als gipserne Büste obendrauf.

Büchner aber blieb außen vor, und das nicht nur, weil sein allzu früher Tod nur ein schmales Œuvre hinterließ. Es blieb stattdessen eine ‚Wunde Büchner', wie Heiner Müller formulierte. Der angehende Mediziner Georg Büchner warf einen sezierenden Blick auf diese seine frühkapitalistische Welt voller verlorener, geschundener Menschen, voller Abhängigkeit, Unterdrückung und Ich-Verlust – als ein würdiger

Vorgänger Kafkas, aber dazu noch mit der ganzen Klarheit des geschulten Analytikers, mit der vollen Wärme des Mitgefühls und lodernder Empörung über das allgegenwärtige Unrecht.

Die Typhus-Infektion ereilte ihn im Exil nach der Flucht vor der Reaktion, aber mitten im Aufbruch als Arzt und Autor, und nichts konnte ihn retten: Nicht die Liebe seiner Braut und nicht die Verehrung seiner Studenten. Und leider auch nicht die ärztliche Kunst seines großen Kollegen Schönlein, der am Sterbebett wenig mehr tun konnte, als alle klassischen Symptome getreu zu überliefern (Rainer Ehrt, 2023).

Abb. S. 108
Ausschnitt aus S. 112, Abb. 3.

Abb. S. 109
Eugen Napoleon Neureuther (1806–1882): „Ansicht des Michaelsberges zu Bamberg von der Morgenseite". Kolorierte Kreidelithographie, 28,5 × 38 cm (hier Ausschnitt), 1821 (Staatsbibliothek Bamberg, V B 74m | Gerald Raab).
Staunenswert: die künstlerische Gewandtheit des hochtalentierten Eugen Napoleon Neureuther bereits in jungen Jahren!

Der Bildausschnitt zeigt das Ensemble des Allgemeinen Krankenhauses an der Regnitz und des ehem. Benediktinerklosters auf dem Michaelsberg, seit 1803 Standort des Vereinigten Katharinen- und Elisabethenspitals, mit der seit 1804 als Nervenheilanstalt genutzten ehem. Propstei St. Getreu (erkennbar oberhalb des Krankenhausgebäudes).

Die Lokalisierung des Krankenhauses am Stadtrand wird anschaulich auch in der Bildstaffage. Das von rechts ins Bild gerückte Heufuhrwerk und die Passanten benutzen einen von der Elmer Spitze – der ehemaligen Vereinigung der beiden Regnitzarme – kommenden Fahrweg, der entlang der Schiffswinterung zur Kapuzinerstraße führte (heute Mußstraße – Weide).

Farbabbildung des gesamten Blattes in Norbert Jung / Holger Kempkens (Hrsg.): 1000 Jahre Kloster Michaelsberg Bamberg, 1015–2015. Im Schutz des Engels. Begleitpublikation zur Sonderausstellung 2015, Petersberg 2015, S. 537; dazu Text S. 537f.

Abb. S. 160
Ausschnitt aus S. 166, Abb. 2.

Abb. S. 161
Thilo Pustlauk (geb. 1968): „Präparat-Nr. BA 96049/15". Bamberg unter dem Mikroskop. Eine Hommage an Joan Miró i Ferrà. Öl auf Leinwand, 50 × 70 cm, 2015.

Abb. S. 176
Ausschnitt aus S. 205, Abb. 1.

Abb. S. 177
Rainer Ehrt (geb. 1960): Adalbert Friedrich Marcus. Tusche/Acryl auf Zeichenkarton, 26 × 18 cm, 2015.
Adalbert Friedrich (Benjamin Israel) Marcus ist ein bekannter Unbekannter der Medizin- und Sozialgeschichte und ein Pionier des modernen Krankenhauswesens. Mäzen und belesener Kunstfreund, der er ebenfalls war, mussten seine Wege unweigerlich die eines gewissen E. T. A. Hoffmann kreuzen, der in Bamberg als Theaterdirektor nicht glücklich war, aber als sensibler Beobachter der Stadtgesellschaft für

seine Arbeit als Autor profitierte: In Hoffmanns Geschichten finden sich vielfältige Echos dieser ganz besonderen Bamberger Mischung aus malerisch verwinkelten Mittelaltergassen, verblichener geistlicher Herren-Herrlichkeit und den frühen Ansätzen von moderner Hygiene, Psychiatrie oder Geriatrie, wie sie Marcus zu etablieren versuchte.

Hinzu kam der Weinhändler und Verleger Kunz, in dessen Naturell und Profession Leibliches und Geistiges, Geschäftliches und Ideales, Romantisches und Profanes aufs Schönste zusammenkamen. Hier also finden wir die Herren nun bei einem guten Wein auf der geretteten Altenburg im angeregten Gespräch: Schelling und Schiller, der Papst und der Teufel, Theater und Irrenanstalt, Bücher und Braten, Bischöfe und Bierkutscher, Traumgespenster und Gespensterträume. Und dabei – last but not least – aber für den Konvertiten Marcus immer auch: der gute Geist eines sozialen Christentums, vorgelebt in der biblischen Gestalt des barmherzigen Samariters.

Dies alles lässt sich selbstverständlich nicht in einer einzigen Zeichnung unterbringen – aber wenigstens andeuten kann man es, und das habe ich versucht (Rainer Ehrt, 2023).

Abb. S. 286
Ausschnitt aus S. 289 (Rückseite des Flyers „Medizinhistorischer Rundweg Bamberg", 2017).

Abb. S. 287
Carl Meinelt (1825–1900): Blick auf das Allgemeine Krankenhaus von der Terrasse des Michelsbergs aus. Aquarell, 25 × 32,6 cm (hier Ausschnitt), 1887 (Staatsbibliothek Bamberg, MvO A I 3 | Gerald Raab).
Im Hintergrund die rauchenden Schlote der 1863 gegründeten „Wieckingschen Fabrik" (ab 1922: „Bamberger Kalikofabrik") in der Mußstraße 1–13 sowie der 1885 ins Leben gerufenen „Mechanischen Seilerwarenfabrik Bamberg" in der Jaeckstraße 3.

Farbabbildung des gesamten Blattes bei Bernhard Schemmel: Das Allgemeine Krankenhaus Fürstbischof Franz Ludwig von Erthals in Bamberg von 1789. Ausstellung der Staatsbibliothek Bamberg 1984, 2., verb. Aufl., Bamberg 1989, S. 103; dazu Text S. 102/106.

Abb. S. 295
Abraham Wolfgang Küffner (1760–1817): Büste des Fürstbischofs Franz Ludwig von Erthal auf einem Sockel zwischen Hygieia (Gesundheit) und Liberalitas (Freigebigkeit). Vis-à-vis zwei kranke bzw. gebrechliche Menschen mit flehend erhobenen Händen. Liberalitas deutet verheißungsvoll auf das soeben errichtete Krankenhaus im Hintergrund. Ein Genius zeichnet den Fürstbischof mit dem Lorbeerkranz aus. Titelvignette in Adalbert Friedrich Marcus: Von den Vortheilen der Krankenhäuser für den Staat, Bamberg / Würzburg 1790 (Staatsbibliothek Bamberg, RB.M.o.45 | Gerald Raab).

Rückdeckel
Thilo Pustlauk (geb. 1968): „Café Morpho". Blick auf das Bamberger Alte Rathaus. Eine Hommage an Vincent W. van Gogh. Acryl auf Leinwand, 70 × 70 cm, 2019.
Zu dem Morphofalter siehe in diesem Band S. 122 mit Abb. 9 und Anm. 19.

Bildnachweis

Altmann, Heinrich (geb. 1927) S. 100
Bauer, Christian Markus (1859–1935) S. 98
Bauer, Emil (1928–2007) S. 143
Erhardt, Alois (1827–1902) S. 91, 219
Hoock, Karl (1888–1939) S. 49, 270
Kröner, Wilhelm (1857–1923) S. 99, 134
Limmer, Ingeborg (1920–2001) S. 278, 280
Sternitzki, Gustav (Atelier in Bamberg 1880–1901) S. 247

Beringer, Johann S. 158
Ehrt, Rainer Titelbild, S. 8, 23, 36, 177, 218
Heil, Adelbert S. 111, 114, 163
Klenner-Otto, Stephan S. 1
Krackhardt, Sophie S. 30, 43, 45, 57–59, 120f., 130, 185, 235, 261f., 264, 267, 281
Krings, Wilfried S. 93, 97, 106
Maier, Bonnie S. 246
Manger, Bernhard S. 34, 219, 221
Pustlauk, Thilo S. 122, 161, Rückdeckel
Sowa, Hubert S. 84–86

Dgunduel, Lizenz GNU FD S. 179
Ermell (Reinhold Möller), Lizenz CC BY-SA 4.0 Deed S. 260
Tilman2007, Lizenz CC BY-SA 3.0 bzw. 4.0 S. 33, 242, 249, 264

Archiv der Sigmund Freud Privatstiftung, Wien S. 265
Centers for Disease Control and Prevention, Atlanta, Georgia S. 63
Deutsches Medizinhistorisches Museum, Ingolstadt S. 44
Gemeinnützige Krankenhausgesellschaft des Landkreises Bamberg (GKB), Scheßlitz | Christian Horn, Nürnberg S. 159, 283
Herzog August Bibliothek, Wolfenbüttel S. 178
Museo Nacional del Prado, Madrid S. 268
National Museum of Health and Medicine, Silver Spring, Maryland | Roy C. McManus S. 62
Princeton University Library S. 110
Privatsammlung Clemens und Arnold Raab, Burgebrach S. 155–157
Sozialstiftung Bamberg (SSB) | Konstanze Wutschig-Reetz, Weimar S. 144
Staatliche Museen zu Berlin, Nationalgalerie | Jörg P. Anders S. 42
Staatsarchiv Bamberg | Reinhold Schäffer S. 151f., 160, 166, 173
Staatsbibliothek Bamberg | Gerald Raab S. 12–14, 17–22, 25, 27f., 40, 50, 89, 94, 96, 98, 102, 104, 108f., 112f., 118f., 175f., 189, 205, 207, 209f., 212, 216, 219, 224f., 232, 234f., 237, 245, 248f., 251, 253, 256–258, 287, 295
Stadtarchiv Bamberg | Jürgen Schraudner S. 49, 91, 99f., 125f., 133f., 137f., 143, 188, 195, 198, 219, 247f., 252, 270f., 278, 280 | Sina Schraudner S. 193

Die Autorinnen und Autoren

Bogensperger, Georg, geb. 1951, 1990–2014 Bürgermeister des Marktes Burgebrach, Altbürgermeister, Wohnort Burgebrach.

Dippold, Günter, geb. 1961, Dr. phil., seit 2004 Honorarprofessor für Europäische Ethnologie an der Otto-Friedrich-Universität Bamberg, seit 1994 Bezirksheimatpfleger und Kulturreferent des Bezirks Oberfranken, seit 1997 Erster Vorsitzender des Colloquium Historicum Wirsbergense, seit 2004 Vorstandsmitglied, seit 2020 stv. Vorsitzender des Bayerischen Landesvereins für Heimatpflege, Wohnort Lichtenfels.

Ehrt, Rainer, geb. 1960, Maler, Grafiker, Illustrator und Cartoonist, Wohnort Kleinmachnow. – Website: https://rainerehrt.de.

Freise-Wonka, Christine, geb. 1958, Dr. phil., Kunsthistorikerin, Buchautorin, ehem. Schulungsleiterin der Gästeführerausbildung der Stadt Bamberg, selbst zertifizierte Gästeführerin und Dozentin der VHS, Wohnort Bamberg.

Häberlein, Mark, geb. 1966, Dr. phil., seit 2004 Inhaber des Lehrstuhls für Neuere Geschichte unter Einbeziehung der Landesgeschichte an der Otto-Friedrich-Universität Bamberg, Wohnort Bamberg.

Heil, Adelbert, geb. 1958, Bildhauer, Wohnort Bamberg. – Website: http://www.adelbert-heil.de.

Klenner-Otto, Stephan, geb. 1959, Zeichner, Grafiker, Illustrator, Wohnort Weiler Gnailes in Rödental.

Kneidinger-Müller, Bernadette, geb. 1982, Dr. phil., seit 2019 Leiterin der Abteilung Kommunikation und Marketing der Sozialstiftung Bamberg, Wohnort Bamberg.

Knoblach, Georg, geb. 1954, Dr. med., Arbeitsmediziner, 2001–2021 Erster Vorsitzender des Ärztlichen Kreisverbandes Bamberg, 2006–2012 Erster Vorsitzender der Gesundheitsregion Bamberg, Wohnort Bamberg.

Krackhardt, Sophie, geb. 1999, Mediengestalterin und Fotografin, Wohnort Bamberg.

Krings, Wilfried, geb. 1941, Dr. phil., 1981–2006 Professor für Historische Geographie an der Otto-Friedrich-Universität Bamberg, 1997–2009 Vorstandsmitglied des Historischen Vereins Bamberg, Wohnort Bamberg.

Manger, Bernhard, geb. 1956. Dr. med., seit 1995 Professor für Innere Medizin / Rheumatologie an der Friedrich-Alexander-Universität Erlangen und Stellvertretender Klinikdirektor der Medizinischen Klinik 3 (Rheumatologie und Immunologie) des Universitätsklinikums Erlangen, Wohnort Erlangen.

Pohl, Michael, geb. 1958, Krankenpfleger bei der Sozialstiftung Bamberg, zuletzt bis 2023 Stationsleiter, Wohnort Bamberg.

Pustlauk, Thilo, geb. 1968, Grafiker, Illustrator und Lernmediengestalter, Wohnort Tuttlingen.

Rupprecht, Klaus, geb. 1961, Dr. phil., seit 2021 Archivdirektor am Staatsarchiv Bamberg, Wohnort Bamberg.

Schindler, Christoph, geb. 1961, Dr. med., Facharzt für Pathologie und Neuropathologie im MVZ am Klinikum Bamberg, seit 2022 Erster Vorsitzender der Freunde des Naturkundemuseums Bamberg, Wohnort Haßfurt.

Schlereth, Christiane, Betriebswirtin IHK, Managerin PR&Marketing, Gemeinnützige Krankenhausgesellschaft des Landkreises Bamberg mbH, Wohnort Bamberg.

Sowa, Hubert, geb. 1954, Dr. phil., 2001–2020 Professor für Kunst und ihre Didaktik an der Pädagogische Hochschule Ludwigsburg, Wohnort Bamberg. – Website: https://hubert-sowa.de.

Taegert, Werner, geb. 1950, Dr. phil., seit 2005 Honorarprofessor für Lateinische Literatur der Spätantike und der frühen Neuzeit an der Otto-Friedrich-Universität Bamberg, 2006–2016 Bibliotheksdirektor an der Staatsbibliothek Bamberg, Wohnort Bischberg.

Teichfischer, Philipp, geb. 1976, Dr. phil., freiberuflicher Wissenschaftslektor, Wohnort Magdeburg. – Website: https://www.text-dr.de.

Weigert, Anna, Master of Arts (M.A.), Managerin PR&Marketing, Gemeinnützige Krankenhausgesellschaft des Landkreises Bamberg mbH, Wohnort Bamberg.

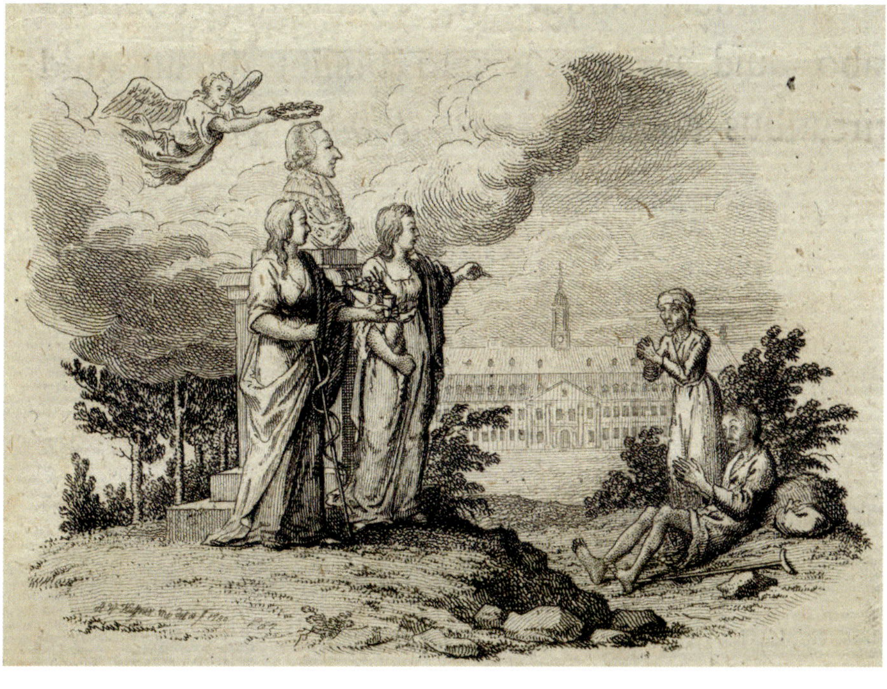